일, 그 야누스적 얼굴

직무스트레스 올바르게 이해하기

Editors : Peter L. Schnall, Marnie Dobson,
Ellen Rosskam
Associate Editors : Deborah R. Gordon,
Paul A Landsbergis,
Dean Baker
옮김 : 한국직무스트레스학회

계 축 문 화 사

일, 그 야누스적 얼굴

직무스트레스 올바르게 이해하기

■ **Editors**
Peter L. Schnall, Marnie Dobson, Ellen Rosskam

■ **Associate Editors**
Deborah R. Gordon, Paul A Landsbergis, Dean Baker

■ **편집위원장**
고 상 백 연세대학교 원주의과대학

■ **공동 번역진**
김 대 성 한국산업안전보건공단
김 정 원 고신대학교 의과대학
김 정 일 동아대학교 의과대학
박 신 구 인하대학교 의학전문대학원
박 재 범 아주대학교 의과대학
박 정 근 한국산업안전보건공단
박 정 선 한국산업안전보건공단
박 주 언 계요병원, 한국EAP협회
오 성 수 연세대학교 원주의과대학
우 종 민 인제대학교 서울백병원, 한국EAP협회
윤 숙 희 인제대학교 의과대학 간호학과
이 강 숙 가톨릭대학교 의과대학
장 세 진 연세대학교 원주의과대학
정 진 주 이화여자대학교
정 혜 선 가톨릭대학교 의과대학
조 정 진 한림대학교 성심병원
채 정 호 가톨릭대학교 의과대학, 한국EAP협회
최 봉 규 캘리포니아 주립대학 어바인

Preface for the Korean version

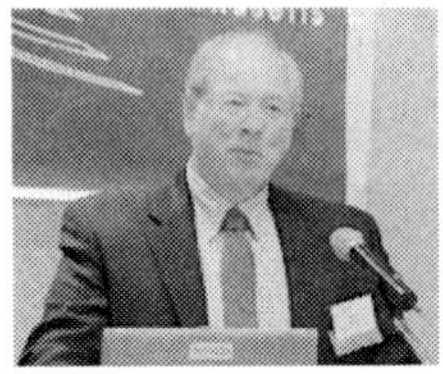

Our book "Unhealthy Work : causes, consequences, cures" focuses on the detrimental health effects experienced by working people in industrialized countries, particularly the United States. The first part of book focuses on the changing nature of work as impacted by globalization, the second part details the consequences of working conditions to the health of working people, while the third part details efforts to ameliorate working conditions including examples of participatory action research in the United States.

As in Western developed countries, work-related cardiovascular diseases, mental health and musculoskeletal disorders are major occupational health issues in Korea despite marked differences between the two countries. These differences include very different social settings, and markedly different cultural and socioeconomic institutions between the two countries. I hope that the knowledge and experiences detailed in our book "Unhealthy Work : causes, consequences, cures" are useful to South Korean workers in coming up with their own strategies and solutions for their health issues.

I am very pleased that the Korean version of "Unhealthy Work", the first non-English version, is being published in Seoul, South Korea. I wish to express my sincere thanks to Drs. JungJin Cho and SangBaek Koh and other members of the Korean Society of Occupational Stress, and finally to my colleague, Dr. BongKyoo Choi, for the Korean version of our book.

Sincerely

Peter Schnall, MD MPH

Director, Center for Social Epidemiology
Clinical Professor, Center for Occupational and Environmental Health,
University of California, Irvine.

한국 번역판 서문

이번에 출간하는 책 "Unhealthy Work : causes, consequences, cures" (한국판 번역 제목 : 일, 그 야누스적 얼굴 : 직무 스트레스 올바르게 이해하기)은 산업사회, 특히 미국의 노동자들이 경험하게 되는 직무 스트레스의 부정적 측면에 초점을 두었다. 이 책의 제1부는 세계화로 인해 영향을 받게 되는 일의 변화에 대해 초점을 두었고, 제2부는 직무 환경이 노동자들의 건강에 미치는 영향을 좀 더 구체적으로 다루었다. 그리고 제3부는 미국에서의 참여형 활동의 예를 포함하여 직무 환경을 개선시킬 수 있는 방안과 노력들에 대해 기술하였다.

서양의 선진국에서와 마찬가지로, 한국에서도 직업성 심혈관계질환, 정신 건강 그리고 근골격계질환 등은 두 국가 간의 서로 다른 사회적 환경, 확연히 다른 문화적 사회경제적 제도 등의 뚜렷한 차이가 있음에도 불구하고 산업보건 영역에서의 주요 이슈가 되고 있다. 나는 이 책 "Unhealthy Work : causes, consequences, cures"의 한국판 책에서 구체적으로 논의되어진 지식과 경험들이 한국 노동자들의 건강 문제를 해결할 수 있는 전략들을 제고하는 데 유용하게 활용될 수 있기를 간절히 바란다.

나는 이 책이 비 영문으로 첫 번째로 번역되어 한국의 서울에서 출간되게 됨을 매우 기쁘게 생각한다. 나는 이 책이 나오기까지 수고를 해주신 한국 직무 스트레스학회장 조정진 박사와 편집위원장 고상백 박사, 그리고 공동 번역에 참여해주신 한국직무스트레스학회 여러분들, 그리고 나의 동료 최봉규 박사에게 특별한 감사를 전한다.

피터 슈넬

캘리포니아 대학
사회역학센터 소장
산업환경건강센터 임상교수

발 간 사

안전하고 건강한 환경에서 하는 일은 사회적 생산의 기여와 자아실현을 보장하는 긍정적 측면을 갖지만 그렇지 못한 환경에서의 일은 일에 대한 의미 상실, 질병과 장애를 일으키는 부정적 결과를 낳는다. '좋은 일자리'와 '나쁜 일자리'는 어떠한 환경에서 일하고 있는가에 따라 구분되고 현대사회에서 일은 양 측면을 포함하고 있는 야누스적 얼굴을 갖고 있다.

과거에는 소음이나 진폐증, 납 중독 같은 직업관련 질환이 주를 이루었고 지저분하고 유해한 작업환경이 개선되면서 사라질 것이라고 여겨졌다. 그러나 번쩍거리고 깨끗한 사무실 환경과 사람들에게 서비스를 제공하는 일자리가 증가하는 추세에서도 일과 관련한 건강문제는 나아지기 보다는 다른 모습을 띠면서 출현하고 있다. 특히 대표적인 것이 일과 관련한 스트레스 즉 '직무스트레스'로 현대사회에서 모든 산업과 직종에 상관없이 중요한 문제로 등장하고 있다. 또한 신자유주의 세계화 물결 속에서 급변하는 작업방식과 고용의 불안정성은 일하는 사람을 더욱 스트레스에 시달리게 하고 있다. '직무스트레스'가 선진국에서 일과 건강 분야의 새로운 주제로 주목 받고 있으며, 한국사회에서도 논의가 이루어지고 있다. 하지만 직무스트레스의 건강영향을 과학적으로 규명하고, 노동환경의 개입을 통해 건강한 일자리로 만들려는 다양한 노력은 한 사회의 정치, 경제, 문화와 연결되어 있는 복잡하고 어려운 과정이다.

이 과정을 제대로 이해하기 위해 발간된 〔일, 그 야누스적 얼굴 ; 직무스트레스 올바르게 이해하기〕를 번역 출판하는 작업은 직무스트레스를 유일하게 다루는 한국직무스트레스학회의 당연한 책임이자 보람이다.

원저의 대표 편집자인 Peter Schnall이 초점을 맞춘 것은 미국사회의 가치관과 일, 건강의 관계이다. 개인주의가 사회의 핵심 가치로 운영되는 미국사회는 질병의 원인을 개인의 문제로 간주하여 식습관, 운동, 개별적 스트레스 관리처럼 개인을 변화시켜 질병예방을 달성할 수 있다고 보았다. 이러한 관점은 미국사회에서 성취는 개인의 능력에 기반한 것이라는 능력주의 철학에 기초하여 개인의 건강상태는 물론이거니와, 직업에서의 성공이나 실패에 대한 책임을 모두 사회 전반적 문제가 아닌 개인의 문제로 떠넘기고 있다는데 주목하고 있다. 이러한 분위기는 스트레스의 원인과 불건강에 대한 사회적 대처방안을 약화시키고 '단지 직업을 가진 것만으로 감사하라'라는 슬로건으로 일하는 사람의 건강을 위협하는 부정적 환경을 무시하고 안전하고 건강한 일자리 조성의 노력을 게을리하고 있다고 지적하고 있다.

이러한 지적은 우리나라 현실과 매우 흡사하다. 우리나라의 직장에서 '건강을 위협하는 직무스트레스를 어떻게 대처할 것인가' 라는 질문이 설자리는 매우 좁다. 직무스트레스로 인한 건강상의 문제가 점차 가중되고 있지만 일자리의 감소, 높은 실업률, 비정규직을 포함한 불안정한 일자리 증가, 구조조정으로 인한 일자리 상실의 위협이라는 우리의 현실에서 직무스트레스를 거론하기는 더욱 어려워지고 있다. '일하니까 행복하다'라는 안위감과 '내 마음을 다스려 행복한 직장을 만들자'라는 긍정 심리학이 오히려 스트레스에 대한 우리의 비판적 고민을 잠재우고 있다고 있는 것은 아닐까? 개발과 성장을 선진사회로 가는 우선 척도로 여기는 한국의 사회문화가 과연 스트레스가 적은 개인과 사회로 발전시킬 것인가? 하는 질문에 대해 진지하게 고민해야 할 시점이다.

미국의 경험을 기반으로 쓰여진 이 책이 외국의 경험을 이해하고 한국사회의 구성원이 깊이 있는 성찰을 할 수 있도록 길라잡이를 해 주는 역할을 하기를 기대해 본다. 이를 통해 우리나라가 행복하게 일할 수 있는 사회로 발전하는데 도움이 되길 부푼 마음으로 희망해본다.

번역 및 출판에 지원을 아끼지 않은 사회역학센터(Center for Social Epidemiology : Marina Del Ray, Califonia) Peter Schnall 박사, 번역을 제안하고 센터와 우리 학회간의 가교역할을 맡은 최봉규선생님, 편집위원회를 맡아 노력해주신 고상백 선생님, 그리고 번역에 참여한 회원 여러분께 진심으로 감사의 마음을 전한다.

한국직무스트레스학회장 조 정 진

머 리 말

일은 노동자들에게 정체감을 부여하고, 삶의 의미를 재발견해 주며, 우리가 일상생활을 영위할 수 있는 수입을 제공함으로써 사회적 재생산을 가능하게 한다. 또한 일은 개인의 성장과 발달에 좋는 영향을 줄 수 있는 환경과 기회를 제공해주며, 자존감을 높이고 사회적 인정을 받게 해줄 뿐만 아니라 만족감과 성취감을 제공해준다. 이는 건강을 결정하는 중요한 요소이자 긍정적인 효과이다.

그러나 일은 질병과 장애를 야기하는 이중적 성격인 야누스적 얼굴을 하고 있다. 다시말해 세계화 속에서 일을 하면서 다음과 같은 사항이 주요한 스트레스 원인으로 작용한다. 새로운 작업방식의 대두, 정보와 커뮤니케이션의 증가, 자기규제적인 작업과 팀작업, 고용형태의 변화(세계화, 구조조정, 외주, 하청), 노동의 유연성(교대제와 사회적으로 바람직하지 않은 시간 근무), 직장 외부의 이슈, 여타의 사회적 문제(사회불평등, 차별, 직장내 폭력과 희롱), 연령, 장해, 성(gender)과 같은 외부적 요인들이 복합적으로 작용한다. 이러한 외부환경 변화는 구조조정, 새로운 질적 관리, 팀조직 직무확대 등 유연한 업무조정, 성과급 등의 급여와 보상시스템의 변화 등 조직의 변화를 유도한다. 그 속에서 근무하는 노동자는 직무요구도 증가, 고용불안정의 확대, 관계 갈등 및 직무스트레스 등에 노출되고 있다. 특히 상사로부터의 질책과 압박감, 자율권이 결여된 지나친 간섭, 의사결정으로 부터의 소외감, 동료 간의 경쟁, 과중한 업무량 등은 대표적 사례이다. 이와같은 요인은 각종 질환을 유발하는 위험요인으로 작용한다. 기분장애, 불안장애 등의 여러 정신질환과 관련되기도 하며, 심혈관질환, 근골격계질환 등 신체질환을 일으킬 수 있다.

이에 한국직무스트레스학회는 〔일, 그 야누스적 얼굴 ; 직무스트레스 올바르게 이해하기〕를 번역하여, 회원들과 일반인들의 이해를 높이고자 하였다. 이를 통해 직무스트레스를 제대로 이해하여 우리나라가 일의 위험으로부터 노동자를 보호하는 좋은 사회를 지향하고자 하였다.

이 책은 크게 다섯 개의 부분으로 이루어져 있다. 첫째 서론, 둘째 일의 전반적인 변화형태에 대한 이해, 셋째 일을 통한 다양한 불건강 문제에 대한 경제적 비용, 넷째 이를 해결하기 위한 중재 및 관리방안, 다섯째 결론으로 구성되어 있다.

첫째, 서론에 해당하는 1장은 개인을 넘어, 노동환경과 건강 연결하기라는 주제로 일의 긍정적 측면과 부정적 측면이 동전의 앞뒷면 처럼 존재하며, 일의 위험으로부터 노동자를 보호하는 사회가 좋은 사회임을 강조하고 있다. 특히 일과 건강은 한 사회의 정치, 경제, 문화와 연결되어 있기 때문에, 직무스트레스를 제대로 대처하는 것이 필요하다. 따라서 이 책 전반에 걸쳐 이에 대한 접근과 관리의 필요성을 이해할 수 있도록 그 필요성을 제시하고 있다. 둘째, 일의 전반적인 변화형태를 이해하기 위한 부분(2장~5장)으로 구성되어 있다. 세계화가 진행되는 과정에서 일의 다양한 형태 변화가 올 수 있으며, 그 소용돌이 속에 있는 노동의 문제를 설명하고 있다. 셋째, 일을 하는 과정에서 다양한 질병과 부정적 효과가 발생할 수 있는데, 특히 심혈관질환과 정신질환 등 업무관련성 질병이 발생할 수 있으며, 이는 사회적으로 경제적 비용이 발생한다(6장~9장). 넷째, 따라서 이를 해결하기 위한 다양한 노력이 경주되어야 한다. 이 책에서는 일과 스트레스에 관한 이해관계자의 견해를 파악하고, 노동자의 건강을 유지하고, 작업조직 향상을 위한 중재 방안을 제시하고 있다. 또한 다양한 사례로 참여형 행동연구 방법론의 사용과 도시철도와 호텔 등의 사례 및 노사의 협력사례 등을 제시하고 있다. 미래의 직업의학은 치료보다는 예방과 관리에 있음을 강조하고 있다(10~18장). 다섯째, 건강하지 못한 작업장의 치유(19장)라는 제목으로 결론을 내리면서, 건강을 증진시키는 업무 구성은 최소한 노동환경을 개선하는데 노동자들의 참여를 유도하고, "좋은 사회"의 원칙을 증진시키는 명료한 의사소통과 노동자와 경영진을 포함한 모든 이해당사자들간의 새로운 공약이 필요하다고 끝을 맺고 있다.

이 번역서는 직무스트레스가 오늘날 선진국에서 가장 흔한 작업관련 건강문제로 다루어지고 있고, 우리나라에서도 최근 관심이 크게 증가하고 있다는 점에서도 시기적절 하다고 생각한다. 이 번역서는 공중보건, 역학, 사회학, 사회복지학, 의학 및 간호학 등 다양한 분야에서 직무스트레스를 이해하고, 건강한 사업장을 만드는데 매우 유용할 것이다. 특히 회사를 운영하는 경영진과 노동조합 관계자가 직무스트레스를 이해하고 좋은 직장을 구성하고자 노력하는데 도움이 될 것이다.

이 번역서가 출간되기까지 많은 분들의 수고가 있었다. 번역서가 학회 이름으로 번역될 수 있도록 조정진 회장님의 아낌없는 지원이 있었다. 또한 이 책이 한국에서 출간할 수 있도록 Peter Schnall 박사와 동료들의 물신양면이 없었다면 어려웠을 것이다. 기꺼이 번역에 참여한 19명의 한국직무스트레스학회 회원의 헌신적 노력이 있었고, 편집업무가 잘 진행되도록 도움을 주신 계축문화사 주영일 사장의 배려가 있었다. 편집체계를 잘 구성하고, 수정에 참여한 윤진하, 이기현, 김성경 선생의 노고가 있었다.

개인적으로 이 책의 편집을 맡게 되어 영광이었고, 다만 여러 명이 함께 공동 번역을 하면서 각 장마다 용어통일이 되지 않거나, 문장이 동일한 형태로 구성되지 못한 아쉬움이 있다. 이 책이 비록 미국적 상황에 초점을 두어 쓰여진 책이지만, 우리나라 현실과 크게 동떨어져 있지 않다고 생각하며, 우리나라의 노동자들의 건강을 유지하고, 좋은 사회를 만드는데 일조할 수 있기를 기대한다.

2010년 8월

편집위원장 고상백

목 차

- Preface for the Korean version ········· IV
- 한국 번역판 서문 ········· V
- 발간사 ········· VI
- 머리말 ········· VIII

서 론

제1장 개인을 넘어 : 노동환경과 건강 연결하기 / 조정진 ········· 3

Beyond the Individual. Connecting Work Environment and Health / Deborah R. Gordon and Peter L. Schnall

제1부 노동특성의 변화

제2장 세계화가 노동에 미치는 영향 / 고상백 ········· 25

Economic Globalization and Its Effects on Labor / Chrisy Moutsatsos

제3장 증가하는 불균형 :
불평등증가시대의 계급, 일 그리고 건강 / 김정원 ········· 47

The Growing Imbalance: Class, Work, and Health in an Era of Increasing Inequality / Jeffrey V. Johnson

제4장 캐나다와 선진국의 노동특성의 변화 : 지난 30년간의
노동의 변화는 우리에게 무엇을 말해주는가? / 정진주 ········· 79

The Changing Nature of Work in Canada and Other Developed Countries: What Do the Trends Over Time Tell Us? / Peter Smith and John Frank

제5장 미국사회에서 변화하는 일의 형태 / 김대성 ········· 99

The Changing Nature of Work in the United States / Edward Yelin

제2부 일이 건강과 경제적 비용에 미치는 영향

제6장 직장과 심혈관질환 / 박정선 ······ 109
The Workplace and Cardiovascular Disease / Paul A. Landsbergis, Peter L. Schnall and Marnie Dobson

제7장 스트레스로부터 심리적 고통에 이르기까지 :
일이 정신건강에 미치는 영향 / 장세진 ······ 137
From Stress to Distress : The Impact of Work on Mental Health / Marnie Dobson and Peter L. Schnall

제8장 캘리포니아에서의 노동, 민족, 그리고 건강 / 김정일 ······ 165
Work, Ethnicity, and Health in California / Haiou Yang

제9장 일, 심리사회적 스트레스요인, 재무상태 / 박주언 ······ 191
Work, Psychosocial Stressors, and the Bottom Line / Maritza Jauregui and Peter L. Schnall

제3부 개 입

제10장 일과 스트레스에 관한 이해관계자의 관점 :
공통영역 찾기 / 박정근 ······ 215
Stakeholder Perspectives on Work and Stress : Seeking Common Ground
/ Deborah R. Gordon, Maritza Jauregui and Peter L. Schnall

제11장 직무스트레스 완화와 노동자 건강 및 작업조직 향상을 위한
중재 방안 / 우종민 ······ 247
Interventions to Reduce Job Stress and Improve Work Organization and Worker Health / Paul A. Landsbergis

제12장 노동자 건강증진을 위한 참여형
행동연구 방법론의 사용 / 정혜선 ······ 269
Using Participatory Action Research Methodology to Improve Worker Health / Ellen Rosskam

제13장 도시철도회사(MUNI) 건강안전 프로젝트 26년
노사 공동연구 / 박재범 ······ 297
The MUNI Health and Safety Project : A 26-Year Union-Management Research Collaboration
/ Ray Antonio, June Fisher and Ellen Rosskam

제14장 호텔 노동자들의 손상을 줄이기 위한
조직화와 협력 / 윤숙희 ······ 323
Organizing and Collaborating to Reduce Hotel Workers' Injuries / Mike Casey and Ellen Rosskam

제15장 책임 있는 사업주들의 협력적 행동으로
노동자 착취와 불공정 경쟁에 맞서기 / 최봉규 349
The Maintenance Cooperation Trust Fund : Combating Worker Exploitation and Unfair Competition through Collective Action with Responsible Employers* / Lilia García

제16장 21세기의 직업환경의학 / 오성수 373
Occupational and Environmental Medicine in the Twenty-First Century / Dean Baker, Marnie Dobson and Peter L. Schnall

제17장 감정 노동과 행복 추구 / 채정호 399
Emotional Labor and the Pursuit of Happiness / Stephen Lloyd Smith

제18장 노동자의 건강 보호 수준 측정 : 국가 노동 안전 지수 / 박신구 421
Measuring the Protection of Workers" Health : A National Work Security Index / Ellen Rosskam

결 론

제19장 건강하지 못한 사업장의 치유 / 이강숙 447
Conclusion : Curing Unhealthy Work / Peter L. Schnall, Marnie Dobson, Ellen Rosskam, and Paul Landsbergis

서 론

제1장

개인을 넘어 : 노동환경과 건강 연결하기

Beyond the Individual : Connecting Work Environment and Health

조 정 진

Deborah R. Gordon and Peter L. Schnall

개인을 넘어 : 노동환경과 건강 연결하기

일은 부, 웰빙, 긍정적인 사회 정체성뿐만 아니라 기본적인 생존과 건강에 핵심 요소이다. 최근 일은 더 많은 비용이 증가하고, 좀 더 부정적인 측면을 함께 가지고 있다. 일이 건강에 부정적인 영향을 미칠 수 있고, 그러한 영향은 부상, 사고, 그리고 독성 화학물질 노출에 의한 질병의 숫자보다 훨씬 높다. 작업이 조직되는 방식(특히 작업속도 및 노동강도, 업무자율성을 위한 공간들이 얼마나 되는지, 자기 효능성과 정의, 고용안정감을 느낄 수 있는 공간들이 얼마나 되는지)은 공기 중의 화학 물질처럼 노동자의 건강에 악영향을 주거나, 무해할 수 있다. 어떤 작업방식은 우울증이나 탈진 같은 정신적 문제나, 육체적으로 해로운 영향을 줄 수 있다〔1~2〕. 또한 심각한 만성적인 신체 조건에도 영향을 끼치는데, 근골격계 질환, 고혈압, 만성 허리 통증, 심장 질환, 뇌졸중, 제2형 당뇨병, 그리고 심지어는 사망에 이르게할 수 있다〔3~5〕. 이에 많은 직업보건과학자들은 이런 유해한 노동요소를 사회심리적 노동환경의 위해나 위험요인이라 부른다. 예를 들어, 노동조직과 건강 간의 관련성에 대한 연구결과 몇 가지는 다음과 같다.

- 스웨덴 한 공장에서 시행한 연구결과 구조조정을 겪은 노동자는 구조조정을 경험하지 않은 노동자에 비해 7.5년 이내에 심장질환으로 사망할 확률이 2배나 높았고, 다른 질환을 모두 합한 전체 사망률도 30% 이상 높았다[6].
- 직무요구가 높고 자율성이 낮은 노동자의 경우 그렇지 않은 군에 비해 다른 위험인자들을 보정한 후에도 혈압이 높아질 확률이 3배 높았다[7].
- 노력-보상 불균형 즉 노력에 대한 보상을 충분히 느끼지 못한 노동자는 충분히 보상받았다고 느낀 노동자에 비해 심혈관질환, 우울증, 알코올 의존에 걸릴 확률이 2배 높았다[8].
- 자신의 상사가 공평하지 않다고 느낀 노동자는 상사가 공평하다고 느낀 노동자에 비해 심혈관질환이 거의 3배 이상 많았다[9].

이러한 연구결과, 노동자의 고용 불안, 직무요구도 증가, 직무자율성 저하, 불균형한 호혜관계(imbalanced reciprocity), 불공평 등이 부정적인 신체 및 정신 건강에 영향을 미칠 수 있다고 보고하고 있다. 최근 노동환경의 이러한 특성은 주로 지속적이고, 만성적인 스트레스를 통해 건강 또는 질병에 영향을 준다고 이해된다. 일반적으로 스트레스는 개개인 내부에 있는 생물학적이자 심리적인 과정으로 이해된다. 그러나, 스트레스원은 내부에도 있고 외부에도 있다. 일부 산업보건 연구자들이 특히 이 책의 저자들은 "직무스트레스"가 노동환경 그 자체 특히 사회환경에서 발생한다고 본다.

낮은 업무조절 능력 즉 직무자율성 부족과 관련된 스트레스가 건강에 영향을 미친다는 과학적 증거들이 있다. 낮은 업무조절 능력은 낮은 사회 경제적 지위와 연관이 있다. 이런 위치에 있는 사람들에게 질병이 더 많이 발생하고, 조기 사망할 위험이 높다(제3장 참조). 궁극적으로, 직무스트레스는 사업주와 노동자 사이의 권력 불균형, 세계화와 신자유주의 정책, 경쟁적 경제 등의 압력 등을 반영한다〔10〕. 이러한 불균형은 노동조합 회원을 감소시키고, 작업시간이나 작업속도를 강화시키고, 직무요구도를 증가시키고, 휴가기간을 줄이고 고용 및 소득 보장을 감소시키는 방향으로 작용한다〔11〕. 그러나 이러한 사회환경에 의한 영향은 스트레스의 원인과 치료방안을 주로 개인 내부, 즉 마음과 감정에서 찾는, 그리고 직무스트레스를 개인의 정신적 문제로 치부하는 생각들에 의해 가려지거나 무시되었다.

비록 미국에서 작업장에 존재하는 물리적 건강 위험요인들의 확인과 제거는 계속해서 예방과 규제를 둘러싼 논쟁거리이지만〔12~15〕, 유해화학물질, 방사선, 소음 또는 주사바늘에 찔리는 것과 같은 특정 물리적인 작업환경 등은 노동관련 건강 위험요인으로 인정되어 왔다. 그러나 노동이 조직되는 방식에 내재된 위해에 대한 광범위한 동의는 아직 존재하지 않으며, 그 위험요인을 어떻게 해결할 수 있는지는 거의 토론되지 않고 있다.

이 책은 노동조직의 유형이 부정적인 건강영향을 보여주는 명확한 근거가 이미 전 세계에 걸쳐 존재한다는 확신에서 출발하였다. 영국의 사회학자들은 직무스트레스를 "새로운 유행병 만들기" 차원에서 분석했고, 직무스트레스는 "급속히 증가하는 출판물"의 주제의 하나이다〔16~17〕.

그러나 이러한 지식은 미국에서 직접적으로 위험 요인에 노출되는 노동자뿐만 아니라 사업주, 노동조합, 의사, 정부기관, 그리고 기타 중요한 이해당사자에게도 아직 충분히 알려져 있지 않으며 영향도 적다(제10장 참조). 특히 다른 서유럽 산업국가들과 대조하여 미국에서 이 문제에 대한 영향이 적다는 사실은 원인탐구와 해석이 필요하다〔18〕. 작업조직의 위험성을 제한하거나 밝혀내는 것을 반대하는 강력한 정치, 경제 세력〔12〕이 분명히 존재할 뿐만 아니라 미국의 개인주의 문화 즉 질병의 원인과 책임을 개인측면에서 찾으려고 하고 책임을 개개인에게 떠넘기려는 문화도 함께 존재한다. 이러한 힘은 근거가 있음에도 불구하고 질병과 건강에 대한 사회적 환경의 힘을 인식하는 것을 어렵게 하고 있다. 또한, 인과관계를 측정 가능한, 물질적인(생물학적)것,

질병과 원인관계에 가까운 것에 국한하려는 철학적 경향이 지배적이다. 예를 들면, 심장 질환을 설명하는 요인으로 고혈압은 언급하지만, 고혈압과 심장 질환에 대한 직장환경의 영향에는 반대하는 것이다. 질병원인에 대한 사회적 해석들은 직접 물질적으로 보여주기 힘드니 모호해지고, 또한 측정이 불가능한 것으로 간주되어 타당하지 않은 것으로 여겨진다. 또한 사회적 요인들은 인과관계의 너무 윗쪽(up stream)에 있기 때문에 영향이 미약하다고 여겨진다. 이것은 미국에서 질병 원인이 사회적 환경에 있는 것이 아니라 개인에게 있다는 것을 지지하고, 사회심리적 노동환경의 위해에 관한 많은 연구결과를 무시하는 정치적, 문화적, 경제적, 철학적 세력과 시너지 효과를 나타낸다.

좋은 사회는 일하는 사람들의 안녕을 윤리적 기초의 하나로 삼아야 한다는 전제로 이 서론을 시작하고자 한다. 서론에서는 다음 5개 분야를 간단히 서술하고자 한다.

1) 세계화되는 환경에서 일이 전개되는 정치, 경제 상황
2) 직무스트레스의 원인을 설명, 측정하는 접근법들과 직무스트레스가 건강에 미치는 영향에 대한 접근
3) 왜 미국에서 직장과 건강에 대한 사회적 접근이 어려운가?
4) 직업건강에 대한 사회 접근 방법
5) 이 책이 발간되기까지의 과정과 구조

"좋은 사회"는 일의 위험으로부터 노동자를 보호한다.

사회의 문명 정도는 가치관들의 특성으로 파악한다. 사람들은 안전하고 건강을 해치지 않는 조건에서 일을 해야 하고, 자신의 작업에 대한 공정한 보상을 받는 곳에서 일해야 한다는 신념이 그 중에서 높이 평가된다. 이러한 조건은 저절로 얻을 수 없기 때문에, 조직화된 노동자들은 집단적으로 인간의 기본적

요구에 반하는 안전하지 않은 노동조건으로부터 자신을 보호하는 법을 통과시키기 위해 수십년 동안 투쟁을 지속하여 왔다. 그 결과 일당, 주당 작업시간이 제한되었고, 아동노동이 금지되었고, 노동자들이 운반해야 하는 중량물의 무게를 제한할 수 있었다. 또한 휴식시간, 점심시간, 주말, 안전규제, 환경보호와 절차, 그리고 최저임금 등에 대한 규제가 도입되었다. 또한 알려진 물리적, 화학적 위험에 대한 노출 제한을 위한 모자, 마스크 등의 개인보호장구를 요구했다. 이런 보호장치들은 문명화된 사회, 공동체, 다른 사람에 대한 존중의 척도로 파악한다. 마치 찰리디킨스가 살았던 당시의 비천한 상태의 사회에서 보다 좋은 사회라고 생각되는 계몽된 문명사회로 진전되었음을 보여준다.

작업조건은 대부분의 사람들이 동의하듯이 부상 또는 피할 수 있는 질병이나 위해로부터 안전해야만 한다. 작업 과정에서 사람들은 질병에 걸려서도 안되고, 만약 그런 경우 노동자는 충분히 보상받아야 한다. 이러한 이해는 기본적으로 동의하는 "사회계약"의 일부가 되었고, 이러한 사회계약 속에서 정부는 사업주, 노동자 및 작업환경을 통제하는 힘을 일부 가지게 되었다. 1970년 안전하고 건강한 작업에 대한 가치는 산업안전보건법으로 확립되었다. 노동의 세계화와 규제 완화의 신자유주의 관행은 새로운 건강위험 요인을 제기할 뿐만 아니라 이미 존재하는 노동자 건강 보호수단들에 심각한 도전을 제기하고 있다. 미국에서 고용과 직업이 끊임없이 변하고 있기 때문에 노동조건에 대한 관심은 "단지 직업을 가진 것 만으로 감사하라" 라는 가치관으로 대치되어 급속히 사라지고 있다.

세계화 : 변화하는 일의 특성과 사회계약에 대한 도전

지난 200년 동안에 서방 세계와 최근 빠르게 산업화되는 아시아에서 노동 조직과 방법은 크게 변화하고 있다. 이전에 주된 산업이었던 농업 및 장인노동이 산업혁명에 의해 대체되고, 이로 인해 노동과정에 상당한 통제권을 가지던 숙련된 노동자는 기계생산의 미숙련 노동자으로 교체되었다〔19〕.

20세기 초 생산성을 극대화하기 위해 도입된 새로운 과학적 경영기법인 테일러리즘은 복잡한 전통 장인노동 기반의 노동과정을 세분화하고 개별화된 작업으로 변화시켰다. 이러한 작업방식은 조립라인의 탄생으로 이어졌는데, 작업은 정해진 시간에 수행되어야 하고, 반복적이며, 중간관리자에 의해 통제된다. 제조업에 도입된 이러한 작업방식은 화이트칼라와 서비스 분야의 작업에까지 확대되고, 국가의 국경을 넘어 프로세스를 중앙 집중화된 다국적 작업내용으로 변화하였다. 20세기 발전의 결과, 생산방식을 조절할 권한을 가진 많은 직업에서 미숙련 노동자들이 점점 사업주 및 관리자의 손에 권한을 넘겨주고 있다. 이 책의 두 번째 전제는 200년 전에 시작된 노동과 노동조직의 변화가 현재는 세계화의 영향을 받아서 또 다른 산업혁명으로 간주될 정도로 가속화되고 있다는 점이다〔20〕. 세계화는 개발도상국에 노동의 아웃소싱, 실업, 저고용(under employment) 및 불완전 고용의 증가, 노동인력에서 여성비율의 증가, 임시직, 파트 타임, 노동유연화 등 불안정한 노동의 증가, 빈부격차의 증가 등을 포함하고 있다(제2장 참조). 1998년 도쿄 선언에서는 유럽, 일본의 산업보건 전문가들은 새로운 노동 세계가 단기적인 생산성 및 수익 증가에 초점을 둔 경제 및 기술 변화에 의해 “조직의 구조조정, 인수, 합병, 다운사이징(downsizing), 정신없이 바쁜 직장과 삶, 여가 시간의 침식, 직장과 가정의 경계가 무너진 시간 활용방식”으로 바뀌어졌다고 선언하였다〔21〕. 세계경제의 경쟁이 가져온 사회 및 경제적 힘은 작업이 어떤 방식으로 유해한지, 누가 가장 많이 위험에 노출되는지를 결정한다. 사실, 이러한 변화는 낮은 사회경제적 위치, 특히 여성, 소수 민족 및 이민자의 건강을 더욱 취약하게 한다. 여자는 가장 낮은 노동인력 계층이 되며, 주로 저소득 서비스 부문과 제조업에서 일하게 된다(제2장 참조). 일자리를 찾아 선진국으로 온 이주 노동자들은 불이익을 받은 소수 집단으로 되어 가는데, 낮은 기술이 필요하고 건강보험 같은 혜택이 취약한 주변부 영역에서 일하게 된다.

선진국에서는 지난 30년 동안 경제영역의 세계화는 린 생산방식(절약형 생산방식 ; Lean production)과 같은 노동조직과정의 새로운 시스템 두 번째 라운드를 추동했으며, 노동인력을 줄이지만 직무요구는 높아져서 노동강도가 높아진다는 특징을 가진다[22]. 다음 자료가 이러한 특징을 명확히 보여준다.

- 1990년대와 1999년 1월~2001년 12월 사이에 주요 조직의 노동인력이 1/3로 감소하였다.
- 1982년~1998년에 9백 9십만의 직업이 사라졌고, 임시고용이 6배나 증가하여 3백만에 다다르게 되었다.
- 20세기의 마지막 2세기 동안 미국에서 부부 노동자의 연 평균 근로시간이 700시간 가까이 증가하였으며, 이는 다른 어떤 선진국 보다 더 많은 시간이다. 또한 출퇴근으로 인해 집에 없는 시간은 늘어난 반면 휴가 시간은 감소했다[23~24].

이러한 노동조건 변화는 노동자의 건강에 부정적인 영향을 미치고, 사업주를 위한 린 생산방식이 실제로는 노동자 건강을 위한 비용을 희생하여 얻은 것임에도 불구하고 미국에서는 그 중요성이 종종 무시되고 있다(제6장~제7장 참조). 예를 들어, 2007년 미국 여론조사에서 모든 직업에서 노동자의 3/4 정도는 직장에서 스트레스를 느끼며, 그로 인한 비용이 매우 많다는 것이 증명됐다[25]. 1997년에 직무스트레스에 의한 장애(23일)가 다른 모든 사고나 질병을 합친 것의 증감값보다 4배 증가하였다[26]. 46,000명을 대상으로 한 1998년 조사에서는 높은 수준의 스트레스를 보고한 노동자가 스트레스가 적은 노동자에 비해 의료비용이 50%나 높다고 보고하였다[27]. 질병의 원인이 모호하지만, 노동자의 산재사고와 건강보험의 지불로 필요한 비용의 급격한 증가는 건강과 일의 관련성을 중요과제로 만들고 있다. 확실히, 모든 이해 관계자(관리자, 노동자, 정부 등)가 노동자의 건강보호를 공동 관심사로 공유하고 있지 않으며, 특히 경영일선에서는 이를 이익감소와 비용문제로만 치부하고 있다[12, 15]. 하지만 보다 최근에는 노동자의 건강을 투자 및 이익 원천으로 재정의하려는 노력들이 있다. 이 책에서는 이러한 사회적, 경제적 과정이 어떻게 일과 노동자의 건강 모두를 변화시키고 있는가를 살펴보고자 한다. 개발 도상국에서도 일과 관련된 많은 문제가 있겠지만, 이 책은 선진국, 특히 미국에서 노동자가 일로 인해 경험하게 되는 해로운 건강영향에 초점을 맞추고 있다. 이러한 지식이 개발도상국에도 적용될 수 있기를 바란다.

사회심리적 직무스트레스는 건강을 해친다.

어떤 기전에 의해 빈곤, 인종주의, 작업조직, 계급차별 같은 사회적 요인들이 인간의 경험을 통해 신체화될까? 즉, 어떻게 사회가 신체에 영향을 미칠까? 이 책은 사회(노동환경)와 신체 간의 기본적인 경로로써 스트레스에 초점을 맞추고 있다. 비록 '스트레스'라는 용어의 정의가 정확히 무엇인가에 대한 논쟁이 있지만, 일반적으로 스트레스는 다음과 같은 과정으로 이해될 수 있다. 즉 스트레스는 1) 환경적 요구 또는 스트레스원(stressors), 2) 위협으로 평가되거나 경험되면, 3) 급성(즉각적인) 감정과 생리적 반응을 유발하고, 4) 지속되거나 반복되면 생물학적 효과(고혈압 등)와 행동 효과(예를 들어, 행동, 흡연, 알코올 사용), 나아가, 5) 만성질환(예 : 고혈압)과 사망과 같은 만성적인 건강영향을 일으키게 된다. 6) 스트레스가 영향을 미치는 과정을 통해, 개별적 또는 환경의 위험요인을 조절함으로써 건강에 미칠 잠재적 악영향을 예방하거나 완화할 수 있다[28]. 일과 스트레스에 대한 연구는 일스트레스(work stress), 직무스트레스(job stress), 직업스트레스(occupational stress)로 다양하게 불리면서 그 자체로 하나의 출판사업이 될 정도로 많다. 직무스트레스에 대한 다양한 이론이 있으며, 각 이론들은 각각 중요한 특성이 있으며 전문용어로 기술되어 있다. 이 책은 비 전문가 및 연구원들이 보다 나은 소통을 할 수 있도록 그러한 전문용어를 쉽게 설명하는 것을 목적으로 한다. 이 책에서 사용하는 직무스트레스에 대한 주요 접근방법 중 하나인 스칸디나비아에서 유래한 공중보건접근법은 일, 스트레스, 그리고 심혈관계 질환(심장 발작과 뇌졸중)간의 관계(제6장 참조)에 초점을 두고 있다.

또 다른 접근방법은 인간-환경 적합이론인데 이는 노동환경과 개별 노동자 간의 상호 작용에 일차적 초점을 맞추고 있다〔35〕. 이러한 접근방식은 스트레스에 의한 생리적 반응(혈압 상승 같은 생물학적 흥분)이 스트레스에 대한 개인의 지각과 관련되어 있다고 보는 것이다. 달리 표현하면 어떤 일을 스트레스라고 받아들이는 사람만이 스트레스를 받는다는 것이다. 반면, 공중보건학 접근법은 직무스트레스가 작업환경의 객관적인 부분이라고 주장하고 있다. 스트레스로 생각하느냐와 관련 없이 객관적으로 스트레스인 작업환경에 장기적으로 노출이 된다면 인체에는 생리적 각성반응이 유발 된다고 보는 것이다〔24〕. 이 같은 가설이 평범하고 일상적인 노동환경에서도 비록 개인이 "불안"하다는 느낌 또는 스트레스를 받는다는 느낌이 없더라도 생리적 각성반응이 나타난다는 최근의 연구결과에 의해 뒷받침되고 있다〔28〕. 그렇다면 중요한 것은, 우리가 스트레스요인을 의식하지 않고 불안해 하지 않더라도 스트레스요인은 건강에 영향을 끼칠 것이라는 점이다.

즉 공중보건 모델은 일과 건강문제를 다룰 때 객관적인 화학 물질이나 물리적 위험요인의 노출에 대한 전통적인 산업 보건 접근으로부터 새로운 유형의 사회심리적 환경에 대한 접근으로 확대되었다. 만성적 또는 반복적이고 장시간 노출을 의미하는 것이 무엇인지 제대로 이해하는 것은 건강에 해로운 스트레스의 수준을 파악하는 데에 있다. 어느 정도의 스트레스는 일과 삶에서 성과를 향상시킨다. 하지만, 직무스트레스는 만성질환의 위험을 높일 뿐만 아니라 건강에 대한 위협이고 부담이다〔28〕. 이러한 의미에서, 스트레스가 긍정적이거나 좋은 면이 있다고 여기는 경우는 거의 없다. 따라서, 공중보건 모델 접근 방식의 결정적 차이는 스트레스와 스트레스요인(stressors)간의 구분 즉 스스로 느끼는 스트레스(대부분 이 측면을 스트레스로 인식하지만)와 사회심리적 스트레스요인의 노출을 서로 구분하는 것이다. "조용한 살인자" 고혈압은 이러한 과정을 잘 보여 준다. 고혈압은 스트레스 또는 불안 증상은 약하게 연관되어 있으나 직무긴장 또는 노력보상불균형 같은 직무스트레스와 강력하게 연관되어 있다〔36〕. 따라서 스트레스요인을 평가, 분석하는 설문에는 설문 대상자의 감정상태를 측정하는 질문항목은 없는 대신에 노동환경을 평가하는 질문항목이 포함된다. 몇몇 특정 직무 특성이 위험요인으로 확인되었는데, 가장 널리 통용되는 모델인 직업성 긴장 모델〔19〕에서는 일을 하는데 직무요구도는 높지만 직무자율성이 낮으면 직업성 긴장이 유발된다고 본다〔29〕. 직무자율성이라는 전문용어는 의사결정을 내릴 권한 즉 자신의 작업을 어떻게 조직할 것에 대해 발언권과 작업에서 기술 재량권 두 측면을 포함한다. 사회적 지지와 함께 직무자율성은 직무요구를 중재하거나 다루는데 도움이 된다〔37〕. 관리자와 전문가처럼 직무자율성이 높은 노동자는 자율성이 낮거나 사회적지지가 낮은 노동자에 비해 스트레스 관련 질병이 적다〔37〕. 공중보건접근법의 두 번째 모델인 "노력 보상 불균형 모델"은 스트레스의 원천이 노력과 보상간의 불균형에 대한 주관적 인식이라고 보고 있다〔35〕. 다르게 표현하면 직장에 상호성 또는 공평성의 부족 즉 노력은 많이 했으나 보상이 적다고 느끼는 노동자에게 건강 위험이 발생한다는 것이다. 이 두 모델은 작업특성과 노동자의 평가 두가지 모두를 중요하게 평가한다. 콜레스테롤 등 생물학적 요인과 흡연 등 행동적 위험요인을 보정하더라도 높은 직무요구와 낮은 직무자율성(고긴장집단)이 심혈관질환의 사망위험을 증가시킨다는 연구결과는 일관되게 나타난다〔37〕.

그러므로, 미국에서 직무스트레스와 심혈관질환에 대한 지배적인 접근방법은 개별 행동변화(체중 감량, 금연, 운동 프로그램 제공 고려)에 초점을 두고 있지만, 연구결과에 의하면 이러한 요소를 고려해도 직업성 긴장을 가진 개인은 그렇지 않은 노동자에 비해 심혈관질환에 의한 조기 사망위험이 크다고 나타났다. 직무스트레스는 근골격계 질환(허리 통증과 건염)과 정신 질병의 위험도 높인다[1, 38].

최근 미국의 국립산업안전보건연구원(NIOSH)은 어떤 노동환경의 특수한 측면을 설명하기 위해 조직문화(work organization)라는 용어를 사용하였다. 이 용어는 초기에는 높은 직무요구, 낮은 직무자율성, 높은 노력과 낮은 보상 특성을 의미했다[39]. 1990년대에 린 생산방식, 불안정한 업무 같은 조직문화의 변화로 의미가 확장되었다. NIOSH에 의해 직무스트레스는 중요한 건강 및 안전 문제로 인식되었다. 2002년에는 "조직문화와 직업건강 및 안전"이 21세기 최우선 국가산업연구과제(National Occupational Research Agenda ; NORA)로 선정되었다[39].

이러한 위험 요인은 육체적인 생존과 반대되는 개념으로 노동자의 사회적 생존을 위협한다[40]. 버스 운전사 같은 운수노동자와 고혈압에 대한 연구에서 인류학자 다벤포트는 "일은 항상 라인에 있으며, …누군가가 당신의 어깨 너머로 관찰하고, 당신은 아주 사소한 교통위반으로도 감정이 폭발하고, 결국 안전을 잃는다"라는 결론을 내렸다. 노동환경이나 업무를 조절할 수 없다는 경험으로 인해 가장 밑바닥에 있는 많은 사람들이 스스로를 위축시키게 되는데, 의사이자 인류학자 폴 파머는 이를 "구조적 폭력"이라고 명명하였다[41].

스트레스가 많은 노동조건은 사회계급이 질병에 영향을 끼치는 메커니즘 중의 하나라는 것이 합리적인 결론이다. 미국에서 사회적 불평등 즉 부와 기회의 불평등의 증가는(제3장 참조) 의심할 여지없이 보다 열악한 노동조건에 노출되는 노동인구의 비율이 커진다는 것을 의미한다.

이러한 위협에 대해 제대로 인식하는 것이 직업보건 및 건강을 다루는 사람들의 기본적인 과제이다.

직업관련질환의 원인으로 정치, 경제, 문화

이 책의 세 번째 전제는 정치, 경제, 문화 요소가 일과 건강과의 관련성을 개념화, 연구, 진단, 치료하는데 중요한 역할을 한다는 점이다. 많은 역사학자가 세심하게 기록한 것처럼 정치, 경제 같은 사회적 힘이 특정 과학적 연구결과가 앞으로 어떤 영향을 가져올 것인가에 대해 막대한 영향을 미친다. 또한 그 힘은 우리가 과학 영역에서 무엇을 알아야 하고, 무엇을 알지 못하게 하기도 한다[42]. 마찬가지로, 일부 역사학자, 사회과학자와 의학전문가들은 질병 분류와 병인이 사회문화적 영향과는 무관한 객관적, 자연상태라는 개념에 오랫동안 도전하였다.

예를 들어, 사회학자 실비아 테쉬는[43] 미국과 스칸디나비아에서 건강 질병의 원인에 대한 최신 접근법을 고찰하였다. 그녀는 질병예방을 위한 접근법에는 사회, 정치 및 경제적 특성을 둘러싼 논쟁이 숨겨져 있다고 주장하였다.

어떤 과학적 지식과 이론은 다양한 이익 간의 정치 투쟁에 의해 영향을 받는 사실은 종종 무시되었다. 이는 인류건강에 대한 책임이 상대적으로 집단에 많은지를 다르게 보기 때문이다. 이 질문에 대한 답변에 도달하려면 자료에 대한 논쟁, 원인과 영향에 대한 평가, 규제 및 예방에 대한 논쟁이 필요하다. 이러한 과정은 특정 주제에 대한 가정, 이해관계, 권력 등을 반영한다. 객관적이고 과학적인 자료는 전체 모습의 부분일 뿐이며, 명백한 대답을 거의 제공하지 못한다. 오히려, 과학이란 어떤 질병이 "작업관련성 질환"으로 합법적으로 받아 들여지기 위해서 합의와 권위가 요구된다는 점에서 하나의 집단적, 사회적 과정이라고 보여 진다. 즉 정치적 경제적 권력이 어떤 질병을 "작업관련성 질환"으로 공식 인정하는지, 어떤 과학적 연구결과가 생산되고, 순환하는 지에 영향을 준다.

스칸디나비아, 캐나다, 이탈리아 같은 선진국은 집단의 이해에 최선의 가치를 두는 정치적, 경제적 시스템을 가지고 있다. 이러한 체계는 국민건강보험의 보편적인 정책, 보장된 유급휴가, 모두에서 최소한의 연금이 보장하고 있으며, 그렇다고 노동운동의 힘이 아직까지 강력한 것은 아니다. 이러한 나라에서는 일과 건강에 대한 자료가 상시적으로 수집되고 있으며 일과 건강에 대한 연구가 일상적으로 이루어지고 있다. 미국에는 건강과 작업관련성을 파악할 수 있는 코호트 집단에 대한 전 국가적인 자료가 미비하기 때문에 작업과 건강의 관련성을 과학적으로 입증하기 쉽지 않다[23]. 미국에서 흔한 건강문제(예를 들면 고혈압, 심혈관질환, 우울증)가 높은 직무요구, 낮은 직무자율성, 안전하지 않은 작업의 부산물이라고 인식된다면, 기업은 정기적인 감시의 대상일 수도 있으며 이익의 감소와 제어가 증가할 수 있다. 미국에서 국민건강계획이 없기 때문에 의료비용은 건강보험 및 노동자 산재보상의 제공을 통해 기업에 의해 부담된다.

유럽에서는 직무긴장이 불법인 반면에, 미국에서는 노동이 가져올 수 있는 건강에 대한 잠재적인 영향을 무시하는 경향이 있다, 이런 현상은 의사가 병력을 청취할 때 일과 관련된 질문이 전혀 없다는 사실에서도 명확히 드러난다[18].

이 책의 마지막 전제는 미국에서 기본 "언어" 중 하나는 개인주의라는 것이다. 미국에서는 지역사회적 관점보다 개인의 관점에서 생각하고, 이야기하고, 행동하고, 평가하고, 설명하고, 비판한다.

질병을 개개인의 질병위험 요인, 건강 습관, 생활 습관, 또는 유전자의 관점에서 생각한다. 직장, 지역사회, 경제, 또는 정치 체제를 변화시키기보다 건강한 식습관, 스트레스 관리, 더 많은 운동 같은 개별적 접근을 통해 개인을 변화시켜 질병을 예방하고자 한다. 개개인은 평등한 기회가 부여되고 자신이 성취한 것만을 갖는다는 능력 위주의 철학적 가정 아래서 건강뿐만 아니라, 직업에서의 성공 또는 실패에 대한 책임을 가진다[44]. 질병, 불완전 고용, 실직이나 가난 등에 의해 실패한 사람들은 종종 이등 시민으로 간주된다.

개인주의의 지배가 우리의 일상 생활 및 전문 언어에서도 나타난다. 즉 어떤 사회 현상이 종종 개별적이거나 심리적인 것으로 표현된다. 예를 들어, 직무스트레스 연구가인 캐리 쿠퍼는 "어떻게 조직문화가 노동자에게 조직 충성은 요구하면서 고용보장이나 지지는 줄일 수 있게 되는가? 사업주와 노동자 사이의 심리적 계약은 문서 이상의 가치를 가지는 걸까?"라고 기술하였다[27].

비록 직무스트레스, 사회계급 같은 사회적 요인이 흡연, 음주, 운동 같은 위험요인에 영향을 끼쳐 질병 발생과 악화에 영향을 준다 하더라도, 전적으로 개별적인 관점에서 접근한다.

예를 들어, 20 세기 초반 흡연은 담배의 대량 생산에 의해 확산되었으며 1차 세계대전 중 전투 스트레스 대처를 위해 보급되는 과정으로 광범위하게 확산되어 이제는 흔한 습관이 되었다. 체중도 전적으로 개인의 자가조절에 의한 것이 아니라 적은 육체 노동과 직무스트레스에 영향을 받는다.

마찬가지로, 흔히 스트레스 경험 자체가 개인 문제로 치부되며, 많은 스트레스 관리 프로그램도 "스트레스가 당신의 건강에 영향을 미치는지 여부는 당사자 개인에게 달려있다."고 교육하고 있다. 이 책은 왜 표준 스트레스 관리 권고가 집단 또는 개인 책임 중 한쪽 측면만을 이야기 하는지 그리고 우리가 스트레스를 신경 쓰지 않더라도 일상적인 스트레스가 여전히 우리 건강에 영향을 끼치는지 보여줄 것이다[28].

미국에서는 과학지식에 대한 지배적인 접근방식 때문에 질병의 사회적 원인을 보다 잘 인식하는 것은 매우 어렵다. 예를 들어, 건강에 많은 영향을 끼치는 사회문화, 무력감, 고용 불안 같은 사회적 환경조건들을 과학적으로 무형적이고 측정 불가능한 것으로 잘못 이해하고 있다. 마찬가지로, 환경 스트레스에 대한 개인적 반응의 다양성 조차도 개인주의적 접근에 대한 근거로 활용된다. 만약 반응이 다양하다면 모든 사람들이 비슷한 상황에서 비슷한 정도의 스트레스를 받지 않는 것이 아닌가하는 논쟁으로 이어지고 결국 환경보다 개개인의 문제로 간주된다. 담배를 포함한 환경 독성에 대한 이러한 접근방식은 적자 생존의 이념을 반영하는 것이다. 약한 개인을 보호하기 위해 관리기준을 강화하기 보다 약한 개인을 탈락시켜 버리는 현상으로 나타난다.

마지막으로, 대부분의 만성질환은 하나의 원인이 아니라 여러 영향에 의한 결과이며, 그 중 하나는 노동일 수 있다. 작업환경은 유발요인이나 악화요인으로 기여한다. 작업이 유일한 원인이라는 증거를 요구하는 것은 직업관련

질환을 판단하는 것에 대한 임계기준을 높이게 되며, 결국 건강과 산재사고가 작업환경에 영향을 받는다고 공식적으로 인정하기 어렵게 만든다.

점들을 연결하기 : 무엇을 할 필요가 있을까?

이 책의 목적 중 하나는 우리가 일하며 살아가는 정치적 사회적 환경과 신체적 긴장 및 고통의 경험이 서로 연결되어 있다는 것을 인식시키는 것이다[45]. 사회적 조건과 개인의 건강 사이의 연결고리를 만들기는 쉽게 보일지도 모르지만, 우연히 이루어지는 것이 아니며 매우 어렵다.

건강한 노동환경을 유지하는 것이 단기적으로는 사업주에게 비용부담을 안겨주는 것처럼 보일 수 있으나, 건강보험제도에 대한 사회적 부담, 질병이나 실업으로 인한 가계 부채 증가와 파산, 산재장애 보상비용 등을 고려하면 오히려 비용 절감을 가져온다.

하지만 이런 식의 사고방식은 노동자와 사업주가 책임을 같이 공유하는 집단의 한 부분이라고 인식하는 것으로부터 출발할 수 있다.

일반적으로 질병이 직업관련질환이라고 인정되면 원인, 비용, 책임 및 치료비용을 전부 기업이 책임져야 한다고 생각한다. 이러한 생각은 오히려 직업이 건강에 미치는 영향에 대한 학습이나 관심을 줄이게 된다.

그럼에도 불구하고, 기업이 의료비용 및 노동자 보상 증가에 대해 어느 정도 부담하지만, 오늘날 직업병에 대한 대부분의 비용은 사업주에 의해 지불되는 것은 아니고 개인, 가족 및 사회보장 시스템에 의해 지불된다[46].

세계화 시장에서 미국 기업은 국가적인 가격 경쟁을 하게 되는데 이러한 경쟁은 노동자 보호를 최소화시킨다. 힘들게 획득한 사회계약 내용은 권력에 의해 변화되고, 노동계급의 참여, 토론, 동의 없이 비밀리에 결정된다. 따라서, 두 가지 기본적인 문제, 즉 일의 변화하는 특성과 건강과 의료비용이 병렬로 이동하며 점점 더 경쟁력 있는 글로벌 경제 즉 이익을 위해 불안전한 작업을 증가시킨다. 그것은 제로섬 게임이 되고 있다.

이 책은 산업보건에서 쉽게 보이지 않는 일과 건강과의 관련성을 연결함으로써 사회적 접근방식을 제시한다. 이는 건강에 해로운 작업환경과 그로인해 노동자나 사업주 모두에게 비용이 발생하는 노동자의 건강, 인적 경제적 비용에 초점을 맞춘다. 일반적으로 사업주에게 작업자의 건강 비용이 어떻게 자신의 최저 기준에 영향을 끼치는지 보여줌으로써 이루어진다. 아직도 일에 대한 접근은 충분히 안정되고 인간적이며 경제적으로 보상해야 한다는 노동자의 요구를 반영하기 보다 일이 효율적이고 경쟁적이어서 기업이 생존하고 성장해야 한다는 기업의 요구에 부응하고 있다. 우리는 이런 관점에 도전해야 한다. 이 책은 사회가 단순히 비용을 절약하고 경제적 생산성을 향상시킬 뿐만 아니라, 좋은 사회는 무엇을 해야 하고 인간은 무엇이 필요하고 어떻게 대접받아야 하는가에 대한 논쟁을 제시한다[47].

미국에서 노동에 대한 윤리는 강해지고 지배적이다. 하지만 립스콤 등은 "우리는 일에 가치를 부여하는 사회에 살고 있다. 그러나 이 가치는 노동자에게까지 확장되지 않는다."라고 서술하였다[48]. 열심히 일하는 것이 미국 문화의 기본가치관이지만, 말 그대로 죽을때까지, 만성적으로 질병에 이르기까지 힘들게 일하는 것이 한 나라의 자랑거리는 아니다. 노동조합은 제한된 업무요구, 휴가, 병가, 연금 등을 사업주에게 요구하지만 점차 노동조합 없는 고용시장이 넓어지고 있다. 우리는 일에 대한 불필요한 부담을 요구하는 사업주의 힘에 대해 의문을 가져야 한다. 일에 대한 부담이나 스트레스는 결국 건강문제를 일으키고 단순히 그만둔다고 끝나지 않는다.

개요 : 포럼에서 책으로

이 책은 2004년 일과 건강 사이 연결점의 공통 분모를 찾기 위해 캘리포니아에서 열린 '일하는 방식과 건강에 미치는 영향'에 대한 다양한 이해 관계자들의 포럼에서 시작되었다. 포럼을 시작한 사람들은 산업보건을 연구하는 대학연구팀으로, 이들은 모든 사람들에게 정확한 과학적 사실을 알리기 위해 노력하는 단체들이다. 후속 회의의 일부가 이 책에서 기술되어 있는데 다양한 학문과 업적을 가진 저자들의 발표에 기반을 두고 있다. 이 책은 유해 노동환경과 건강에 미치는 영향에 관한 문제 및 해결책 모두에 중점을 두고 있다. 제1부는 오늘날 세계화 변화 속에서 일의 사회구조적 내용과 미국 및 캐나다의 직장에서 일어나고 있는 중요한 변화에 대한 것이다. 제2부는 일과 특정한 작업방식이 세계화로 인해 질병과 비용을 발생시키고 사업주, 노동자, 세금 지불자의 생산성을 감소시킨다는 사실을 밝히는 과학적 연구결과를 소개하고 있다. 제3부는 "건강문제를 줄이고 예방하기 위해 무엇을 할 수 있고, 해야만 하는가?"를 질문하고 노동조합, 연구자, 기업가에 의해 적용 가능한 실제적인 전략을 제시하고 있다.

참고문헌

1. Rugulies, R., U. Bultmann, B. Aust, and H. Burr, Psychosocial Work Environment and Incidence of Severe Depressive Symptoms: Prospective Findings from a 5-Year Follow-up of the Danish Work Environment Cohort Study, *American Journal of Epidemiology*, 163:10, pp. 877-887, 2006.
2. Rafferty, Y., R. Friend, and P. Landsbergis, The Association between Job Skill Discretion, Decision Authority and Burnout, *Work and Stress*, 15:1, pp. 73-85, 2001.
3. Belkic, K., P. Landsbergis, P. Schnall, and D. Baker, Is Job Strain a Major Source of Cardiovascular Disease Risk?, *Scandinavian Journal of Work Environment and Health*, 30:2, pp. 85-128, 2004.
4. Krause, N., D. R. Ragland, B. A. Greiner, S. L. Syme, and J. M. Fisher, Psychosocial Job Factors Associated with Back and Neck Pain in Public Transit Operators, *Scandinavian Journal of Work Environment and Health*, 23:3, pp. 179-186, 1997.
5. Krause, N. and D. R. Ragland, Occupational Disability Due to Low Back Pain: A New Inter-discipline Classification Based on a Phase Model of Disability, *Spine*, 19:9, pp. 1011-1020, 1994.
6. Vahtera, J., M. Kivimäki, J. Pentti, A. Linna, M. Virtanen, P. Virtanen, and J. Ferrie, Organisational Downsizing, Sickness Absence, and Mortality: 10-Town Prospective Cohort

Study, *British Medical Journal,* 328:7439, pp. 555, 2004.
7. Schnall, P. L., C. Pieper, J. E. Schwartz, R. A. Karasek, Y. Schlussel, R. B. Devereux, et al., The Relationship between "Job Strain," Workplace Diastolic Blood Pressure, and Left Ventricular Mass Index. Results of a Case-Control Study [Published Erratum Appears in JAMA 1992 Mar 4:267(9):1209], *Journal of the American Medical Association,* 263:14, pp. 1929-1935, 1990.
8. Siegrist, J., Social Reciprocity and Health: New Scientific Evidence and Policy Implications, *Psychoneuroendocrinology,* 30:10, pp. 1033-1038, 2005.
9. Kivimaki, M., M. Elovainio, J. Vahtera, and J. E. Ferrie, Organizational Justice and Health of Employees: Prospective Cohort Study, *Occupational and Environmental Medicine,* 60, pp. 27-34, 2003.
10. Navarro, V., Neoliberalism, Health Inequalities, and Quality of Life, *International Journal of Health Services,* 37:1, pp. 47-62, 2007.
11. Brown, M. P., Labor's Critical Role in Workplace Health and Safety in California and Beyond —as Labor Shifts Priorities, Where Will Health and Safety Sit?, *New Solutions,* 16:3, pp. 249-266, 2006.
12. Navarro, V. (ed.), *The Political and Social Context of Health,* Baywood, Amityville, NY, 2004.
13. Tweedale, G. and J. McCulloch, Science Is Not Sufficient: Irving J. Selikoff and the Asbestos Tragedy, *New Solutions,* 17:4, pp. 293-310, 2007.
14. Levenstein, C., Asbestos: Immoral Fiber, Licentious Interests, *New Solutions,* 17:4, pp. 275-278, 2007.
15. Rest, K., Silenced Science: Air Pollution Decision-Making at the EPA Threatens Public Health, *New Solutions,* 17:1-2, pp. 13-16, 2007.
16. Rossi, A. M., P. L. Perrewé, S. L. Sauter, and S. M. Jex, Foreword, in *Stress and Quality of Working Life: Current Perspectives in Occupational Health,* Rossi, A. M., P. L. Perrewé, and S. L. Sauter (eds.), IAP, Greenwich, CT, pp. ix-xi, 2005.
17. Wainwright, D. and M. Calnan, *Work Stress: The Making of a Modern Epidemic,* Open University Press, Buckingham, UK, 2002.
18. Levi, L., The European Commission's Guidance on Work-Related Stress and Related Initiatives: From Words to Action, in *Stress and Quality of Working Life: Current Perspectives in Occupational Health,* Rossi, A. M., P. L. Perrewé, and S. L. Sauter (eds.), IAP, Greenwich, CT, pp. 167-182, 2005.
19. Karasek, R. and T. Theorell, *Healthy Work: Stress, Productivity, and the Reconstruction of Working Life,* Basic Books, New York, 1990.
20. Cooper, C. (ed.), The Changing Nature of Work: The New Psychological Contract and Associated Stressors, in *Stress and Quality of Working Life: Current Perspectives in Occupational Health,* Rossi, A. M., P. L. Perrewé, and S. L. Sauter (eds.), IAP, Greenwich, CT, pp. 1-8, 2006.
21. The Tokyo Declaration, *Journal of the Tokyo Medical University,* 56:6, pp. 760-767, 1998.
22. Landsbergis, P. A., J. Cahill, and P. Schnall, The Impact of Lean Production and Related New Systems of Work Organization on Worker Health, *Journal of Occupational Health Psychology,* 4:2, pp. 108-130, 1999.
23. Sauter, S. and L. Murphy, Approaches to Job Stress in the United States, in *Stress and Quality*

of Working Life : Current Perspectives in Occupational Health, Rossi, A. M., P. L. Perrewé, and S. L. Sauter (eds.), IAP, Greenwich, CT, pp. 183-197, 2006.

24. Gross, J., As Parents Age, Baby Boomers and Business Struggle to Cope, in *New York Times*, New York, p. 1, March 25, 2006.
25. APA, *Stress a Major Health Problem in the U.S. Warns APA : New Poll Shows Stress on the Rise, Affecting Health, Relationships and Work*, American Psychiatric Association, Washington, DC, 2007.
26. Webster, T. and B. Bergman, Occupational Stress : Counts and Rates, *Compensation and Working Conditions*, 4 : 3, pp. 38-41, 1999.
27. Goetzel, R., D. Anderson, R. W. Whitmer, R. J. Ozminkowski, R. L. Dunn, and, J. Wasserman, The Relationship between Modifiable Health Risks and Health Expenditure : An Analysis of Employer Hero Health Risk and Cost Databases, *Journal of Occupational and Environmental Medicine*, 40, pp. 843-854, 1998.
28. Johnson, J. V., Occupational Stress, in *Preventing Occupational Disease and Injury*, Weeks, J. L., B. S. Levy, and G. R. Wagner (eds.), American Public Health Association, Washington, DC, 2004.
29. Cooper, C. (ed.), *Theories of Organizational Stress*, Oxford University Press, Oxford, 1998.
30. Cooper, C., P. Dewe, and M. O'Driscoll, *Organizational Stress : A Review and Critique of Theory, Research, and Applications*, Sage, CA, 2001.
31. Dollard, M., Introduction. Costs, Theoretical Approaches, Research Designs, in *Occupational Stress in the Services Professions*, Dollard, M., A. Winefield, and H. Winefield (eds.), Taylor and Francis, London, pp. 1-43, 2003.
32. Peterson, C. L. (ed.), *Work Stress : Studies of the Context, Content, and Outcomes of Stress*, Baywood, Amityville, NY, 2003.
33. Johnson, J. V. and G. Johansson (eds.), *The Psychosocial Work Environment and Health : Work Organization, Democratization, and Health Essays in Memory of Bertil Gardell*, Baywood, Amityville, NY, 1991.
34. Siegrist, J., Adverse Health Effects of High-Effort / Low-Reward Conditions, *Journal of Occupational Health Psychology*, 1, pp. 27-43, 1996.
35. Lazarus, R. S. and S. Folkman, *Stress, Appraisal and Coping, Springer*, New York, 1984.
36. Friedman, R., J. E. Schwartz, P. L. Schnall, et al., Psychological Variables in Hypertension : Relationship to Casual or Ambulatory Blood Pressure in Men, *Psychosomatic Medicine*, 63, pp. 19-31, 2001.
37. Johnson, J. V. and E. M. Hall, Job Strain, Workplace Social Support, and Cardiovascular Disease : A Cross-Sectional Study of a Random Sample of the Swedish Working Population, *American Journal of Public Health*, 78 : 10, pp. 1336-1342, 1988.
38. Van Der Doef, M. and S. Maes, The Job Demand-Control(-Support) Model and Psychological Well-Being : A Review of 20 Years of Empirical Research, *Work & Stress*, 13 : 2, pp. 87-114, 1999.
39. Sauter, S. L., W. S. Brightwell, M. J. Colligan, et al., *The Changing Organization of Work and Safety and Health of Working People : Knowledge Gaps and Research Directions*, NIOSH, CDC, Cincinatti, OH, 2002.

40. Davenport, B. A., *Driving Driven: Urban Transit Operators, Hypertension, and Stress (Ed) Management*, Unpublished Ph.D. dissertation in Medical Anthropology, UCSF/UCB, 2004.
41. Farmer, P., On Suffering and Structural Violence: A View from Below, *Daedelus*, 125:1, pp. 261-283, 1996.
42. Proctor, R., *Cancer Wars: How Politics Shapes What We Know and Don't Know About Cancer*, Basic Books, New York, 1995.
43. Tesh, S., *Hidden Arguments: Political Ideology and Disease Prevention Policy*, Rutgers University Press, New Brunswick, NJ, 1988.
44. Ehrenreich, B., *Bait and Switch*, Harper, New York, 2005.
45. Lock, M. and N. Scheper-Hughes, A Critical-Interpretive Approach in Medical Anthropology, in *Medical Anthropology: Contemporary Theory and Method*, Sargent, C. and T. M. Johnson (eds.), Praeger, Westport, CT, pp. 41-70, 1996.
46. Leigh, J. P. P. and J. A. Robbins, Occupational Disease and Workers Compensation: Coverage, Costs, and Consequences, *Milbank Quarterly*, 82:4, pp. 689-722, 2004.
47. Frank, J. W., Concluding Remarks California State Forum, in *The Way We Work and It's Impact on our Health*, University of California, Los Angeles, 2004.
48. Lipscomb, H. J., D. Loomis, M. A. McDonald, R. A. Argue, and S. Wing, A Conceptual Model of Work and Health Disparities in the U.S., *International Journal of Health Services*, 36:1, pp. 25-50, 2006.

제1부
노동특성의 변화

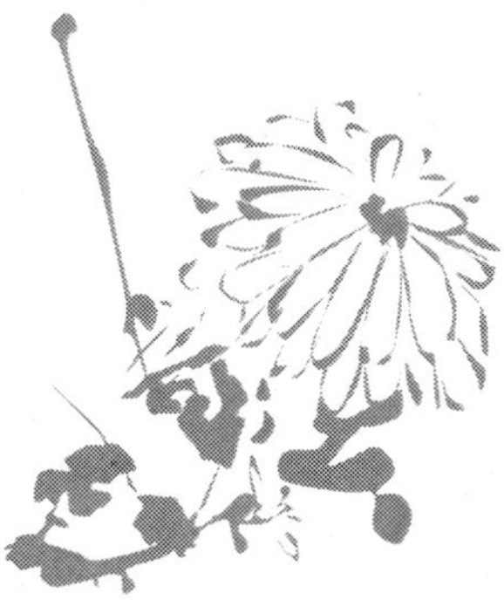

제2장

세계화가 노동에 미치는 영향

Economic Globalization and
Its Effects on Labor

고 상 백
Chrisy Moutsatsos

이번 장에서는 경제의 세계화에 따른 미국과 다른 국가들의 현대 노동 경향에 대해서 알아보고자 한다. 세계화라는 용어는 국제무역, 이민, 여행에서부터 미국의 대중문화가 다른 세계로 분포되는 것을 뜻한다. 세계화와 세계 여러 지역 간의 강한 경제적 연관성은 더 이상 새로운 현상이 아니다. 새로운 사실은 1970년대 이후 상품, 서비스, 자본, 문화, 그리고 인구의 국경 이동이 예전보다 폭발적으로 증가하면서 그 전부터 여러 국가 간에 있었던 경제적, 사회적, 문화적, 그리고 정치적인 관계가 눈에 띄게 강력해지고 있다는 것이다[1, 2]. 다시 말해서 지금 이 순간 세계화는 경제, 사회 생활, 기술, 정보, 문화, 정치, 그리고 생태계를 포함하여 전례가 없는 세계 모든 국가간의 상호 연관성, 통합, 상호 의존으로 특징지어진다[3].

경제적 세계화는 다음의 몇 가지 중요한 특징을 포함한다. 세계무역기구나 세계은행, 국제통화기금, 그리고 국제금융공사와 같은 국제적인 기구들의 발전은 전세계적으로 국가간 경제적 활력을 보장하는 데 모두 작용하고 있고, 국가간의 상호협력을 조율하고 있으며, 북아메리카, 서유럽, 일본, 그리고 동남아시아 지역의 국가를 넘나드는 막대한 양의 자본투자의 증가를 이끌어내고 있고, 이것은 또한 개발도상국과 산업화 국가의 발전과 산업화된, 또는 산업화되고 있는 지역의 노동시장을 재건하는 역할을 하고 있다[4, 5].

오늘날 경험하는 것처럼 세계화는 "시장의 정부에 대한 우위를 강조하고 이리하여 노동시장에 대한 규제와 일찍이 복지국가에서 내세웠던 정책인 사회보장 및 재분배 정책에 대한 폐지를 변호하는 입장으로 깊숙이 자리하고 있다"(제3장 참조). 1970년대 이후로 신자유주의자들의 생각은 위에서 언급한 "세계화 모델"이 경제적 성장과 정치적 안정을 위해 모든 국가에 적용되어야 한다고 주장한 미국의 국제 금융 기관들에 의해 제안된 주요 정책의 실행에 불을 붙였다. "워싱턴 컨센서스"라고도 알려진 이 정책들은 세계경제가 국가의 간섭이나 규제가 거의 없는 상태로 만들기 위해 애쓰고 있다. 더욱이, 이 정책들에 따르면, 국가를 통치함에 있어서 공기업의 영역을 최소화하고 모든 사회 서비스를 사유화하도록 유도하고 있다. 마침내, 노동시장은 '유연'해져야 하는데, 예를 들면, 물가변동은 안정된 장기고용정책이 아니라 다양화된 산업에 의해서 수용될 필요가 있다고 주장하는 것이다(유연성의 의미는 뒤에 간략하게 논의될 것이다)[6].

신자유주의자들의 생각과 이것이 영감을 불어넣은 미국에 기반한 경제 정책들은 점차적으로 세계경제에 영향을 끼쳤고, 특히 국제적인 노동 분배에 영향을 끼쳤다. 1970년대 이후로, 미국과 북유럽에서의 노동 경향에 있어서 가장 주요한 변화는 생산직의 감소와 관리직 고임금 직업의 감소, 서비스 분야에서의 저임금 직업의 증가, 그리고 전체적인 실업률의 증가를 포함하고 이러한 변화는 특히 유럽에서 두드러졌다[7, 8]. 미국과 북유럽의 임금 노동자들은 노동시장에 여전히 남아있기 위해 투쟁을 해왔으나 세계 다른 곳의 산업화 지역에서는 새로운 노동시장이 형성되어 왔다.

또 다른 중요한 신자유주의 경제정책으로 인한 노동시장과 그 결과물로는 특별한 기술이 있든 없든 간에 고 수입과 장기 계약, 노동조합 활동으로 대표되던 직장이 불확실하고, 단기적이고 비정규직의 형태로 바뀐, 안정적인 노동력에서, "유연한" 노동력으로의 질적 변화를 들 수 있다[5, 6, 9]. 이러한 경향은 세계적으로 노동력에 있어서 여성의 참여 증가로 인하여 노동인구의 "여성화"로 정의되어 왔다[10, 11]. 전세계적으로 노동시장에 있어서 여성의 참여가 증가함에 더하여, 직장의 여성화는 역사적으로 여성들에 의해서만 수행되어온 정형화된 여성 직장에 대한 변화를 포함하게 되었다[12].

여성 노동의 특징은 저임금, 낮은 지위, 낮은 숙련도, 불안정한 직장, 덜 우세한 직장, 감정적인 노동력, 그리고 기술의 발전이나 직업상의 발전 부족을 들 수 있었다. 전체적으로 노동력의 여성화는 더욱 커진 사회적, 경제적 불안정성과 매우 깊은 직접적 관련을 맺고 있다[11, 12]. 다른 말로 하면, 노동력의 여성화는 파트 타임, 임시적인 비정규직, 저임금, 비숙련 노동자의 증가가 훨씬 기술력이 높은 노동력을 대체하는 것을 말하는 것이다[12].

이러한 세계적인 노동력의 변화는 1970년대 이후 산업화된 국가에서의 노동조합을 가진 직장의 감소와 기업주나 공장주의 사업적인 유연성으로의 지향과 연관이 있다. 예를 들어, 이러한 관행은 해외업무위탁, 하청, 그리고 도급계약을 포함하는 것이다. 해외업무위탁이라는 것이 제품의 생산이나 제조, 공급을 한 국가에서 다른 국가로 하는 사업적 배치전환을 뜻하는 반면, 하청은 선택된 기업에서 제품을 생산하고 생산된 제품을 관리하며 종종 훨씬 싼 가격에 판매하는 것까지의 모든 것에 자주성을 부여한다. 해외업무위탁과 하청 둘 다 도급계약을 포함하는 개념으로 보인다. 월마트, 시어스 로벅, J.C. 페니, 나이키, 리복, 그리고 리즈클레이본과 같은 업체들은 그들의 브랜드 이름이 붙은 제품을 디자인하고 시장에 내놓는 동시에 습관적으로 동남아시아, 중국, 인도에 있는 중개인을 통해 그들의 상품생산을 할당하기도 한다[10].

세계화는 이제 더 이상 새로운 현상이 아니고 그 지지자는 국제적인 정치 구조와 법, 사회 운동, 국제 조력 기구, 그리고 전세계를 통틀어 많은 긍정적인 영향을 준 새로운 정보기술의 발전뿐만 아니라 부의 창출, 건강문제 개선에도 기여했다. 그러나 노동 경향에 있어서 경제의 세계화와 노동자 개인과 공동체, 국가에 대한 영향은 논쟁거리가 되고 있다. 경제적 세계화의 지지자들은 세계의 공장이나 기업들이 이동함에 따라 새로운 일자리가 창출되고 실업자들에게 취업의 기회를 제공하며 이로 인해 전세계의 경제적 발전과 함께 가난과 고용률, 그리고 성차별의 감소를 가져올 수 있다고 변호한다. 유명한 지지자들 중 한 사람으로 미국의 경제학자 제프리 삭스를 들 수 있다. 그의 베스트셀러인 세계의 가난을 종식시키는 법이라는 책에서, 그는 선진국의 개발도상국에 대한 금융투자와 그 결과로 일어나는 새로운 직장의 창출이 모든 사람을 가난에서 벗어나게 하는 필수적인 해결책이라고 주장하고 있다. 비록 그가 개발도상국의 많은 노동자들이 정부의 규제와 직장에서의 권리 부족으로 고통 받고 있다고 있지만, 그는 이러한 순환이 결국 필연적으로 성장으로 이끄는 필요악적인 존재라고 인식하고 있다[13].

그러나, 다른 많은 사람들은 세계화된 노동시장의 새로운 경향이 심각한 문제를 갖고 있다고 생각하고 있다. 비록 세계화를 희망적으로 보는 사람들의 낙관론에도 불구하고, 전세계 인구의 절반 가까운 30억 인구는 하루에 2달러가 안 되는 돈으로 생활하고 있고 전세계의 재화 중 86%는 상위 20%의 부자들에 의해 소비되고 있다. 그래서 경제적 세계화의 비판론자들은 지난 20년간 시장의 성장이 개발도상국의 산업발전이 아니라 주로 이미 산업화된 국가들의 경제발전에 이바지했다고 주장하고 있다. 다국적기업들이 수익을 창출하는 동안, 경제적 세계화는 새로운 개인이나 공동체간의 경제적, 인종적, 성적 불평등을 만들어온 것이다[4, 14, 15]. 미국관리회계인협회의 "직장의 유연성 경향(1986)"이라는 제목의 발표에 따르면, 새로운 국제노동시장은 작은 핵심과 매우 확장된 주변부로 이루어져있다.

대부분의 경우 작은 핵심 부분은 직장에 정규직으로 고용되어 있고 회사의 미래에 중요한 노동자들로 구성되어 있다. 모든 산업화된 국가에서 계속적으로 줄어들고 있는 이 부분은 또한 고용 안정과 퇴직금을 보장받는다. 첫 "주변부"는 얻고 찾는 것이 쉬운 능력을 가진 정규직 노동자들로 구성되어 있으며,

높은 노동 이동률이 특징이다. 현재 가장 빠른 속도로 성장하고 있는 노동력 분야인 두번째 주변부는 파트 타임이나 임시직 노동자들로 구성되어 있으며 대부분 집단을 대표하는 조직이 없으며 고용 안정이나 수익이 매우 적다[16].

이러한 경제적 불평등은 또한 선진국과 개발도상국 노동자 간의 큰 임금 차이와도 관계가 있다. 예를 들어 1975년대 생산직 임금을 가장 많이 받는 사람과 가장 적게 받는 사람의 차이는 2.5배가 채 되지 않았다(스웨덴 임금이 시간당 7.18달러인 반면, 일본이 3달러). 그러나 2002년 현재 임금의 차이는 27:1에 육박한다(독일 임금 24.31달러, 중국 임금 0.90달러)[17].

세계경제 불평등의 증가와 안정적인 직업에서 점차 불안정하고 유연한 직업으로 변해감에 더해, 신자유주의 경제 및 정치 정책과 세계경제의 재구성은 전세계적으로 노동자들의 목소리와 정치적인 입지를 위협하는 결과를 낳았다[6]. 1950년대 총 노동인구의 3분의 1이 조합의 회원이었던 것이 1983년대에 이르러 20%로 떨어졌다. 오늘날, 캘리포니아와 마찬가지로 모든 산업화 지역에서 노동자들의 실업으로 인해 이후 재취직에도 불구하고 노조원은 전체의 12%대로 떨어졌다. 2004년 국제노동기구에서 발표한 '보다 나은 세계를 위한 경제적 보장(Economic Security for a Better World)'에서는 1980년대 이후로 집단적인 목소리는 세계적으로 작아지는 경향이고 특히 노동조합에서 그 경향이 두드러진다. 집단적 목소리는 노동자의 복지를 결정하는 고용 보장 유지와 회사, 정책의 심사에 필수적이다. 그럼에도 불구하고, 전세계적으로 많은 집단적 목소리의 형태들이 나타나고 있다는 것은 모든 희망이 사라지진 않았음을 보여준다.

이 장에서는 우선 현재의 경제 세계화와 세계시장의 경향이 현재의 모습을 띠게 된 역사적인 사건들을 확인해볼 것이다. 그리고 그 역사적 사건들이 어떻게 선진국과 개발도상국에서 노동의 특징들을 변화시켰는지 알아보고 전세계적으로 노동유연화가 탄생한 배경과 직업의 여성화의 배경에 대해서 알아볼 것이다.

1970년대 경제 위기와 노동유연화로의 이동

해외업무위탁 등과 같은 최근의 세계 기구들로부터 영향을 받은 새로운 영업 유연화 전략은 제2차 세계대전 이후 국제적인 자본의 흐름 변화로 인한 직접적인 결과물이다. 미국이 전후 전쟁으로 파괴된 서유럽과 일본 경제의 재건을 위해 미국에 기반을 둔 기업들을 파견함으로써 전쟁 후 급격한 발전을 도왔다. 그러나 1960년대 중반 유럽과 일본의 경제가 회복되고 시장이 미국산 제품으로 포화상태에 이르게 되면서 그들은 자국의 상품을 수출할 준비를 하게 되었다. 동시에 미국은 전에 경험하지 못했던 국제시장에서의 과도한 생산으로 인한 포화상태에 직면하게 됐다.

게다가 미국 국채의 남발과 해외에 대한 자본 투자 기회가 적어지면서 경제 침체기를 겪게 되었다. 경제 침체기는 1970년대 초 걸프만에서 발발한 석유가격 폭등으로 인한 석유파동으로 인해 더욱 악화되었다. OPEC(석유수출국기구)의 석유 생산 제한 결정은 석유 가격을 전보다 두 배로 뛰게 만들었고 이는 석유에 의존하던 미국 경제에 커다란 영향을 끼쳤다. 일본, 영국, 프랑스가 에너지 면에서 효율적인 기술을 개발하여 영향을 덜 받은 반면 미국 경제는 이로 인해 큰 타격을 입었다[16, 18].

미국 경제는 1970년대 경제 위기가 최고점에 이르러 15년간 격렬한 경제적, 사회적, 그리고 정치 개편과 경제 재조정을 겪게 되었다. 그 결과로, 경제학자들에게 포드주의라고 알려진 현재 자본주의 생산·축적 모델이 고용유연화 축적이라고 불리는 새로운 경제 모델로 바뀌면서 성공하게 되었다. 포드주의를 좋아하지 않는 문화지리학자 데비드 헨리는 위에서 설명한 것과 마찬가지로 고용 유연화의 축적은 전적으로 "새로운 생산 분야와 새로운 금융 서비스 제공 방법, 새로운 시장, 무엇보다도 크게 향상된 상업적, 기술적, 구조적 혁명의 출현"을 가져올 것이라고 강조했다[16]. 포드주의로부터 고용

유연화 축적으로의 변화는 현재 새로운 국제 노동 경향의 재구성을 뒷받침하는 중요한 힘이 되어왔다[7].

미국이나 북유럽, 동아시아의 제조업자들이 주로 북아메리카와 유럽의 소비자들에게 계속해서 관심을 갖고 끊임없이 물건을 소비할 수 있도록 새로운 물자를 만들어내고 혁신적인 제품을 만들기 위해 노력해온 것처럼, 그들은 해외 다른 국가에서의 생산과 저렴한 노동력, 도급 계약 등을 통해 원가를 절감하고자 하는 요구를 계속해서 받아왔다. 과거 북미와 유럽의 식민지였던 국가들은 경제 개발을 위해 국제통화기금과 세계은행에 진 빚을 갚기 위해서 노동시장 개방을 약속했다. 결과적으로 지난 40년간 식민지였던 국가들은 그들의 젊고 대부분은 숙련되지 않은 노동력을 통해 하청 계약으로 물건을 생산하는 장소가 되었다. 예를 들어 필리핀이나 멕시코, 중국, 인도, 그 밖의 몇몇 나라들은 자유무역지대라고 알려진 산업지대를 설립했다. 이는 일반적으로 본사는 외국에 있는 기업의 제품 생산지역인 동시에 거대한 도심 외곽에 위치한 장소로, 가능하면 강 기슭에 위치한 지역을 말한다[10].

자유무역지대는 보통 그 국가의 정부에서 규제하는 노동자들에 대한 임금이나 계약 규제로부터 자유롭기 때문에 외국의 투자자들의 구미를 당겨왔다. 미국의 세금 규정은 이러한 해외에 위치한 산업지대에서 생산된 제품으로 얻은 이익에 대한 세금을 회피할 수 있도록 했다. 1970년대로부터 자유무역지대는 국제분업의 전부를 차지하게 되었다. 밀렌(Millen)에 따르면, "1990년대 중반까지 50개 이상의 국가에 위치한 200개 이상의 자유무역지역에서 200만 명이 넘는 노동자들이 고용되었다. 자유무역지대의 노동자들 중 약 80%는 여성이며, 대부분 독신이고 18세에서 25세 사이이다."

해외업무위탁은 국외 서비스직을 통해서 성공적일 수 있었다. 예를 들어 미국 기업들은 인도나 바베이도스 등의 국가로 프로그래밍, 고객 서비스 콜 센터, 초보적인 문서 작성 직종 등을 옮기면서 미국보다 저렴한 임금으로 운영할 수 있었고 이는 "비전문 노동력"의 충분한 공급으로 여겨졌다. 이러한 직종들의 해외 진출 경향은 세계로 펼쳐진 정보기술의 혁신을 통해 가능했다. 현재 의료 접수원, 진단 보조 서비스, 변호사 보조원, 금융 직원, 컴퓨터나 수학 전문가, 사무직 등이 해외 서비스 생산직의 타깃이 되고 있다[19].

현재 노동 경향; 미국과 다른 산업화 국가들의 실직 문제

세계 경제가 재편되면서 미국과 다른 산업화된 국가들에서는 최근의 두 번에 걸친 실직 사태가 있었다. 하나는 1980년대 생산직 노동자들의 실직이고 다른 하나는 생산직, 도매 상인, 소매 거래, 그리고 공공 기업과 사기업에서의 1990년대 초반 화이트칼라 직장인들의 대량 실직이었다[20]. 1970년 생산직에 종사하는 노동자들은 최대에 달해 미국, 오스트레일리아, 프랑스, 이탈리아, 스웨덴, 캐나다, 일본, 독일, 네덜란드, 영국을 합쳐서 6,970만명에 달하던 것이 1997년에 이르면 6,370만명으로 감소했다. 생산직에서의 가장 큰 취업 감소는 영국으로, 1970년 850만명에서 1992년 490만명으로 감소했다[21]. 미국에서는 공장직의 감소가 지속되었다. 1991년과 1992년 사이, 550만명의 공장 노동자들이 일시 해고당했다[21]. 1999년부터 2001년까지 3년 동안 130만명의 노동자가 실직 당했고[22], 2003년부터 2005년까지의 기간 동안 또다시 110만명의 공장 노동자가 직업을 잃고 미국 역사에 있어서 가장 높은 실업률에 기여하게 되었다[23].

제조업의 모든 분야가 축소되는 동안, 어떤 분야들은 공장이 자유무역지대 또는 개발도상국으로 이동을 하면서 대체되었다. 1970년대가 시작할 당시, 미국의 철강산업은 그들의 투자전략과 산업계획을 축소시키는 방향으로 변화시키기 시작했다. 1984년에 이르러 전체 철강 기업 생산 능력의 20%가 사라졌고 전체 철강 기업 종사자의 40%가 실직 당했다. 미국의 고무산업 종사자들은 같은 운명을 맞이하게 되었다. 1950년대에 미국에 기반을 둔 기업이 미국 내 타이어의 75%와 타이어가 아닌 고무 제품의 50%를 생산하던 것이 오늘날에 이르면서 미국 내 타이어 생산의 절반이 해외에서 이루어지고 있다. 또한, 1960년대 제너럴 모터스와 포드사가 전세계 자동차 생산량의 50% 이상을 차지하고 있던 것이 1992년에 이르면 단지 20.9%의 비중만을 차지하게 되고 2006년에 들어 단지 16%로 감소하게 되었다. 전체적으로 지난 30년 동안, 전미 자동차 노동조합(UAW)과 다른 노동조합의 자동차 산업 축소를 막기 위한 노력에도 불구하고 미국 내 자동차 생산직의 숫자는 25% 감소했다〔24〕. 결과적으로 제조업에 몸담은 노동조합원의 숫자도 감소하게 되어, 2005년엔 11.7%, 2007년에는 11.3% 감소하게 되었고, 이는 동년 개인 건강과 교육 분야에서 얻어낸 각각 8.3%, 8.8%의 성장에 비교되는 수치이다.

우주 자동차 산업부에 따르면, 1991년에서 2005년까지 자동차 산업이 8% 증가한 것처럼 보이지만, 실제로 이는 2000년부터의 크고 급격한 자동차 산업 분야의 하강을 숨기는 지표일 뿐이라고 한다. 2000년 당시 자동차 산업의 고용인 숫자는 최고에 달해서 1,313,600명에 달했지만, 5년 동안 급격히 감소하여 2005년에 이르기까지 16%가 감소했고 215,000명이 직업을 잃게 되었다〔25〕. 해외로 옮겨간 다른 제조업 분야로는 가전제품, 의류 산업, 반도체 산업을 들 수 있다〔24〕.

1990년대, 안전하고 안정적이라고 믿었던 화이트칼라 노동자들 또한 직업을 잃고 축소되기 시작했고, 해외로 이전되고 해외 도급계약 형태로 변화하게 되었다. AT&T나 델타항공, 코닥과 같은 기업을 예로 들면, 이 기업들은 수천 명의 중견 관리직과 고임금 노동자들을 적자를 막기 위해 해고했다. 시어스 로복 등 회사는 50,000명의 고용인들을 해고했다〔20〕.

실업에의 직면

해외의 더욱 값싼 노동력은 미국과 북유럽 노동자들에게 실직과 예전 같지 않은 구조조정을 겪게 했다. 1990년대 전체 선진국의 실직자 수는 3,600만명에 이르렀다[26]. 실업률은 미국이나 일본보다 유럽에서 더 크게 증가했다. 1996년 OECD(경제협력개발기구)가입국의 실업률은 7.5%였던 것에 반해 유럽연합(EU)의 실업률은 11.3%에 달했고, 동유럽의 실업률은 11.8%에 달했다. 1997년 유럽통계(Eurosta)에 따르면 전체 유럽인들 중 실업자는 1,800만 명으로 추산된다[26]. 10년 후 실업률은 감소했지만, 유럽연합의 실업률은 7.3%, OECD 국가의 실업률은 5.4%에 달한다[27~29].

선진국의 실업은 남성보다 여성, 청년층에 더 심각했다. 1997년 유럽연합은 여성의 12.6%, 25세 미만 청년의 21.1%가 실업자라고 발표했다. 이에 반하여, 중국이나 홍콩, 말레이시아, 한국, 태국, 싱가포르 같은 APEC(아시아태평양경제협력기구) 국가들을 포함한 개발도상국의 전체 실업률은 3% 수준이거나 이에 미치지 못했다. 1996년 필리핀은 최대 실업률이 8.6%에 달했다[26].

직업을 잃는다는 것의 물질적 그리고 정신적인 효과는 다양하고 그것의 심각성은 저평가할 수 없다. 이러한 효과들은 우울증, 인간관계의 해체, 알코올과 약물 남용, 그리고 자살에까지 걸쳐 나타날 수 있다[30]. 1982년, 미국 인디애나주의 RCA라는 TV 캐비닛 제조회사가 해외로 이전했을 때, 850명의 공장노동자들은 실업을 깨닫고 중산층이 아니라는 인식에 직면해야만 했다[31].

> 우리는 바닥으로 떨어지고 아마도 이곳 또는 다른 곳에서 직업을 구할 때까지 거주하던 집을 팔아야만 할 것이다. 나는 카스(Cass), 화이트(White), 그리고 캐롤(Carrol) 카운티의 모든 곳을 찾아 다녔다. 우리는 3월에 전기회사가 단전할 예정이었을 때를 제외하고 아무런 도움도 받지 못했고 나라에서 주는 돈은 141달러였다. 시누이는 저축한 돈과 지난여름 저장한 음식으로 우리를 가끔씩 도와준다[31].

미국노동부의 보고서에 따르면, 직장을 잃은 미국의 제조업 노동자의 26%는 그 전 직장에서보다 많이 벌거나 같게 버는 직장을 찾는다고 한다[26]. 2003~2005년 동안의 직장을 잃은 공장노동자의 재고용률은 다른 방식의 산업으로부터 옮겨온 노동자들보다 65% 더 낮았다[23]. 현재 제조업은 교육서비스, 보건, 사회복지 그리고 전문적이며 사업적인 서비스로 대체되고 있다. 미국 노동통계국에 따르면, 이러한 서비스들은 가장 강력한 고용성장을 보이는 산업부문을 상징하며 대부분의 산업부문보다 2배 빠르게 성장한다고 추정된다.

새로운 노동시장의 형성

미국과 다른 선진국에서 제조업과 다른 직업들이 감소함에 따라 새로운 노동 시장이 형성되고 개발도상국의 노동자를 고용하고 있다. 미국인과 북유럽의 소비재들은 현재 스리랑카, 인도네시아, 필리핀, 벨라루스, 몰도바, 아이티, 그리고 마리아나 섬과 같은 다양한 곳에서 만들어지고 있다. 유엔 개발프로그램의 1999년 인간 개발보고서(Human development report)에 따르면, 다국적 기업의 대다수는 비숙련 노동, 느슨한 노동 통제, 정치적 안정도를 충분히 공급해 줄 수 있는 국가에 투자한다. 중국이 바로 그 예이다.

중국정부는 외국인의 투자를 앞두고 1980년대에 해안지역에 '특수 경제구역'을 설립하기 시작했다. 1990년대 중반까지 한국과 대만 투자자들은 중국을 값싼 노동력의 새로운 보고의 주된 원천으로 여겼기 때문에 자국에 투자하는 것보다 중국에 투자하는 것을 선호하였다. 1995년 중국의 임금과 남한, 대만, 일본의 임금과의 비는 1:30이었다. 1985년과 1996년 사이 외국인 소유의 산업체로부터의 수출이 전체의 40%이었다. 1990년대에는 아시아지역 외국인투자의 45%를 중국이 가져갔다. 중국은 현재 전 세계 신발과 전자제품 군, 장난감, 의류의 약 절반을 생산한다[32].

정부의 새로운 산업화 노력에 적응하기 위하여, 농장과 논은 새로운 공장을 위한 부지가 되고, 따라서 많은 수의 농촌 인구에서 주로 최저생계비로 쓰이는 수입의 감소가 초래되었다. 많은 지역 농민들이 공장으로부터의 임대방식으로 주거하지만, 더 가난한 지역으로부터의 수백만의 이주자들은 새로

이 개발된 곳으로 이주한다. 아직 노동법에 의해 보호받는, 평균 주 40시간 근무를 하는 미국인들과는 달리, 중국인들은 할당량을 주시하는 외국인 감독관과 관리자의 감시아래 12시간 교대로 7일간 일한다[32]. 54개의 중국 비국영 신발공장의 노동조건에 대한 토론에서 찬(Chan)과 샤오양(Xiaoyang)은 중국의 사업장 경영방법은 영국의 산업혁명기간과 비교하여 덜 권위주의적이지 않고, 덜 징계적이지 않으며, 덜 가혹하지도 않다고 주장한다[32].

이 연구자들은, 노동자들은 이미 하루에 할당된 노동시간 보다 더 초과근무를 하게끔 강요되며, 화장실 가는 것을 감시당하고 경영자가 적절하다고 생각되면 신체적 처벌도 받았다는 것을 밝혀냈다. 남자 노동자가 인식배지 착용하지 않거나, 잘못된 신발 신기, 생산시간 중 물 마시기, 일하다가 떠들기 등의 공장 규칙을 어길 때 벌금형을 받고, 여성 노동자들은 초과근무를 함으로 벌을 받는다[33]. 간혹, 공장의 규칙을 어긴 노동자는 반나절에서 여러 날에 이르는 임금을 공제함으로 처벌받는다.

극단적인 징계는 중국 노동자들이 직면한 문제의 단지 한 부분일 뿐이다. 계속되는 노동력 착취적 노동조건, 필수 안전 예방책의 결여, 매우 낮은 임금, 그리고 노동법위반은 계속적으로 이슈화되고 있고 "중국 노동 감시"에 의해 감시되고 있다. 농촌 지역에서의 이주로 인해 대부분의 노동자들은 단결된 공동체와 친족의 부재로부터의 소외감과 어려움으로 힘들어하고 있다[31, 34].

유연한 노동의 대두

유연한 노동을 향한 추세는 부분적으로는 노조의 힘과 노동조합의 감소로부터 초래되었다. 미국에서는 노동조합의 수가 지난 50년간 2007년 약간 증가한 것을 제외하고 상당히 줄어들고 있다. 특히 캐나다에선 노조원이 20만명 감소하였다. 미국과 북유럽의 하청 계약 때문에 직장을 잃은 공장노동자들은 실업이 아닌 비전통적이고 유연한 업무배치—예를 들면 단시간 근무제, 낮은 임금, 노동조합에 속하지 않은, 급여 외 수당이 없는 서비스업, 그리고 기한부 고용계약—로 정의된 것에 대부분 만족해야만 했다. 미국 노동국에 보고된 바에 따르면, 오직 일자리를 잃은 제조업노동자들의 26%만이 전보다 같거나 높은 임금을 받는다고 한다〔22〕(제5장 참조).

단시간 근무제로 고용된 노동자들은 나라마다 차이가 크다. 예를 들어 1996년, 네덜란드(36.6%) 아일랜드(27.9%), 스위스(27.4%)는 단시간 근무제 고용률이 높았고, 상대적으로 헝가리(4.9%), 그리스(5%), 이탈리아(6.6%) 에서는 낮았다. 유럽연합에서는 32%의 단시간 근무제 노동시장이 여성으로 이루어져 있고 남성은 5%를 구성하고 있다. 1997년 미국에서는 단시간 근무제 노동자의 임금과 월급이 전체의 18%이고, 전시간 근무제 노동자가 1억1천9백50만 명인 것에 비해 노동자는 2천2백만 명이다. 1995년 단시간 근무제 노동은 캐나다노동의 5분의 2를 차지하고 캐나다 노동시장의 한 형태로 성장했다〔35〕.

도요타, 닛산, 혼다와 같은 자동차 회사는 비정규직 노동자의 운명을 명확하게 보여준다. 그들의 생산라인에 평균 2,000명의 사람들이 고용될 때 오직 1,200명의 노동자들이 정규직이 된다. 다른 800명은 비정규직이나 임시직노동자로 비정규직 에이전시에게 고용된다. 경기 하강기에는 임시직 노동자는 어떠한 보상도 받지 않고 첫째로 회사를 떠난다.

1996년에 미국 노동인력의 4명 중 한 명은 임시직, 비정규직, 또는 단시간 근무제 노동자였다. 2005년 미 노동통계국에 따르면 임시직 노동자가 미국전체 노동자의 1.8~4.1%라고 한다. 이런 노동자들은 타이피스트, 비서, 엔지니어, 컴퓨터전문가, 변호사, 또는 경영자를 포함한다. 그들의 봉급은 복지혜택이 없고 고용 에이전시에 의해 지불되었다〔36〕.

공장에서 일하건 사무실에서 일하건, 임시직은 개개인에게 피해를 준다〔38〕. 젝키 로저스(Jackie Rogers)의 연구에서, 그녀는 낮은 임금을 받는 것에 더하여 어떻게 비정규직 노동자들이 임시적 고용에 직면하고 또한 다양한 상황에서 소외감을 경험하는지 기술하였다. 첫째, 더 많은 다른 정규직 노동자와의 관계에서 둘째, 일 자체의 관계에서 셋째, 노동자의 가치 있는 구성원으로서 자의식의 경험에서, 그녀가 인터뷰한 비정규직 노동자들은 단조롭고 생각 없이 로봇처럼 일하기를 사업주는 선호하였다. 그녀의 정보제공자는 다음과 같이 말하였다. "나는 은행에서 봉투를 채우는 일을 5일 연장으로 하였다. 그는 나를 채워야 할 큰 박스로 배치하였고 이틀 동안 박스를 물건으로 다 채운 후 다시 그에게 가야만했다."[8] 다른 정규직 노동자로부터의 소외감 측면에서 한 정보제공자는 그것을 균형 있게 바라본다.

> 그리고 당신에게는 다른 사람들이 받은 크리스마스트리 밑의 선물은 없다. 단지 소란스러운, 엄청나게 소란스러운 그런 장소만 있을 뿐이다. 회사의 파티나 그 밖의 것이 있을 때, 비정규직 노동자들은 자리에서 일을 해야 했다. 당신도 알다시피, 정규직 노동자들이 파티에 갈 수 있도록 일을 대신하는 것이다. 당신은 어디서 2등 시민이 시작되는지 알 수 있다[8].

비정규직 노동자들은 또한 그들의 노동자로서의 정체성과 싸운다. 노동자들은 그들 자신이 될 수 없었다. 대신에 그들은 꽤 강한 인격을 가져야 하고 따라서 융통적 일 수 있고 정치적이고 매우 유연하며 어떠한 상황에라도 적응할 수 있게 되어야 한다고 했다[8].

노동의 여성화

세계의 새로운 노동을 구성하는 경향은 모든 노동자들에게 특히 성적 그리고 인종적인 면에서 여성노동자들에게 영향을 준다. 선진국에서의 여성노동자는 성장하고 있는 서비스 업종의 주된 노동 인력이다. 1991년에 미국 고용여성의 2/3는 교사, 간호사, 상점의 점원, 그리고 다른 서비스에서 일한다. 미국여성은 평균적으로 남성의 생산하는 것의 70%만을 생산한다. 남성

수입에 대한 여성의 수입의 비는 증가하고 있지만 이것은 남성 수입의 감소로 인한 것이다.

미국이나 다른 선진국의 여성이 주로 서비스업에 종사하는 것과는 달리 제3세계 여성들은 농경, 수공예와 음식물 가공과 같은 대규모 생산업의 국제사업부나 성매매업, 관광업의 일원이 되었다〔11〕. 자유무역지대에서 일하는 전세계 2천7백만의 노동자의 대부분은 어린 여성이다. 방글라데시에서의 의류산업에 종사하는 사람의 80%가 여성이다.

그리고 가까운 해변에서 일하는 남성과 여성노동자는 외국인 투자자에 의해 값싼 노동력이라고 생각되지만 여성노동자의 임금은 동료 남성노동자의 임금보다 보상적인 측면에서 더 나쁘다.

제3세계에서 살고 일하는 여성노동자들은 직물, 의류, 식품가공, 담배, 장난감, 신발, 전자제품 생산 그리고 자료입력과 같은 '경공업'이라고 불리는 낮은 임금을 주는 일터에서 일하는 경향이 있다. 남자는 더 많은 임금을 주는 철강, 자동차, 화학, 석유화학, 비행기, 우주, 조선, 그리고 기계와 같은 '중공업'에 선호하는 경향이 있다〔37〕.

최소한의 기초 학교교육을 받은 여성이나 더 어린 소녀들은 국제적인 조립라인에서 선호되는 경향이 있는데 이는 주로 가부장제의 이념 때문이다. 여성은 남자노동자보다 규제하기가 쉽기 때문에 선호되는 경향이 있고, 따라서 쉽게 통제된다. 그들은 또한 노동 요원으로 선호된다. 그들은 아버지, 남자형제, 또는 남편과 같은 존재에 의존적이라고 간주되고 그것은 그들이 그들과 대응하는 부분의 남자노동자보다 임금을 적게 받는 것을 정당화하는 것으로 여겨진다. 대부분의 경우에서 그들의 작업은 비정규적이고 비 기술적이며 쉽게 대체되게 구성되어 있다〔38〕.

인류학자인 아이화 옹(Aihwa Ong)의 전자산업에 종사하는 말레이시아 여성노동자에 관한 연구는 좋은 예이다. 그녀의 말레이시아 자유무역지대의 고용 실태에 관한 기술적 인류학은 전자부문 생산작업의 주된 신입사원이

16세 소녀라는 것을 보여준다. 이러한 문맥에서, 지역 남성노동자보다 어린 여성노동자를 선호하는 성적이고 인종적인 많은 편견이 있다. 하나 예를 들면 이슬람교도인 이러한 젊은 여성들은 공단의 외국인 매니저에 의해 유순하고 말잘 들으며, 따라서 쉽게 통제가 되고 규제된다고 여겨진다. 그들의 손가락은 남자들보다 더 기민하고 민첩하다고 여겨지며 따라서 전자부품을 다루는 데에 선천적으로 적합하다고 여겨진다. 이 여성노동자들은 만성피로, 비가역적 눈의 피로, 그리고 화학물질에의 과도한 노출 등에 의한 심각한 심신의 소진과 지속적인 건강의 문제로 24세까지만 일하게 되는데, 이후엔 일반적으로 새로운 젊은 여성으로 채워지게 된다[39].

노동의 여성화와 이주

경제적 세계화는 또한 세계적 이주의 추세에도 영향을 미쳐왔다. 사회학자인 사스키아 사센에 따르면, "세계화는 새로운 조건들과 그 자체의 역동으로 새로운 종류의 이주를 생산하고 있다."고 한다[40]. 예전에 일을 찾아 이주하던 남성들에 의해 이루어진 이주와는 달리, 현재는 이주의 많은 부분이 여성들에 의해 이루어지고 있다. 예를 들어 1946년에 프랑스에 살던 알제리인과 모로코인의 3% 미만이 여성이었으나 1990년대에는 40%이상이 되었다. 무엇보다도, 현재의 세계적인 합법적 혹은 불법적인 이주는 여성에 의해 이루어진다고 생각된다[41].

개발도상국으로부터 선진국으로의 여성의 새로운 이주의 여성화는 북아메리카와 북유럽 여성들에 의한 지불된 노동 시장으로의 도입의 증가와 직접적인 상관관계가 있다. 임금노동에 더하여 이부제로 집안일을 할 수 없기 때문에, 많은 미국과 북유럽 여성들은 1970년대부터 필리핀과 라틴 아메리카에서 이주해 온 유모, 하녀, 간호사의 가사노동에 더욱 의존하였다[41].

해외에 살고 일하면서, 그들의 자식들을 친척들에게 맡기고 여성 이주 노동자들은 종종 새로운 문화를 받아들이기, 길고 조절되지 않는 작업시간, 그리고 많은 경우에서 학대적인 노동조건과 같은 많은 도전에 직면한다(42~45). 유감스럽게도, 자발적으로 가사노동을 하는 대부분의 여성들에 더하여 비 의도적으로 인신매매되어 성 매매를 하거나 성 노예로 전락한 많은 수의 여성들도 있다. 이러한 경제 행위는 세계경제의 숨은 한 부분이기 때문에 이런 유형의 이주는 공식적으로 드러나지 않고 단지 추측할 뿐이다. 미국의 가장 큰 반 노예 단체인 '프리 더 슬레이브스(Free the Slaves)'의 대표인 케빈 베일스(Kevin Bales)에 따르면, 어떤 시점에서든지 미국에 3만에서 5만의 속박된 성 노예가 있다고 한다(46).

새로운 세계경제의 건강에 관한 고찰

앞서 논의한대로, 경제의 세계화는 1970년대 이래로 미국뿐 아니라 다른 나라에서도 사람들의 노동 경험에 확실히 영향을 주었다.

더 논의가 필요한 이슈는 어떻게 신자유주의 경제정책과 경제의 세계화를 이루고 있는 다국적기업의 행동이 노동자들의 건강에 어떻게 영향을 끼쳤는지 여부이다. 무엇보다도 이 책의 저자는 "세계화는 건강에 복잡한 영향을 끼친다."는 것을 보여준다(47).

경제의 세계화에 대한 비판들은 다국적기업이 새로운 매장을 세우기 위한 새로운 영역을 찾으면서 세계 곳곳에 도달하는 것은 세상의 노동자들과 공동체들의 건강에 주로 부정적인 쪽으로 역할을 한다는 강력한 증거가 있다고 말한다. 간접적으로, 다국적기업은 생산에 관여하기 때문에, 그들이 호수, 강, 바다, 땅에 배출하는 폐기물들이 환경에 영향을 미친다. 게다가 다국적기업은 그들의 이유식, 담배, 살충제, 의약품, 그리고 무기와 같은 것의 공격적인 광고와 상품의 선전으로 건강에 해로운 영향을 줄 수 있다(10).

개발도상국에서는 건강관리에 정상적 접근을 허용하지 않는 낮은 임금, 안전

규칙을 종종 준수하지 않는 열악한 노동조건, 정신사회적 스트레스를 유발하는 해로운 노동구조, 적절한 휴식이 없는 긴 노동시간, 이런 모든 것들이 직접적으로 그리고 부정적으로 수백만의 공장 노동자들에게 영향을 준다. 이러한 정신과 육체에 영향을 주는 해로운 노동조건을 야기하는 세계화의 모든 영향이 아직 다 알려지지는 않았다. 그러나 어떤 사람들은 세계화가 세상 사람들의 건강을 향상할 가능성을 본다[47]. 코니아(Cornia)의 주장에 따르면 "만약 적절히 관리된다면, 세계화는 중요한 건강의 개선을 가져올 수 있다."고 한다.

> 건강과 세계화의 관계에 관한 그의 연구에서 그는 주장한다. 개방을 위한 대부분의 국내 조건을 충족시키고 꽤 자유로운 국제시장으로 진입한 국가들에서는 비정통적인 국가정책과 관리된 세계화의 현명한 혼합으로 빠른 성장과 생활표준의 향상, 그리고 건강상태의 향상에 기여하였다. 이러한 관계 안에서, 중국, 코스타리카, 동아시아의 호랑이 경제의 인도, 베트남, 그 밖의 나라에서의 경험은 정제되어야 하고 이에 관련된 교훈을 배워야 한다[47].

그러나 긍정적일 때조차 코니아는 "성공적인 세계화를 위한 국내와 국제적인 조건을 만족시키는 나라는 상대적으로 거의 없다. 여러 나라에서 성장은 방해되었고 건강의 향상은 미성숙하고, 비 선택적이며, 취약한 구성의 세계화에 의해 느려지고 있다" 고 말한다[47].

세계의 불평등과 가난의 성장은 공공 보건에 좋지 않다[28, 48]. 개발도상국의 어떤 건강 지표들은 나아지는 반면, 불평등 성장을 경험한 미국은 보건의 향상이 사실은 영아 사망률에서 볼 수 있듯이 반대로 나빠지고 있다.

이번 장의 목표는 독자들에게 신자유주의 사상의 결과로써의 국제적으로 대두되는 노동 동향과 현재의 경제적 세계화의 패턴을 주지시키기 위함이다. 이러한 동향들은 부정적인 방법으로 세계의 노동자들에게 영향을 주고, 다음 장에서는 그것들이 또한 노동 조직뿐만 아니라 미국 노동자들의 건강에 미치는 영향이 미국 내에서 지역적으로 더 큰 불평등을 촉진하는 측면이 있음을 제시한다.

참고문헌

1. Appadurai, A., Disjuncture and Difference in the Global Cultural Economy, *Public Culture*, 2:2, pp. 1-24, 1990.
2. Ellwood, W., *The No-Nonsense Guide to Globalization*, Verso, London, UK, 2002.
3. Raskin, P., T. Banuri, G. Gallopin, et al., *The Great Transition: The Promise and the Lure of the Times Ahead*, Tellus Institute, Boston, MA, 2002.
4. Spiegel, J. M., R. Labonte, and A. S. Ostry, Understanding "Globalization" as a Determinant of Health Determinants: A Critical Perspective, *International Journal of Occupational and Environmental Health*, 10, pp. 360-367, 2004.
5. Quinlan, M., Labour Market Restructuring in Industrialised Societies: An Overview, *Economic Labor Relations Review*, 9, pp. 1-30, 1998.
6. Annycke, P., F. Bonnet, S. Dasgupta, et al., *Economic Security for a Better World*, International Labour Office, Geneva, Switzerland, 2004.
7. Knudsen, D. C., T. Koh, and J. S. Boggs, Assessing the Regulationist View of History: An Analysis of Employment Change in America, 1940-1989, *Economic Geography*, 73:4, pp. 371-389, 1997.
8. Rogers, J., Just a Temp, in *The Transformation of Work in the New Economy: Sociological Readings*, Perruci, R. and C. C. Perruci (eds.), Roxbury Publishing Company, Los Angeles, CA, pp. 199-219, 2007.
9. Ostry, A. S. and J. M. Spiegel, Labor Markets and Employment Insecurity: Impacts of Globalization on Service and Healthcare-Sector Workforces, *International Journal of Occupational and Environmental Health*, 10, pp. 368-374, 2004.
10. Millen, J. V., T. H. Holtz, D. Fallows, and R. Rosenbaum, Dying for Growth, Part I: Transnational Corporations and the Health of the Poor, in *Dying for Growth: Global Inequality and the Health of the Poor*, Kim, J. Y., J. V. Millen, A. Irwin, and J. Gershman (eds.), Common Courage Press, Monroe, ME, pp. 177-224, 2000.
11. Mies, M., *Patriarchy and Accumulation on a World Scale: Women in the International Division of Labour*, Third World Books, Zed Books, London and Atlantic Highlands, NJ, 1986.
12. Rosskam, E., *Excess Baggage: Leveling the Load and Changing the Workplace*, Baywood, Amityville, NY, 2007.
13. Sachs, J. D., *The End of Poverty: Economic Possibilities for Our Time*, Penguin, New York, 2005.
14. Rodrik, D., *The New Global Economy and Developing Countries: Making Openness Work*, Johns Hopkins University Press, Baltimore, MD, 1999.
15. Rodriguez, F. and D. Rodrik, *Trade Policy and Economic Growth: A Skeptic's Guide to the Cross-National Evidence*, Centre for Economic Policy Research, London, UK, 2000.
16. Harvey, D., *The Condition of Postmodernity: An Enquiry into the Origins of Cultural Change*, Basil Blackwell, Oxford, 1989.

17. Anderson, S., J. Cavanagh, T. Lee, and The Institute of Policy Politics Studies, *Field Guide to the Global Economy*, The New Press, New York, 2005.
18. Amott, T., *Caught in the Crisis : Women and the U.S. Economy Today*, Monthly Review Press, New York, 1993.
19. Freeman, C., *High Tech and High Heels in the Global Economy : Women, Work, and Pink-Collar Identities*, Duke University Press, Durham, NC and London, 2000.
20. Uchitelle, L. and N. R. Kleinfield, The Price of Jobs Lost, in *The Transformation of Work in the New Economy : Sociological Readings*, Perruci, R. and C. C. Perruci (eds.), Roxbury Publishing Company, Los Angeles, CA, pp. 83-92, 2007.
21. Gardner, J. M., Worker Displacement : A Decade of Change, *Monthly Labor Review*, pp. 45-57, April 1995.
22. Factory Workers Have Highest Risk of Displacement, *Monthly Labor Review*, U.S. Department of Labor, Bureau of Labor Statistics, Washington, DC, 2002.
23. Displaced Workers Summary, *Monthly Labor Review*, U.S. Department of Labor, Bureau of Labor Statistics, Washington, DC, 2006.
24. Phillips, B., *Global Production and Domestic Decay : Plant Closings in the U.S.*, Garland Publishing, Inc., New York and London, 1998.
25. U.S. Automotive Industry Employment Trends, United States Department of Commerce, Office of Aerospace and Automotive Industries, March 30, 2005. Prepared by ITA/MAS/MFG/OAAI/03-30-06.
26. Merllié, D. and P. D. Paoli, *Labour Market Trends and Globalization's Impact on Them*, International Labour Organization, Geneva, Switzerland, 2004.
27. Eurostat, Euro Area Unemployment Down to 7.3%, 2007. Eurostat Press Office. Luxembourg, Germany.
28. Navarro, V. and C. Muntaner (eds.), *Political and Economic Determinants of Population Health and Well-Being : Controversies and Developments*, Baywood, Amityville, NY, 2004.
29. Organization for Economic Co-Operation and Development (OECD), Standardized Unemployment Rates, 2007.
30. Ehrenreich, B., *Bait and Switch : The (Futile) Pursuit of the American Dream*, Metropolitan Books, New York, 2005.
31. Solinger, D. J., The Creation of a New Underclass in China and Its Implications, in *POSRI International Forum on China's Development : Key Challenges for China's Sustained Growth*, Seoul, Korea, 2004. Conference paper.
32. McMichael, P., *Development and Social Change : A Global Perspective*, Pine Forge Press, Thousand Oaks, CA, 2004.
33. Chan, A. and Z. Xiaoyang, Disciplinary Labor Regimes in Chinese Factories, *Critical Asian Studies*, 35 : 4, pp. 559-584, 2003.
34. Sassen, S., *Globalization and Its Discontents*, The New Press, New York, 1998.
35. Broad, D., Globalization Versus Labor, *Monthly Review*, 47 : 7, pp. 20-32, 1995.
36. Perrucci, R. and E. Wysong, Global Economy and Privileged Class, in *The Transformation of Work in the New Economy*, Perrucci, R. and C. C. Perrucci (eds.), Roxbury Publishing Company, Los Angeles, pp. 63-82, 2007.

37. Enloe, C., *Bananas, Beaches, and Bases: Making Feminist Sense of International*, University of California Press, Berkeley, CA, 1989.
38. Mohanty, C. T., Women Workers and Capitalist Scripts: Ideologies of Domination, Common Interests, and the Politics of Solidarity, in *Feminist Genealogies, Colonial Legacies, Democratic Features*, Alexander, J. M. and Chandra Talpade Mohanty (eds.), Routledge, New York and London, pp. 3-29, 1997.
39. Ong, A., *Spirits of Resistance and Capitalist Discipline: Factory Women in Malaysia*, SUNY Press, Albany, NY, 1987.
40. Sassen, S., Global Cities and Survival Circuits, in *Global Woman: Nannies, Maids, and Sex Workers in the New Economy*, Ehrenreich, B. and A. R. Hochschild (eds.), Granta, London, UK, pp. 254-274, 2003.
41. Ehrenreich, B. and A. Hochschild, Introduction, in *Global Woman: Nannies, Maids and Sex Workers in the New Economy*, Ehrenreich, B. and A. Hochschild (eds.), Granta Books, London, UK, pp. 1-14, 2003.
42. Rivas, L. M., Invisible Labors: Caring for the Independent Person, in *Global Woman: Nannies, Maids and Sex Workers in the New Economy*, Ehrenreich, B. and A. R. Hochschild (eds.), Granta, London, UK, pp. 70-84, 2003.
43. Anderson, B., Just Another Job? The Commodification of Domestic Labor, in *Global Woman: Nannies, Maids and Sex Workers in the New Economy*, Ehrenreich, B. and A. R. Hochschild (eds.), Granta, London, pp. 104-114, 2003.
44. Constable, N., Filipina Workers in Hong Kong Homes: Household Rules and Relations, in *Global Woman: Nannies, Maids and Sex Workers in the New Economy*, Ehrenreich, B. and A. R. Hochschild (eds.), Granta, London, UK, pp. 115-141, 2003.
45. Zarembka, J., America's Dirty Work: Migrant Maids and Modern-Day Slavery, in *Global Woman: Nannies, Maids and Sex Workers in the New Economy*, Ehrenreich, B. and A. R. Hochschild (eds.), Granta, London, UK, pp. 142-153, 2003.
46. Landesman, P., The Girls Next Door (How Sex Trafficking Works), January 25, 2004. Available from: nytimes.com
47. Cornia, G. A., Globalization and Health: Results and Options, *World Health Organization*, 79:9, pp. 834-841, 2001.
48. Navarro, V. (ed.), *The Political and Social Context of Health*, Baywood, Amityville, NY, 2004.

제3장

증가하는 불균형 : 불평등증가시대의 계급, 일 그리고 건강

The Growing Imbalance : Class, Work, and Health in an Era of Increasing Inequality

김 정 원

Jeffrey V. Johnson

왜 사회계급을 연구하는가?

사회적 계급지위는 많은 종류의 만성질병과 전염병으로 인한 질환과 사망의 강력한 예측인자이다[1]. 상위계급의 사람들은 보다 수명이 길고 건강한 반면에, 하위계급의 사람들은 더 젊은 나이에 사망하고 평생 동안 상대적으로 더 건강하지 못하다[2]. 게다가 많은 연구에서 사회계급에 따른 "기울기(gradient)"가 존재한다는 것이 발견되었다 — 상위계급 일수록 건강이 향상되고, 하위계급일 수록 건강이 나빠진다[3, 4]. 비록 이러한 계급 기울기를 설명하는 요인이 무엇인가에 관한 상당한 논쟁이 이어지고 있지만, 사회계급이 집단 건강의 "근본적 결정요인"이라는 합의점이 나타나고 있다[5]. 하위 사회계급과 불건강의 몇 가지 연결 경로로 경제적 빈곤과 교육기회의 부족, 그리고 폭력이나 납, 일산화탄소 등의 독성물질 노출 등 지리적, 그리고 지역사회의 환경특징 차이와 관련된 유해한 노출 등이 있다[3, 6]. 다른 경로로는 유해한 식품, 담배, 알코올, 불법약물 복용 등 소비양식의 계급적 차이에 의한 것이다[7]. 사회적 계급지위는 또한 사회 · 공공 자원, 의료제공의 질, 비공식적 사회네트워크, 제도적 자원, 그리고 세대간 자원 등에 대한 접근(또는 부족)과 매우 밀접하게 관련되어 있다〔8〕. 여기에 사회, 직업 환경특성의 차이, 그리고 실업, 불완전 고용, 그리고 스트레스가 많은 작업조직의 만성노출 등 노동시장 내 유해한 경험으로 인한 스트레스라는 계급적 차이 역시 또 하나의 경로이다. 건강과 사회계급사이의 개별경로들은 시간에 따라 변화한다. 새로운 인과경로가 나타날 수도 있고, 몇 몇은 없어질 수도 있지만, 해당 사회가 사회계급 구조를 유지하는 한, 계급간의 건강 "불평등"이 존재할 것이란 것은 거의 확실하다—이것이 우리가 계급을 건강의 "근본적 결정요인"라고 말하는 이유이다〔5〕.

사회계급은 개인의 특성 이상의 것이다—이것은 현대사회의 계층화된 위계를 "생산하는" 거시사회적 힘의 표현이다. 인종, 젠더와 더불어, 계급은 핵심적 사회구조의 구성요소이다〔8〕. 하나의 사회구조로서, 사회계급은 전 생애에 걸쳐 인간존재의 거의 모든 면에서 관찰할 수 있는 거대한 불평등과 관련되어 있다. 사회계급은 또한 일과 노동과정에 밀접하게 엮여있다. 우리의 일, 그리고 우리 부모의 일을 통해 특정한 사회계급이라는 삶의 기회와 상황을 접하게 된다〔10〕. 이 장에서는 계급, 일 그리고 건강 상호간의 관계에 대한 연구에서 드러나는 몇 가지 결정적인 주제들을 소개하고 탐구할 것이다. 우리는 사회계급이 무엇인지에 관한 몇 가지 특징적이고, 어떤 면에서는 모순적인 "해석들"을 파악하면서 시작하고자 한다. 그리고 사회계급에 따른 노동조직의 노출이 어떻게 변화하는지 살펴보고, "사회심리적 작업환경, 특히 이 책의 다른 부분에서 논의되는 직무긴장모델과 노력보상 불균형모델 등이 사회계급이 건강에 나쁜 영향을 주는 경로로 어느정도 역할을 하는지?"에 대해 다룰 것이다. 마지막으로, 우리는 사회계급간 부와 권력의 불균형의 증가에 대해 조사할 것이고, 왜 이러한 계급간 사회적 불평등이 미국과 세계의 여러 나라에서 왜 증가하는지에 대해 설명할 것이다.

사회계급은 무엇이며, 어떻게 작동하는가?

사회계급이란 개념을 이해하고 설명하는 데에는 근본적으로 다른 두 가지 방법이 있다. 계급의 지위론적 측정(positional measures)은 사회적 연속체의 전역에 걸친 기술, 수입, 혹은 특권의 점진적 변화에 근거를 두고, 노동분할내의 위치를 반영한다[11].

계급의 관계론적 측정(relational measures)은 사회구조와 자본자산의 소유권과 통제권 등 계급사이에 존재하는 근본적인 소유물과 권련관계에 기초하고 있다[11, 12]. 사회 역학에서 가장 널리 사용되는 계급의 정의는 개인의 사회적 지위를 강조하는 것이며, 1차 세계 대전 전후 기간에 활동한 독일 사회학자이자 관료제도의 형성에 관한 연구로 널리 알려진 막스 베버의 연구에 기인하였다[13]. 베버의 계급 개념은 물질적 사회적 자원—그가 한 사람의 "삶의 기회"라고 언급한—에 대한 개인의 차별적인 이용권리의 중요성을 강조한다[13]. 베버에 따르면, "'계급 상황'은, 이런 의미에서, 궁극적으로 '시장 상황'이다."[13] 이러한 관점에서 사회계급은 시장에서의 상대적 단체교섭력과 물질적 자원이나 여타 자산(교육 등)을 획득할 수 있는 그들의 차별적 능력 등에 의해 정체성을 공유하는 인구 집단으로서 이해할 수 있다[3, 11, 14]. 사회적 계급지위는 사람의 "삶의 기회"를 향상시키는 부의 형식으로 자식들에게 상속되거나 세습될 수 있다. 관습적으로 사회계급에 대한 베버의 시각은 지위, 특권, 부, 교육, 소득, 기술 등의 사회적 가치를 가진 몇 가지 요소들이 단계적 계층에 따라 연속적으로 분포되어 있는 위계적 층화시스템으로 개념화된다. 이러한 관점에서, 층화시스템내 한 사람의 지위는 그가 가치 있는 사회적 자산을 얼마나 "소유"하고 있는가로 결정된다[11, 13, 15]. 교육수준, 가구 소득수준, 또는 주택과 차량 등 자산의 개인적 소유에 근거한 등급 시스템이 그 예이다. 한 사람의 직업 역시 개인을 특정 직업과 관련된 기술, 명성, 지위의 수준에 근거한 계층연속체내 지위를 선정하는 데 사용될 수 있다[16]. 소득, 교육, 직업 등의 정보는 사회경제적 지위(socioeconomic status, SES) 또는 사회경제적 위치(socioeconomic position, SEP)라고 부르는 하나의 점수나 범주로 표현될 수 있다[3, 16]. 애초의 의도와는 달리 이러한 방식으로 측정된 SES 또는 SEP는 개인이 속하는 사회구조의 측면보다는 개인적 특징을 더 반영하게 된다[14].

가장 흔히 "상식"으로 이용되는 위치적 사회계급 분류도식 중 하나는 물질적 자원에 대한 접근권의 위계에 기초하여, 6개의 계급들로 구성된다[17].

1. 상위 계급(계층)
2. 중상위 계급(계층)
3. 중간 계급(계층)
4. 중하위 계급(계층)
5. 하위 계급(계층)
6. 최하위 계급(계층)

또 하나, 널리 사용되는 사회계급 척도는 영국에서 개발된, 6개의 직업집단 분류가 있다. 1913년 (런던의) 호적 본서 장관 스티븐슨이 고안한 이 분류 체계는 직업을 "해당 공동체 내에서 지속되는 것" 또는 "문화"로 명명한 것의 척도—해당 사회내에서 각각의 직업이 가지고 있는 명성이나 사회적 지위의 척도—로 직업을 개념화하였다[16]. 이 척도는 이후 각 직업적 계급 단계에 요구되는 기술수준을 보다 명확히 반영할 수 있도록 개정되었다. 이 시스템은 6개의 계급집단으로 구성된다.

1. 사회계급 I (전문가, professional)
2. 사회계급 II (중간집단, intermediate)
3. 사회계급 IIINM (숙련 비육체노동자, skilled non-manual)
4. 사회계급 IIIM (숙련 육체노동자, skilled manual)

5. 사회계급 IV (부분 숙련노동자, partly skilled)
6. 사회계급 V (비숙련노동자, unskilled)

이러한 사회계급 측정방법은 몇 가지 문제점에 대한 비판이 제기된다. 일부 사람에서는 오늘날 일상화된 일이라는 척도가 기술보다 더 의미가 있고, 구별지을 수 있는 특징이라고 제안한다. 다른 사람들은 노동과정의 통제수준이 사회계급을 규정하는 가장 중요한 요인이라고 주장한다[18]. 최근에 영국 분류시스템은, 계급을 승진의 측면, 시급제나 월급제인지, 직무자율성의 수준으로 정의하는 기존의 국가통계 사회경제 분류(National Statistics Socio-Economic Classification) 시스템에 대한 이들 비판들을 통합하여 새로운 분류체계를 제시하였다[16]. 이 새로운 분류시스템은 현재 역학조사에만 사용되고 있다(사회계급 측정에 관한 보다 자세한 논의는 갈로바르데스(Galobardes)[16]와 린치와 카플란(Lynch and Kaplan)[3]의 연구를 참고하라).

세밀히 등급을 나눈 계층화 시스템을 사용한 사회계급 측정은, 특히 소득, 교육, 직업으로 조합될 때 몇 가지 문제점이 있다. 이런 사실은 몇 년 전 파킨(Parkin)[14]에 의해 설득력 있게 지적되었다.

> 구조적 불평등 모델을 대신해, 지표척도내의 유사한 점수 외에는 공통점이 없는 개인들의 느슨한 집합으로 구성된, 매우 파편적이고 불완전한 사회적 순서를 담은 그림이 떠오른다. 그리하여 각각의 개인은, 사회의 거대대장(the Great Ledger of Society)에 기재된 그의 도덕적이고 사회적 신용상태기록의 개인적 대차대조표의 분리된 항목이라 여겨지기 보다는 결국 그의 높고 낮은 지위들의 합계로 간주된다[p 202].

우리에게 다가오는 계급이해의 전혀 다른 견해는 마르크스주의 전통에 기인한다[11, 19~24]. 마르크스는 지배계급과 종속계급간의 정치경제적 관계를 강조하였다. 개인과 집단내 "삶의 기회"에 대한 차별적 접근을 강조한 베버와는 대조적으로 마르크스는 계급형성이 어떻게 존재로 변하는지에 대한 이해의 핵심을 고용계급("자본")에 의한 노동계급("노동")의 착취로 정확히 규정하였다[11, 17, 25]. 마르크스는 또한 계급의 핵심적인 결정인자로 일의 중심성을 강조하였다. 왜냐하면 이것이 가장 명확하게 계급관계의 특징을 가장 명확히 표현하는 작업장내 착취의 구체적인 특성이기 때문이다[9, 11, 24, 26].

마르크스에게는 노동과정이 "생산 그 자체로부터 직접적으로 나타나고 동시에 생산에 작용하기 때문에, 노동과정이 지배와 종속 관계를 결정한다"[23]. 마르크스는 착취가 계급제도의 기초를 형성하고, 착취는 또한 "생산조건 자체에서 발생하는, 경제구성체의 총체적 구조에 기초한다… 착취는 항상 가장 내밀한 비밀, 전체 사회체계의 숨은 기초를 누설하는, 생산조건의 지배자들과 직접적 생산자간의 직접적 관계이다"라고 주장하였다[23].

마르크스의 계급이론과 노동이론은 산업보건연구에 상당한 영향을 미쳤다[9, 26~28]. 예를 들어 노동과정의 통제가 건강에 미치는 영향에 대한 연구는 마르크스주의 노동과정이론을 적용한 브레이버만(Braverman)에 의해 매우 큰 영향을 받았다[24]. 하지만 극히 최근까지도 이러한 관계론적 시각은 변수로서의 사회계급 자체를 측정하는 데 자주 사용되지 못하였다. 그러나 이러한 흐름에 변화가 생기고 있다 ; 예를 들어, 문테이너(Muntaner)와 그의 동료들은 최근의 여러 연구에서 라이트(Wright)에 의해 개발된 계급의 관계론적 이론을 적용하였다[29].

미국에서 사회계급이론의 가장 영향력 있는 학자들 중 하나인 라이트는 소유(권), 기술, 권력의 세 가지 기본 차원을 적용하여 12개의 범주를 가진 계급 매트릭스를 구성하였다[17] :

* 자본자산의 소유(권)
* 조직적 자산(organizational assets)의 통제권, 그리고
* 기술 또는 신용 자산(credential assets)의 소유

라이트에 의하면, 이들 세 가지 차원의 교차(intersection)가 베버주의자

의 지위론적 도식에서처럼 선형적 변화를 따르지는 않는다. 그는 조직적 자산을 소유하고, 통제권을 가진 상위계급과 상대적으로 조직적 자산에 대한 통제를 거의 하지 못하는 임금노동자의 노동계급으로 구분하였다〔12〕. 라이트에 따르면 이들 두 계급사이에 착취당하면서 동시에 착취하기 때문에 "모순적 계급위치"에 놓인 개인들이 있다〔12〕. 예를 들어 중간관리자나 감독자들은 다른 사람들의 작업에 대한 권력을 행사하고 통제권을 가진다는 의미에서 착취자일 수 있다. 반면 그들은 소유주와 상급자인 중역들의 결정에 복종해야 하기 때문에 착취당할 수도 있다. 이 모형의 적용에서, 문테이너, 보렐, 베나크, 파사린, 페르난데스는〔29〕 하위감독자들이 상위관리자와 감독역할이 없는 노동자들보다 우울과 불안장애의 위험이 더 높다는 것을 보여주었다. 그들은 전통적인 사회경제적 지위평가방법이, 감독자가 감독역할이 없는 노동자보다 보다 나은 명성과 임금을 받을 수 있기 때문에, 더 낮은 수준의 위험에 있다고 예측한 사실에 주목했다〔29〕.

관계론적 계급론의 시각의 가장 흥미롭고 중요한 관점들 중 하나는 해당 사회의 경제생활과 정치생활에 대한 부와 권력, 그리고 사회의 정치경제적 삶에 걸친 지휘적 영향력으로 인하여 경제적 엘리트를 형성하는 사회의 매우 적은 소수집단에 관심을 집중한다는 점이다〔11, 30, 31〕. 예를 들어 클레먼트와 마일즈〔32〕에 의해 소개된 사회계급이론은 베버의 이론보다 더 관계론적이며, 이들 엘리트 집단에 대하여 더 많은 관심을 쏟고 있다. 클레먼트와 마일즈는 이 집단을 자본가-관리계급(capitalist-executive class)이라고 일컫는다. 이들은 엘리트 계급을 1) 실질적인 경제소유권, 2) 특정목적을 위한 직접 생산력, 3) 생산물의 처분권한, 4) 전략적 의사결정에 대한 명령권 등의 소유로 정의한다〔32〕. 이 집단은 사실상 전체인구의 0.1% 미만의 구성으로, 인구학적으로 보이지 않기 때문에 사회역학 영역에서는 거의 연구되지 않았다. 그들은 누구인가? 우선, 그들은 증가하는 소득 불평등의 수혜자들이다. 미국의 의회 예산처의 데이터를 인용한 경제학자 폴 크루그먼은 1973년에서 2000년 사이에 평균 90%의 미국인들의 소득이 7% 감소하였지만, 상위 0.1%는 343%, 상위 0.01%는 소득이 599% 증가했다는 점에 주목했다〔33〕.

정부보다 시장우선을 강조하고, 노동시장의 규제철폐를 옹호하며, 초기 복지국가의 사회적 보호정책과 재분배 정책의 해체를 요구하는 정치 경제적 철학과 실천인 "신자유주의"의 패권을 촉진하는 역사적 역할을 수행하며 경제적, 정치적 권력이 증가하는 지배 엘리트들에 대한 사회계급 이론가들의 관심이 증가하고 있다〔27, 30, 34, 35〕.(신자유주의라는 용어는 미국의 독자들에게는 기만적일 수 있다. 왜냐하면 우리가 그 용어를 사용하는 일반적인 의미로서의 "자유주의적인 것"을 의미하지 않기 때문이다 ; 오히려 그것은 밀턴 프리드먼과 같은 보수적 경제학자가 주장하는 시장은 어떠한 제재로 부터도 자유로워야 한다는 것을 의미한다.) 예를 들어, 영향력 있는 사회이론가 데이비드 하비는 다음을 제안했다 : "비록 그것은 가장 효과적으로 위장되었지만, 중국이나 러시아에서 그러했던 것처럼, 압도적인 계급권력을 건설하기 위해 혹은 그러한 권력을 재건하고 강화하려는 지배 엘리트의 정교한 전략의 한 세대를 우리는 살아왔다."〔30〕

지위론적 계급체계가 물질자원과 사회적 자원의 접근의 단계적 차이를 기술하는 반면, 관계론적 틀은 상호관계의 측면에서 역사적 계급운동(영향력과 권력)을 다룬다. 이러한 시각에서는, 특히 라이트의 통찰을 고려한다면 "유행에 뒤떨어진" 것으로 생각되는, "자본"과 "노동"간의 계급이해의 대립이라는 관점이 여전히 유효하다. 그러므로 관계론적 이론의 가장 단순한 형태이며, 우리가 이 장의 후반부에서 적용할 모델은 세 가지 기본 사회계급을 정의한다. 1) 거대 기업이나 기타 권력 기관을 소유하고 통제하는 가장 부유하고 권력있는 구성원으로 이루어진 경제적 엘리트 계급, 2) 직접 생산 혹은 재생산(복지) 업무에 종사하는 점점 증가하는 거대한 노동계급, 3) 엘리트 계급과 노동계급의 특징들의 일부를 갖는 매니저와 전문가로 구성된 제3의 계급. 이들은 엘리트들의 이해관계가 있는 관료적 조직의 행정적 역할을 수행하지만,

개인사, 작업경력, 전문적 훈련과 윤리 등으로 인해 종종 노동계급과 동일시하도록 이끈다는 점에서 "모순적 계급위치"에 있다[12, 36].

사회계급과 직업적 노출 : 사회적 계급지위의 하위에 있는 노동자들은 상위계급 지위에 있는 이들보다 더 유해한 직업환경에 노출되는가?

성과급 임금제도, 단조롭고 반복적인 작업, 장시간 근무, 낮은 수준의 직무자율성 등—이들 요인들은 질환의 위험도를 증가시킬 수 있다—과 같은 유해한 작업조직의 노출이 계급에 따라 다르게 분포된다는 것을 여러 연구에서 보여주고 있다[6, 9, 37~39]. 낮은 사회경제적 위치에 있는 개인들, 특히 비숙련 육체노동이나 낮은 직급의 서비스직 종사자들은 전문직과 관리직의 사람들보다 이런 종류의 위험요인들에 보다 노출되기 쉽다. 사회계급 범주에 따른 차별적 직업 노출은 심혈관계 질환위험도의 계급적 기울기에 대한 설명의 중요한 부분이 될 수 있다[41].

최근의 연구는 다른 사회계급집단에 걸쳐 몇 가지 작업조직적 특징의 현저한 차이를 보여주고 있다[42, 43]. 표1에 있는 영국의 남성과 여성들의 직무자율, 직무다양성의 부족, 사회적 지지의 부족 등의 분포는 하나의 예이다[42].

분명히, 계급에 따른 직업적 노출의 뚜렷한 차이들이 있다. 가장 현격한 차이는 직무자율성이 낮다고 보고한 남성노동자의 비율을 비교할 때 관찰된다. 즉, 부분 숙련, 비숙련 육체노동자(계급집단 IV와 V)가 40%이상이 낮은 직무자율성을 가지고 있다고 보고한 것에 비해 관리직과 전문직 노동자(계급집단 I과 II)는 6%가 자율성이 낮다고 보고하였다. 숙련된 하위 사무직과 서비스영역 종사자들은(앞에서 비교한 두 집단의－역자 추가) 중간수준의 직무자율성으로 보고하였다. 계급 등급이 낮아짐에 따른 일의 질의 단계적 감소보다는, 이 자료는 이 두 가지 중요한 직무특성들이 관리직과 전문직,

〔표 1〕 젠더와 사회계급에 따른 낮은직무자율성, 다양성 부족 및 낮은 사회적 지지[a]

	계급 I	계급 II	계급 IIINM	계급 IIIM	계급 IV	계급 V
남자						
낮은 자율성	6	6	21	22	40	47
낮은 다양성	9	18	35	35	62	66
낮은 지지율	10	12	16	18	21	26
여자						
낮은 자율성	14	10	36	31	50	46
낮은 다양성	8	22	56	52	74	92
낮은 지지율	6	9	12	13	14	15

[a] 숫자들은 각 사회계급 내 모든 영국 16세 이상의 남자나 여자의 백분율 임.(마못과 윌킨슨의 연구에서 인용)

숙련된 서비스종사자들과 육체노동자, 그리고 미숙련 육체노동자라는 세개의 넓은 계급 범주에서 유사하다는 것을 보여준다. 이와는 반대로 사회적 지지의 심각한 부족은 사회계급적 지위가 낮아짐에 따라 단계적 감소를 나타낸다. 비록 여성들의 직업은 몇 가지 점에서 전반적으로 더 나쁜 것으로 보이지만, 대체로 유사한 경향을 보인다(예를 들어, 여성의 경우 비숙련 육체노동자의 92%가 넘게 직무다양성이 낮다고 보고한다).

스웨덴의 노동인구(표2)를 대상으로 한 대규모 표본 연구에서, 우리는 직무자율성과 사회계급 지위간의 강한 관련성을 발견하였다〔40〕. 대조적으로 직장내 사회적 지지는 사회계급과 약하지만 양의 상관관계가 있었다. 우리는 다른 노출들도 특정 계급집단에 훨씬 많이 존재하는 경향이 있다는 것을 발견했다. 유해한 직업적 노출과 과도한 육체적 직무요구는 하위 서비스직과 육체노동자에게서 보다 흔하게 나타나고, 관리직과 전문직 계급집단에서는 거의 존재하지 않았다〔40〕.

사회계급 집단에 걸쳐 다중노출의 양상을 조사할 때, 하위 사무직과 서비

〔표 2〕 스웨덴 통계에서 고용인구의 무작위 표본에 근거한 사회계급에 따른 스웨덴 남자의 연령보정 작업환경(0~10)

계급	자율성	사회적 지지	정신적 요구	육체적 요구	유해물질 노출	N
관리직과 전문직	6.93	9.25	6.29	1.43	1.34	535
중간 사무직	6.43	9.40	5.89	2.03	2.09	707
하위 사무직	5.76	9.02	4.99	2.61	2.10	347
숙련 육체노동자	4.60	8.97	3.66	5.78	4.72	901
비숙련 노동자	3.83	8.24	3.87	5.19	4.06	913
합 계						3,403

스직 노동자들은 관리직, 전문직 노동자들 보다는 육체노동자들과 더 비슷하다는 것이 보다 명확해진다. 관리직, 전문직 계급은 높은 정신적 직무요구, 높은 수준의 직무자율, 매우 낮은 수준의 육체적 요구와 낮은 수준의 유해물질 노출 경향이 있다. 다른 연구에서는 관리직, 전문직 계급이 보다 장시간 일하며, 상당수준의 유연성을 요구한다는 것을 보여주었다〔9〕. 대조적으로 하위직 사무직, 서비스직, 육체노동자(예를 들어, 노동계급의 직무)들은 직무자율성이 매우 낮았고, 보다 규격화되어 있으며, 심리적 작업요구도가 상대적으로 거의 없었고, 매우 단조로웠다. 노동계급의 직무는 또한 훨씬 육체적 요구도가 높았고, 유해요인의 노출이 많았다〔6, 9, 40〕.

가장 널리 사용되는 직무스트레스 개념모델 (직무요구-자율모델과 노력보상불균형 모델)이 사회계급에 따라 어떻게 변화하는가?

일부 저자들은 직무요구-자율모델의 직무긴장 차원이 "직교적(orthogonal)" 혹은 사회계급과 관련되지 않는다고 주장하고 있다〔44〕. 왜냐하면 앞에서 언급했듯이 심리적 직무요구들이 상위 계급집단(관리자와 전문가)에 보다 존재하기 쉽기 때문이며, 이러한 발견은 다른 연구들에서도 마찬가지로 주목되었다[43, 45]. 직무결정범위(직무자율성)의 양상은 직무긴장 자체에 대해 역관계이다. 즉, 하위의 사회계급집단에서 보다 자율성이 낮을 개연성이 크다. 높은 직무요구도와 낮은 직무자율성 조합 — 직무긴장 그 자체 — 의 의미는 무엇인가? 최근 최봉규, 카라섹, 오스터그린, 페라리오, 데스멧[44] 등에 의해 유럽에서 수행된 다기관 JACE 연구(Job stress, Absenteeism, and Coronary heart disease European cooperative study)에서 보고된 내용은 직무긴장대각선(높은 요구도－낮은 자율성의 조합)이 계급기울기와 관련하여 증가하거나 감소하지 않는다는 것을 보여주었다(이 연구의 결과는 표3을 참고하라). 해당 연구자들은 계급 I이 관리직, 전문직 노동자들이고, 계급 II가 기술직, 서비스직, 판매직이며, 계급 III이 육체노동자인 단순화된 세 단계의 계급 척도를 사용하였다. 해당 연구자들이 제안한 것처럼 이 결과들은 계급적 차이에 대한 강력한 근거를 제공하지 않는다[44](표3에서 여성의 경우, 계급에 따라 높은 긴장군의 분율(proportion)이 다르다는 징후가 있기도 하다). 남성과 여성 모두에서 계급 I인 관리직과 전문직이 계급 II와 계급 III 사무직, 서비스직, 육체노동자에 비해 고 긴장집단이 훨씬 적다. 계급 II, III의 노동자들의 약 20%가 높은 직무긴장도를 가지는 반면 남성 관리직, 전문직 노동자들의 8%만이 높은 긴장도를 보고했다. 이러한 차이는 여성의 경우 보다 높았으며, 계급 III은 37.6%, 계급 II는 25%, 그리고 계급 I 종사자들은 단지 10.6%만이 높은 직무긴장도를 보고하였다. 이러한 양상은 관리직, 전문직 계급과 하위 서비스직, 사무직, 판매직, 육체노동자 등 노동계급 사이의 계급 특징들의 양극화 현상을 보다 암시하고 있다. 또한 남성과 여성 모두에게 존재하는 차이에 대해 주의를 기울이는 것이 중요하다. 직무요구－자율 모델의 다른 차원인 능동－수동의 대각선을 따라서 계급적 지위의 상승에 따라 능동적 노동자의 분율의 증가와 수동적 노동자 분율의 감소를 보여준다.

〔표 3〕 직업성 긴장모델의 성별에 따른 분포도(JACE 연구)

사회계급	저긴장 집단	능동적 집단	수동적 집단	고긴장 집단
남자				
I	27.6	57.5	6.9	8.0
II	27.5	28.7	25.8	18.1
III	29.9	16.8	33.8	19.5
여자				
I	37.0	39.2	13.1	10.6
II	22.2	21.7	30.8	25.3
III	8.3	7.3	46.7	37.6

카라섹이 직무요구-자율성모델을 만든 애초의 의도가 직무긴장과 활동력의 차원 모두를 조사하려는 것이었지만, 수동적 작업은 일반적으로 위험요인으로 조사되지는 않았다. 그러나 적어도 개념적으로는 수동적 직무내용들이 좋지 않은 스트레스와 건강에 해로운 행동과 연관되어 있다고 제안하는 것은 그럴 듯하다. 그러므로 상대적 "계급 부담"의 보다 정밀한 지표는 높은 긴장이나 수동적 작업조건 등에 노출되는 각 계급층들에 있는 개인들의 분율을 조사하는 것일 것이다. JACE 연구의 이러한 분석결과는 표4에서 보여주고 있다. 남성과 여성 모두에서 작업조직의 해로운 특징들(예를 들어 직무긴장이나 수동성)에 노출되는 분율이 사회계급적 지위가 낮아지면서 분명한 증가를 보이고 있다.

〔표 4〕 고 긴장집단이나 수동적집단에 노출되는 남녀 백분율(JACE연구)

사회계급	고 긴장집단 또는 수동적집단에 있는 남자의 비율	고 긴장집단 또는 수동적집단에 있는 여자의 비율
계급 I	14.9	23.7
계급 II	43.9	56.1
계급 III	53.3	84.3

또한 표4의 결과양상은 젠더, 계급지위, 작업조직의 해로운 노출사이에 있을 수 있는 의미있는 상호작용을 제시하고 있다. 여성들은 유사한 직업적 계급수준의 남성과 비교하여 보다 해로운 노출환경에 놓이고, 전체 계급에 걸쳐 보다 현저한 차이를 보인다. 특히, 육체노동자(계급 Ⅲ)에 해당하는 여성의 80%이상이 높은 직무긴장도나 수동적 직무에 놓여있다는 것은 의미가 있다. 남성과 여성 모두, 계급 Ⅱ와 계급 Ⅲ의 노동자들은 계급 Ⅰ의 노동자들보다 훨씬 쉽게 불리한 노출 조건에 놓이는 것으로 보인다. 이러한 결과들은 우리가 직무요구-자율성 모델의 긴장차원에만 관심을 집중하는 경우, 사회계급 지위에 따라 현실적으로 변화하는 직무조직적 유해 노출의 정도에 대해서는 과소평가할 수 있다는 점을 보여준다.[46] 직무스트레스의 중요한 다른 모델인 노력-보상 불균형 모델 역시 사회계급과 일관된 관계를 갖지는 않는다. 왜냐하면 이 모델의 "노력"성분은 상위 계급위치에 따라 증가하지만 "보상" 성분은 감소하기 때문이다.[47] 영국공무원을 대상으로 한 화이트홀(Whitehall, 런던의 관청소재지역) 연구의 최근 결과는 상위 직무등급이 하위계층의 노동자들에 비해 시간에 따른 노력-보상의 불균형의 감소가능성이 더 큰 것으로 나타났다.[47]

사회계급에 따라 직무조직 노출의 영향이 변화하는가?

유해한 직무조직 노출의 영향은 또한 사회계급에 따라 현저하게 다르다. 건강기대의 사회적 차이에 대한 유럽과학재단의 연구(European Science Foundation's Study on Social Variation in Health Expectancy)의 최근 결과는 하위 계급에 있는 노동자들이 직무긴장과 노력/보상 불균형 모두의 영향을 더 받는 것으로 나타났다.[47] 몇몇 연구들은 직무긴장과 고립된 고긴장 집단(높은 요구도, 낮은 자율성, 낮은 사회적 지지 작업들)의 영향이 비육체노동자에 비해 육체노동자에게 더 큰 것으로 보여준다.[48~51] 예를 들어 홀비스트, 다이더리췐, 데오렐, 류터월, 알봄, 그룹[51] 등의 연구는 높은 수준의 직무긴장도에 노출된 육체적 노동에 종사하는 스웨덴 남성노동자의 비치명적 심근경색의 상대위험도가 10.00(95% 신뢰구간 2.6-38.4)로 나타났다. 대조적으로, 높은 직무긴장도를 가지는 비육체 노동자의 경우 상대위험도가 1.5(0.6-3.5)로 실질적으로 낮았다. 존슨과 홀[52]은 또 다른 스웨덴 연구에서 비슷한 양상의 발견들을 보고했다. 직무요구-자율 모델에 사회적 지지가 추가되었을 때, 높은 유사긴장도(iso-strain ; 높은 요구도, 낮은 자율성, 낮은 사회적 지지)를 가진 남성 육체노동자는 심혈관계 질환 유병률이 높은 유사긴장도를 가진 비-육체노동자의 2.44배(95% 신뢰구간 0.95-6.28)의 비차비보다 높은 7.22(95% 신뢰구간 1.60-7.39)의 비차비를 가졌다[50]. 랜즈베그리스(Landsbergis)와 그의 동료 역시 직무긴장도의 영향이 계급에 따른 뚜렷한 차이를 발견하였다[49, 52]. 그들은 직무긴장도의 향상 효과가 수입수준 상위집단과 하위집단에 있어서 시간에 따라 어떻게 변화하는지에 대하여 연구하였다. 고수입의 노동자들은 직무내용이 개선(첫 번째 측정할 때 고긴장, 두 번째 측정시 고긴장이 아닌 경우)되었을 때에도 유의한 혈압저하가 없었다. 그러나 수입이 적은 노동자들은 두 측정간 직무내용이 개선되었을 때 보행시 혈압이 5.5mmHg 감소하였다[48].

쿠퍼, 싱-마녹스, 지그리스트, 마못[53] 등은 화이트홀 연구에서 서로 다른 고용상태에 따른 노력-보상 불균형 비의 영향에 대하여 조사를 하여, 가장 하위의 고용상태에서 보다 큰 영향을 받는 것으로 나타났다. 높은 노력-낮은 보상의 최하위 고용등급인 사무직 서기는 낮은 노력-높은 보상의 사무직 서기에 비해 통계학적으로 유의한 1.56배의 상대위험도를 보여주었다. 대조적으로 높은 노력-보상 불균형을 가진 행정가나 전문직종은 비록 비차비가 양집단 모두에서 1.00을 초과하였지만, 통계학적으로 유의한 증가는 관찰되지 않았다[53].

직업적 노출이 건강의 사회계급적 기울기의 설명에 도움이 되는가?

유해한 작업조직노출(특히 직무자율성의 결핍)의 계급적 차이들이 사회계급적 지위와 건강사이의 관계의 상당한 분율을 설명하는 중요한 인과경로일 것이라고 제시하는 연구결과들이 증가하고 있다[1, 41, 47, 54, 55]. 이러한 매개관계의 가장 철저한 조사는 영국 공무원들을 대상으로 한 화이트홀 연구에서 수행되었다. 이 연구에서 마못과 그의 동료들은 심장 관상동맥질환의 사회적 기울기가 사회심리적 작업환경의 차이에 의해 설명가능하다고 하였다[1, 4, 41, 42~56]. 이들은 관상동맥질환의 계급적 기울기에 대한 가장 큰 영향은 직무자율성의 변화에 기인한다고 보고하였다[41]. 보다 최근에는 협심증의 사회적 기울기가 노력-보상 불균형(ERI)의 장기적 변화에 의해 부분적으로 설명가능하다는 화이트홀 코호트 연구가 보여주었다[47]. 시간에 걸쳐 그들의 ERI가 감소된 사람들은 협심증의 위험도가 감소되었고, 상위계층은 하위계층에 비해 시간에 따른 ERI감소가 더욱 쉬운 것으로 나타났다[47]. 점점 더 많은 연구들에서 유사한 결과들이 보고되고 있다.

- 덴마크의 대규모 전향적 연구에서 자기보고식 건강상태의 사회적 기울기의 약 2/3가 작업적 요인들이 가장 큰 영향을 받는 생활습관 요인과 작업환경의 조합으로 설명이 된다는 것을 발견하였다[57].
- 앤더슨에 의한 또 다른 덴마크의 연구는 심근경색에 있어서 사회계급 기울기에 대한 결정권, 기술재량권, 직무요구도의 매개효과를 조사를 하였는데, 오직 기술재량권만이 명확한 매개효과를 보여주었다[58].
- 네델란드의 연구에서는, 사회심리적 조직환경의 특징들이 직업계층들에 걸쳐 낮은 직무재량권과 유해한 작업조건들의 분포의 차이에 따른 사회계급적 기울기의 상당부분을 설명할 수 있는 것으로 나타났다[59].

- 스웨덴의 연구에서는, 자기기입식 건강보고에서 남성의 25%가량, 여성의 29%가량이 소득 기울기가 결정권과 기술재량권의 차이뿐만 아니라 인간공학적 노출 조합으로도 설명될 수 있었다. 저자들은 심리적 직무요구도가 불평등을 설명하지 못하였으며, 특히 수입이 높은 직무에서는 그러한 경향이 더욱 흔했다〔45〕.
- 캐나다에서는, 전국인구조사(the National Population Health Survey)를 이용하여 자기보고식 건강상태의 변화에서 계급적 기울기를 조사하여, 건강상태의 감소가 건강행태와 사회심리적 직무노출 모두를 보정한 후에도 중등도로 감소하는 것을 관찰하였다〔60〕.
- 미국의 경우에도 최근의 단면조사연구결과 물리적, 사회심리적 작업환경 특성들이 사회경제적 지위와 건강관계에서 중요한 매개역할을 하고 전부는 아니지만 기울기의 일부를 설명하고 있다〔61〕.
- 프랑스의 가젤 연구(the Gazel Study)의 결과는 결근의 계급적 기울기의 20%가 물리적, 사회심리적 노출과 관련될 수 있다고 지적하고 있다. 사회심리적 노출이 정신과와 근골격계와 관련된 결근의 기울기의 일부를 설명하고, 물리적 노출이 손상관련 결근을 설명하는 효과의 특이성이 있었다〔62〕.
- 핀란드의 헬싱키 건강연구에서는 자기보고식 건강의 사회계급적 기울기의 상당 부분이 직무자율성에 의해 설명될 수 있었다. 연구자들은 또한 심리학적 직무요구를 통제하였을 때, 사회계급과 자기보고식 건강사이의 관련성이 강화된다는 점을 주목하였다〔63〕.

비록 사회심리적 작업환경특성이 건강에 관하여 사회계급 기울기의(모두는 아니지만) 의미있는 부분을 설명하는 무시하지 못할, 그리고 증가하는 증거들이 있지만, 이러한 결과들의 해석과 관련한 다소간의 논쟁이 이어지고 있다. 다른 해석의 하나로는 건강에 있어서의 사회계급적 기울기는 사회심리적인 부분보다 물질적인 불이익이 보다 그럴듯한 요인이라는 주장이다〔64〕.

이러한 관점에 따르면 불리한 사회심리적 요인들과 물질적 불이익이 매우 강하게 상호 연관되어 있어서, 건강 영역에서 계급적 차이와 실제 인과관계를 가진 일련의 요인들을 단언하기는 어렵다. 이들은 직무스트레스가 계급 기울기의 그럴듯한 설명요인이 아니며, 관찰된 연관들은 그저 그럴싸한 것일 뿐이어서 측정되지 않은 혼란변수와 보고편견에 의한 것일 가능성이 크다고 결론지었다[64]. 비록 이들이 사회 현실을 "심리학적으로 설명하려는" 경향에 귀중한 교정수단을 제공하지만, 그들의 비판 속에서 사회심리적 작업환경을 단지 한 사람이 직무자율성 혹은 그것의 결핍에 대해 가질 수 있는 감정의 문제로만 지나치게 축소하여 제안하고 있다. 이러한 문제점은 우리에게 다음과 같은 질문들을 던진다. 건강에 진정으로 중요한 것은 무엇인가? 한 사람의 느낌 혹은 작업과정의 "통제의 감정"인가? 아니면 작업방법과 스스로의 작업속도를 실제로 조절할 수 있는 현실인가? 우리는 일하는 동안의 일상에 대한 통제권의 소유여부라는 현실이 물질적 현실을 구성한다고 주장하고자 한다. 다음 장에서 논의하겠지만, 작업과정의 통제권은 역사적으로 경제엘리트와 노동계급사이의 경쟁영역이었다. 이 점에서 작업과정에 관한 통제권력은 매우 실제적이고 과학적 관리와 린생산방식의 원리들에 새겨진 생산강화를 위한 경영진의 전략핵심에 놓여 있다.

증가하는 불평등과 계급간 힘의 균형의 변화

비록 사회적 자원에 대한 접근 그리고 기술 혹은 특권의 수준에 기초한 사회적, 직업적 계급시스템들이 유해한 작업조직 노출분포와 그 영향을 기술하는 데는 유용하더라도, 이러한 분류시스템들은 우선, 계급체계가 존재하는 이유나 계급사이의 힘의 균형이 건강에 미치는지의 여부에 대해서는 우리에게 거의 아무런 이야기도 해주지 않는다. 이 장의 마무리 절에서 우리는 작업과정과 사회계급간 불평등의 증가하는 수준에 대한 최근 변화를 조사하기 위해 이전에 소개하였던 사회계급에 대한 관계론적 관점을 이용할 것이다. 관계론적 계급이론은 해당사회의 이해관계에서 지배적 역할을 하고, 그들의 지속적 안녕이 종속계급 혹은 노동계급의 지속적 착취를 포함하는 엘리트 혹은 지배계급을 확인하는 분석을 하면서 시작한다. 분명히, 부의 소유와 작업장 제도의 통제라는 측면에서 커다란 구조적 차이가 계급간에 존재한다. 현대사회의 계급구조는 거시 사회적 수준과 세계화의 측면에서 시간에 걸쳐 작동하는 역동적인 정치적, 경제적 힘들의 표현이다[27, 65]. 비록 사회계급이 농업혁명과 도시정착 초기 이후부터 존재해왔지만, 현재의 계급형태는 산업혁명, 계급구조의 중요한 결정요인으로서의 시장과 점증하는 자본집중화와 함께 시작되었다. 자본주의 경제체제에서, 가장 강력한 계급은 해당 사회에서의 가장 생산적 자산인 기업들을 소유하고 통제하고 있는 자들에 의해 구성된다. 이 장 앞에서 언급하였듯이, 클레멘트와 마일즈[32]는 이러한 엘리트 집단을 기업에 대한 경제적 소유, 생산을 지도하고 전체로서의 사회에 대한 전략적 의사결정을 명령하는 권한을 가진 것으로 정의한, 자본가-관리계급으로 불렀다. 코번[16]이 "경영계급"이라 불렀고, 라이트가 "자본가들"이라 기술한, 그리고 하비[30]가 제시한 이들을 구성하는 이 계급은 하나의 지배계급으로 "기업과 경영권을 자유롭게 하고 시장자유를 재-확립하는" 이해관계를 가진 엘리트로 구성된다[30]. 우리는 "경제 엘리트계급"이라고 부를 것이다.

자본주의 사회에서, 엘리트계급의 이해관계와 이들 이해관계가 다른 계급 집단, 특히 노동계급과의 관계에서 취하는 형태는 그들의 거대 기업들에 대한 소유와 통제권과 결정적으로 결부되어 있다. 역동적이고 경쟁적인 자본주의 환경에서 생존하기 위해서, 기업들은 반드시 효율향상과 원가절감을 위해 지속적인 투자를 하여야 하며, 동시에 이윤율의 증가를 추구해야 한다. 기업들은 보다 비용을 감소시키고 효율을 증대하기 위해 필요한 자본투자를 만들면서 동시에 큰 시장점유를 위해 투쟁해야 하듯이 기업들간의 경쟁은 역사적으로 규모의 증가로 이어졌다. 그러나 기업의 규모가 커지면서 투자된 자본에 대한 이윤율을 증가시키기 위해서는 보다 도전적이 되어야 한다. 무디가 지적하였듯이 : "증가하는 이윤의 파도에 압도당하면서도 축적된 자본의 조수 아래에 묻히는 것과 같다."〔27〕 역사적으로 서로 다른 기간 동안, 기업 엘리트들은 자본축적을 위해 매우 다른 전략들을 추구해왔다. 하비가 1980년에 시작되었다고 제시하였던, 현 기간의 전략은 하비에 의하면 지구적 유연성과 금융자본의 이동, 그리고 "강탈에 의한 축적"이라는 신자유주의 전략을 강조하고 있다〔30〕. 이러한(자본)축적의 세계화 전략은 간략하게 토론할 것이다. 그러나 20세기 대부분의 기간 동안 주된 자본축적전략은 관리방법과 기술적 혁신들을 통한 노동과정의 변형에 의한 생산 효율의 향상에 초점을 두었다. 역사적으로 중요한 과정하나는 생산성의 증가에 의한 것이었고, 종종 노동비용의 감소를 위해 디자인된 노동조직의 변화에 의해 이루어 졌다. 아마 "과학적 관리" 혹은 "테일러주의"가 이러한 과정이 어떻게 작업의 조직적인 변형을 이끄는 지에 대해 잘 알려진 예가 될 것이다〔24〕. 19세기 후반과 20세기 초에 걸쳐, 테일러는 작업현장의 숙련노동자로부터 계획과 의사결정권한을 빼앗는 급진적 프로그램을 옹호하면서, 동시에 새로운 관리계급의 손에 정신노동과 구상노동을 집중시켰다〔24, 67〕. 노동과정을 가능한 수준 내에서 가장 단순한 형태로 파편화시켜, "과학적 관리"의 지지자들은 보다 적은 수의 숙련노동자를 고용함으로써 노동비용을 절감하고 생산과정 자체의 보조, 속도, 강도에 대해 새롭게 획득한 통제권을 통해 생산성을 향상시키려는 두 가지 모두를 기대하였다. 이 방식으로 설계된 작업환경은 암암리에 노동관계를 구현시켰다〔68, 69〕. 일정정도 작업이 파편화되고 노동계급이 탈숙련화되자, 경제 엘리트와 관리계급이 보다 관리하기가 쉬워졌다〔24, 27, 69〕. 기업의 이익률 증가를 목적으로 노동수행강도와 작업속도에 대한 통제권이 역사적으로 노동자들로부터 소유주와 관리자에게 넘어갔다〔24〕. 이러한 작업변형의 기술적 측면은 관리자/전문가 계급에 의해 수행되었다 ; 사실 과학적 관리기법들은 산업공학의 기본 원리가 되었고, 산업공학은 오늘날까지도 직무설계 방법들에서 우위를 점하고 있다〔67〕. "과학적 관리"에 의해 만들어진 작업조직들은 매우 스트레스가 많다. 이 작업장들은 직무수행과 생산성에 대한 요구도가 매우 높은 수준이면서 동시에 작업수행의 방법에 대한 의미있는 결정에 대한 통제권이 매우 낮았기 때문에 높은 수준의 직무긴장을 유발하였다〔6, 70〕. 보다 최근에는 "린생산"방식이 과학적 관리기법의 보다 강화된 형태로 제시되고 있고, 일부 연구자들은 이를 "스트레스에 의한 관리"의 한 형태라고 부르고 있다〔27〕.

20세기 후반 20년간, 이러한 초기의 자본축적전략이 결코 포기된 적이 없지만 하비가 "강탈에 의한 축적"이라고 언급하면서 강조한 형태로 대치되었다〔30〕. 하비에 따르면 "강탈에 의한 축적은 공장과 농업의 임금노동자의 확대를 통한 축적과는 매우 다른 일련의 실천을 필요로 한다."〔30〕 초기의 축적전략이 산업경제내의 생산력의 최대화를 강조하였다면, 강탈에 의한 축적은 초국적 금융자본의 증가와 주식시장이나 외환매매, 혹은 지속적인 소비를 위한 부채금융의 막대한 사용 등 투기적 수단을 통한 핵심적 역할을 수행한다. 이러한 이행은 1970년대의 장기경제위기와 지속적인 경제성장을 유지하고 만들어나가기 위한 초기자본축적전략의 실패를 통해 추동되었다. 코번은 자본주의의 세계화라는 형태로의 이행형태의 정치적 특징을 기술하였다.

> 경제적 세계화는, 현실적 힘으로, 그리고 이데올로기로, 자본과 노동간 다양한 조절의 형태로 합의한 개별 국가의 독점자본주의라는 이전 단계로부터 국가 혹은 국제적 수준의 거래의 재-출현(re-emergence)을 지배계급에게 선사하였다. 현재의 경영지배의, 신자유주의 이데올로기와 정책들은 시장에서의 노동계급의 권리(예를 들면, 노동조합을 잠식함으로써)와 시민권에 대한 공격으로 이어진다….〔16〕

최근 25년 동안, 현대산업사회에서의 노동계급의 상대적 힘은 경제 엘리트에 비해 감소해왔다. 이러한 경향은 금융자본권력의 성장과 함께, 초국적 기업들간의 전세계적 경쟁의 증가에 의해, 그리고 경제 엘리트가 선전하고 사회보장제도의 약화와 노동운동의 영향력 감소를 초래하는 시장근본주의

(예를 들면, 신자유주의)의 국제 및 국내정치적 "성공"에 의해 추동되어 왔다〔27, 30, 34, 66〕. 노동계급의 역량감소는 경제 엘리트에 의한 노동조합운동에 대한 계획적인 공격의 결과로 야기되었다〔27, 30〕. 맥콜〔71〕은 미국에서 어떻게 진행되었는지를 서술하였다.

> …고용주들이 움직였다 : 그들은 조합이 있는 지역보다는 비조합 지역에서 작전을 확대하였다 ; 고용주들은 초기에 비해 보다 활기넘치게 그리고 보다 성공적으로 조합신임투표와 싸웠다 ; 1972년 고용주들은 입법을 통해 노동조합의 힘을 줄이기 위한 목적으로 비즈니스라운드테이블(Business Roundtable)a)을 설치하였다 ; 70년대 후반 고용주들은 주요 친노조성향의 법과 친소비자보호성향의 법률들에 대해 성공적이면서 경이적으로 싸웠다 ; 고용주들은 전통적으로 조직화 되지 않은 여성과 이주민 등 신규 노동인력을 이용하였다 ; 그리고 그들은 노동조합의 지배력을 훼방하려는 목적으로 비노조사업장들에서 노동조건을 향상시키기 위한 인력담당부서들과 정책들을 신설하였다. 70년대가 경과하는 동안 기업정치활동위원회들 역시 70년대의 끝까지 주로 공화당 정치인들을 압도적으로 지지하며 적지 않게 날뛰며 돌아다녔다〔71〕.

강탈에 의한 축적의 또 다른 중요한 측면은 복지국가의 파괴와 교육과 의료부문 등 공공서비스의 민영화 및 상업화이다〔30, 55, 66〕. 복지국가의 규제와 재분배정책으로부터 자유롭게 되면서, 현대노동과정은 유연성이 점점 증가하는 하나의 예가 되었다. 유연화는 작업장의 기능적 유연화(린생산)과 노동인

---

a) 미국 내 200대 대기업군(群)의 협의체로서, 거대기업의 이익을 대변하는 단체다. 약칭 'BRT'로 부른다. 한국의 전국경제인연합회(전경련)와 같은 성격의 단체로, 여러 면에서 미국 정부와 각종 경제 관련 국제기구의 보호를 받는다. 특히 이들은 막대한 자금력을 동원해 세계무역기구(WTO)·경제협력개발기구(OECD) 등 국제기구를 상대로 활발한 로비 활동을 벌이기도 하고, 세계은행(IBRD)·국제통화기금(IMF) 등 국제 금융기관 등에도 자신들의 자금을 투입함으로써 미국 기업들에 대한 보호를 받아내기도 한다. 한 예로 2000년의 경우, 미국 하원에서 항구적 정상무역관계(PNTR) 지위부여 법안을 논의할 때 중국에 대해 이 지위를 부여하기 위해 학생들을 대거 고용, 국회의사당 앞에서 하원의원들과 행인들에게 무료로 전화카드를 나눠주면서 법안 통과의 당위성을 호소하는 등 이 법안 통과 로비에만 1,000억 달러를 쏟아 부었다(네이버 백과사전, 2010)

력의 수량적 유연성(불안정 고용)을 포함하고 있다[72]. 추가적으로, 핵심적인 기술-유연적(skill-flexible) 노동자수의 감소와 보다 유해하고 높은 노동강도를 수행하는 시간-유연적(time-flexible) 노동자의 증가라는 양극화되고 분절화된 세계적 생산체계가 최근 양산되고 있다[27]. 미국에서는 이러한 변화들이 전체 인구의 0.1%에 가장 큰 이득을 가져다 주면서 증가하는 수익과 부의 양극화와 함께 가고 있다[33, 73]. 일과 노동과정의 세계화는 또한 계급적 성격을 가지고 진행되어 왔다. 많은 직업들이 저임금 국가들로의 이전과 또 옮겨질 것이라는 위협은 2차 세계대전 이후 미국의 계급사이에 존재해 온 상당수의 사회적 합의들을 위협하였다. 여러 방식으로 우리는 사회의 "승리자들"과 "패배자들" 사이의 양극화가 증가하는 19세기 사회풍경의 그 경직된 현실로 돌아왔다. 또한 제 3세계 노동자는 "하향 평준화", 대부분의 노동계급에게 가장 절망적이고 거의 권한이 없는 방향으로 끌려가는 노동조건인 "바닥을 향한 경주"의 희생자가 되었다[74]. 이러한 변화들은 해당 국가 내에서 그리고 전세계적으로는 국가간 계급과 지역적 불평등에서 현저한 증가를 가져왔다[75, 76].

최근 20년 동안, 미국에서의 소득 불평등은 극적으로 증가하였다[33, 73]. 미국은 발전되고 산업화된 일부 나라들 중에 조정된 가내 소득의 가장 불평등한 분배를 한다[77]. 상류층의 소득과 하류층의 소득 차이는 점점 더 증가해서 1990년대 후반에는 가장 낮은 40%가 전체 부의 1%의 반도 안 되게 차지한 반면 미국의 상위 1%가 미국인 부의 40%를 소유하는 정도이다. 전 노동부장관 로버트 레이크[79]가 요약하듯이 : "오늘날 그 간격은 살아있는 기억 중 어느 때보다도 크다. 모든 경제적 사다리의 단계들은 그들이 한 세대 이전에 있었던 것보다 더 벌어져 있고, 그들 사이의 공간은 계속해서 커질 것이다." 증가하는 불평등은 경제적 엘리트들에 의해 지원받고 엘리트들을 향해 선호되는 정부를 대신하여 신자유주의 정책을 도입한 직접적인 결과이다[30, 34]. 1980년대에 신자유주의의 세금과 사회정책들의 채택 전에, 소득 불평등은 뉴딜에 의해 효력을 받은 재분배 세금 정책이자 사회 프로그램들의 결과로서 2차 세계대전 후에 극적으로 감소하였다[30, 66].

현재의 불평등의 대부분은 저소득 노동계급가족의 매우 낮은 임금과 불량한 생활수준에 기인하며, 점점 더 신자유주의를 수용하고 있는 정부의 사회적 지출수준의 감소에 의해 악화되고 있다[30, 60]. 저소득 미국인들은 정부로부터 상당수준의 사회적, 경제적 지원을 받고 있는 여타 OECD 국가들의 경제상황과 비교하여 현저히 악화되어 있다[80]. 국제연합 개발보고서(the United Nations Development Report) 최근 자료는 미국이 공공적 사회지출 전체지출이 적으며, 특히 교육, 복지, 공공보건, 실업보장이 다른 대부분의 OECD 국가에 비해 현저히 떨어진다고 보고하고 있다[36]. 선진국들에서도 불평등과 빈곤의 격차가 상당하다는 것은 강조할 만한 가치가 있다[65, 66, 81]. 이것은 몇 몇 국가, 예를 들면 스칸디나비아반도의 국가들에서 복지정책들이 지속되고 있기 때문으로 이들 국가에서는 빈곤의 영향을 경감시키고 기간을 현격히 단축시키는 사회적 프로그램들을 지속적으로 공급하고 있다[65, 66, 81]. 여러 국가에서의 사회보장수준의 현격한 차이는, 후버와 스테펜의 저서에 따르면, 노동계급이 정치적 권력을 동원하고 유지할 수 있는 수준의 직접적 결과이다 : "복지국가에 반대하는 투쟁은 분배에 저항하는 투쟁이며, 그러므로 재분배로 인한 이익을 갖는 노동계급과 하위 중간계급의 조직적 힘은 결정적이다." 나바로와 쉬 역시 노동조합 가입율이 가장 높고 사회민주 정당이 정치권력을 유지하고 있는 사회들이 가장 강한 복지국가와 빈곤과 불평등이 가장 낮게 유지하는 결과를 보여주었다[65].

한 사회내 소득의 불균형이 증가할수록, 빈곤상태의 인구의 수 역시 증가한다[78, 82]. 예를 들면, 16개 산업화된 국가를 대상으로 한 조사는 한 국가내 소득의 불평등의 정도가 빈곤상태 어린이의 분율과 강한 연관이 있었다. 미국의 경우 가장 큰 소득 불균형이 있었고 비교대상이었던 다른 국가에 비해 빈곤상태 어린이의 분율이 가장 컸다[77]. 빈곤은 인구집단건강의 중요한 결정인자이다(78). 불리한 사회심리적, 환경적 노출, 불량한 영양상태와 관련된 심한 물질적 궁핍, 그리고 교육혜택, 의료제공, 소득상위계층에서 이용 가능한 기타 문화적, 경제적 자산의 결여 등, 이 모두가 저소득 인구집단이 생애주기의 모든 단계에서 여러 가지 다양한 질병이나 조건들로 인해 앓거나 조기사망할 가능성을 증가시킬 수 있다(78).

빈곤의 영향에 대한 결과와 함께, 빈곤과 관련한 절대적 결핍과 무관하게 소득불평등이 높은 사회일수록 사망률이 높다는 일련의 연구결과들이 있다(1, 75, 76). 비록 미국이외의 최근 연구들이 소득 불평등정도가 모든 산업사회에 불량한 건강과 연관있다는 관점에 도전하고 있지만(82), 경제적 불평등증가가 미국의 국가, 주, 지역수준의 인구집단 건강에 악영향을 미친다는 증거는 여전히 많다(76). 미국 50개주의 한 주의 평균 소득보다 각 주내 소득 불평등의 정도가 총 사망과 일반적인 사회적 웰빙과 더 강한 관련성을 가지고 있었다(83). 서브라마니안과 가와치의 최근 리뷰에 의하면, 소득불평등과 건강불량과의 관계를 보여준 대부분의 연구가 미국에서 수행되었고 매우 적극적인 사회적 프로그램이 적절히 수행되고 매우 평등주의적 소득분포를 가진 국가들에서는 연관성을 보여주지 못했다는 것을 지적하였다(76).

몇 가지 다른 사회적 기전들이 소득불평등이 인구집단건강에 미치는 맥락적 영향을 설명하기 위해 제시되었다. 윌킨슨(75)은 소득불평등이 큰 사회는 경직된 계급위계를 가지고 있다고 제시하였다. 계급위계는 사회관계의 위축과 "불평등의 문화"를 형성하고, "불평등의 문화"는 구성원간의 적개심, 신뢰의 결핍, 상호관계의 결핍, 폭행률의 증가, 그리고 사회적 분열의 다른 징후 등의 특징을 가진다. 가와치(83)는 높은 수준의 소득 불평등은 사회의 응집력, 신뢰, 집단적 문제를 공동으로 해결하려는 사회 구성원의 자발성 등이 감소하려는 경향을 유발한다고 제시하였다. 그는 보다 평등한 소득이, 하나의 공동체, 국가, 혹은 사회내의 응집력 있는 사회적 관계의 강한 네트워크의 존재로 개인과 사회가 이용가능한 자원들로 정의되는, 많은 "사회적 자본"을 창조한다고 제시한다〔83〕.

대조적으로, 린치, 스미스, 카플란, 하우스는 정치적이고 유물론적 해석의 중요성을 강조한다〔82〕. 이들은 두 가지 형태를 취한다. 첫째는 낮은 소득과 관련한 물질적 박탈이 일생에 걸친 만성적 유해노출과 자원의 결핍에 영향을 주고, 이런 요인들은 건강에 강력한 영향을 준다. 둘째, 이들〔82〕과 다른 이들〔34, 66, 84〕은 높은 수준의 소득 불평등을 가진 많은 사회에서 발생하는 인적, 사회적 기반에 대한 저투자의 중요성을 강조한다. 미국의 경우, 높은 소득 불평등이 실업보험, 사회복지, 산재장애, 교육과 의료지출, 환경정책, 산업보건규제 등의 사회적 기반의 감소와 강하게 연관되어 있다. 최근의 증거에 근거해서 브라마니안과 가와치〔76〕는 미국내 소득불평등과 건강사이의 가장 일관적인 연관성이 주 수준에서 나타났으며, 경제적 양극화가 각각이 모두 해당 주의 빈곤계층과 노동계층의 건강에 직접적 영향을 미치는 의료제공, 교육, 복지 등 지출패턴에 영향을 주는 주의회에 의해 정치적 양극화를 유발할 수 있다는 점에 주목하여 이러한 관점을 자신들의 견해와 통합하기 시작하였다.

결 론

우리가 보았듯이, 사회계급은 작업환경이 건강에 미치는 방식에 매우 큰 영향력을 가진다. 우리는 계급에 대한 두 가지 매우 다른 사고방식을 조사하였다. 사회경제적, 직업적 지위는 노출특성의 차이를 기술하고 낮은 작업통제권 등 사회심리적 위험요인들에 가장 영향받기 쉬운 계층을 파악하는 데 유용하다. 게다가, 확인하였듯이, 사회심리적 작업노출의 차이는 또한 여러 가지 다른 사회들의 건강관련 사회경제적 기울기의 상당 부분을 설명하는 데 기여한다. 대조적으로 계급에 대한 관계론적 관점은 계급집단사이의 권력의 역사적 이동, 특히 경제 엘리트집단의 현재의 주도권을 강조한다. 신자유주의의 경제정책은 엘리트 계급에 혜택을 부여해왔고, 서로 다른 많은 국가에서 건강과 부, 모두에서 불평등을 증가시켰을 뿐 아니라 작업장에서 심대한 변화를 야기하였다. 미국은 서구의 다른 선진국에 비해 가장 큰 소득 불평등이 있다. 미국의 사회기반은 가장 큰 약점 중 하나이다. 우리는 평등에 관한 관심으로부터 점점 더 멀어져 가고, 경제 엘리트의 부를 유발하는데 가장 효과적인 것으로 보이는 사회적 정치적 구조로 향하고 있다. 바라건대, 건강불평등의 계급결정인자들에 대한 연구가 물질적으로 이득을 취하는 이들과 공적 담론을 지속적으로 지배하는 이들의 정당성에 대해 도전하는 역할을 할 수 있을 것이다. 신자유주의와 시장만능주의라는 경제 엘리트 이데올로기가 철저하게 불신임을 받기 전까지는, 사회적 불평등의 향상을 향한 어떠한 의미 있는 진보도 없을 것이다. 작업환경과 사회적 불평등에 대한 신자유주의적 시장지향적 개혁의 충격을 구체화하는 것은 미래의 탐구를 위해 결정적으로 중요한 집중점이 될 것이다. 데이비드 하비는 다음과 같이 감동적으로 지적하였다.

> 신자유주의가 지배계급권력의 부흥을 위한 성공적 기획이라는 것을 숨기려는, 실패한 유토피아적 수사라는 것이 보다 명확히 인식될수록, 평등주의적 정치적 요구를 외치며 경제 정의, 공정 무역, 보다 많은 경제적 안정을 추구하는 대중운동의 부활을 위한 기초가 마련될 것이다[30].

참고문헌

1. Marmot, M., *The Status Syndrome : How Social Standing Affects Our Health and Longevity*, Henry Holt, New York, 2004.
2. Evans, R. G., Introduction, in *Why Are Some People Healthy and Others Not? The Determinants of Health in Populations*, Evans, R. G., M. L. Barer, and T. R. Marmor (eds.), Aldine de Gruyter, New York, pp. 3-26, 1994.
3. Lynch, J. and G. Kaplan, *Socioeconomic Position, in Social Epidemiology*, Berkman, L. F. and I. Kawachi (eds.), Oxford University Press, New York, pp. 13-35, 2000.
4. Marmot, M. G., G. Rose, M. Shipley, and P. J. Hamilton, Employment Grade and Coronary Heart Disease in British Civil Servants, *Journal of Epidemiology and Community Health*, 32, pp. 244-249, 1998.

5. Link, B. G. and J. C. Phelan, Social Conditions as Fundamental Causes of Disease, *Journal of Health and Social Behavior*, 35: Extra Issue, pp. 80-94, 1995.
6. Evans, G. W. and E. Kantrowitz, Socioeconomic Status and Health: The Potential Role of Environmental Risk Exposure, *Annual Review of Public Health*, 23, pp. 303-331, 2002.
7. Cockerham, W. C., The Sociology of Health Behavior and Health Lifestyles, in *Handbook of Medical Sociology*, Bird, C. E., P. Conrad, and A. M. Fremont (eds.), Prentice Hall, Upper Saddle River, NJ, pp. 159-172, 2000.
8. House, J. S. and D. R. Williams, Understanding and Reducing Socioeconomic and Racial/Ethnic Disparities in Health, in *Health and Social Justice*, Hofrichter, R. (ed.), Jossey-Bass, San Francisco, CA, pp. 89-101, 2003.
9. Johnson, J. V. and E. M. Hall, Class, Work, and Health, in *Society and Health*, Amick, B. C., S. Levine, A. R. Tarlov, and D. C. Walsh (eds.), Oxford University Press, New York, pp. 247-271, 1995.
10. Giddens, A., Positivism and Its Critics, in *A History of Sociological Analysis*, Bottomore, T. and R. Nisbet (eds.), Basic Books, New York, pp. 237-286, 1978.
11. Therborn, G., What Does the Ruling Class Do When It Rules? Some Reflections on Different Approaches to the Study of Power in Society, in *Classes, Power, and Conflict*, Giddens, A. and D. Held (eds.), University of California Press, Berkeley, CA, pp. 224-248, 1982.
12. Wright, E. O., *Classes*, Verso, London, UK, 1985.
13. Weber, M., Wirtschaft Und Gesellschaft, in *From Max Weber*, Gerth, H. and C. W. Mills (eds.), Oxford University Press, New York, pp. 180-195, 1958.
14. Parkin, F., Social Stratification, in *A History of Sociological Analysis*, Bottomore, T. and R. Nisbet (eds.), Basic Books, New York, pp. 599-632, 1978.
15. Wright, E. O. (ed.), *The Debate on Classes*, Verso, London, UK, 1989.
16. Galobardes, B., M. Shaw, D. A. Lawlor, G. D. Smith, and J. Lynch, Indicators of Socioeconomic Position, in *Methods in Social Epidemiology*, Oakes, J. M. and J. S. Kaufman (eds.), Jossey-Bass, San Francisco, CA, pp. 47-85, 2006.
17. Wright, E. O., *Class Counts*, Cambridge University Press, Cambridge, MA, 1997.
18. Bartley, M., D. Blane, and G. Davey Smith (eds.), *The Sociology of Health Inequalities*, Blackwell, Oxford, 1998.
19. Wright, E. O. and L. Perrone, Marxist Class Categories and Income Inequality, *American Sociological Review*, 42, pp. 32-55, 1977.
20. Wright, E. O., Varieties of Marxist Conceptions of Class Structure, *Politics and Society*, 9, p. 339, 1980.
21. Soderfeldt, B., Inequality in Health: A Comparative Methodological Analysis of a New Way to Measure Social Classes, in *Department of Social Medicine*, Karolinska Institute, Stockholm, Sweden, Sundbyberg and Orebro, p. 183, 1988.
22. Navarro, V. (ed.), *The Political Economy of Social Inequalities: Consequences for Health and Quality of Life*, Baywood, Amityville, NY, 2002.
23. Marx, K., *Selected Writings in Sociology and Social Philosophy*, Bottomore, T. and M. Rubel (ed.), Watts and Co., London, UK, 1956.
24. Braverman, H., Labor and Monopoly Capital, *Monthly Review Press*, New York, 1974.

25. Roemer, J., *A General Theory of Exploitation and Class*, Harvard University Press, Cambridge, MA, 1983.
26. Muntaner, C. and V. Navarro, Conclusion: Political, Economic and Cultural Determinants of Population Health—A Research Agenda, in *Political and Economic Determinants of Population Health and Well-Being*, Navarro, V. and C. Muntaner (eds.), Baywood, Amityville, NY, pp. 551-556, 2004.
27. Moody, K., *Workers in a Lean World*, The Haymarket Series, Davis, M. and M. Sprinker (ed.), Verso, London, UK, 1997.
28. Bartley, M. and M. Marmot, Social Class and Power Relations in the Workplace, *Occupational Medicine: State of the Art Reviews*, 15:1, pp. 73-78, 2000.
29. Muntaner, C., C. Borrell, J. Benach, M. I. Pasarin, and E. Fernandez, The Associations of Social Class and Social Stratification with Patterns of General and Mental Health in a Spanish Population, *International Journal of Epidemiology*, 32, pp. 950-958, 2003.
30. Harvey, D., *A Brief History of Neoliberalism*, Oxford University Press, Oxford, NY, 2005.
31. Bourdieu, P., *Firing Back: Against the Tyranny of the Market 2*, The New Press, New York, 2003.
32. Clement, W. and J. Myles, *Relations of Ruling: Class and Gender in Post-Industrial Societies*, McGill-Queens University Press, Montreal, Canada, 1997.
33. Krugman, P., The Death of Horatio Alger, in *The Nation*, January 5, 2004, pp. 16-17, 2004.
34. Navarro, V., Neoliberalism, "Globalization," Unemployment, Inequalities, and the Welfare State, in *The Political Economy of Social Inequalities: Consequences for Health and the Quality of Life*, Navarro, V. (ed.), Baywood, Amityville, NY, pp. 33-108, 2002.
35. Bourdieu, P., *The Essency of Neoliberalism: Utopia of Endless Exploitation*, Le Monde Diplomatique, France, 1998.
36. United-Nations-Development-Program, *Human Development Report, 2001: Making New Technologies Work for Human Development*, United Nations Development Program, Geneva, Switzerland, 2001.
37. Siegrist, J. and M. G. Marmot, Health Inequalities and the Psychosocial Environment—Two Scientific Challenges, *Social Science and Medicine*, 58:8, pp. 1463-1473, 2004.
38. Marmot, M. G. and T. Theorell, Social Class and Cardiovascular Disease: The Contribution of Work, *International Journal of Health Services*, 18, pp. 659-674, 1988.
39. Engels, F., *The Condition of the Working-Class in England*, Granada Publishing Limited, London, UK, 1981.
40. Johnson, J. V. and E. M. Hall, Towards an Understanding of the Interconnectedness of Class, Work and Health, in *Working Conference on Society and Health*, Harvard University, Boston, MA, 1992.
41. Marmot, M. G., H. Bosma, H. Hemingway, E. Brunner, and S. Stansfeld, Contribution of Job Control and Other Risk Factors to Social Variations in Coronary Heart Disease Incidence, *Lancet*, 350, pp. 235-239, 1997.
42. Marmot, M. and R. G. Wilkinson, Psychosocial and Material Pathways in the Relation between Income and Health: A Response to Lynch, et al., *British Medical Journal*, 322, pp. 1233-1236, 2001.

43. Kristensen, T. S., V. Borg, and H. Hannerz, Socioeconomic Status and Psychosocial Work Environment: Results from a Danish National Study, *Scandinavian Journal of Public Health*, 59: Supplement, pp. 41-48, 2002.
44. Choi, B., R. Karasek, P.-O. Ostergren, M. Ferrario, and P. DeSmet, An Orthogonal Relationship between Social Class Gradient and Job Strain Axis of the Demand-Control Model, in *4th ICOH*, 2005.
45. Hemstrom, O., Does High Income Buffer the Association Between Adverse Working Conditions and Ill Health?, *Scandinavian Journal of Public Health*, 33: 2, pp. 131-137, 2005.
46. Siegrist, J., D. Starke, T. Chandola, et al., The Measurement of Effort-Reward Imbalance at Work: European Comparisons, *Social Science & Medicine*, 58, pp. 1483-1499, 2004.
47. Chandola, T., J. Siegrist, and M. Marmot, Do Changes in Effort-Reward Imbalance at Work Contribute to an Explanation of the Social Gradient in Angina?, *Occupational and Environmental Medicine*, 62, pp. 223-230, 2005.
48. Landsbergis, P. A., P. L. Schnall, K. Warren, T. G. Pickering, and J. E. Schwartz, The Effect of Job Strain on Ambulatory Blood Pressure in Men: Does It Vary by Socioeconomic Status?, *Annals of New York Academy of Science*, 896, pp. 414-416, 1999.
49. Johnson, J. V., E. M. Hall, and T. Theorell, Combined Effects of Job Strain and Social Isolation on Cardiovascular Disease Morbidity and Mortality in a Random Sample of the Swedish Male Working Population, *Scandinavian Journal of Work Environment and Health*, 15, pp. 271-279, 1989.
50. Johnson, J. V. and E. M. Hall, Job Strain, Workplace Social Support, and Cardiovascular Disease: A Cross-Sectional Study of a Random Sample of the Swedish Working Population, *American Journal of Public Health*, 78: 10, pp. 1336-1342, 1988.
51. Hallqvist, J., F. Diderichsen, T. Theorell, C. Reuterwall, A. Ahlbom, and S. S. Group, Is the Effect of Job Strain on Myocardial Infarction Risk Due to Interaction between High Psychological Demands and Low Decision Latitude? Results from Stockholm Heart Epidemiology Program (Sheep) I, *Social Science & Medicine*, 46, pp. 1405-1415, 1998.
52. Landsbergis, P., P. Schnall, T. Pickering, K. Warren, and J. Schwartz, Lower Socioeconomic Status among Men in Relation to the Association between Job Strain and Blood Pressure, *Scandinavian Journal of Work, Environment and Health*, 29: 3, pp. 206-215, 2003.
53. Kupper, H., A. Singh-Manoux, J. Siegrist, and M. Marmot, When Reciprocity Fails: Effort Reward Imbalance in Relation to Coronary Heart Disease and Health Functioning within Whitehall II Study, *Occupational and Environmental Medicine*, 59, pp. 777-784, 2002.
54. Albertsen, K., H. Hannerz, V. Borg, and H. Burr, The Effect of Work Environment and Heavy Smoking on the Social Inequalities in Smoking Cessation, *Public Health*, 117, pp. 383-388, 2003.
55. Ala-Mursula, L., J. Vahtera, J. Pentti, and M. Kivima, Effect of Employee Worktime Control on Health: A Prospective Cohort Study, *Occupational and Environmental Medicine*, 61, pp. 254-261, 2004.
56. Marmot, M. G. and M. Bartley, Social Class and Coronary Heart Disease, in *Stress and the Heart*, BMJ Books, London, UK, pp. 5-19, 2002.
57. Borg, V. and T. S. Kristensen, Social class and self-rated health: Can the gradient be

explained by differences in life style or work environment, *Social Science and Medicine*, 51, pp. 1019-1030, 2000.
58. Andersen, I., H. Burr, T. S. Kristensen, et al., Do Factors in the Psychosocial Work Environment Mediate the Effect of Socioeconomic Position on the Risk of Myocardial Infarction? Study from the Copenhagen Centre for Prospective Population Studies, *Occupational and Environmental Medicine*, 61, pp. 886-892, 2004.
59. Schrijvers, C. T. M., H. VandeMhen, K. Stronks, and J. P. Mackenbach, Socioeconomic Inequalities in Health in the Working Population: The Contribution of Working Conditions, *International Journal of Epidemiology*, 27, pp. 1011-1018, 1998.
60. Mustard, C. A., M. Vermeulena, and J. N. Lavis, Is Position in the Occupational Hierarchy a Determinant of Decline in Perceived Health Status?, *Social Science & Medicine*, 57, pp. 2291-2303, 2003.
61. Warren, J. R., P. Hoonakkerb, P. Carayonb, and J. Brand, Job Characteristics as Mediators in SES-Health Relationships, *Social Science & Medicine*, 59, pp. 1367-1378, 2004.
62. Melchior, M., N. Krieger, I. Kawachi, L. F. Berkman, I. Niedhammer, and M. Goidberg, Work Factors and Occupational Class Disparities in Sickness Absence: Findings from the Gazel Cohort Study I, *American Journal of Public Health*, 95, pp. 1206-1212, 2005.
63. Rahkonen, O., M. Laaksonen, P. Martikainen, E. Roos, and E. Lahelma, Job Control, Job Demands, or Social Class? The Impact of Working Conditions on the Relation between Social Class and Health, *Journal of Epidemiology and Community Health*, 60, pp. 50-54, 2006.
64. Macleod, J. and G. D. Smith, Psychosocial Factors and Public Health: A Suitable Case for Treatment?, *Journal of Epidemiology and Community Health*, 57, pp. 565-570, 2003.
65. Navarro, V. and L. Shi, The Political Context of Social Inequalities and Health, in *Political Economy of Social Inequalities*, Navarro, V. (ed.), Baywood, Amityville, NY, pp. 403-418, 2002.
66. Coburn, D., Beyond the Income Inequality Hypothesis: Class, Neo-Liberalism, and Health Inequalities, *Social Science & Medicine*, 58, pp. 41-56, 2004.
67. Kanigel, R., *The One Best Way: Frederick Winslow Taylor and the Enigma of Efficiency*, Viking, New York, 1997.
68. Noble, D. F., *Forces of Production*, Alfred A. Knopf, New York, 1984.
69. Noble, D. F., *America by Design*, Oxford University Press, New York, 1977.
70. Johnson, J. V., *Work Fragmentation, Human Degradation and Occupational Stress*, U.S. Department of Labor, Occupational Health and Safety Administration, Washington, DC, 1980.
71. McCall, L., *How New Corporate Practices Redistribute Income to the Top*, Demos, New York, 2004.
72. Scott, H., Reconceptualizing the Nature and Health Consequences of Work-Related Insecurity for the New Economy: The Decline of Worker's Power in the Flexibility Regime, *International Journal of Health Services*, 34, pp. 143-153, 2004.
73. Krugman, P., Left Behind Economics, in *New York Times*, Opinion, p. 14, July 14, 2006.
74. Brecher, J. and T. Costello, *Global Village or Global Pillage*, South End Press, Boston, MA, 1994.
75. Wilkinson, R. G., *Unhealthy Societies: The Applications of Inequality*, Routledge, New York, 1996.
76. Subramanian, S. V. and I. Kawachi, Income Inequality and Health: What Have We Learned So Far?, *Epidemiology Reviews*, 26, pp. 78-91, 2004.

77. Raphael, D., From Increasing Poverty to Societal Disintegration: How Economic Inequality Affects the Health of Individuals and Communities, in *Unhealthy Times: The Political Economy of Health and Care in Canada*, Armstrong, H., P. Armstrong, and D. Coburn (eds.), Oxford University Press, Toronto, 2001.
78. Raphael, D., A Society in Decline, in *Health and Social Justice: Politics, Ideology, and Inequity in the Distribution of Disease*, Hofrichter, R. (ed.), Jossey-Bass, San Francisco, CA, pp. 55-88, 2003.
79. Reich, R. B., T. I. P. I., The Inequality Paradox, in *The Inequality Paradox: Growth of Income Disparity*, Auerbach, J. A. and R. Belous (eds.), National Policy Association, Washington, DC, 1998.
80. Smeeding, T. M., U.S. Income Inequality in a Cross-National Perspective: Why Are We So Different?, in *The Inequality Paradox: Growth of Income Disparity*, Auerbach, J. A. and R. Belous (eds.), National Policy Association, Washington, DC, 1998.
81. Huber, E. and J. D. Stephens, *Development and Crisis of the Welfare State: Parties and Policies in Global Markets*, The University of Chicago Press, Chicago, IL, 2001.
82. Lynch, J. W., G. D. Smith, G. A. Kaplan, and J. S. House, Income Inequality and Mortality, in *Health and Social Justice: Politics, Ideology, and Inequity in the Distribution of Disease*, Hofrichter, R. (ed.), Jossey-Bass, San Francisco, CA, pp. 217-227, 2003.
83. Kawachi, I., B. P. Kennedy, and A. R. Tarlov (eds.), *The Society and Population Health Reader, Vol. 1: Income Inequality and Health*, New Press, New York, 1999.
84. Muntaner, C., J. W. Lynch, and G. D. Smith, Social Capital, Disorganized Communities, and the Third Way: Understanding the Retreat from Structural Inequalities in Epidemiology and Public Health, in *Political and Economic Determinants of Population Health and Well-Being*, Navarro, V. and C. Muntaner (eds.), Baywood, Amityville, NY, pp. 427-450, 2004.

제4장

캐나다와 선진국의 노동특성의 변화 : 지난 30년간의 노동의 변화는 우리에게 무엇을 말해주는가?

The Changing Nature of Work in
Canada and Other Developed Countries :
What Do the Trends Over Time Tell Us?

정 진 주

Peter Smith and John Frank

이 장에서는 캐나다를 비롯한 다른 선진국에서 노동의 다양한 차원이 어떻게 변화해 왔는지를 설명하고자 한다. 노동의 성격과 일자리 제공 수준이 지난 30년간 선진국에서 어떻게 변화해 왔는지에 대한 합의는 대체로 이루어지고 있지만 정확하게 어떤 노동조건이 어느 정도 변화해 왔으며, 이러한 변화가 노동시장 참여자의 건강에 어떠한 영향을 미쳤는지에 대해서는 합의된 결론이 나왔다고 볼 수 없다.

이러한 질문에 답하기 위해서 이 장은 크게 두 부분으로 나뉘어 서술된다. 첫째, 1976~2003년 동안의 캐나다 노동력서베이(Canadian Labor Force Survey, 이하 LFS)를 사용하여 노동의 성격이 어떻게 변화했는지 보여줄 것이다. LFS는 캐나다 통계청(Statistics Canada)이 매달 수집하는 자료로, 복잡하고 순환하는 패널 샘플을 활용하여 작성된 것이다. 샘플의 대상은 캐나다 노동시장에 참여하고 있는 민간부문과 제도화되지 않은 부문의 15세 이상 인구집단이다. 이 서베이는 원주민들이 주로 거주하고 있는 유콘(Yukon), 북서부지역(Northwest Territorries), 누나버트(Nunavut)의 인구와 군대의 전일제 근무자를 샘플에서 제외하였다. 샘플로 추출된 가구의 수는 예산과 서베이 디자인의 발전 수준에 따라 시간이 흐르면서 약간씩 조정되었다. 1995년 이래 샘플 크기는 약 54,000가구에 이른다. 개별 가구는 서베이 대상으로 6개월간 지속되며 서베이 실시 때마다 여섯 유형의 하위 샘플이 포함된다. 매달 한 유형의 하위 샘플이 서베이에서 제거되고 6개월이 끝나갈 즈음에 비슷한 지역에 거주하는 새로운 하위 샘플이 충원된다〔1〕. 본 장에서는 분석의 목적을 위해 매달 노동력 수치를 평균화하여 년 평균치를 계산하여 사용하였다.

LFS는 원래 산업별 노동력 참여, 실업통계 등과 같은 특성을 측정하기 위해 설계되었으나 서베이 참여자에게 다양한 질문을 하여 다른 하위집단 인구의 노동시장조건의 변동에 관해 설명할 수 있다. 여기서 제시하는 노동력 추이는 모두 캐나다인을 대상으로 하지만 캐나다 노동시장이 미국 및 다른 선진국과 확연히 다른 추이를 보일 것이라고는 생각하지 않는다. 이 장에서 필요한 사항을 설명하기 위해서는 때때로 미국의 자료를 사용하였다.

이 장의 두 번째 부문에서는 몇몇 선진국의 노동력 참가자 스스로가 인식하고 있는 작업의 정신사회적 특성(예를 들어 자가 보고된 직업안정성, 직무만족도, 직무통제)의 변화를 분석한 연구결과를 검토할 것이다.

캐나다 노동력의 노동 성격 변화

전반적 맥락

〔그림 1〕은 1977~2003년 동안 다중직업보유(multiple-job holdings), 실업, 불완전 고용의 일반적 유형을 보여주고 있다. 다중직업보유자는 분석대상 기간 동안 지속적으로 증가하는 반면, 실업과 불완전고용은 두 번의 경제충격 시기를 기점으로 중요한 변동을 보여준다. 이동의 첫 번째 기점은 1980년대 초반이고 두 번째는 1990년대 초반이다.

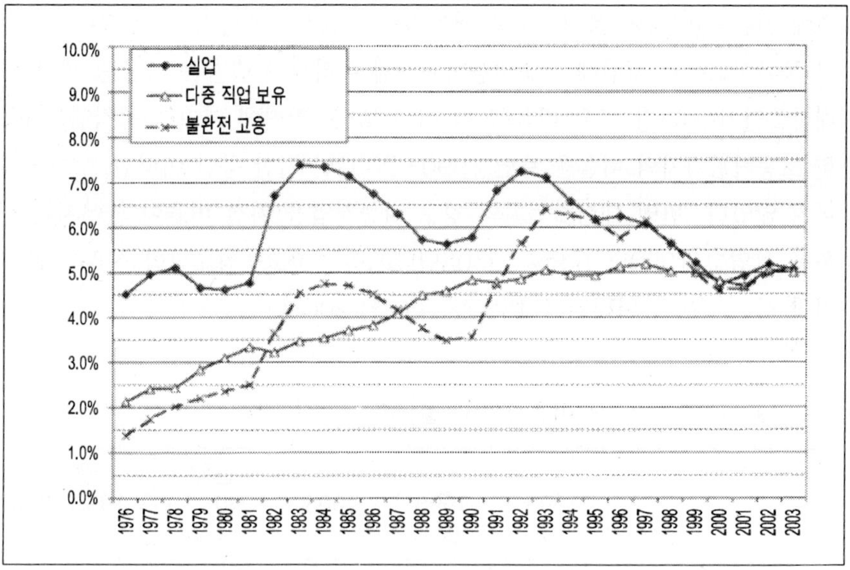

〔그림 1〕 캐나다의 실업, 불완전 고용과 다중직업보유의 변화 : 1976~2003, 캐나다 노동력 서베이

그러나 이러한 유형은 젠더에 따라 다르게 나타난다. 1976년과 2003년 사이에 다중직업을 가진 남성 노동력의 비율은 2.5%에서 1975년 4.3%로 증가했고 1990년 4.7%로 가장 높게 나타났다. 이와는 대조적으로 다중직업을 가진 여성의 비율은 1976년 1.4%에서 2003년 5.8%로 증가하여 남성 비율보다 높게 나타났다. 다중직업보유자의 남녀 차이처럼 여성은 동 기간 동안 불완전 고용으로 일한 비율이 남성보다 더 높았다. 1990~1994년은 2차 경제충격 시기였는데 불완전 고용된 여성의 비율은 5.5%에서 9.2%로 상승한 반면 남성의 불완전 고용 비율은 1.9%에서 3.6%로 증가했다. 비슷한 패턴이 1981~1984년의 2차 경제충격 시기에도 관찰된다.

또한 학력수준에 따라 불완전 고용과 다중직업 보유가 다르게 나타난다. 〔표 1〕은 1990년과 두 번째 경제충격이 있었던 1993년, 2003년의 교육수준에 따른 실업자와 불완전고용 참가자의 비율을 보여준다.a) 해당 기간 동안 불완전고용과 실업에서 중고등학교졸업 이하의 응답자는 가장 높은 비율, 대학졸업자는 가장 낮은 비율을 각 각 보였다. 학력에 따라 다중직업보유를 한 노동력참가자의 비율을 보면 1990~2003년 기간 동안 어떠한 증가도 보이지 않았다. 반면 대학졸업자의 경우 다중직업을 가질 비율이 높아지는 경향을 보였고(1990년 5.9%, 2003년 5.7%) 중고등학교학력 이하의 경우 가장 적은 변동을 나타냈다(1990년 3.6%, 2003년 3.5%).

〔표 1〕 교육수준에 따른 실업과 불완전 교육의 변화(1990~2003년)

	1990 (%)	1993 (%)	2003 (%)	변화율 1990~1993 (%)	변화율 1993~2003 (%)
실업(%)					
중고등학교 미만	6.3	7.2	5.9	0.9	-1.3
중고등학교	6.2	8.0	5.5	1.8	-2.5
중고등학교 이후 교육	5.2	7.1	4.6	1.8	-2.5
대학 졸업	3.1	4.4	3.6	1.3	-0.9
불완전 고용(%)					
중고등학교 미만	4.7	7.9	6.3	3.2	-1.6
중고등학교	3.7	7.3	6.1	3.6	-1.2
중고등학교 이후 교육	3.1	5.8	4.7	2.7	-1.1
대학 졸업	2.0	3.6	3.6	1.6	0.0

a) 노동력서베이(Labor Force Survey)에서 응답자의 교육수준을 평가하는 질문은 1976~2003년 동안 변화하여 동기간 동안 교육수준을 비교하기가 어려워졌다. 1990년 중고등학교를 완수하지 못한 사람에게 사업 자격증(business certificate), 5일간의 워드프로세스 코스 수료증 등과 같이 다른 교육을 받았는지의 여부에 대해서도 보고하도록 하였다. 이러한 질문의 변화는 중고등교육을 완료한 사람과 대학교육을 이수한 응답자의 수에 영향을 미쳤다. 1989년과 1990년을 비교해 보면 대학교육훈련을 받지 않은 사람의 수는 12%가 감소하였고 대학이 아닌 곳에서 받은 자격증 및 수료증은 64%가 증가하였다. 학사학위를 가진 응답자는 노동력서베이 질문지의 질문의 변화에 의해 영향을 받지 않았다[2].

〔그림 2〕는 「고용, 수입, 시간 서베이(Survey of Employment, Payrolls, and Hours)」를 분석하여 1961~2004년 기간 동안 3번의 다른 시기별로 나타난 주별 노동시장 평균 임금의 경향을 보여 준다. 1987~2003년은 이 장에서 보여준 노동시장 추이를 보여주는 시기로 이 기간 동안 주당 평균임금이 $228에서 $690으로 상승하여 203%의 증가를 낳았다. 생활비(소비자 물가지수)의 변화를 통계적으로 조정한 임금을 기준으로 임금변동을 분석해 보면 1981~2004년 기간 동안 전일제 노동자의 주당 중위수(median) 임금 또는 평균(mean) 임금은 5%가 상승한 반면 파트타임 노동자의 임금은 약 14%가 감소하였다〔3〕.

한편 이러한 변화는 노동시장 전체에 걸쳐 동등하게 나타나지 않았다. 「노동과 임금 역동성 서베이(Survey of Labor and Income Dynamics)」의 데이터를 사용해 생활비의 변동을 통계적으로 통제하지 않고 분석한 결과

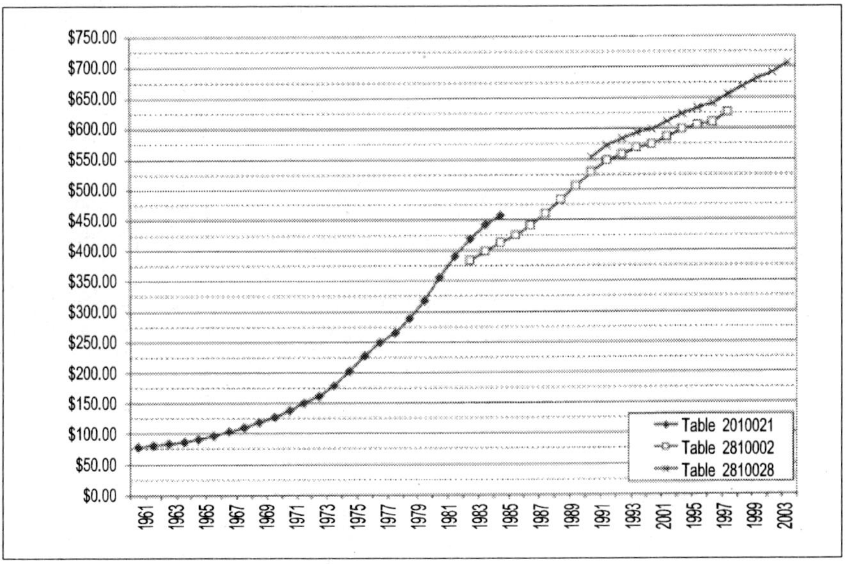

〔그림 2〕 전 산업에서의 주당 평균 개인 임금 : 캐나다 1961~2004년.
Survey of Employment Payrolls and Hours

1993~2003년 동안 미숙련 노동자의 평균임금의 상승은 남성 13.5%인 반면 여성은 -0.5%에 그쳤고 고위관리직에서는 남성은 85.7%, 여성은 75.9%를 나타냈다. 월급의 증가는 직업숙련요구(자세한 사항은 〔표 2〕 참조)정도에 따라 상응하는 것으로 나타났다(3, 4). 게다가 생활비의 변동을 통제한 임금에 관한 과거의 보고서에 따르면 저임금노동자(전일제근로로 시간당 $10

〔표 2〕 젠더와 직업숙련요구를 통제한 평균[a] 월급 : 1993~2003년
(동기간 동안 포함된 대상자 수는 155,808명임)

직업숙련도에 기초한 직업분류	1993	2003	% 증가	$ 증가
고위 관리직				
남자	$48,019	$89,157	85.7	$41,138
여자[b]	$29,387	$51,704	75.9	$22,317
중간 관리직				
남자	$46,561	$63,969	37.4	$17,408
여자	$37,137	$50,766	36.7	$13,630
대학 교육				
남자	$44,306	$58,857	32.8	$14,550
여자	$36,373	$46,358	27.5	$9,985
훈련직 또는 자격증 보유				
남자	$38,223	$45,863	20.0	$7,640
여자	$30,727	$36,224	17.9	$5,497
중고등학교				
남자	$31,663	$38,367	21.2	$6,704
여자	$24,711	$29,310	18.6	$4,599
훈련 필요없음				
남자	$27,868	$31,624	13.5	$3,757
여자	$24,210	$24,085	-0.5	-$125

[a] 연령, 산업, 직장규모, 부문(공적부분 대 민간부문)이 통제됨.
[b] 고위관리직 여성의 평균 월급은 매년 해당 직업 범주에 여성이 상대적으로 적게 분포하여 연구기간 동안 매우 다양하게 나타남(해당기간 동안 분류된 직업범주는 20~46종으로 다양함)
출처 : Survey of Labour and Income Dynamics

이하, 년 $2,000이하)의 임금은 1980~2000년 기간 동안 향상되지 않았다. 비슷한 직업숙련집단 내 여성의 임금은 남성에 비해 상당히 적은 것으로 나타났으며 이는 직장과 관련된 다양한 요인을 통제해도 마찬가지인 것으로 나타났다〔5〕.

미국의 임금변동에 관한 연구결과 역시 장기간 동안 노동시장의 다양한 수준에서 혜택(benefit)의 불평등을 보여주고 있다. 미국의 국회예산사무소(Congressional Budget Office)의 정보는 1979~1997년의 18년 동안 미국 노동시장에서 하위 두번째와 하위 다섯 번째를 차지하는 집단은 세금 후 수입이 6%와 -1%가 변화하였다. 동 기간 동안 소득 분포상 81~95%를 차지하는 사람은 세금 후 수입이 28%의 변화를 보였다. 소득의 상위 96~99%에 해당되는 사람은 46%의 변화를, 노동시장에서 최고 상층 1%는 157%의 상승을 나타냈다〔6〕(제3장을 참조).

누가 일하고 있는가?

캐나다 노동력 참가자 유형은 지난 27년간 3가지 주요한 구성상의 변화를 목격할 수 있다 : 1) 여성취업자의 증가, 2) 젊은 연령(25세 이하)의 성인 수 및 25~34세 성인의 취업자 수 감소와 35~55세 연령집단의 취업증가, 3) 대졸이상의 교육수준을 가진 사람의 노동력 참가자 수의 증가. 〔그림 3〕은 1976~2003년 동안 캐나다 노동력의 변화를 보여주고 있다. 취업한 여성의 증가는 자녀를 둔 부부의 노동력참가에 중대한 영향을 미쳤다. 〔그림 4〕는 5세 이하의 자녀를 둔 부부의 노동력참가율의 변화를 보여 준다. 1976년 5세 이하의 자녀를 둔 부부의 20%가 일을 하고 있는 반면 부부의 64%가 부부 중 한 사람만 일하고 있는 것으로 나타났다. 1989년에는 부부 중 한 사람만 일하는 비율과 부부 모두 전일제 노동력으로 참가한 비율은 같은 것으로 나타났다. 2003년에는 부부 모두 일하는 비율이 5세 이하의 자녀를 둔

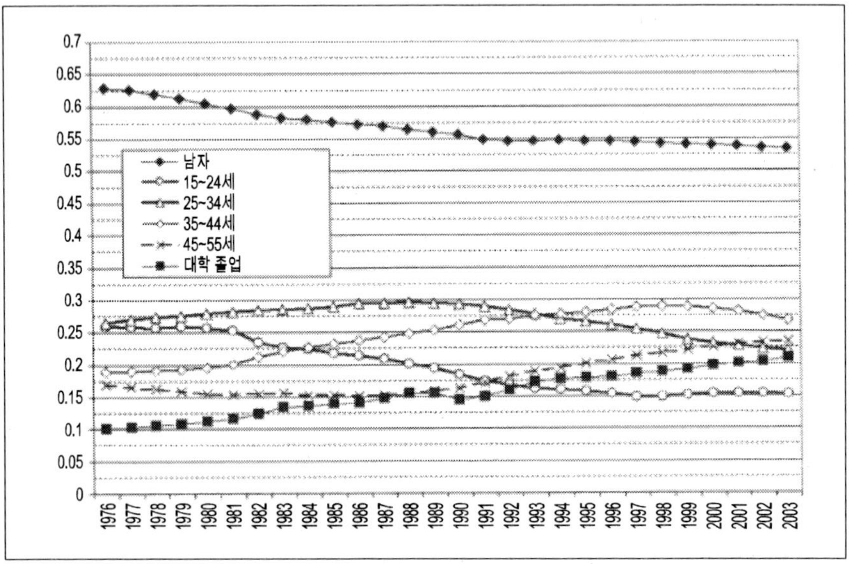

〔그림 3〕 젠더, 연령, 대학졸업여부에 따른 노동력 비율 : 1976~2003년

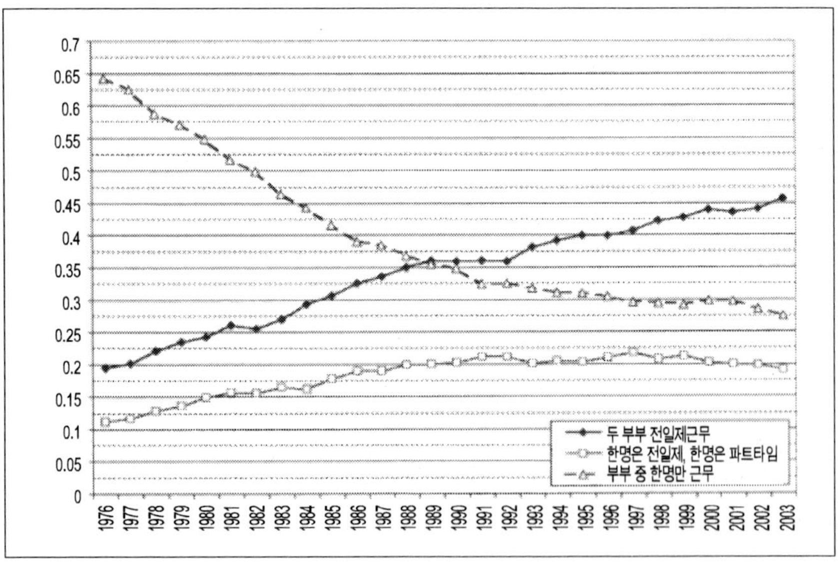

〔그림 4〕 5세 이하의 자녀를 둔 부부의 노동력 참가 변화 : 1976~2003년

모든 부부 중 46%로 증가하였고, 부부 중 한 사람만 일하는 경우는 28%로 감소하였다.

그러나 여성의 노동력 참가가 증가하였다 하더라도 여성은 직장에서 많은 구조적 장애를 경험하고 있다〔7〕. 여성 중 많은 사람이 만성적 근골격계질환을 앓고 있다. 이러한 문제는 평균 남성을 기준으로 설계된 작업대와 성별로 적합하다고 인식되어 배당된 직무(동일 직업 내에서도 여성과 남성이 하는 일은 다름)로 인한 것이다〔8, 9〕. 더욱이 일과 건강에 대한 대부분의 연구가 남성 집단을 대상으로 실시되었기 때문에 여성의 일과 관련된 건강문제의 원인과 빈도는 제대로 이해되지 않고 있다. 이 점은 노동으로 인해 발생한 스트레스 모델 예컨대 요구-통제모델이나 수고-보상 불균형 모델에서도 그대로 나타난다.

또한 여성이 일을 해도 가정 내에서 여전히 전통적인 가사와 관련된 역할을 수행하고 있기 때문에 일-가정 역할간의 긴장을 경험한다〔10〕. 〔그림 5〕는 가정에서의 책임으로 인해 결근한 여성의 비율을 보여 주고 있는데 1976~2003년 기간 동안 2%에서 4%로 증가하였는데 이는 비슷한 지위에 있는 남성보다 높은 것으로 나타났다.

노동력의 연령 분포의 변화는 우선적으로 1976~2003년 사이 캐나다 인구의 노령화와 관계가 있다. 1976년에 15~24세 연령집단은 총 인구와 노동력 중 26%를 각 각 차지하였다. 2003년에 해당 연령집단은 총 인구의 16.5%를, 총 노동력 중 15%를 구성하고 있다. 이와 유사하게 25~34세 연령집단은 1976년에 총 인구의 21%를, 총 노동력의 26%를 차지하고 있고 2003년에는 총 인구의 15%, 총 노동력의 22%를 구성하고 있다. 캐나다 인구가 노령화됨에 따라 노동력 역시 고령화되어가고 있는데 노동시장에서 젊은 노동자의 비율은 감소하면서 35~55세 연령집단의 비율이 증가하고 있다. 1976년 35~55세 연령집단은 총 인구의 29%를, 총 노동력의 36%를 구성하고 있으며 2003년에는 총 인구의 39%를, 총 노동력의 절반을 차지했다.

노동력참가자의 교육수준의 향상은 미래에 이들의 건강에 영향을 미칠 경

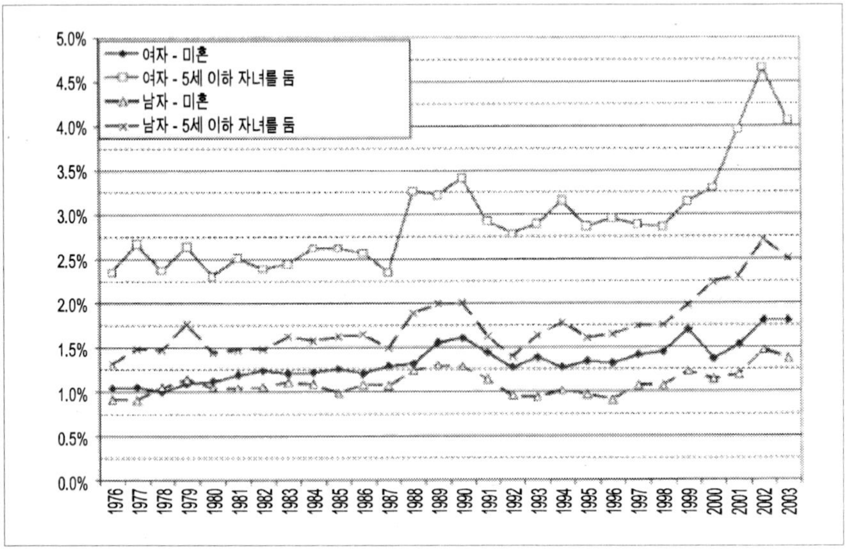

〔그림 5〕 5세 이하의 자녀를 둔 부부와 부부 중 한 사람만 일하는 부부가 가정의 책임으로 인해 결근한 비율

향이 높다. 캐나다 학생 수의 증가는 판매, 수습생으로 일하거나 학교에서 일터로 바로 가기 보다는 대학교육을 받기 때문이다〔7〕. 그러나 높은 학력이 노동력 중 숙련된 직업 수의 증가로 이어지지 않았다. 「캐나다국민건강인구서베이(Canadian National Population Health Survey)」와 「고용수입역동성서베이(Survey of Labor and Income Dynamics)」를 활용한 최근의 연구는 현재의 직무에 요구되는 것 이상의 교육자격을 가진 노동력참가자의 비율이 증가하고 있을 뿐만 아니라 직업에서 요구되는 교육수준을 넘어 대학교육을 받은 사람은 대학 졸업 이후 취업하여 4년 동안 자가 보고된 건강수준이 악화될 확률이 증가하고 있다고 보고하였다〔12〕.

더 나아가 캐나다 노동력참가자의 교육자격은 증가하고 있지만 저임금을 받는 직업에서 일하는 비율은 증가하고 있지 않은 것으로 나타났다. 캐나다 센서스의 데이터는 15~64세 연령대의 저임금 노동자b)의 비율은 1980~2000년 사이 15%에서 16%로 변동하여 중요한 변화는 없다는 것을 보여 주고 있다[4].

산업과 직업에서의 변화

지난 25년 동안 캐나다 노동시장의 주요한 변화는 노동시장의 산업 구성의 변화이다([그림 6]을 참조). 1980년대는 제조업과 건설업에서의 고용비율의 감소와 지역서비스의 증가(교육, 보건, 복지서비스)가 이루어졌다. 1990년대 중반부터는 제조업에서 약간의 고용 증가가 있었지만 2000년을 기점으로 지속적으로 감소하여 제조업의 고용비율은 지난 27년 동안 가장 낮게 나타났다[13].

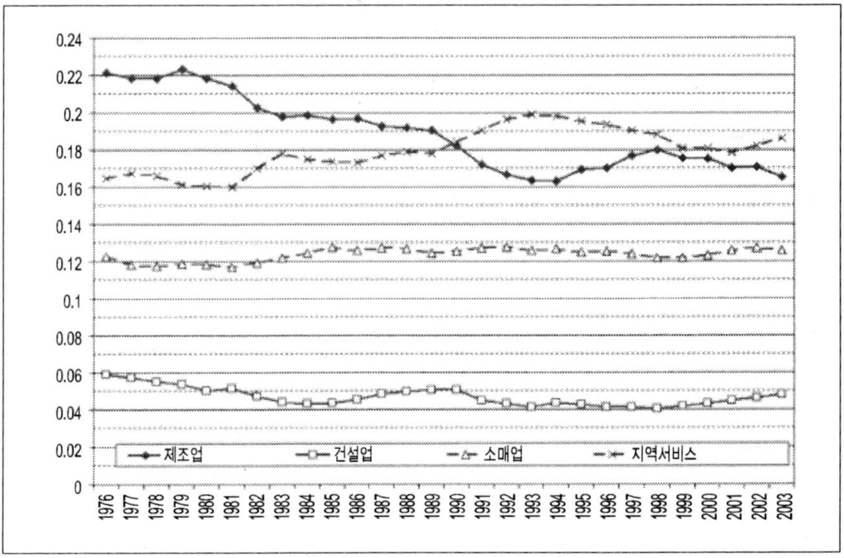

[그림 6] 제조업, 건설업, 지역서비스, 소매업에서 노동력 비율의 변화

b) 주당 375 캐나다달러나 1년 2,000달러(미화) 미만을 버는 노동자를 지칭함.

〔그림 7〕은 공공부문에 고용된 노동력 비율의 변화와 자가고용된(self-employed) 노동력의 비율을 보여준다. 공공부문의 고용비율은 1976년 24%에서 2003년 19%로 감소하였다. 이렇게 감소된 비율은 1976년 노동력의 11%, 1998년 가장 높은 비율을 보여 16.7%, 2003년 15.1%가 자영업 부문으로 흡수된 것이다. 이와는 반대로 민간부문의 고용은 상대적으로 커다란 변화없이 유지되어 1976년 노동력의 64.1%에서 2003년 65.6%로 나타났다. 공공부문의 고용에 비해 자가고용은 지불되지 않은 높은 초과노동시간 임금, 낮은 고용 안정성, 낮은 연금적용, 산업재해에 대한 낮은 보상과 같은 노동자 보호의 수준이 낮은 것이 특징이다. 게다가 자가고용 증가의 결과로 나타나는 직업불안정의 증가는 직업 상실에 대한 공포와 미래에 일자리를 구할 수 없을지도 모른다는 공포로 인하여 건강에 나쁜 영향을 준다〔14〕.

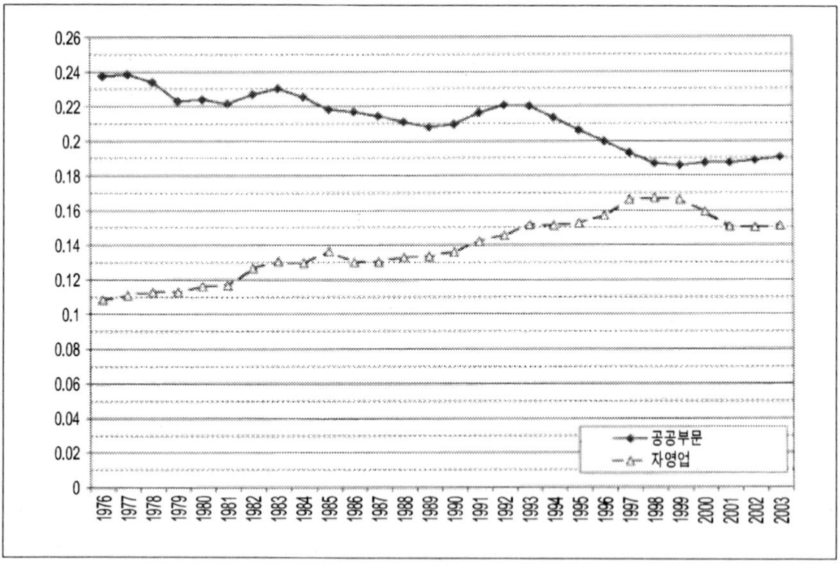

〔그림 7〕 공공부문과 자영업에서의 노동자 비율의 변화

노동시간의 변화 (통상적 노동시간 대 실제 노동시간, 자녀가 있는 가족)

지난 27년은 미국, 캐나다와 다른 선진국에서 개인이 일하는 노동시간, 특히 자녀가 있는 부부의 노동시간에 변화가 있었다[15]. 물품을 생산하는 산업에서 서비스와 관련한 산업으로의 이동은 경영자가 생산성을 측정하는데 다른 방식을 사용해야 할 필요를 야기하였다. 제조업 공장이나 다른 블루칼라가 종사하는 산업에서 노동자 1인당 생산 가치는 쉽게 측정되고 모니터링될 수 있었다. 그러나 화이트칼라, 교육과 경영처럼 육체노동이 아닌 산업에서 개별 노동자의 생산성을 측정하기는 더욱 모호해졌다. 어떤 연구자는 화이트칼라가 종사하는 산업에서 생산성을 평가하는 유일한 방법은 "얼굴을 대면하는 시간(face time)" 뿐이라고 주장하였다[16]. 즉 노동자가 사업장에 생산성과 충성심을 보일 수 있는 방법은 아침에 일찍 먼저 도착하고 저녁에 가장 늦게 퇴근하는 것이라는 것이다[17].

이러한 두려움에도 불구하고 캐나다인이 일하는 통상적 노동시간은 크게 증가하지 않았다. 전일제이면서 자가고용이 아닌 노동자의 주당 통상적 노동시간은 1976년 남성의 경우 주당 41.9시간에서 2003년 38.8시간으로, 여성은 동 기간 동안 41.2시간에서 38.4시간으로 변화했다. 그러나 우리는 다음과 같은 질문을 해 볼 수 있다. 통상적 노동시간을 응답자에게 질문했을 때 과연 누가 그 질문에 응답을 하였을까? 예를 들어, 응답자들이 통상적 노동시간에 대한 질문을 받았을 때 준-정기적으로 시행되는 지불되거나 지불되지 않은 초과노동시간을 포함하였을까? 이러한 문제를 확실히 하기 위해 1997년 노동력 서베이는 통상적 노동시간에 대한 질문을 변경하였다. 응답자에게 초과노동시간은 빼고 정상적으로 지불된 노동시간만 포함하도록 하였다. 이러한 질문의 변화가 주당 통상적 노동시간을 보고하는데 큰 차이를 나타내지는 않았지만 캐나다 노동력참가자가 일하는 초과노동시간을 검토할 수 있는 길을 열어 주었다.

〔그림 8〕은 지난 1주일 동안 일했던 실제 노동시간이 통상 노동시간보다 더 큰 전일제근무자이면서 자가고용이 아닌 노동력참가자의 평균 비율을 보여주고 있다. 2003년에는 자가고용이 아니면서 전일제 근무를 하는 남성 노동자의 경우 약 1/4이 자신들이 실제 지불받는 임금보다 지난 주에 비해 더 많은 노동시간을 요구받았다. 이러한 노동시간은 비즈니스 사이클에 따라 일년 동안 변동이 있다는 것을 감안한 월 평균 노동시간이라는 점을 인식하는 것이 중요하다. 남성 전일제 노동자의 경우 주당 평균 2.4시간을, 여성은 주당

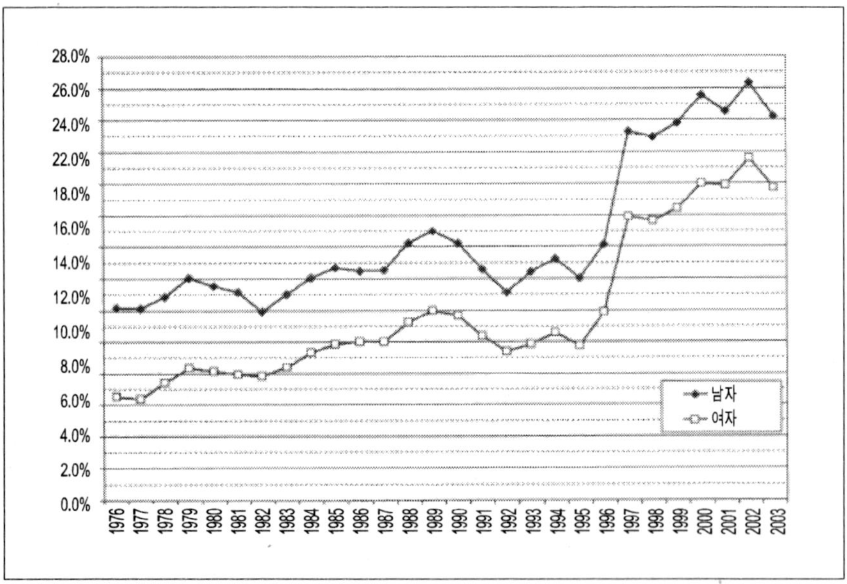

〔그림 8〕 실제 노동시간이 통상 노동시간보다 큰 비자영업의 전일제 노동자의 노동력참가자의 비율

주 : 1997년 주당 통상노동시간에 대한 질문이 변경되었다. 1997년 이전에는 주당 통상적으로 일하는 시간을 질문한 반면 1997년 1월부터는 정상적으로 지불된 또는 계약상의 노동시간을 기재하도록 하였다.

1.5시간을 더 일하였다. 2003년 노동력 서베이에 따르면 이러한 초과시간 가운데 54%는 지불되지 않은 노동이었다. 즉 2003년 캐나다 노동력은 6억 2,400만 시간을 지불받지 못한 채 노동을 수행한 것이다.[c] 노동력 서베이의 질문이 변화하였기 때문에 1976년의 부불노동의 양에 대해 측정하는 것이 불가능한 반면, 1977년(부불 초과노동시간이 질문된 첫 해)의 부불 초과노동시간의 양은 5억 1,200만 시간이었고 1997~2003년 동안 이는 22%가 증가하였다.

더욱이 개인 수준의 노동시간의 검토는 캐나다 부부, 특히 5세 미만의 자녀를 둔 부부의 노동력 참가의 변화를 고려하지 않은 것이다. 1976~2003년 동안 5세 미만의 자녀를 둔 부부의 통상 노동시간은 주당 53시간에서 64시간으로 증가하였다. 호주의 한 연구에서는 5명 중 1명의 엄마는 아이가 6개월이 되면 직장으로 돌아온다고 한다[18]. 더 많은 노동시간이 가정 환경과 아동의 건강 특히 자아존중감과 비만수준에 어떠한 영향을 주는 지에 대한 연구가 더욱 필요하다.

초과노동시간을 요구 받는 노동자의 비율이 증가할수록 우리는 주당 통상 노동시간수에 대한 측정치의 오류가 증가한다고 볼 수 있다. 노동시간을 연구하는 연구자는 장기적인 노동시간의 추이를 모니터링할 때 이러한 이슈를 꼭 고려해야만 한다. 게다가 초과노동시간이 사업장에 대한 헌신과 연계되어 인식되고 있다는 사실은(예를 들어 여성들은 가족에 대한 헌신으로 인해 정기적인 초과노동시간을 수행하기 어려울 수 있고 이러한 경향은 한부모일 때 더욱 그러하리라고 추정된다) 초과노동시간을 수행할 수 없을 때 경력상의 승진 및 건강 결과에 어떠한 결과를 초래하는지에 대한 더 많은 연구가 필요함을 의미한다.

---

c) 이 수치는 서베이가 실시된 해당 월의 주당 초과노동시간이 서베이가 실시된 달의 다른 주의 노동시간과 동일한 것이라고 가정하여 계산되었다. 매달 서베이가 실시된 달에 지불되지 않은 초과노동시간이 없다고 가정한다면 부불 초과노동시간은 2003년 총 1억 4,400만 시간이 된다.

결론적으로 지난 27년간 캐나다의 노동력은 몇 가지 변화를 경험했다. 불완전고용과 다중직업보유는 증가하였고 이러한 증가는 젠더와 교육수준에 따라 다르게 나타난다. 여성은 남성에 비해 일반적으로 불완전고용과 다중직업보유자일 경향이 높다. 노동력참가자의 불완전고용과 실업비율은 저학력일수록 증가해 왔다. 이와는 반대의 경향이 다중직업보유자에게서 나타난다. 그러나 이러한 증가는 노동시장 전반에서 동등하게 분포되어 있는 것은 아니다 : 저임금, 저학력, 미숙련 노동자는 지난 20년 동안 실질적인 변화가 없었다. 2003년 노동력은 1976년에 비해 평균적으로 고령화되었다. 평균 임금비율이 남성에 비해 아직도 낮기는 하지만 상당수의 여성이 이제는 일을 하고 있다. 그러나 아직도 여성은 가정에서 전통적인 역할의 상당 부분을 수행하고 있다. 오늘날의 노동력은 과거보다 학력수준이 높다. 그러나 학력의 증가가 저임금노동자의 임금상승이나 숙련직업의 비율의 증가를 수반하지는 않았다. 마지막으로 산업구성의 변화는 주당 노동시간의 증가를 낳았다. 이와 같은 결론은 주당 초과노동시간에 의해 측정된 개인의 노동시간과 자녀가 있는 부부가 일한 총 통상노동시간 모두에 해당된다.

자가보고된 정신사회적 작업 특성의 변화

이 장의 두 번째 파트에서는 정신사회적 노동조건의 변화에 초점을 둔다. 린 생산방식(lean production) 및 유연한 작업일정과 같은 새로운 작업배열 체계는 노동시장 참가자의 정신사회적 노동조건에 예상치 못한 영향을 주었다. 이러한 새로운 체계에서 일하는 노동자는 직무통제와 직업 안정성의 감소 및 높은 직무요구 수준에 대해 보고하고 있다[19~21].

그러나 노동시장에 관한 서베이가 작업의 많은 측면을 측정하기는 하였지만 스스로가 인식하는 직무요구, 직무통제와 같은 정신사회적 특징에 대해서는 측정하지 않았다. 특히 북미에서는 특정 질문에 대해 답변하기 위한 정보가 매우 부족하다[19]. 예를 들어 전체 노동력을 관통하여 직무 성격이 변화하고 있는가? 만약 변화가 일어나고 있다면 상이한 사회경제적 집단에 대해 일관적으로 나타나는가?

더욱이 작업 특성을 서베이하는데 관심이 있는 연구자는 기본적인 도전에 직면해 있다 : 무엇을 특정하고 어떻게 측정할 것인가? 직무통제, 직무지지와 직무요구의 측정을 어떻게 할 것인지에 대해 일관성을 가지고 있지 않다. 어떤 연구자는 10분위수를 사용해 분석을 하기를 선호하고 다른 저자는 사분위수, 또 다른 연구자는 각각의 척도를 연속적으로 사용하는 것을 선택한다[22~24]. 증가하는 직무요구를 측정하기 위한 현재의 척도는 노동자의 건강에 상이한 효과를 미칠지도 모르는 작업속도와 노동시간의 증가를 구별하지 않은 채 사용하기도 한다. 비슷한 문제가 직업성 긴장의 측정에도 해당된다[26]. 이러한 기본적인 측정에 관한 이슈는 미래에 수집될 직무 특성에 관한 감시데이터를 보다 잘 활용하기 위해서는 반드시 해결해야 할 숙제이다.

데이터 수집의 부족 외에 정신사회적 노동조건의 변화를 측정하는 것은 노동시장에서 발생하고 있는 현재의 변화에 의해 더욱 어려워진다. 예를 들어 자신의 직업에 대한 통제의 양은 직업위계에서 차지하는 위치와 관련이 있다[27]. 만약 숙련 직업의 수가 10년간 증가하였다면 직무통제에 대한 인식과 숙련수준과의 관련성 때문에 직무통제의 수준이 동시에 증가했다고 말 할 수 있는가? 따라서 연구자는 정신사회적 노동조건의 변화를 특정하기 위해 연구자가 측정하려는 둘 또는 더 많은 시간 간격대에서 노동시장의 구성적 변화를 설명해야만 한다.

유럽연합의 데이터[28]는 1990~1995년 동안 노동강도의 수준은 증가했지만 직무통제는 감소했다고 제시하였다. 이후 5년 동안 노동강도는 지속적으로 증가하였고 직무를 배울 기회는 감소하여 단조로운 직업의 비율 역시 증가하였다. 동시에 직무통제와 작업 복합성의 수준은 비슷한 수준을 유지하고 있다.

이러한 변화의 방향과 강도의 차이는 다양한 산업부문[29]과 여성과 남성간에 다르게 나타난다는 사실에 주목하는 것이 중요하다[30]. 덴마크의 노동력에 특화된 데이터에서도 장시간에 걸친 노동력의 구성적 변화를 통제하고서도 직무불안정의 감소가 같은 10년 동안 관찰되었으며 직무통제에 있어서는 거의 변화가 없었다[31].

미국의 연구자는 「고용의 질 서베이(Quality of Employment Survey)」와 「국가노동력변화연구(National Study of the Changing Workforce)」를 비교함으로서 북미의 데이터를 추출할 수 있었다[32]. 이러한 연구결과는 노동자는 더 빨리, 열심히 일하도록 요구받고 있고, 20년전에 비해 직무를 완료하기 위한 시간이 훨씬 줄어들었다는 것을 밝혀냈다. 그러나 이러한 연구결과는 두 서베이간의 비교와 연관된 방법론상의 한계점으로 인해 주의 깊은 해석이 필요하다[33].

「일반사회조사(General Social Survey)」를 사용하여 미국 노동시장의 변화에 초점을 맞춘 다른 논문은 전체적인 직업의 질(직무 만족도를 질문하여 측정함)에 대한 인식이 1989~1998년 기간 동안 상대적으로 안정적으로 유지되고 있다고 주장하였다. 그러나 동 기간 동안 "직업이 안정적"이라고 응답한 노동자의 비율은 감소되었고 자신의 직업을 "재미있다"라고 응답한 노동자의 비율 역시 감소하였다.

결론적으로 정신사회적 노동조건의 변화와 관련하여 유럽연합의 정보의 질이 현재 북미에서 얻을 수 있는 정보보다 질이 높음에도 불구하고 일부의 노동조건이 변화하고 있다는 증거가 있다. 작업의 상이한 정신사회적 차원을 측정해야 하고 작업특성에 대한 데이터를 일반인구집단을 대상으로 한 서베이에 통합해야 한다는 주장이 강력해지고 있다. 이렇게 함으로서 측정은 특정 노동시장의 집단(직업, 산업, 젠더, 교육수준 등)으로 층화될 수 있고 이러한 결과는 북미에서 변화하는 노동의 성격을 이해하는 크게 도움이 될 것이다.

참고문헌

1. Statistics Canada, A *Guide to the Labour Force Survey*, 71-543-GIE, pp. 1-38, 2003.
2. Gower, D., *The Impact of the 1990 Changes to the Education Questions on the Labour Force Survey*, Statistics Canada, Ottawa, pp. 1-16, 1993.
3. Morissette, R. and G. Picot, *Low-Paid Work and Economically Vulnerable Families over the Last Two Decades*, Business and Labour Market Analysis Division, Statistics Canada, Ottawa, pp. 1-40, 2005.
4. Chung, L., Low Paid Workers: How Many Live in Low-Income Families?, *Perspectives on Labour & Income*, 5:10, pp. 5-14, 2004.
5. Drolet, M., *The Persistent Gap: New Evidence on the Canadian Gender Gap*, Statistics Canada, Ottawa, 2002.
6. Johnson, J. V., *The Growing Imbalance: Class Inequalities in Work and Health in an Era of Flexibilization*, unpublished presentation, 2005.
7. Smith, P. M. and C. A. Mustard, Examining the Associations between Physical Work Demands and Work Injury Rates between Men and Women in Ontario, 1990-2000, *Occupational and Environmental Medicine*, 61, pp. 750-756, 2004.
8. Messing, K., Are Women Biologically Fit for Jobs? Are Jobs Fit for Women?, in *One-Eyed Science: Occupational Health and Women Workers*, Temple University Press, Philadelphia, PA, pp. 23-40, 1998.
9. Messing, K., Women Workers and Their Working Conditions, in *One-Eyed Science: Occupational Health and Women Workers*, Temple University Press, Philadelphia, PA, pp. 1-11, 1998.
10. Duxbury, L. and C. Higgins, *Work-Life Balance in the New Millennium Where Are We? Where Do We Need to Go?*, Canadian Policy Research Network, Ottawa, pp. 1-92, 2001.
11. Corak, M., G. Lipps, and J. Zhao, *Family Income and Participation in Post-Secondary Education*, Statistics Canada, Ottawa, pp. 1-36, 2003.
12. Smith, P. M. and J. W. Frank, When Aspirations and Achievements Don't Meet. A Longitudinal Examination of the Differential Effect of Education and Occupational Attainment on Declines in Self-Rated Health among Canadian Labour Force Participants, *International Journal of Epidemiology*, 34:4, pp. 827-834, 2005.
13. Cross, P., Recent Changes in the Labour Market, *Canadian Economic Observer*, March, pp. 3.1-3.10, 2005.
14. Sverke, M., J. Hellgren, and K. Naswall, No Security: A Meta-Analysis and Review of Job Insecurity and Its Consequences, *Journal of Occupational Health Psychology*, 7:3, pp. 242-264, 2002.
15. Jacobs, J. A. and K. Gerson, Overworked Individuals or Overworked Families?, *Work and Occupations*, 28:1, pp. 40-63, 2001.
16. Maume Jr, D. J. and P. Houston, Job Segregation and Gender Differences in Work- Family Spillover among White-Collar Workers, *Journal of Family and Economic Issues*, 22:2, pp. 171-189, 2001.

17. Fried, M., Taking Time: Parental Leave Policy and Corporate Culture, in *Women in the Political Economy*, Steinberg, R. J. (ed.), Temple University Press, Philadelphia, PA, 1998.
18. Australian Institute of Family Studies, *Growing Up in Australia: The Longitudinal Study of Australian Children*, Commonwealth of Australia, Melbourne, pp. 1-29, 2005.
19. Landsbergis, P., The Changing Organization of Work and the Safety and Health of Working People: A Commentary, *Journal of Occupational & Environmental Medicine*, 45:1, pp. 61-72, 2003.
20. Smith, V., New Forms of Work Organization, *Annual Review of Sociology*, 23, pp. 315-339, 1997.
21. Smith, V., Crossing the Great Divide: Negotiating Uncertainty, Risk and Opportunity, in *Crossing the Great Divide: Worker Risk and Opportunity in the New Economy*, ILR Press, Ithaca, NY, pp. 157-179, 2001.
22. Landsbergis, P. and T. Theorell, Measurement of Psychosocial Workplace Exposure Variables, *Occupational Medicine: State of the Art Reviews*, 15:1, pp. 163-171, 2002.
23. de Lange, A. H., T. W. Taris, M. A. Kompier, I. Houtman, and P. Bongers, "The Very Best of the Millennium": Longitudinal Research and the Demand-Control- (Support) Model, *Journal of Occupational Health Psychology*, 8:4, pp. 282-305, 2003.
24. Hammar, N., L. Alfredsson, and J. V. Johnson, Job Strain, Social Support at Work, and Incidence of Myocardial Infarction, *Occupational and Environmental Medicine*, 55, pp. 548-553, 1998.
25. Kristensen, T. S., J. B. Bjorner, K. B. Christensen, and V. Borg, The Distinction between Work Pace and Working Hours in the Measurement of Quantitative Demands at Work, *Work and Stress*, 18:4, pp. 305-322, 2004.
26. Wall, T. D., P. R. Jackson, S. Mullarkey, and S. K. Parker, The Demands-Control Model of Job Strain: A More Specific Test, *Journal of Occupational and Organizational Psychology*, 69, pp. 153-166, 1996.
27. Mustard, C. A., M. Vermeulen, and J. N. Lavis, Is Position in the Occupational Hierarchy a Determinant of Decline in Perceived Health Status?, *Social Science and Medicine*, 57, pp. 2291-2303, 2003.
28. Paoli, P. and D. Merllie, *Third European Survey on Working Conditions 2000*, European Foundation for the Improvement of Living and Working Conditions, Dublin, Ireland, pp. 1-72, 2001.
29. Houtman, I., F. Andries, R. van den Berg, and S. Dhondt, *Sectoral Profiles of Working Conditions*, European Foundation for the Improvement of Living and Working Conditions, Dublin, Ireland, pp. 1-70, 2002.
30. Fagan, C. and B. Burchell, *Gender, Jobs and Working Conditions in the European Union*, European Foundation for the Improvement of Living and Working Conditions, Dublin, Ireland, pp. 1-91, 2002.
31. Burr, H., J. Bjorner, T. Kristensen, F. Tuchsen, and E. Bach, Trends in the Danish Work Environment in 1990-2000 and Their Associations with Labour-Force Changes, *Scandinavian Journal of Work, Environment and Health*, 29:4, pp. 270-279, 2003.
32. Bond, J. T., E. Galinksy, and J. E. Swanberg, *The National Study of the Changing Workforce*, Families and Work Institute, New York, pp. 1-176, 1998.
33. Handel, M. J., Trends in Perceived Job Quality, 1989 to 1998, *Work and Occupations*, 32:1, pp. 66-94, 2005.

제5장

미국사회에서 변화하는 일의 형태

The Changing Nature of Work in the United States

김 대 성

Edward Yelin

노동시장분석은 일의 양적 변화, 직업과 업종 분포의 변화, 그리고 경제 각 분야에서 고용계약의 형태에 초점을 두고 구분한다. 일의 양적 변화를 분석하는데 있어 파트타임 고용성장에 초점을 두는 경우가 있는 반면에, 미국 노동자들의 평균 고용 전체시간의 증가에 초점을 두기도 한다. 그러한 구분은 고용 변화의 관점을 모호하게 하거나 변화가 일어나고 있는 이유에 대한 이해를 어렵게 만든다. 이 장에서는 고용 변화의 각 형태의 근거를 살펴보고 다가올 노동시장의 전체 조망에 대한 그 변화들을 연결시키는 연구정보를 간단히 요약하여 제공하고자 한다.

고용의 양적 변화

최근 수십년간에 걸쳐 고용의 기본적인 양적 변화는 노동가능인구 중 경제활동인구 비율의 증가가 일어나고 있다는 것이다(그림 1). 1965년 노동가능인구 중 58.9%가 경제활동인구이었는데 2000년까지 67.2%로 14.1%가 상대적으로 늘어났다[1]. 이러한 전체 증가경향은 남성의 경우 7.4% 감소하

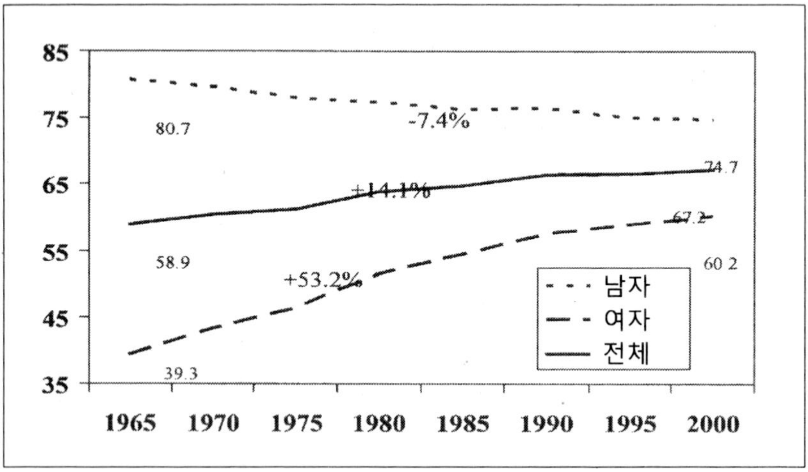

〔그림 1〕 1965년~2000년 미국의 성별 경제활동참여율

출처 : Jacobs, 1998, 23-32쪽 ; 노동통계국, 1999

였고(55세~64세에서 가장 두드러짐)(그림 2), 여성의 경우 53.2% 증가하였다(모든 연령군에서 일정한 경향을 보임)(그림 3). 그러므로, 이런 전체 증가는 노동력의 여성화가 가속화되고 있음을 보여주고 있다.

이 기간 동안 미국 노동자들의 주당 평균 근무시간은 상대적으로는 일정하게 머물러 있었지만〔2〕, 연간 근무주는 증가하였고 이러한 사실은 연간 근무시간이 늘어났다는 것을 보여준다〔3〕. 더군다나, 주 40시간 이상 전임노동(full-time work)보다 더 긴 노동을 하는 인구〔4〕와 비정형 교대근무형태가 증가하고 있다는 점이 이를 뒷받침해준다〔5〕.

전체적으로 경제활동에 참여하는 노동가능인구가 더 많아질수록 평균 노동자가 연간 더 많은 근로시간에 일하게 되고 정상 전임근로주일을 근무하는 노동자는 줄어들고 있다(전임노동보다 더 긴 노동시간과 비정상 교대근무를 갖게 되었음).

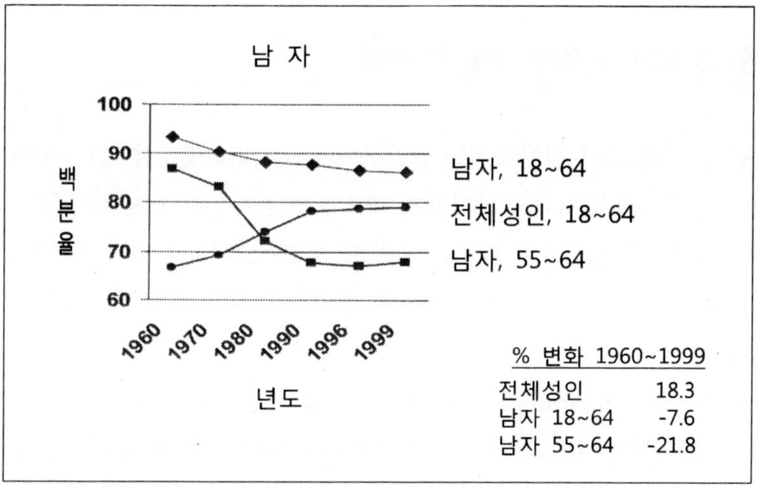

〔그림 2〕 1960년~1999년 미국의 연령별 남성 경제활동참여율

출처 : Jacob, 1998, 23-32쪽 ; 노동통계국, 1999

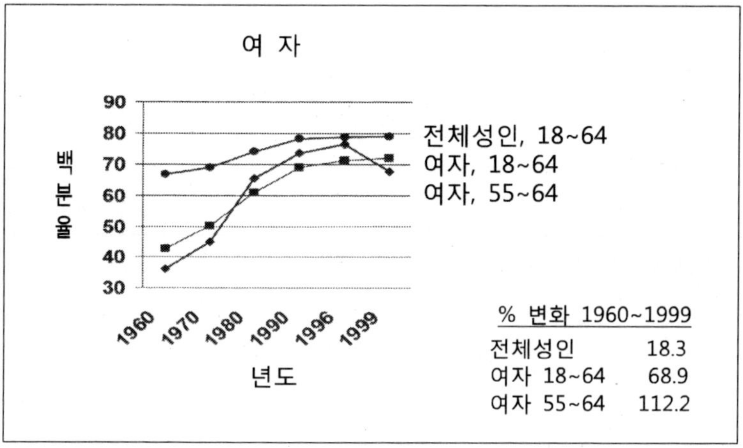

〔그림 3〕 1960년~1999년 미국의 연령별 여성 경제활동참여율

출처 : Jacob, 1998, 23-32쪽 ; 노동통계국, 1999

직종 및 업종에 따른 직업의 분포

1960년~2000년 사이에 비농업인구수가 5,420만명에서 13,180만명으로 약 2.5배 늘었다〔5~6〕. 동기간에 제조업 노동자수는 단지 약 25% 증가하는데 그쳤으나 서비스업 인구는 3배 이상 늘어났다. 그 결과 제조업 노동자는 1960년에 전체 노동자수의 38%이었던 것이 2000년까지 25% 아래로 줄어들었다(표 1).

직종별 노동자의 분포자료는 그러한 경향을 일정하게 나타내고 있다〔7~8〕. 1960년 노동자의 43%만이 사무직 노동자이었는데 당시 생산직 노동자와 서비스업 종사자수는 각각 36%와 12%를 점하고 있었다(표 2). 그러나 2000년에는 사무직 노동자가 전체의 60%를 차지하였고 서비스업 노동자는 14%인 반면, 생산직은 불과 25%로 줄어들었다. 사무직 노동자의 범주에서

〔표 1〕 1960년 및 2000년 업종의 분포

주요 업종	1960년	2000년
제조업	37.7%	24.7%
서비스업	62.3%	75.3%

출처 : 미국 통계자료, 1993, 2001

〔표 2〕 1960년 및 2000년 직종의 분포

주요 직종	1960년	2000년
사무직	43.4%	59.4%
생산직	36.6%	24.6%
서비스업	12.2%	13.5%
농업, 광업	7.9%	2.5%

출처 : 미국 통계자료, 1981, 2001

전문직이 약 25%를 차지할 정도로(전체대비 16%에 달함) 증가하였고 관리직의 비중이 거의 3배(31%에 달함)나 늘어났으나, 행정보조직(점원)이 차지하는 비중은 12%로 줄어들었다(그림에서는 다양한 사무직종의 점유율을 보여주지 못하고 있음). 물론 일자리 나누기에 있어 상대적 변화는 제조업과 관련된 직종의 장기간에 걸친 완전한 변화를 가져왔다는 사실을 숨기고 있다.

또한 미국에서 최근 40년동안 제조업 생산직종에서 서비스업종과 사무직 노동자로의 노동시장 비중이동이 있었다. 중요한 점은 1970대 초반 비관적인 분석가들이 직업의 기본적 탈기술화를 우려한데 반하여[9], 사무직에 있어 전문직과 관리직으로의 전환이 있었고 사무자동화의 여파로 행정보조직종이 약간 감소하였다는 것이다. 이런 해석은 미국을 비롯한 선진국에 국한된 내용일 뿐이고 이들 나라를 제외한 국가들에서는 제조업이 더 많이 증가하였다.

고용계약의 전환 형태

2차 세계대전이후 상당기간 미국 노동시장은 2가지 측면으로 나누어져 있었다[10, 11]. 사무직 노동자들은 직무과정을 설계하거나 수행을 감독함으로써 급여를 받았다. 그들은 고용안정을 보장받고 급여개념으로 지불받았다. 생산직 노동자들은 다른 사람들이 설계해놓은 제조공정을 수행함으로 시간당 임금을 지불받았다. 하지만 생산직 노동자들은 사무직 노동자들과 같은 고용안정성을 보장받지 못했으나, 특히 제조업종에서 미국 경제의 성공 덕택으로 가끔씩 휴업이 있었다.

지난 10년간 노동자들의 근로조건에 있어 2가지 큰 변화가 있었다. 한쪽에서는 사무직 노동자들이 더 이상 같은 수준의 직무안정성을 보장받지 못했고, 다른 한쪽에서는 생산직 노동자들이 직무과정의 설계와 실행에 참여하도록 요구받았다. 많은 업종에서 업무체계가 수평적 구조를 갖게 되었고, 중간

관리자의 수가 감소하였다[12]. 모든 경우는 아닐지라도 많은 사례에서 생산직과 사무직 노동자들이 고용관계가 지속되면서 더 많은 임무에 종사하도록 요구받고 있다. 근본적 변화는 현재 사무직 노동자들의 중요 특전인 직장 보장이 깨지고 있다는 것이다.

사업장내에서 다가오고 있는 변화에 더하여, 회사는 정규직 노동자들을 보다 적은 규모로 유지하기를 바라고 있다. 반면에 회사는 노동자가 특정 프로젝트를 수행토록 하면서 노동자개념보다는 독립된 계약자로서 고용하려고 하는 경향이 흔하다[13, 14]. 한 회사에서 정규직 노동자들이 특정 프로젝트를 빨리 마치도록 만드는 일도 흔하게 일어나기도 한다. 한편, 예전에 정규직 노동자들에 의하여 이루어진 많은 회사기능들이 다른 계약자들에게 이양되었고(outsoursing) 다른 나라로 이전되는 경우도 많아지고 있다. 최근 몇 년간 다양한 직종 전환이 외부계약자에 의하여 일어나고 있다[15]. 초기에는 일일 생산활동(이런 경우는 제품 생산 또는 서비스제공(콜센터, 일상적 경리업무, 자료관리) 같은 일을 말함)이 회사 밖에서 일어났다. 시간이 흐르면서 더 높은 수준의 설계기능(컴퓨터 프로그래밍과 같은)이 회사 외부로 이양되었다. 요즘에는 좀 더 관리적 기능이 더욱 회사 외부로 이전하고 있는 실정이다.

그러므로, 회사는 보다 많은 수의 노동자들에게 생산과정의 설계와 개선에 동참하도록 요구하고 있으며 정규직 형태로 보다 적은 노동자들을 남기는 정책을 추진하고 있고, 비정규직(흔히 하청형태) 노동자가 더 많이 업무를 분담하게 하고 있다. 이러한 변화로 인하여 장기 근무 노동자의 수를 줄이고 건강보험 및 연금제공을 감소시키고 있다.

국제 경쟁이 점점 심해지고 많은 기업들이 임금감소 압박을 받고 있으나 반면에 특정 기술을 지닌 노동자들은 실제 임금이 잠재적으로 늘어나고 있다. 실제로 고임금 노동자의 수가 상대적으로 늘어나고 중간 임금수준을 갖는 노동자들이 감소하는 현상이 일어나고 있다(표 3)[3]. 그러나 앞에서 언급한 것처럼 여전히 많은 고용현장은 저임금 및 고임금노동의 분율이 증가하는 현상을 보여주게 될 것이다. 수요가 있는 직종을 가진 노동자들에 있어 현재의 노동형태 발전이 잘 이루어질 수 있는데 이런 점은 노동자들의 직종간 이동을 신속하게 하고 일과 여가기간이 분산 배치되도록 만든다. 많은 노동자들에 있어 보다 높은 직무요구와 낮은 직무안정성의 결합과 실제 임금의 감소는 현재 노동시장상황을 매우 압박하고 있다〔16〕.

〔표 3〕 소득수준별 소득 분담율 (절대가치기준 미국달러, 미국, 1970~1999)

	〈10,000불	25,000~35,000불	〉75,000불
1970년	12.9%	15.2%	10.1%
1980년	11.6%	13.9%	13.1%
1990년	11.0%	13.7%	17.6%
1999년	9.2%	12.7%	22.6%
변화율 %	-29%	-17%	+124%

요약 : 일의 형태의 변화

직무요구는 업무과정 설계, 실행, 모니터링과 관련이 있는 지적이고 심리적인 요구 증가 뿐만 아니라 연간 실제 근로시간을 포함하고 있어 지난 수십년에 걸쳐 증가하고 있다. 작업시간 증가와 업무방법 및 실제 생산방식의 변화는 노동자와 기업간의 연결성을 느슨하게 만들었고, 이러한 현상은 직무안정성의 감소, 건강보험과 연금을 제공받는 노동자수 감소로 이어졌다. 한편으로는 높은 직무요구도를 갖는 노동자는 늘어나고 고임금, 고보험 및 연금혜택, 지속적인 고용안정성은 줄고 있는 실정이다. 요약하면 높은 직무요구도와 낮은 직무안정성은 이제 스트레스수준을 계속 증가시킬 것이 확실하다.

참고문헌

1. U.S. Bureau of the Census, *Statistical Abstract of the United States*, U.S. Bureau of the Census, Washington, DC, pp. 367, 392, 2002.
2. International Labour Office, *Key Indicators of the Labour Market 2001-2002*, International Labour Office, Geneva, Switzerland, 2001.
3. Mishel, L., J. Bernstein, and J. Schmitt, *The State of Working America 2000/2001*, Cornell University Press, Ithaca, NY, 2001.
4. Rones, P. L., R. E. Ilg, and J. M. Gardner, Trends in Hours of Work since the Mid-1970s, *Monthly Labor Review*, pp. 3-14, April 1997.
5. Hamermesh, D., *Workdays, Workhours, and Work Schedules: Evidence for the United States and Germany*, Upjohn Institute, Kalamazoo, MI, 1996.
6. U.S. Bureau of the Census, *Statistical Abstract of the United States*, U.S. Bureau of the Census, Washington, DC, p. 417, 1993.
7. U.S. Bureau of the Census, *Statistical Abstract of the United States*, U.S. Bureau of the Census, Washington, DC, p. 401, 1981.
8. U.S. Bureau of the Census, *Statistical Abstract of the United States*, U.S. Bureau of the Census, Washington, DC, pp. 380-382, 2001.
9. Braverman, H., Labor and Monopoly Capital: The Degradation of Work in the Twentieth Century, *Monthly Review Press*, New York, 1974.
10. Osterman, P., *Employment Futures: Reorganization, Dislocation, and Public Policy*, Oxford University Press, New York, 1988.
11. Osterman, P., *Securing Prosperity: The American Labor Market: How It Has Changed and What to Do About It*, Princeton University Press, Princeton, NJ, 1999.
12. Yelin, E. and L. Trupin, Disability and the Characteristics of Employment, *Monthly Labor Review*, 126, pp. 20-31, 2003.
13. Belous, R., *The Contingent Economy: The Growth of the Contemporary, Part-Time, and Subcontracted Workforce*, National Planning Association, Washington, DC, 1989.
14. Benner, C., *Work in the New Economy: Flexible Labor Markets in Silicon Valley*, Blackwell Publishers, New York, 2002.
15. Uchitelle, L., A Missing Statistic: U.S. Jobs That Went Overseas, in *New York Times*, New York, October 5, 2003.
16. Benner, C., B. Brownstein, and A. Dean, *Walking the Lifelong Tightrope: Negotiating Work in the New Economy*, Working Partnerships, San Jose, CA, 1999.

제 2 부

일이 건강과 경제적 비용에 미치는 영향

제6장

직장과 심혈관질환

The Workplace and Cardiovascular Disease

박 정 선

Paul A. Landsbergis, Peter L. Schnall and Marnie Dobson

심장질환 및 뇌졸중을 포함하는 심혈관질환은 선진 산업국가들에서 주요 질병 및 사망원인이며, 2020년까지 전 세계적으로 가장 흔한 사망원인이 될 것으로 전망된다. 심혈관질환과 고혈압은 산업화 및 도시화와 함께 최근 유행병이 되었으며 경제적 세계화의 맥락 속에서 증가하고 있다. 현대의학은 종종 사회계급, 조직, 업무관련 사회심리적 스트레스요인과 같은 사회적 스트레스요인이 고혈압과 심혈관질환의 발달에 중요한 역할을 한다는 사실을 무시한 채, 고혈압 및 심혈관질환의 개인적 위험요인에 초점을 두고 있다. 사회적 요인은 질병의 진행을 설명할 때 충분히 통합될 필요가 있다.

심혈관질환 위험의 증가는 장시간노동, 교대근무, “직무긴장”(높은 심리적 직무요구도와 낮은 직무자율성의 결합), 낮은 업무보상, 불공정, 직무불안정, 인명손실과 같은 재앙을 피하기 위해 높은 수준으로 경계하고 있어야 하는 작업과 관련이 있다. 업무에 대한 스트레스요인은 인간의 신경계에 직접 작용하는 것 외에 다양한 메카니즘을 통해, 즉 금연, 운동과 같은 건강한 행동을 억제한다든가 불안 및 우울과 같은 심리적 디스트레스를 만들어 고혈압과 심혈관질환의 위험을 증가시킬지 모른다. 공중보건학적 전략으로 직장의 질병감시, 직업성 심장학

분야의 발전, 건강증진과 산업보건적 접근법과의 통합, 및 직무 재설계 등을 포함하여 심혈관질환의 범 유행을 알리는 것이 필요하다.

사회적-역사적 맥락

심장질환 및 뇌졸중을 포함하는 심혈관질환은 산업화사회에서 주요한 질병 및 사망의 원인이며, 2020년까지 전 세계적으로 가장 흔한 사망원인이 될 것으로 전망된다[1, 2]. 2003년에 심혈관질환은 전 세계적으로 모든 사망의 29.2%의 원인이었으며, 저개발국가 및 저소득 내지 중등도 소득 국가에서 발생한 모든 심혈관질환 사망의 80%를 점했다[1].

현대의학은 흡연, 총콜레스테롤, 저밀도콜레스테롤, 고혈압, 피브리노겐, 과체중, 당뇨, 앉아서 하는 작업(활동부족) 등 심혈관질환의 여러 가지 개인적 위험요인을 규명해 왔다[3]. 그러나 세계적으로 심혈관질환의 제일 원인인 본태성 고혈압[4]은 설명되지 않는 질환("본태성"이라는 이름과 같이)으로 많은 사람들이 생각하고 있다. 본태성 고혈압은 흡연, 앉아서 하는 작업(운동부족), 당뇨뿐 아니라 직무스트레스와 연계되어 있다. 그리하여 심혈관질환의 발달에 대한 업무의 역할에 대해 알아야 할 많은 부분이 남아 있다.

심혈관질환과 고혈압은 최근 역사적 기원에서 유행병으로 대두되고 있다[5, 6]. 주요 횡단-문화 연구는 연령증가와 함께 혈압이 상승되지 않고 사냥꾼, 목동들, 또는 전통적 가내 농부들 중에는 고혈압이 없음을 밝혀주었다[6]. 대조적으로 도시 산업사회의 남녀는 혈압이 연령증가와 함께 꾸준히 증가했으며 고혈압이 흔하다. 이 연구는 또한 혈압과 경제와의 관계에서 염분 섭취, 남자, 비만도를 통제한 후에도 통계적으로 유의하게 높은 상관관계임을 보여주었다(그림 1)[5, 6].

주요 사망원인으로서의 심혈관질환은 또한 산업화 및 도시화와 동시에 증가되었으며[2, 7, 8], 고혈압과 심혈관질환으로 이끄는 산업화와 도시화에 대해

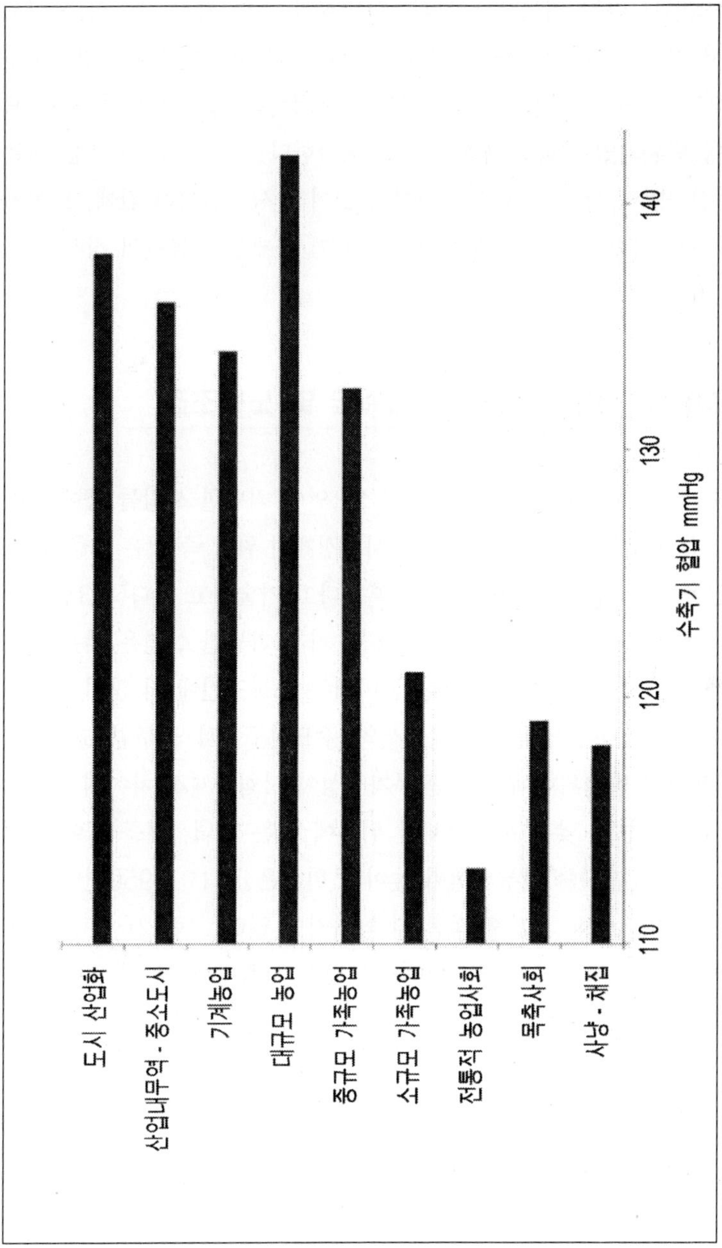

〔그림 1〕 수축기 혈압의 횡단 문화적 변이

그것이 무엇인가 라는 의문을 남겼다. 연구결과는 한 가지 중요한 요인으로 선진국에서 지난 100~200년 동안 농업과 비교적 자율적인 수공업으로부터 조립라인의 원리에 근거한 기계 중심의 노동(컴퓨터 중심의 노동 포함)으로 직장생활이 변환되었기 때문이라는 것을 제시한다[9, 10]. 직무설계를 하는데 조립라인 접근법의 핵심 양상은 그것이 공장이건 사무실이건 간에, 노동자의 낮은 자율성과 결합된 높은 직무요구도이며[7] 경제성장 동안의 장시간 노동이다.

심혈관질환의 사회적 패턴 : 사회계급 및 노동조건

많은 연구가 심혈관질환은 직무스트레스요인에 직면한 사람들 중에서 뿐만 아니라[11, 12] 낮은 사회계급 또는 낮은 사회경제적 위치 즉 낮은 수준의 학력, 소득, 직급을 가진 사람들 중에서 더욱 흔하다고 기술하고 있다(제3장 참조). 심혈관질환에서 사회계급의 차이에 대한 한 가지 가능한 설명은 낮은 사회적 위치에 있는 사람들은 건강에 악영향을 미치는 노동조건에 더 많이 노출된다는 것이다. 예를 들어 영국 공무원에서의 주요연구에서 공무원 고용계급에 따른 심장질환의 발생위험에 있어 직무자율성이 사회경제적 차이에 기여하는 가장 큰 요인이었다. 낮은 사회경제적 위치에 있는 남녀, 예를 들어 생산직 노동자들 중 심혈관질환 발생위험이 높아진 현상은[14, 15] 1950년대에 나타나기 시작했으며[16, 18], 그 후 점점 더 높아지고 있다(그림 2)[19]. 1960~70년대 미국의 25~64세 연령 남자들 중 낮은 사회경제계층의 남자들은 같은 연령의 높은 사회계층 남자들보다 심혈관질환으로 사망하는 위험이 30% 더 높았다. 그러나 1997~98년 무렵[19] 그 위험은 80%이상까지 더 높아졌다. 높은 사회경제계층과 낮은 사회경제계층간의 심혈관질환의 신규질환자 발생률의 차이는, 치명도에 관계없이 점차 증가하고 있다[20, 21].

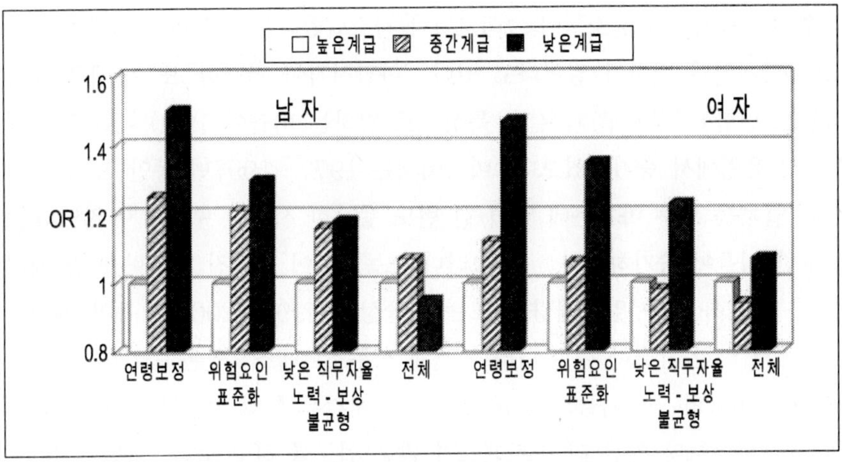

〔그림 2〕 고용계급에 따른 심혈관질환 발생률과의 관계

현재 경제와 직장 추세

고혈압이 세계적 유행이 된 것은 경제의 세계화, 도시화, 개발도상국가에서의 산업화와 동시에 일어났다〔2〕. 개발도상국가에서는 고혈압의 유병률(전체 국민 중 고혈압을 갖고 있는 사람의 백분율)이 빠르게 증가해 온 한편, 미국과 같은 선진국에서는 고혈압의 유병률이 더 이상 감소하지 않고 사실상 증가하고 있다〔22〕.

글로벌 경제에서의 국가간 경쟁에 의해 현재 경제적 및 직장의 추세는 노동자의 건강(예를 들어 심혈관질환 이환률은 개발도상국에서 급격히 증가하고 있으며, 선진국에서는 심혈관질환 사망률의 감소는 둔화상태이며 높은 소득계층과 낮은 소득계층간의 격차는 커지고 있다)에 극적인 영향을 미치고 있을지 모른다. 노동조건에서 이러한 경향은 해외근무, 외주, 조직축소, 안전보건에 대한 규제완화, 파트타임 내지 임시고용직, 텔레워킹, 노동 강화에 기여하는 '린 생산방식' 같은 새로운 관리시스템을 포함하며〔23〕, 미국에서는 대다수의 노동자가 실질소득이 그대로거나 감소되었다[24]. 동시에 직무 특성에 있어 잠재적인 변화가 일어나고 있다. '마감시각이 빡빡함' 또는 '매우 빠른 속도로 일함'(직무요구)과 같은 특성으로 일하는 비율이 1990~2005년 동안[25] 유럽에서 증가하였으며, 미국에서는 1977~1997년 동안 '노동자 자신의 업무를 모두 마치는데 있어 한 번도 충분한 시간이 주어지지 않았다'고 보고한 비율이 증가하였다[26]. 그러나 노동자들이 주어진 업무량을 잘 해결할 수 있도록 하는 업무재량도 또는 자율성은 1995~2005년 동안 유럽의 조사에서 약간 감소한 결로 나타나 전체 직무스트레스요인은 증가한 것을 말해준다. 미국의 노동자들의 평균 주간 근로시간은 현재 선진국 중에 가장 길며[27], 과거보다 훨씬 더 스트레스가 많은 업무를 하고 있다. 이런 이유 중의 하나는 미국이 노동자들에게 유급휴가에 대한 보장이 없는 세계에서 유일한 선진경제국가이기 때문이다. 유럽국가들은 연간 최소 20일의 유급휴가를 법적으로 보장하고 있으며 일부 국가는 30일 이상 보장하고 있다. 정부 기준이 없는 가운데 미국인들의 거의 1/4이 무급휴가를 보내고 있다[28].

이러한 경향은 낮은 사회경제계층의 노동조건에 더욱 심각한 영향을 미칠지 모른다. 예를 들어, 스웨덴에서 '몹시 피로하면서 단조로운 일'의 비율이 1992~2000으로부터 전체 노동력의 8.6%에서 11%로 증가하였다. 그러나 생산직 노동자 중 비율은 12.6%에서 20%로 훨씬 더 증가하였다[29].

심혈관질환 사망률 및 발생 경향

미국에서 지난 40년간 심혈관질환 사망률이 크게 감소했음에도 불구하고, 심혈관질환의 신규발생은 적어도 최근 20년 동안 치명적이든 아니든 간에[31~34] 조금 감소하거나 거의 감소하지 않았다. 흡연율과 콜레스테롤 수준은 떨어졌지만 당뇨[35], 과체중[36], 고혈압 비율[38]은 증가했으며, 사회심리적 스트레스요인이 이러한 경향에 기여할지 모른다는 인식이 증가하고 있다[39].

회사 조직과 심혈관질환

대부분 사람들은 깨어 있는 시간의 대부분을 일하는데 그리고 집에서 직장까지 출퇴근하는데 보낸다. 일이 조직된 방식 — 일하는데 보내는 시간, 하루의 몇 시간을 일하는지, 업무의 속도와 강도, 우리 직무에 대해 어떻게 느끼는지(예를 들어 우리가 고용안정을 누리고 있는지 또는 아닌지, 우리 업무가 우리에게 기술발전과 성장의 기회를 주는지 여부), 직장에서의 사회적 관계 — 이 우리의 건강에 영향을 줄 수 있다.

노동시간 및 일정

저녁과 밤에 일을 하거나 순환교대근무를 하는 사람들은 심장질환에 대해 약간 더 위험하다[39]. 장시간노동(연장근무)에 대한 연구는 산업재해 및 손상, 근골격계질환, 피로, 심리적 증상, 불건강한 행위(흡연, 음주 등), 심혈관질환 위험요인(고혈압 같은) 및 심혈관질환[40~43] 등 다양한 건강영향을 지적하고 있다. 업무에 장기적인 노출이 피로를 증가시켜 그것이 심장질환의 위험을 증가시킬지 모르며, 반면에 휴식과, 휴가는 위험을 없애주거나 낮춰준다. 일주일 휴가를 마친 후 업무로 돌아오는 스트레스는 다른 요일에 비해 월요일 동안 심장질환 사망수가 증가되었다는 보고와 같이 위험을 증가시킨다[44].

1958년에 시작된 연구는 장시간근로가 심장질환의 위험을 증가시킬지 모른다는 것을 제시하였다. 과로사 — 연장근무로부터 갑작스런 사망[51] — 에 대한 일본에서의 관심으로부터 시작하여 많은 연구가 아시아에서 수행되어 왔다. 연장근무의 건강에 대한 영향은 스트레스가 많은 업무 즉 직업적인 운전수[52], 교대근무 작업자[53] 및 고령 노동자에게 더 클 수 있다[41~53].

직업관련 사회심리적 스트레스요인들

연구자들은 지난 30년 동안 직무스트레스요인에 대해 생각해 왔으며 다양한 방법으로 측정해왔다[54~57]. 직무스트레스요인에 대해 가장 많이 연구된 것이 '직무긴장' 즉, 낮은 재량과 높은 심리적 직무요구가 결합된 업무에 대해서이다[11]. 더욱 최근에 개발되었으며, 직무스트레스를 기술하는데 중요한 방법은 '노력-보상 불균형', '높은 업무량(직무요구) 및 장기간의 보상에 대한 낮은 자율성간의 불일치'이다[58, 9, 112]. 낮은 보상은 낮은 '자기 보상'(존중 및 지원), 낮은 소득, 낮은 '지위 조절'(진급 전망이 없음, 고용의 불안정 및 지위의 불일치)을 포함한다. 또 다른 스트레스요인인 '조직의 불공정성'은 다음 세 가지 방법으로 정의되고 있다. 첫째, 분배의 불공정—직장에서 불공평하게 보상을 받는 것, 둘째, 과정의 불공정성—직장에서의 의사결정과정에서 영향을 받는 집단에 대해 투입, 유익한 피드백 및 어필의 가능성을 제공하지 않는 것, 그리고 그것들이 공평하게, 일관되게, 편견 없이 적용되지 않는 것, 셋째, 관계의 불공정성—상사가 노동자를 공평하게, 공손하게, 배려심을 갖고 대우하지 않는 것이다[59]. 게다가 몇몇 연구들은 '위협-회피성'의 조심해야 할 일, 즉 생명 손실과 같은 재난을 피하기 위해 높은 수준의 경계가 지속적으로 필요한 일을 관찰해왔다[56]. 이것이 심혈관질환 위험이 높은 일련의 직업, 예를 들어 트럭운전수, 항공관제사, 항해사 등의 특성이다. 더욱 최근에 연구자들은 고용 불안정과 '조직 축소'의 건강영향을 연구하고 있다[60].

직무스트레스요인과 심혈관질환

직무긴장, 업무복귀 및 심혈관질환

1981년 및 2002년 사이에 출간된 직무긴장과 심혈관질환에 대한 대부분의 연구는 직무긴장에 직면한 노동자들 중에 심혈관질환율이 높다는 것을 보여주었다[57]. 그밖에 직무긴장에 노출되는 것이 관상동맥질환의 발병에 역할을 한다는 것을 보여 주였으며, 세 연구는 첫 번째 심장마비 후 직장에 복귀한 사람이 직무긴장에 지속적으로 노출되었을 때의 영향을 보여주었다. 테오렐 등에 의한 연구는 45세 이전에 첫 번째 심장마비를 겪은 후 생존한 79명의 스웨덴 남자를 5년 추적했을 때 직장에 복귀한 후 높은 긴장의 직무에 종사하는 것이 관상동맥질환에 의한 사망의 유의한 독립적 예측인자임을 발견하였다[61]. 2000년 오스-고머 등은 279명의 스웨덴 여자들을 통해 결혼생활로 인한 스트레스가 두 번째 심장마비를 예측한다는 것을 발견하였으나 직무스트레스는 그렇지 않았다[62]. 그러나 2007년도에 출간된 캐나다 남녀를 대상으로 한 연구에서 직장 복귀 후와 그로부터 2년 후에 직무긴장도를 측정했더니 두 번의 인터뷰 모두 직무긴장에 노출된 사람들은 직무긴장에 노출되지 않은 사람들이나 측정기간 동안 단 한 번의 직무긴장을 당한 사람들에 비해 두 번째 심장마비를 당할 확률이 두배 높다는 것을 발견하였다[63]. 오스-고머는 "환자와 의사는 직무긴장에 대한 평가를 의료의 체제에 포함하는 것이 이득이 있다"는 것을 시사하였다[64]. 현재 심장 전문의사들은 심장마비를 겪은 환자들을 직무 복귀할 수 있는지 결정하기 위해 신체적 업무부담능력만 평가한다. 이러한 결과는 환자의 사회심리적 직무환경이 직무복귀를 위한 평가에 포함되어야 한다는 제안을 지지하며, 관상동맥질환을 진행시키는데 있어 직무긴장의 역할에 대한 신뢰를 갖게 한다.

노력-보상 불균형과 심혈관질환

남자들에 관한 수많은 연구가 노력-보상 불균형을 직면한 노동자들이 심혈관질환의 위험이 높다는 것을 발견했다. 예를 들어, 핀란드 노동자들의 연구에서 노력-보상 불균형의 상위 1/3에 있는 사람들은 하위 1/3에 있는 사람들에 비해 25년 동안 추적조사하여 심장질환으로 사망할 확률이 심혈관질환의 다른 위험요인을 보정하더라도 2.4배 높았다[70].

조직의 불공정과 심혈관질환

높은 관계 불공정(상사의 낮은 지원)을 보고한 영국의 공무원들은 8.7년의 추적기간 동안 심장질환이 41% 더 발생하기 쉬웠다〔71〕. 이와 비슷하게 상사의 낮은 지원을 보고한 핀란드의 공장노동자들은 25년 동안 64% 더 심장질환이 발생했다〔72〕. 이러한 위험의 증가는 연령, 성, 콜레스테롤, 고혈압, 흡연, 직무긴장 및 노력-보상 불균형과 같은 전형적인 위험요인들을 보정하고도 나타났다.

위협-회피성의 조심해야 할 일과 심혈관질환

단지 몇 편의 연구가 특이하게 위협-회피성의 조심해야할 일과 심혈관질환에 대해 연구하였다〔47, 73~75〕. 한 개의 직업군에 대한 많은 연구로부터 나온 이러한 위험요인에 대한 가장 강한 증거는 직업적 운전수, 특히 도시의 버스 및 택시 운전수라는 직업이 심장질환〔66, 76〕 및 고혈압의 위험을 가장 일관성 있게 증가시킨다는 것이다〔78〕.

조직축소와 심혈관질환

인력감축('다운싸이징')은 그들의 직업을 지켜낸 핀란드 공무원의 심혈관질환으로 인한 사망의 위험을 두 배로 증가시켰다〔60〕. 조직 축소 후 노동자들은 높은 수준의 신체적 업무요구 및 직업불안정과 낮은 수준의 기술 사용 및 직무 참여에 직면하게 되었다〔79〕.

직무스트레스요인과 낮은 사회경제적 지위간의 상호작용

남자들 중에 심혈관질환에 대한 직무긴장의 영향은 높은 사회경제적 위치에 있는 남자들보다 생산직 노동자들 가운데 더욱 일관성 있고 강했다. 사회경제적 위치와 이와 비슷한 상호작용을 영국 공무원의 노력－보상 불균형에서 볼 수 있었다[83]. 혈압에 대한 직무긴장의 영향은 또한 뉴욕에서 일하는 낮은 사회경제적 지위를 가진 남자와 매사츄세츠주의 프래밍험에서 사는 낮은 사회경제적 지위를 가진 남녀에서 더욱 높았다[84, 85].

대부분의 연구에서 성인의 사회경제적 지위를 감안한 후에도 직무스트레스요인과 심혈관질환간에 연관성을 발견한다. 어린 시절의 낮은 사회경제적 지위가 미래의 심혈관질환을 예측하며, 이것이 항상 연구에서 고려되는 것은 아니다. 그러나 여러 편의 연구가 직무스트레스의 영향이 어린 시절의 사회경제적 지위를 고려한 후에도 여전히 존재함을 보여주었다[86, 87].

직무스트레스요인에 의한 심혈관질환의 비율은 얼마나 되는가?

연구자들은 특정한 노출을 제거했을 때 예방될 수 있는 특정 질병의 백분율이 얼마나 되는지 결정하기 위해 '기여위험도'를 계산해 낼 수 있다. 일부 보수적인 학자들은 스웨덴 남자들 중 직무긴장에 의한 심혈관질환이 7~16%된다고 추정하고 있으며[11], 덴마크에서 단조로우며 빠른 속도의 일(직무긴장의 보수적인 대리측정지표)을 하는 남자들의 6% 및 여자들의 14%가 직무긴장에 의한 심혈관질환을 일으킨다고 했다[55]. 그러나 직장 스트레스요인의 결합된 또는 시너지적인 효과를 본 몇편 안 되는 연구에서 일에 의한 심혈관질환의 추정 비율이 증가한다는 것을 보여주었다[69].

회사의 조직과 고혈압

혈압측정 기술의 영향

직무긴장에 의해 증가된 심혈관질환의 위험은 직무긴장이 혈압을 증가시킨 결과인가? 병원에서 혈압을 측정했을 때, 직무긴장은 혈압과 강한 관계를 갖지는 않는다〔54, 56, 88〕. 그러나 혈압이 이동식 휴대용 모니터로 측정한 연구에서는 직무긴장과 혈압간의 관련성에 대한 강한 증거가 발견되었다〔56〕. 이러한 차이는 이동식 혈압기가 정상적인 일상생활동안 그리고 혈압을 지속적으로 올리는 진짜 원인인 일상적 스트레스요인에 노출되는 동안 혈압을 측정하기 때문에 발생한다. 반면에 이완은 사람들이 일로부터 떠났을 때 일어날 수 있으며, 그것이 병원에서 측정하는 혈압을 낮추는 결과를 초래한다. 이동식 혈압모니터링은 근무하는 날 내내 팔에 자동측정 모니터를 부착하고 있으면서 매 30초 마다 미리 세팅된 간격으로 혈압을 측정하는 것이다〔89〕. 이동식혈압측정기로서 진짜 하루평균 혈압을 측정하는 것이 병원 혈압보다 훨씬 좋은 방법이며, 이것은 심장의 좌심실 크기의 증가와 미래의 심혈관질환과 같이 심장의 손상을 예측하는 좋은 지표이다(그림 3)〔90, 91〕.

장시간노동과 혈압

연구가 항상 일관되지는 않지만 수편의 일본 연구는 장시간노동과 고혈압

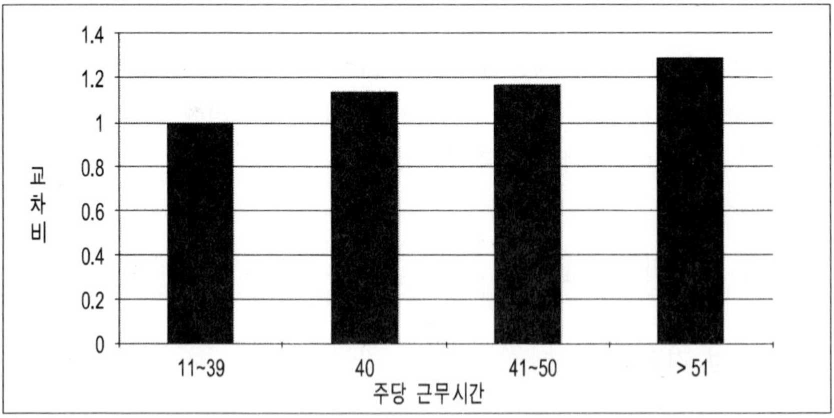

〔그림 3〕 주당 노동시간에 따른 고혈압 위험도

간에 정의 상관관계가 있음을 발견하였다. 한 일본연구는 한 달에 88시간 연장근무를 하는 노동자에 대해 이동식혈압측정기로 측정한 혈압이 한 달에 단지 25시간 연장근무를 한 노동자에 비해 유의하게 높음을 보여주었다. 게다가 업무가 바쁜 기간에 88시간 연장근무를 하는 노동자의 이동식혈압측정기로 측정한 이완기 혈압이 비교적 덜 바쁜 기간 동안 같은 그룹의 노동자 혈압을 측정한 것에 비해 유의하게 높았다.

또 다른 일본인 연구에서, 주당 61시간 이상을 통근과 일하는 데 보내는 50~60대 연령의 봉급생활자는 57시간 이하를 보내는 사람들보다 수축기 혈압이 높았다[53]. 최근의 캘리포니아 건강정보조사로부터의 자료를 분석한 결과 주당근로시간이 증가할 때 고혈압을 보고하는 캘리포니아 취업자의 백분율이 증가함을 보여주었다[93].

직무긴장과 혈압

2000년에 수행된 한 종설연구에서, 남자들의 직무긴장과 이동식측정혈압에 대한 11편의 단면적 연구 중 대다수가 직무긴장과 높은 이동식측정혈압간의 관련성을 보여주었다[56]. 5편의 연구에서 이동식측정기에 의해 혈압이 퇴근 후에도 측정되었으며 직무긴장을 가진 남자는 일을 안 할 때의 수축기 혈압 역시 높았는데 이것은 이동식측정혈압에 대한 직무긴장의 영향이 하루 종일 그리고 밤까지 일어난다는 것을 보여주는 것이다. 2000년까지 출간된 여성들의 직무긴장과 이동식측정혈압에 대한 6편의 단면적 연구 중 네 편에서 직무긴장을 가진 여자들은 근무 중 수축기 혈압이 더 높다는 것을 보여주었다. 직무긴장을 가진 노동자들은 전형적으로 직무긴장이 없는 사람들보다 근무 중 이동식측정 수축기 혈압이 약 4~8mmHg 더 높았다.

직무긴장과 이동식측정혈압간의 유일한 종적 추적연구인 뉴욕시 직장 혈압연구(WSBPS)는 1985년에 시작되었다. 자료수집의 첫 라운드에서 직무긴장을 가진 남자들은 심장 손상의 징후인 좌심실의 크기가 증가된 것을 보여주었으며[95], 연령, 인종, 체중과 같은 다른 위험요인을 고려한 후에도 직무긴장이 없는 남자보다 직장, 가정, 수면 중의 이동식측정혈압이 더 높았다[96, 97]. 이러한 결과는 최근에 벨기에의 직무스트레스 프로젝트에서 재현되었다[98].

이 연구가 3년 후에 다시 참가자들의 혈압을 측정하고 직업에 대한 질문지를 작성하여 직무긴장에 대한 만성적 또는 장기간의 측정이 가능하였다. 처음과 두 번째 조사에서 직무긴장을 가진 남자(장기간 폭로)들은 두 번 다 직무긴장을 갖지 않은 남자들에 비해 수축기 이동식측정혈압이 11~12mmHg 더 높았으며 이완기 혈압은 6~9mmHg 더 높았다. 이러한 차이는 매우 커서, 이 연구 표본에서 아프리칸 아메리칸과 백인 간에 두 배 이상 차이를 보였으며, 이 연구 표본에서 연령이 25세이거나 체중이 50파운드 증가한 사람들 중 혈압에 대한 영향보다 훨씬 더 컸다[99]. 직무긴장 상황을 벗어나는 잠재적 이득에 대한 아이디어를 얻기 위해 첫 번째 조사에서 직무긴장을 보고했으나 두 번째 조사에서는 직무긴장이 없는 남자들에서 직장의 수축기 이동측정혈압은 5.5mmHg, 가정에서의 수축기 이동측정혈압은 4.7mmHg 떨어졌음을 보여주었다[99].

기타 직무스트레스요인과 혈압

수편의 연구가 직장에서 '많은 노력 / 낮은 보상'에 직면한 남자들의 높은 혈압을 보여주었으며[100~102], 한편의 연구가 여자들에서의 이러한 연관성을 또한 보여주었다[102]. 샌프란시스코의 한 연구는 높은 업무장벽과 시간적 압박을 받는 운전수들이 연령, 성 및 고참이라는 변수를 고려한 후에도 고혈압(병원에서 측정한 혈압으로서 160/95mmHg이거나 현재 고혈압 치료제 복용 중으로 정의함)의 위험이 증가했음을 보여주었다[78].

감춰진 고혈압

이동식측정혈압은 '감춰진 고혈압' 즉 일하는 동안 또는 24시간 동안 높은 이동식측정혈압을 보이는 사람이 병원 또는 의사들 진료실에서는 정상 혈압을 보이는 것을 찾아내도록 해준다. 감춰진 고혈압은 자주 연구되지 않았으나 중요한 임상적 및 공중보건학적 중요성을 갖는다. 감춰진 고혈압을 가진 사람들은 고혈압으로 진단된 사람이나 정상혈압보다 훨씬 높은 혈압을 보이는 사람과 비슷하게 좌심실의 크기 증가 같은 심장 손상을 갖고 있거나[103, 104] 뇌에 혈액을 공급하는 경동맥의 플라크 수준으로 측정한 죽상경화증 또는 심장질환 및 뇌졸중의 위험을 갖고 있다[91, 105~108]. 일반인구집단에 대한 한 연구에서 병원에서 측정한 정상적인 혈압을 가진 사람의 10~30%가 높은 이동측정혈압, 즉 감춰진 고혈압을 갖고 있었다[9].

감춰진 고혈압에 대한 출판된 모든 연구 중에서 단지 한 연구가 업무관련 위험요인을 보았다. 오하이오주의 여성노동자들 가운데 감춰진 고혈압은 고위직 정신노동자에 비해 생산직 및 단순사무직 노동자들 사이에 더욱 흔했다. 그러나 확장기 혈압에서는 이러한 패턴은 보이지 않았다[109].

뉴욕 직장혈압연구에서 남자들 자료의 예비분석결과 감춰진 고혈압을 가진 남자들에서 직무긴장이 54% 더 흔했으며, 연령, 인종, 체중, 교육, 흡연, 음주를 고려한 후에도 5배 이상 더 흔했다. 뉴욕시 의료인들 연구자료의 예비분석결과 감춰진 고혈압의 위험증가는 직무긴장, 노력-보상 불균형, 교대근무, 고등학교 학력을 가진 노동자에게 보였다. 이러한 결과는 직무긴장이 직장에서 그리고 하루 종일 혈압을 오르게 한다는 초기 연구들과 일관되는 것이다.

감춰진 고혈압을 갖고 있고 이전에 고혈압 진단을 받지 않은 사람들은 상담, 치료, 직무스트레스요인 측정이 필요하지만 의사진료실에서는 혈압이 정상으로 측정되기 때문에 거의 이러한 관리를 받지 않고 있다.

어떤 업무 조직이 심혈관질환을 일으킬 수 있는가에 의한 또 다른 기전

전통적인 위험요인에 대한 직무스트레스요인의 영향

직무긴장

연구결과들은 직무긴장에 직면한 노동자들은 더 많이 흡연을 하거나 담배 끊는 것을 더 힘들어 한다는 것을 보여주었다〔110~113〕. 어떤 연구에서 직무긴장을 가진 노동자들은 더 체중이 많이 나가고 운동을 덜 했다〔110, 114, 115〕. 직무재량이 없는 노동자들은 죽상경화증 즉 동맥을 딱딱하게 하는 혈액속의 화학물질인 혈중 피브리노겐 수준이 더 높았다〔116, 117〕. 그리고 일부 연구에서 낮은 직무재량 또는 직무긴장을 가진 노동자들은 심장혈관이나 뇌로 가는 혈관에 죽상경화증이 더 심하였다〔118, 121〕. 높은 혈압은 또한 죽상경화증에도 기여한다〔122〕.

미국에서 매년 12만명 이상이 갑자기 경고도 없이 심장성 급사로 사망한다. 한 가지 가능한 이유는 심박동변이의 감소이며 이것은 부정맥으로 인한 사망뿐 아니라 심장질환의 중요한 예측인자이다. 건강한 심장은 다양한 요구와 자극에 대해 신체가 반응하면서 하루 중 심박동수에 많은 변화를 보여준다. 한 연구는 직무긴장과 심박동변이의 감소간의 연관성을 보여주었다〔123〕. 심박동변이의 감소와 관련된 다른 직무스트레스요인은 심한 정신적 업무부담, 장시간노동 또는 교대근무이다〔124〕.

노력-보상 불균형

한 연구에 의하면 노력-보상 불균형의 핀란드 공장 노동자들은 그렇지 않은 노동자들보다 체중이 더 나갔다[70]. 또 다른 연구에서는 노력-보상 불균형의 핀란드 공무원들이 심장질환의 여러 위험요인들 즉 과체중, 흡연, 과음, 운동부족 등을 갖고 있었다[125]. 노력-보상 불균형인 영국의 남자공무원들은 당뇨병이 될 위험이 증가했으며, 이러한 경향이 여자들에서는 보이지 않았다[126]. 마지막으로 여러 연구들에서 노력-보상 불균형인 노동자들이 콜레스테롤 수치가 더 높았다[102, 127, 128].

장시간근로

두 편의 연구에서 연장근무는 불건강한 체중증가와 관련이 있었으며, 세편의 연구 중 두 편에서 음주량이 늘어났고, 두 편의 연구 중 한편에서 흡연량이 늘었으나 운동이나 약물남용과는 관련이 없었다[43]. 두 편의 일본연구 중[129, 130] 하나에서[129] 근무시간과 성인 당뇨 발병간에 관련성을 보여주었다.

일과 사회적 심리적 기전

현대의학은 직업환경 등에서의 객관적인 스트레스요인에 대한 관련성을 무시한 채 행동적/심리적 요인을 분리하여 보는 경향이 있다. 감정, 행위, 성격은 사회적 조건의 결과로서 보여질 수 있으며 사회적 스트레스요인이 심장질환과 뇌졸중의 위험을 증가시키는 몇 가지 길일 수도 있다. 많은 감정들은 '권력과 사회적 상황 내에 함몰된 지위차이에 대한 반응' 이다[131].

고혈압

비록 다른 연구결과는 이러한 연관성을 보여주지 않았지만 일부 연구들은 높은 혈압이 겉으로 드러내지 않는 공격성 및 불안과 관련이 있다는 것을 보여주었다[132~135]. 고혈압 발병에 있어 직무스트레스요인과 성격간의 상호작용을 본 연구자는 드물다. 한 연구에서 고혈압이 억눌린 분노를 가졌으나 단지 직무스트레스만을 보고한 시간제 남자노동자에서 좀 더 흔하다는 것을 보여주었다[136]. 또 다른 연구에서는 고혈압 가족력을 가졌으나 본인은 정상 혈압인 사람이거나 고혈압이 있는 연구 참여자들은[137] 감정을 더 적게 표현하고 불평하지 않는 태도를 보였다[11]. 그러한 성격적 특성은 불평하지 않는 태도를 강화시키고 능동적인 감정적 대처를 막는 스트레스가 많은 직업환경으로부터 일부 만들어졌을지 모른다[138].

심리적 스트레스, 심장질환 위험을 증가시킬지 모른다

연구결과 직무스트레스요인에 직면한 노동자들은 불안[134~141], 소진[142~144], 우울[139, 145~147], 적대심[148, 149] 수준이 더 높았다. 우울은 심장질환의 위험요인의 하나로 나타났다. 그러므로 이것은 직무스트레스요인이 심장질환을 증가시키는 한 가지 길일 수 있다(제7장 참조).

결 론

직무스트레스요인과 사회경제적 위치 같은 사회적 기전이 고혈압과 심혈관질환의 발병에 중요한 역할을 한다는 것은 아직 전통적인 의학적 이론에는 통합되지 않았다. 전통적인 의학은 개인적 위험요인에 초점을 맞추는 경향이 있으며 사회적 기반을 무시한다. 심혈관질환의 사회적 원인에 대한 현재의 더 넓은 이해를 반영하여 점점 더 범유행적이 되어가는 심혈관질환에 대해 적절히 대처하는 공중보건 전략이 요구되고 있다. 심혈관질환의 작업관련 원인이 심혈관질환의 사망률 감소가 둔화되고 있고, 고혈압, 당뇨, 비만과 같은 심혈관질환 위험요인이 증가하고 있는 미국과 다른 선진국에서 알려질 필요가 있다. 중국이나 인도 같은 개발도상국에서는 심혈관질환 사망률과 위험요인이 급속히 증가하고 있으며 공중보건 및 질병예방을 위한 자원이 훨씬 부족하다[2, 22]. 직장 감시체계, 직업성 심장학분야의 발전, 건강증진과 산업보건학적 접근의 통합 및 직무재설계의 이용과 같은 노력이 절대적으로 필요하다. 일부 이러한 큰 변화가 서부유럽과 일본에서 일어나고 있지만 미국에서는 그러한 노력이 더디다. 세계의 가장 큰 경제주체로서 지속적으로 성장하고 전 세계에 영향을 파급하는 미국은 국제적 파트너에게 직장의 안전과 보건을 위한 더욱 강력한 보호의 필요성을 선도적으로 주창하여야 한다.

참고문헌

1. World Health Organization, *The Atlas of Heart Disease and Stroke*, World Health Organization, Geneva, Switzerland, 2004.
2. Graziano, J., Global Burden of Cardiovascular Disease, in *Heart Disease, Zipes*, D., P. Libby, R. Bonow, and E. Braunwald (eds.), Elsevier, London, UK, pp. 1-19, 2004.
3. Kannel, W. B., *The Framingham Experience, in Coronary Heart Disease Epidemiology*, Marmot, M. and P. Elliott (eds.), Oxford University Press, Oxford,NY, pp. 67-82, 1992.
4. Lawes, C., S. Vander Hoorn, M. Law, P. Elliott, S. MacMahon, and A. Rodgers, Blood Pressure and the Burden of Coronary Heart Disease, in *Coronary Heart Disease Epidemiology*, Marmot, M. and P. Elliott (eds.), Oxford University Press, Oxford, NY, pp. 152-173, 2005.
5. Schnall, P. L. and R. Kern, Hypertension in American Society: An Introduction to Historical Materialist Epidemiology, in *The Sociology of Health and Illness: Critical Perspectives*, Conrad, P. and R. Kern (eds.), St. Martin's Press, New York, pp. 97-122, 1981.
6. Waldron, I., M. Nowatarski, M. Freimer, J. P. Henry, N. Post, and C. Witten, Cross-Cultural Variation in Blood Pressure: A Qualitative Analysis of the Relationship of Blood Pressure to Cultural Characteristics, Salt Consumption and Body Weight, *Social Science and Medicine*, 16, pp. 419-430, 1982.
7. Mackinnin, A., The Origin of the Modern Epidemic of Coronary Artery Disease in England, *Journal of the Royal College of General Practitioners*, 37, pp. 174-176, 1987.
8. Faergeman, O., The Societal Context of Coronary Artery Disease, *European Heart Journal*, 7: Supplement A, pp. A5-A11, 2005.
9. Landsbergis, P., P. Schnall, K. Belkic, J. Schwartz, D. Baker, and T. Pickering, Working Conditions and Masked (Hidden) Hypertension: Insights into the Global Epidemic of Hypertension, *Scandinavian Journal of Work Environment and Health*, Suppl (6), pp. 41-51, 2008.
10. Schnall, P., K. Belkic, P. A. Landsbergis, and D. Baker, Why the Workplace and Cardiovascular Disease?, *Occupational Medicine: State-of-the-Art Reviews*, 15: 1, pp. 1-5, 2000c.
11. Karasek, R. and T. Theorell, *Healthy Work: Stress, Productivity*, and the Reconstruction of Working Life, Basic Books, New York, 1990.

12. Schnall, P., K. Belkic, P. A. Landsbergis, and D. E. Baker, The Workplace and Cardiovascular Disease, in *Occupational Medicine : State-of-the-Art Reviews*, Hanley and Belfus, Philadelphia, PA, 2000a.
13. Kaplan, G. A. and J. E. Keil, Socioeconomic Factors and Cardiovascular Disease : A Review of the Literature, *Circulation*, 88 : 4 Pt 1, pp. 1973-1998, 1993.
14. Kawachi, I. and M. Marmot, What Can We Learn from Studies of Occupational Class and Cardiovascular Disease?, *American Journal of Epidemiology*, 148, pp. 160-163, 1998.
15. Marmot, M. G., H. Bosma, H. Hemingway, E. Brunner, and S. Stansfeld, Contribution of Job Control and Other Risk Factors to Social Variations in Coronary Heart Disease Incidence, *Lancet*, 350, pp. 235-239, 1997.
16. Gonzalez, M. A., F. R. Artalejo, and J. R. Calero, Relationship between Socioeconomic Status and Ischaemic Heart Disease in Cohort and Case-Control Studies : 1960-1993, *International Journal of Epidemiology*, 27 : 3, pp. 350-358, 1998.
17. Marmot, M., A. M. Adelstein, N. Robinson, et al., Changing Social Class Distribution of Heart Disease, *British Medical Journal*, 2, pp. 1109-1112, 1978.
18. Wing, S., P. Dargent-Molina, M. Casper, W. Riggan, C. G. Hayes, and H. A. Tyroler, Changing Association between Community Structure and Ischaemic Heart Disease Mortality in the United States, *Lancet*, 2 : 8567, pp. 1067-1070, 1987.
19. Singh, G. K. and M. Siahpush, Increasing Inequalities in All-Cause and Cardiovascular Mortality among US Adults Aged 25-64 Years by Area Socioeconomic Status, 1969-1998, *International Journal of Epidemiology*, 31, pp. 600-613, 2002.
20. Hallqvist, J., M. Lundberg, F. Diderichsen, and A. Ahlbom, Socioeconomic Differences in Risk of Myocardial Infarction 1971-1994 in Sweden : Time Trends, Relative Risks and Population Attributable Risks, *International Journal of Epidemiology*, 27, pp. 410-415, 1998.
21. Tuchsen, F. and L. A. Endahl, Increasing Inequality in Ischaemic Heart Disease Morbidity among Employed Men in Denmark 1981-1993 : The Need for a New Preventive Policy, *International Journal of Epidemiology*, 28, pp. 640-644, 1999.
22. Hajjar, I., J. Kotchen, and T. Kotchen, Hypertension : Trends in Prevalence, Incidence, and Control, *Annual Review of Public Health*, 27, pp. 465-490, 2006.
23. Landsbergis, P. A., J. Cahill, and P. Schnall, The Impact of Lean Production and Related New Systems of Work Organization on Worker Health, *Journal of Occupational Health Psychology*, 4 : 2, pp. 108-130, 1999.
24. Mishel, L., J. Bernstein, and H. Boushey, *The State of Working America 2002/2003*, Cornell University Press, New York, 2003.
25. European Foundation, *Fifteen Years of Working Conditions in the EU : Charting the Trends*, European Foundation for the Improvement of Living and Working Conditions, Dublin, Ireland, 2006.
26. Bond, J. T., E. Galinsky, and J. E. Swanberg, *The 1997 National Study of the Changing Workforce*, Families and Work Institute, New York, 1998.
27. International Labour Office, *Key Indicators of the Labour Market 2001-2002*, International Labour Office, Geneva, Switzerland, 2001.
28. Ray, R. and J. Schmitt, *No-Vacation Nation*, Center for Economic and Policy Research, Washington, DC, 2007.

29. Vogel, J., *Swedish Level of Living Survey Data*, Landsbergis, P. (ed.), Statistics Sweden, Stockholm, 2002.
30. Liao, Y. and R. S. Cooper, Continued Adverse Trends in Coronary Heart Disease Mortality among Blacks, 1980-91, *Public Health Reports*, 110, pp. 572-579, 1995.
31. Rosamond, W. D., L. E. Chanbless, A. R. Folsom, et al., Trends in the Incidence of Myocardial Infarction and in Mortality Due to Coronary Heart Disease, 1987 to 1994 [Abstract], *The New England Journal of Medicine*, 339, pp. 861-867, 1998.
32. Goldberg, R. J., J. Yarzebski, D. Lessard, and J. M. Gore, A Two-Decades (1975 to 1995) Long Experience in the Incidence, In-Hospital and Long-Term Case-Fatality Rates of Acute Myocardial Infarction: A Community-Wide Perspective, *Journal of the American College of Cardiology*, 33:6, pp. 1533-1539, 1999.
33. McGovern, P. G., J. Jacobs, D. R., E. Shahar, et al., Trends in Acute Coronary Heart Disease Mortality, Morbidity, and Medical Care from 1985 through 1997: The Minnesota Heart Survey, *Circulation*, 104, pp. 19-24, 2001.
34. Rosamond, W. D., A. R. Folsom, L. E. Chambless, and C.-H. Wang, Coronary Heart Disease Trends in Four United States Communities. The Atherosclerosis Risk in Communities (Aric) Study 1987-1996, *International Journal of Epidemiology*, 30, pp. S17-S22, 2001.
35. Harris, M. I., K. M. Flegal, C. C. Cowie, et al., Prevalence of Diabetes, Impaired Fasting Glucose, and Impaired Glucose Tolerance in US Adults—The Third National Health and Nutrition Examination Survey, 1988-1994, *Diabetes Care*, 21:N4, pp. 518-524, April 1998.
36. Kuczmarski, R. J., K. M. Flegal, S. M. Campbell, and C. L. Johnson, Increasing Prevalence of Overweight among US Adults, *Journal of the American Medical Association*, 272, pp. 205-211, 1994.
37. Hajjar, I. and T. Kotchen, Trends in Prevalence, Awareness, Treatment, and Control of Hypertension in the United States, 1988-2000, *Journal of the American Medical Association*, 290:2, pp. 199-206, 2003.
38. Gomel, D. L., Rates of Death from Coronary Heart Disease: Letter to the Editor, *New England Journal of Medicine*, 340:9, pp. 730-732, 1999.
39. Steenland, K., Shift Work, Long Hours, and CVD: A Review, *Occupational Medicine: State-of-the-Art Reviews*, 15:1, pp. 7-17, 2000.
40. Spurgeon, A., J. M. Harrington, and C. L. Cooper, Health and Safety Problems Associated with Long Working Hours: A Review of the Current Position, *Occupational and Environmental Medicine*, 54:6, pp. 367-375, 1997.
41. Sparks, K., C. Cooper, Y. Fried, and A. Shirom, The Effects of Hours of Work on Health: A Meta-Analytic Review, *Journal of Occupational and Organizational Psychology*, 70, pp. 391-408, 1997.
42. van der Hulst, M., Long Workhours and Health, *Scandinavian Journal of Work Environment and Health*, 29:3, pp. 171-188, 2003.
43. Caruso, C., E. Hitchcock, R. Dick, J. Russo, and J. Schmit, *Overtime and Extended Work Shifts: Recent Findings on Illnesses, Injuries, and Health Behaviors*, NIOSH, Cincinnati, OH, pp. 1-49, 2004.
44. Barnett, A. and A. Dobson, Excess in Cardiovascular Events on Mondays: A Meta-Analysis and Prospective Study, *Journal of Epidemiology and Community Health*, 59:2, pp. 109-114, 2005.

45. Russek, H. I. and B. L. Zohman, Relative Significance of Heredity, Diet, and Occupational Stress in Coronary Heart Disease of Young Adults, *American Journal of Medical Science*, 235, pp. 266-275, 1958.
46. Theorell, T. and R. H. Rahe, Behavior and Life Satisfactions of Swedish Subjects with Myocardial Infarction, *Journal of Chronic Disease*, 25, pp. 139-147, 1972.
47. Alfredsson, L., C. Spetz, and T. Theorell, Type of Occupation and Near-Future Hospitalization for Myocardial Infarction and Some Other Diagnoses, *International Journal of Epidemiology*, 14, pp. 378-388, 1985.
48. Falger, P. R. J. and E. G. W. Schouten, Exhaustion, Psychologic Stress in the Work Environment and Acute Myocardial Infarction in Adult Men, *Journal of Psychosomatic Research*, 36, pp. 777-786, 1992.
49. Liu, Y. and H. Tanaka, Overtime Work, Insufficient Sleep, and Risk of Nonfatal Acute Myocardial Infarction in Japanese Men (the Fukuoka Heart Study Group), *Occupational and Environmental Medicine*, 59, pp. 447-451, 2002.
50. Sokejima, S. and S. Kagamimori, Working Hours as a Risk Factor for Acute Myocardial Infarction in Japan: Case-Control Study, *British Medical Journal*, 317, pp. 775-780, 1998.
51. Nishiyama, K. and J. V. Johnson, Karoshi-Death from Overwork: Occupational Health Consequences of Japanese Production Management, *International Journal of Health Services*, 27:4, pp. 625-641, 1997.
52. Raggatt, P., Work Stress among Long-Distance Coach Drivers: A Survey and Correlational Study, *Journal of Organizational Behavior*, 12, pp. 565-579, 1991.
53. Iwasaki, K., T. Sasaki, T. Oka, and N. Hisanaga, Effect of Working Hours on Biological Functions Related to Cardiovascular System among Salesmen in a Machinery Manufacturing Company, *Industrial Health*, 36, pp. 361-367, 1998.
54. Schnall, P. L., P. A. Landsbergis, and D. Baker, Job Strain and Cardiovascular Disease, *Annual Review of Public Health*, 15, pp. 381-411, 1994.
55. Kristensen, T. S., M. Kronitzer, and L. Alfedsson, *Social Factors, Work, Stress and Cardiovascular Disease Prevention*, The European Heart Network, Brussels, Belgium, 1998.
56. Belkic, K., P. A. Landsbergis, P. Schnall, et al., Psychosocial Factors: Review of the Empirical Data among Men, in *The Workplace and Cardiovascular Disease Occupational Medicine: State of the Art Reviews*, Schnall, P., K. Belkic, P. A. Landsbergis, and D. Baker (eds.), Hanley and Belfus, Philadelphia, PA, pp. 24-46, 2000.
57. Belkic, K., P. Landsbergis, P. Schnall, and D. Baker, Is Job Strain a Major Source of Cardiovascular Disease Risk?, *Scandinavian Journal of Work Environment and Health*, 30:2, pp. 85-128, 2004.
58. Siegrist, J., R. Peter, A. Junge, P. Cremer, and D. Seidel, Low Status Control, High Effort at Work and Ischemic Heart Disease: Prospective Evidence from Blue Collar Men, *Social Science and Medicine*, 31, pp. 1127-1134, 1990.
59. Kivimaki, M., M. Virtanen, M. Elovainio, A. Kouvonen, A. Vaananen, and J. Vahtera, Work Stress in the Etiology of Coronary Heart Disease-A Meta-Analysis, *Scandinavian Journal of Work Environment and Health*, 32:6(Special Issue), pp. 431-442, 2006.
60. Vahtera, J., M. Kivimaki, J. Pentti, et al., Organisational Downsizing, Sickness Absence, and

Mortality : 10-Town Prospective Cohort Study, *British Medical Journal*, 328 : 7439, p. 555, 2004.

61. Theorell, T., A. Perski, K. Orth-Gomer, A. Hamsten, and U. de Faire, The Effects of the Strain of Returning to Work on the Risk of Cardiac Death After a First Myocardial Infarction Before Age 45, *International Journal of Cardiology*, 30, pp. 61-67, 1991.
62. Orth-Gomer, K., S. P. Wamala, M. Horsten, K. Schenck-Gustafsson, N. Schneiderman, and M. A. Mittleman, Marital Stress Worsens Prognosis in Women with Coronary Heart Disease, *Journal of the American Medical Association*, 284 : 23, pp. 3008-3014, 2000.
63. Aboa-Éboulé, C., C. Brisson, E. Maunsell, et al., Job Strain and Risk of Acute Recurrent Coronary Heart Disease Events, *Journal of the American Medical Association*, 298, pp. 1652-1660, 2007.
64. Orth-Gomer, K., Job Strain and Risk of Recurrent Coronary Events, *Journal of the American Medical Association*, 298 : 14, pp. 1693-1694, 2007.
65. Siegrist, J., Adverse Health Effects of High-Effort / Low-Reward Conditions, *Journal of Occupational Health Psychology*, 1, pp. 27-43, 1996.
66. Bosma, H., R. Peter, J. Siegrist, and M. Marmot, Two Alternative Job Stress Models and the Risk of Coronary Heart Disease, *American Journal of Public Health*, 88, pp. 68-74, 1998.
67. Lynch, J., N. Krause, G. A. Kaplan, J. Tuomilehto, and J. T. Salonen, Work Place Conditions, Socioeconomic Status, and the Risk of Mortality and Acute Myocardial Infarction : The Kuopio Ischemic Heart Disease Risk Factor Study, *American Journal of Public Health*, 87, pp. 617-622, 1997.
68. Lynch, J., N. Krause, G. A. Kaplan, R. Salonen, and J. T. Salonen, Workplace Demands, Economic Reward and Progression of Carotid Atherosclerosis, *Circulation*, 96 : 1, pp. 302-307, 1997.
69. Peter, R., J. Hallqvist, C. Reuterwall, J. Siegrist, T. Theorell, and The SHEEP Study Group, *Psychosocial Work Environment and Myocardial Infarction : Improving Risk Prediction by Combining Two Complementary Job Stress Models*, (submitted), 1999.
70. Kivimaki, M., P. Leino-Arjas, R. Luukkonen, H. Riihimaki, J. Vahtera, and J. Kirjonen, Work Stress and Risk of Cardiovascular Mortality : Prospective Cohort Study of Industrial Employees, *British Medical Journal*, 325, p. 857, 2002.
71. Kivimaki, M., J. Ferrie, E. Brunner, et al., Justice at Work and Reduced Risk of Coronary Heart Disease among Employees : The Whitehall II Study, *Archives of Internal Medicine*, 165, pp. 2245-2251, 2005.
72. Elovainio, M., P. Leino-Arjas, J. Vahtera, and M. Kivimaki, Justice at Work and Cardiovascular Mortality : A Prospective Cohort Study, *Journal of Psychosomatic Research*, 61 pp. 271-274, 2006.
73. Menotti, A. and F. Seccareccia, Physical Activity at Work and Job Responsibility as Risk Factors for Fatal Coronary Heart Disease and Other Causes of Death, *Journal of Epidemiology and Community Health*, 39, pp. 325-329, 1985.
74. Murphy, L. R., Job Dimensions Associated with Severe Disability Due to Cardiovascular Disease, *Journal of Clinical Epidemiology*, 44 : 2, pp. 155-166, 1991.
75. Suurnakki, T., J. Ilmarinen, G. Wagar, E. Jarvinen, and K. Landau, Municipal Employees' Cardiovascular Diseases and Occupational Stress Factors in Finland, *International Archives of Occupational and Environmental Health*, 59 : 2, pp. 107-114, 1987.
76. Belkic, K., R. Emdad, and T. Theorell, Occupational Profile and Cardiac Risk : Possible Mechanisms and Implications for Professional Drivers, *International Journal of Occupational*

Medicine and Environmental Health, 11, pp. 37-57, 1998.

77. Tuchsen, F., High-Risk Occupations for Cardiovascular Disease, in *The Workplace and Cardiovascular Disease*, Schnall, P., K. Belkic, P. Landsbergis, and D. Baker (eds.), Hanley & Belfus, Philadelphia, PA, pp. 57-60, 2000.
78. Greiner, B., N. Krause, D. Ragland, and J. Fisher, Occupational Stressors and Hypertension: A Multi-Method Study Using Observer-Based Job Analysis and Self-Reports in Urban Transit Operators, *Social Science and Medicine*, 59, pp. 1081-1094, 2004.
79. Kivimaki, M., J. Vahtera, J. Pentti, and J. E. Ferrie, Factors Underlying the Effect of Organisational Downsizing on Health of Employees: Longitudinal Cohort Study, *British Medical Journal*, 320: 7240, pp. 971-975, 2000.
80. Johnson, J. V. and E. M. Hall, Job Strain, Workplace Social Support, and Cardiovascular Disease: A Cross-Sectional Study of a Random Sample of the Swedish Working Population, *American Journal of Public Health*, 78: 10, pp. 1336-1342, 1988.
81. Theorell, T., A. Tsutsumi, J. Hallqvist, et al., Decision Latitude, Job Strain and Myocardial Infarction: A Study of Working Men in Stockholm, *American Journal of Public Health*, 88, pp. 382-388, 1998.
82. Hallqvist, J., F. Diderichsen, T. Theorell, C. Reuterwall, A. Ahlbom, and The SHEEP Study Group, Is the Effect of Job Strain on Myocardial Infarction Due to Interaction between High Psychological Demands and Low Decision Latitude? Results from Stockholm Heart Epidemiology Program (SHEEP), *Social Science and Medicine*, 46: 11, pp. 1405-1415, 1998.
83. Kuper, H., A. Singh-Manouz, J. Siegrist, and M. Marmot, When Reciprocity Fails: Effort-Reward Imbalance in Relation to Coronary Heart Disease and Health Functioning in the Whitehall II Study, *Occupational and Environmental Medicine*, 59, pp. 777-784, 2002.
84. Landsbergis, P., P. Schnall, T. Pickering, K. Warren, and J. Schwartz, Lower Socioeconomic Status among Men in Relation to the Association between Job Strain and Blood Pressure, *Scandinavian Journal of Work, Environment and Health*, 29: 3, pp. 206-215, 2003.
85. Landsbergis, P., P. Schnall, R. Chace, L. Sullivan, and R. D'Agostino, *Psychosocial Job Stressors and Cardiovascular Disease in the Framingham Offspring Study: A Prospective Analysis* (poster), in 4th ICOH Conference on Work Environment and Cardiovascular Disease, Newport Beach, CA, 2005.
86. Brunner, E., M. Kivimäki, J. Siegrist, et al., Is the Effect of Work Stress Confounded by Socio-Economic Factors in the Valmet Study?, *Journal of Epidemiology and Community Health*, 58, pp. 1019-1020, 2004.
87. Kivimäki, M., M. Hintsanen, L. Keltikangas-Järvinen, et al., Early Risk Factors, Job Strain, and Atherosclerosis among Men in Their 30s: The Cardiovascular Risk in Young Finns Study, *American Journal of Public Health*, 97, pp. 450-452, 2007.
88. Guimont, C., C. Brisson, G. Dagenais, et al., Effects of Job Strain on Blood Pressure: A Prospective Study of Male and Female White-Collar Workers, *American Journal of Public Health*, 96: 8, pp. 1436-1443, 2006.
89. Pickering, T., D. Shimbo, and D. Haas, Ambulatory Blood Pressure Monitoring, *The New England Journal of Medicine*, 354, pp. 2368-2374, 2006.
90. Verdecchia, P., D. Clement, R. Fagard, P. Palatini, and G. Parati, Task Force III: Target-Organ

Damage, Morbidity and Mortality, *Blood Pressure Monitoring*, 4, pp. 303-317, 1999.
91. Pierdomenico, S., D. Lapenna, A. Bucci, et al., Cardiovascular Outcome in Treated Hypertensive Patients with Responder, Masked, False Resistant, and True Resistant Hypertension, *American Journal of Hypertension*, 18, pp. 1422-1428, 2005.
92. Hayashi, T., Y. Kobayashi, K. Yamaoka, and E. Yano, Effect of Overtime Work on 24-Hour Ambulatory Blood Pressure, *Journal of Occupational and Environmental Medicine*, 38:10, pp. 1007-1011, 1996.
93. Yang, H., P. Schnall, M. Jauregui, T. Su, and D. Baker, Work Hours and Self-Reported Hypertension among Working People in California, *Hypertension*, 48:4, pp. 744-750, 2006.
94. Brisson, C., Women, Work and Cardiovascular Disease, in The *Workplace and Cardiovascular Disease Occupational Medicine: State of the Art Reviews*, Schnall, P., K. Belkic, P. A. Landsbergis, and D. E. Baker (eds.), Hanley and Belfus, Philadelphia, pp. 49-57, 2000.
95. Schnall, P. L., C. Pieper, J. E. Schwartz, et al., The Relationship between 'Job Strain,' Workplace Diastolic Blood Pressure, and Left Ventricular Mass Index. Results of a Case-Control Study [published erratum appears in JAMA 1992 Mar 4;267(9):1209], Journal of the *American Medical Association*, 263:14, pp. 1929-1935, 1990.
96. Landsbergis, P. A., P. L. Schnall, K. Warren, T. G. Pickering, and J. E. Schwartz, Association between Ambulatory Blood Pressure and Alternative Formulations of Job Strain, *Scandinavian Journal of Work, Environment and Health*, 20:5, pp. 349-363, 1994.
97. Schnall, P. L., J. E. Schwartz, P. A. Landsbergis, K. Warren, and T. G. Pickering, Relation between Job Strain, Alcohol, and Ambulatory Blood Pressure, *Hypertension*, 19, pp. 488-494, 1992.
98. Clays, E., F. Leynen, D. De Bacquer, et al., High Job Strain and Ambulatory Blood Pressure in Middle-Aged Men and Women from the Belgian Job Stress Study, *Journal of Occupational and Environmental Medicine*, 49, pp. 360-367, 2007.
99. Schnall, P. L., P. A. Landsbergis, J. Schwartz, K. Warren, and T. G. Pickering, A Longitudinal Study of Job Strain and Ambulatory Blood Pressure: Results from a Three-Year Follow-Up, *Psychosomatic Medicine*, 60, pp. 697-706, 1998.
100. Vrijkotte, T. G., L. J. van Doornen, and E. J. de Geus, Effects of Work Stress on Ambulatory Blood Pressure, Heart Rate, and Heart Rate Variability, *Hypertension*, 35:4, pp. 880-886, 2000.
101. Peter, R. and J. Siegrist, Chronic Work Stress, Sickness Absence, and Hypertension in Middle Managers: General or Specific Sociological Explanations?, *Social Science and Medicine*, 45, pp. 1111-1120, 1997.
102. Peter, R., L. Alfredsson, N. Hammar, J. Siegrist, T. Theorell, and P. Westerholm, High Effort, Low Reward, and Cardiovascular Risk Factors in Employed Swedish Men and Women: Baseline Results from the Wolf Study, *Journal of Epidemiology and Community Health*, 52:9, pp. 540-547, 1998.
103. Liu, J. E., M. J. Roman, R. Pini, J. E. Schwartz, T. G. Pickering, and R. B. Devereux, Cardiac and Arterial Target Organ Damage in Adults with Elevated Ambulatory and Normal Office Blood Pressure [see Comments], *Annals of Internal Medicine*, 131:8, pp. 564-572, 1999.
104. Sega, R., G. Trocino, A. Lanzarotti, et al., Alterations of Cardiac Structure in Patients with Isolated Office, Ambulatory, or Home Hypertension: Data from the General Population,

Pressione Arteriose Monitorate E Loro Associazioni (Pamela) Study, *Circulation*, 104:12, pp. 1385-1392, 2001.
105. Hara, A., T. Ohkubo, M. Kikuya, et al., Detection of Carotid Atherosclerosis in Subjects with Masked Hypertension and Whitecoat Hypertension by Self-Measured Blood Pressure at Home: The Ohasama Study, *Journal of Hypertension*, 25, pp. 321-327, 2007.
106. Bobrie, G., G. Chatellier, N. Genes, et al., Cardiovascular Prognosis Of "Masked Hypertension" Detected by Blood Pressure Self-Measurement in Elderly Treated Hypertensive Patients, *Journal of the American Medical Association*, 291, pp. 1342-1349, 2004.
107. Björklund, K., L. Lind, B. Zethelius, B. Andrén, and H. Lithell, Isolated Ambulatory Hypertension Predicts Cardiovascular Morbidity in Elderly Men, *Circulation*, 107, pp. 1297-1302, 2003.
108. Ohkubo, T., M. Kikuya, H. Metoki, et al., Prognosis of Masked Hypertension and White Coat Hypertension Detected by 24-H Ambulatory Blood Pressure Monitoring, *Journal of the American College of Cardiology*, 46, pp. 508-515, 2005.
109. Gallo, L. C., L. M. Bogart, A. M. Vranceanu, and L. C. Walt, Job Characteristics, Occupational Status, and Ambulatory Cardiovascular Activity in Women, *Annals of Behavioral Medicine*, 28:1, pp. 62-73, 2004.
110. Hellerstedt, W. L. and R. W. Jeffery, The Association of Job Strain and Health Behaviours in Men and Women, *International Journal of Epidemiology*, 26:3, pp. 575-583, 1997.
111. Kawakami, N., T. Haratani, and S. Araki, Job Strain and Arterial Blood Pressure, Serum Cholesterol, and Smoking as Risk Factors for Coronary Heart Disease in Japan, *International Archives of Occupational and Environmental Health*, 71:6, pp. 429-432, 1998.
112. Green, K. L. and J. V. Johnson, The Effects of Psychosocial Work Organization on Patterns of Cigarette Smoking among Male Chemical Plant Employees, *American Journal of Public Health*, 80, pp. 1368-1371, 1990.
113. Landsbergis, P. A., P. L. Schnall, D. K. Deitz, K. Warren, T. G. Pickering, and J. E. Schwartz, Job Strain and Health Behaviors: Results of a Prospective Study, *American Journal of Health Promotion*, 12:4, pp. 237-245, 1998.
114. Siegrist, J. and A. Rodel, Work Stress and Health Risk Behavior, *Scandinavian Journal of Work Environment and Health*, 32:6, pp. 473-481, 2006.
115. Johansson, G., J. V. Johnson, and E. M. Hall, Smoking and Sedentary Behavior as Related to Work Organization, *Social Science and Medicine*, 32, pp. 837-846, 1991.
116. Markowe, H. L., M. G. Marmot, M. J. Shipley, et al., Fibrinogen: A Possible Link between Social Class and Coronary Heart Disease, *British Medical Journal*, 291, pp. 1312-1314, 1985.
117. Brunner, E. J., G. D. Smith, M. G. Marmot, R. Canner, M. Beksinska, and J. O'Brien, Childhood Social Circumstances and Psychosocial and Behavioral Factors as Determinants of Plasma Fibrinogen, *Lancet*, 347, pp. 1008-1013, 1996.
118. Langosch, W., B. Brodner, and M. Borcherding, Psychosocial and Vocational Long-Term Outcomes of Cardiac Rehabilitation with Postinfarction Patients under the Age of Forty, *Psychosomatic Medicine*, 40, pp. 115-128, 1983.
119. Muntaner, C., F. J. Nieto, L. Cooper, J. Meyer, M. Szklo, and H. A. Tyroler, Work Organization and Atherosclerosis: Findings from the Aric Study. Atherosclerosis Risk in Communities, *American Journal of Preventive Medicine*, 14, pp. 9-18, 1998.

120. Hintsanen, M., M. Kivimaki, M. Elovainio, et al., Job Strain and Early Atherosclerosis: The Cardiovascular Risk in Young Finns Study, *Psychosomatic Medicine*, 67:5, pp. 740-747, 2005.
121. Rosvall, M., P. O. Ostergren, B. Hedblad, S. O. Isacsson, L. Janzon, and G. Berglund, Work-Related Psychosocial Factors and Carotid Atherosclerosis, *International Journal of Epidemiology*, 31:6, pp. 1169-1178, 2002.
122. Steptoe, A. and M. Marmot, Atherogenesis, Coagulation and Stress Mechanisms, *Occupational Medicine: State of the Art Reviews*, 15:1, pp. 136-138, 2000.
123. Collins, S. M, R. A. Karasek, and K. Costas, Job Strain and Autonomic Indices of Cardiovascular Disease Risk, *American Journal of Industrial Medicine*, 48, pp. 182-193, 2005.
124. Belkic, K., Cardiac Electrical Stability and Environmental Stress, *Occupational Medicine: State of the Art Reviews*, 15:1, pp. 117-120, 2000.
125. Kouvonen, A., M. Kivimäki, M. Virtanen, et al., Effort-Reward Imbalance at Work and the Co-Occurrence of Lifestyle Risk Factors: Cross-Sectional Survey in a Sample of 36,127 Public Sector Employees, *BMC Public Health*, 6, p. 24, 2006.
126. Kumari, M., J. Head, and M. Marmot, Prospective Study of Social and Other Risk Factors for Incidence of Type 2 Diabetes in the Whitehall II Study, *Archives of Internal Medicine*, 164, pp. 1873-1880, 2004.
127. Siegrist, J., H. Matschinger, P. Cremer, and D. Seidel, Atherogenic Risk in Men Suffering from Occupational Stress, *Atherosclerosis*, 69, pp. 211-218, 1988.
128. Siegrist, J., R. Peter, W. Georg, P. Cremer, and D. Seidel, Psychosocial and Biobehavioral Characteristics of Hypertensive Men with Elevated Atherogenic Lipids, *Atherosclerosis*, 86, pp. 211-218, 1991.
129. Kawakami, N., S. Araki, N. Takatsuka, H. Shimizu, and H. Ishibashi, Overtime, Psychosocial Working Conditions, and Occurrence of Non-Insulin Dependent Diabetes Mellitus in Japanese Men, *Journal of Epidemiology and Community Health*, 53:6, pp: 359-363, 1999.
130. Nakanishi, N., H. Yoshida, K. Nagano, H. Kawashimo, K. Nakamura, and K. Tatara, Long Working Hours and Risk for Hypertension in Japanese Male White Collar Workers, *Journal of Epidemiology and Community Health*, 55:5, pp. 316-322, 2001.
131. Kubzansky, L. D., I. Kawachi, S. Weiss, and D. Sparrow, Anxiety and Coronary Heart Disease: A Synthesis of Epidemiological, Psychological, and Experimental Evidence, *Annals of Behavioral Medicine*, 20:2, pp. 47-58, 1998.
132. Perini, C., F. B. Muller, U. Rauchfleisch, R. Battegay, V. Hobi, and F. R. Buhler, Psychosomatic Factors in Borderline Hypertensive Subjects and Offspring of Hypertensive Parents, *Hypertension*, 16, pp. 627-634, 1990.
133. Markovitz, J., K. A. Matthews, W. B. Kannel, J. L. Cobb, and J. B. D'Agostino, Psychological Predictors of Hypertension in the Framingham Study: Is There Tension in Hypertension, *Journal of the American Medical Association*, 270:20, pp. 2439-2443, 1993.
134. Jonas, B. S., P. Franks, and D. D. Ingram, Are Symptoms of Anxiety and Depression Risk Factors for Hypertension? Longitudinal Evidence from the National Health and Nutrition Examination Survey I Epidemiologic Follow-Up Study, *Archives of Family Medicine*, 6, pp. 43-51, 1997.
135. Sparrow, D., A. J. Garvey, B. Rosner, and H. E. Thomas, Factors in Predicting Blood Pressure Change, *Circulation*, 65, pp. 789-794, 1982.

136. Cottington, E. M., K. A. Matthews, E. Talbott, and L. H. Kuller, Occupational Stress, Suppressed Anger, and Hypertension, *Psychosomatic Medicine*, 48, pp. 249-260, 1986.
137. Knox, S., J. Svensson, D. Waller, and T. Theorell, Emotional Coping and the Psychophysiological Substrates of Elevated Blood Pressure, *Behavioral Medicine*, 2, pp. 52-58, 1988.
138. Theorell, T., Family History of Hypertension—An Individual Trait Interacting with Spontaneously Occurring Job Stressors, *Scandinavian Journal of Work, Environment and Health*, 16(Suppl 1), pp. 74-79, 1990.
139. Stansfeld, S. A., F. M. North, I. White, and M. G. Marmot, Work Characteristics and Psychiatric Disorder in Civil Servants in London, *Journal of Epidemiology and Community Health*, 49, pp. 48-53, 1995.
140. Bourbonnais, R., C. Brisson, J. Moisan, and M. Vezina, Job Strain and Psychological Distress in White-Collar Workers, *Scandinavian Journal of Work, Environment and Health*, 22, pp. 139-145, 1996.
141. Bourbonnais, R., M. Comeau, and M. Vezina, Job Strain and Evolution of Mental Health among Nurses, *Journal of Occupational Health Psychology*, 4, pp. 95-107, 1999.
142. Landsbergis, P. A., Occupational Stress Faced by Health Care Workers: A Test of the Job Demand-Control Model, *Journal of Organizational Behavior*, 9, pp. 217-239, 1988.
143. Borritz, M., U. Bültmann, R. Rugulies, K. Christensen, E. Villadsen, and T. Kristensen, Psychosocial Work Environment Factors as Predictors for Burnout: Prospective Findings from 3-Year Follow-Up of the Puma Study, *Journal of Occupational and Environmental Medicine*, 47:10, pp. 1015-1025, 2005.
144. Ahola, K., T. Honkonen, M. Kivimaki, et al., Contribution of Burnout to the Association between Job Strain and Depression: The Health 2000 Study, *Journal of Occupational and Environmental Medicine*, 48:10, pp. 1023-1030, 2006.
145. Lennon, M. C., Sex Differences in Distress: The Impact of Gender and Work Roles, *Journal of Health and Social Behavior*, 28, pp. 290-305, 1987.
146. Karasek, R. A., Job Demands, Job Decision Latitude and Mental Strain: Implications for Job Redesign, *Administrative Science Quarterly*, 24, pp. 285-308, 1979.
147. Mausner-Dorsch, H. and W. Eaton, Psychosocial Work Environment and Depression: Epidemiologic Assessment of the Demand-Control Model, *American Journal of Public Health*, 90, pp. 1765-1770, 2000.
148. Bosma, H., S. A. Stansfeld, and M. G. Marmot, Job Control, Personal Characteristics, and Heart Disease, *Journal of Occupational Health Psychology*, 3:4, pp. 402-409, 1998.
149. Landsbergis, P. A., P. L. Schnall, D. Deitz, R. Friedman, and T. Pickering, The Patterning of Psychological Attributes and Distress by "Job Strain" and Social Support in a Sample of Working Men, *Journal of Behavioral Medicine*, 15:4, pp. 379-405, 1992.
150. Rugulies, R., Depression as a Predictor for Coronary Heart Disease: A Review and Meta-Analysis, *American Journal of Preventive Medicine*, 23:1, pp. 51-61, 2002.

제 7 장

스트레스로부터 심리적 고통에 이르기까지 : 일이 정신건강에 미치는 영향

From Stress to Distress:
The Impact of Work on Mental Health

장 세 진

Mamie Dobson and Peter L. Schnall

스트레스가 지속되거나 만성화 되면 범불안(generalized anxiety), 소진(burnout), 그리고 우울증상 등의 심리적 고통(psychological distress)을 야기시키게 된다. 직무관련 스트레스는 이미 가지고 있었던 정신질환을 악화시키는 요인이 될 수 있으며, 임상적인 우울증으로 발전하기도 한다. 최근에 수행된 연구결과에 의하면, 일의 방식과 소진(burnout) 간에는 밀접한 관련성이 있으며, 만성적인 불안과 임상적 우울증과 같은 장기간에 걸친 부정적인 심리적 건강효과를 야기시키는 것으로 보고되고 있다. 또한 심리적 고통은 질병결근(absenteeism), 프리젠티즘(presenteeism), 직무 불만족 그리고 이직(turnover)에도 영향을 미치게 된다[1~3].

장시간 근무로 인하여 노동자들의 신체가 소모되고, 육체에 물리적인 해를 가하게 된다는 사실이 입증되면서 산업화 초기에 하루 8시간, 주 40시간 근무를 명문화하는 사회적 개혁에 기여하게 되었다. 법은 노동으로부터 노동자들의 육체적, 정신적 회복이 가능한 시간을 허용하도록 하였고, 노동자들의 심리적, 육체적 안녕(well-being)의 희생으로 얻어낸 성과가 된 것이다. 직무스트레스의 심리적 효과는 개인적인 부분에서도 중요한 관심 영역일 뿐만 아니라, 고용주, 노동조합 그리고 사회 전체도 관심을 가져야 할 사회적 이슈인 것이다.

스트레스 : 모호한 위협

불안, 피로, 소진, 그리고 우울증은 정신적 고통의 잘 알려진 예라고 할 수 있으며, 이러한 증상들은 스트레스를 주는 업무에 장기간 노출과 관련이 있는 것으로 잘 알려져 있다. 생물학적이고 심리학적인 과정으로서 스트레스는 본질적으로 인간의 '정상적인' 경험으로서 장기간 지속될 경우 우리를 소진시키지만 단기간에는 긍정적인 동기를 유발시킬 수도 있다. 이러한 업무환경은 '스트레스'를 유발시키는 도전적인 상황에 적응하고, 우리들로 하여금 적절한 대응능력을 갖출 수 있도록 도와주기도 한다. 스트레스 반응을 인지한다는 것은(예를 들어, 위협적이고 해로운 사건을 정신적으로 인지하는 것), 주변 환경에서 가해지는 도전 또는 '스트레스 원(stressor)'에 대한 개인적인 반응으로 나타나는 생물학적인 변화과정(예를 들면, 혈압, 심박동수, 호흡수의 증가)을 의미한다. 스트레스 연구와 관련하여 그 동안 설득력이 있는 다양한 모형이 개발되어 왔으며, 주로 환경적, 심리적, 생물학적 / 생리학적인 요인들을 스트레스의 원인으로 설명하였다. 그러나 많은 스트레스 연구자들은 현재 스트레스를 종합적인 현상으로 해석하고 있다. 스트레스란 '한 개인이 경험하게 되는 부담감이나 개인의 적응능력 이상 수준을 벗어나게 됨에 따라 질병의 위험에 처하게 되는 심리적이고 생물학적인 변화'의 과정으로 정의된다[4~5]. 이는 조금 복잡한 상황으로, 스트레스 원인은 한 개인을 생물학적으로 지친 느낌을 갖도록 하거나 특정 시기의 어떤 지점에서 불안감을 느끼는 것에 상관없이 생리적인 스트레스 반응을 이끌어낸다. 예를 들면, 만성적인 직무스트레스 때문에 생긴 고혈압(보통 '침묵의 살인자'라고 언급된다) 환자들이라고 해서 정상 혈압 사람들에 비해 상대적으로 높은 불안수준을 호소할 가능성을 보이지 않는다는 연구결과에 주목할 필요가 있다[6, 7].

사람들은 일의 영역 및 사회환경으로부터 다양한 스트레스 원에 노출되어 있다. 스트레스 원의 범위는 사랑하는 사람을 잃거나, 실직을 당하거나, 이혼 등과 같은 치명적이고 중요한 생활 사건에서부터 매일 매일 경험하는 사소한 스트레스(daily hassles)(예 : 교통체증), 그리고 직장 상사 혹은 동료를 만나는 것 또는 신용카드 빚이 늘어나는 것과 같은 만성적인 스트레스에 이르기까지 다양하다. 스트레스 원과 스트레스에 노출되는 것, 그리고 사회적 지지와 스트레스에 대한 대응자원 활용의 정도는 성, 사회경제적 상태, 그리고 결혼 상태 등과 같은 그 사람 주변의 환경에 따라 다양하게 나타난다[8]. 제3장에서 제프 존슨이 지적한 바와 같이, 스트레스 상황이나 이에 대응할 수 있는 자원들에 대한 노출 정도는 각 개인이 처해있는 환경에 따라 달라질 수 있다[9]. 개인들은 그들이 무슨 일을 하느냐에 따라 다양한 종류의 스트레스 원에 노출된다. 회사의 최고경영자(CEO)와 낮은 급여를 받는 노동자들 간에는 스트레스에 노출되는 상황이 다르다. 숙련도가 낮은 업무를 하는 사람들은 높은 업무요구량에 대한 부담감과 그로 인한 스트레스로 인해 발생하게 되는 생물학적 영향을 경험하게 되는 반면, CEO는 노동자들이 수행하는 업무에 대한 보다 많은 통제를 행사할 수도 있고 노동자들이 스트레스에 대응할 수 있는 다양한 대응자원도 소유하게 된다.

높은 업무요구량에 비해 낮은 직무자율성, 높은 수준의 노력에 비해 낮은 보상이나 장시간 노동 등과 같은 작업환경에서의 심리적인 스트레스 원에 지속적으로 노출되면 물리적 부하나 화학적 독성물질에 노출된 것과 마찬가지로 건강에 유해한 영향을 미치게 된다. 스트레스 원에 지속적으로 노출되면 만성적인 스트레스 반응을 야기시키고, 결국 큰 부담을 주지 않는 스트레스에 대처할 수 있는 한 개인의 대응 능력조차도 소진되며, 장기화될 경우 피로, 소진과 같은 심리적 고통과 우울증, 고혈압, 심혈관계 질환과 같은 주요 질환에 이르게 한다.

우울증, 불안, 그리고 소진

우울증은 생각과 느낌 등에서 발생하는 것으로 모든 생활에 영향을 끼치는 심각한 건강상태일 뿐만 아니라, 대인관계와 업무수행도(work performance)에 밀접한 영향을 준다. 중증의 정신질환의 경우, 성별과 인종/민족에 따른 분포에 차이가 거의 없는 반면, 가벼운 우울증과 심리적인 고통은 여자가 남자에 비해 더 많은 경향을 보이고, 우울증을 경험할 위험도 역시 거의 두 배 정도 높다고 보고된 바 있다[10, 11]. 이러한 연구결과들은 여성에 대한 전통적인 성 역할, 자녀와 부모를 돌보는 일 그리고 가정주부로서의 역할 뿐만 아니라, 업무와 밀접하게 관련된다는 것을 의미한다. 그것은 여성은 남성에 비해 수동적이고, '학습된 무기력상태(learned helplessness)'로 사회화되도록 하는 진부한 성 역할을 강요하는 사회화 과정과 관련이 있다.

국립정신보건연구소는 18세 이상 미국 성인에서 우울증을 경험하는 사람의 비율이 1년에 약 10%정도인 1,900만 명으로 추산하고 있고[12], 다른 연구에서는 1년에 5%, 평생 발병률은 13%로 보고 있다[11]. 우울증의 증상으로는 지속되는 우울감, 절망감, 흥미를 잃음, 의욕상실, 집중장애, 안절부절 하거나 과민해지는 것 등이 있다. 우울증의 원인은 다양하다. 유전에서부터 가족력, 개인적인 기질(예, 신경증)까지, 사랑하는 사람을 잃는 것과 같은 인생에 있어서 충격적인 경험, 또는 자연재해나 어린 시절 충격적인 경험과 같은 외상에의 노출에 이르기까지 우울증의 원인은 다양하다. 우울증은 높은 업무요구량에 비해 낮은 직무자율성으로 인해 야기되는 만성적인 스트레스 때문에 발생하게 된다.

불안은 일반적으로 혈압이 높아지고, 심박동수가 빨라지며, 식은 땀이 나고, 입이 마르며, 호흡이 불규칙해지고, 근육이 긴장과 떨리는 것과 같은 생리적인 징후를 보이는 감정적인 상태라고 정의한다. 그리고 그 특성상 긴장감,

예민해짐, 걱정, 우려 등으로 인해 나타나는 분노와 슬픔과는 구분된다. 만성적인 불안은 인성적 특성(personality trait)에 의해 생길 수도 있다. 높은 불안의 성향을 보이는 사람은 스트레스나 위협적인 상황을 더 많이 인지하게 되고, 불안 '상태'에 대해 더욱 민감한 반응을 보이게 된다[13]. 업무요구량과 분노와의 관계는 일반적으로 밀접한 관계가 있는 것으로 알려져 있다. 그러나 특별히 높은 긴장도를 주는 업무환경이 불안을 유발시키는 것인지, 아니면 개인이 가지고 있는 불안의 성향이 업무환경을 더욱 스트레스로 인지하게 되는지에 대해서는 일치된 연구결과를 보여주고 있지는 않다. 이 주제는 뒤에서 언급할 것이다.

미국에서 '소진(burnout)'은 임상적 질환으로 간주되지는 않는다. 그것은 본질적으로 작업장의 특성이나 직장문화와 연결되어 있거나 육아 또는 운동 실천 여부와 관련되어 있는 하나의 증후군으로 본다. 소진에 관한 미국의 자료는 부족하나 단일 직종에 관한 몇몇의 연구를 보면, 소진의 유병률은 서비스 직종에서 특히 높은 것으로 보고되었다. 그 양상은 간호사의 경우 9%로부터[14] 높게는 의과대학생 45%까지로 다양하게 나타나고 있다[15]. 소진은 만성적인 직무스트레스 원에 지속적으로 노출되는 결과이다[16]. 크리스티나 마스락은 정신적 탈진(emotional exhaustion), 이인증(depersonalization) 및 냉소주의(cynicism), 그리고 직업적 자신감(professional efficacy) 혹은 개인적 성취감(personal accomplishment)의 부족 등의 세 파트로 구분하여 소진 측정 도구를 개발하였다[17]. 정신적 탈진은 활력과 감정적 자원이 소진된 상태를 반영하는 증후군의 중요한 요소로 간주되며, 이인증과 냉소주의는 직장 영역에서 다른 사람들과 부정적인 느낌을 갖거나 멀리하려는 '대인관계(interpersonal)' 측면과 관련되는 증후군이다[16]. 낮은 개인적 성취감은 노동자 개인의 생산성과 자기 효능감(self-efficacy)을 저평가하고 소진으로 인한 '자기 평가(self- evaluation)'와 밀접하게 관련된다.

불안, 소진, 그리고 우울증은 같은 사람에게서 나타날 수 있다. 이러한 증상들과 직무스트레스 사이의 관계를 잘 설명하는 기전은 아직 없으며, 각각의 관련성은 의심할 여지가 없으나 그것들은 각기 다른 생리적 효과를 가지게 된다.

> 소진은 초기 단계에 높은 각성도를 수반하는 적극적인 대응행동 때문에 높은 수준의 불안이 동반될 수도 있다. 이러한 대응 행동이 효과적이지 않다고 판단할 경우 개인은 포기하게 되고, 우울증상을 유발하게 하는 감정적 분리와 방어적 행동도 나타나게 된다[19].

불안은 종종 우울증의 핵심요소로 보이며, 몇몇의 연구에서는 우울증과 불안 사이에 높은 동반 상병율을 보이고 있다[20, 21]. 한 연구에서는 불안이 우울장애에 선행하여 나타난다는 것을 보고 하였다[22]. 그러나 다른 최근의 실험연구는 우울과 공황장애를 겪고 있는 부모를 비교하여 시상하부-뇌하수체-부신피질계(스트레스 호르몬을 조절하는 내분비계의 일부분)의 조절장애가 양쪽 부모집단에서(양쪽 부모의 스트레스 관련 상태) 비슷함에도 불구하고, 이런 조절장애의 생물학적 기전은 다르다고 주장하고 있다[16]. 우울증이 보다 광범위하게 인식되고 만성적인 직무스트레스뿐만 아니라, 가족력/유전력, 개인의 인성 그리고 과거와 현재의 스트레스를 수반하는 사건에의 노출 등과 같은 다양한 요인들에 의해 야기된다고 보는 반면[23, 24], 소진은 직장 내에서의 만성적인 스트레스와 밀접한 관련이 있는 것으로 간주된다.

많은 노동자들은 업무 외적 요인으로부터 발생하게 되는 우울증의 효과와 침묵하며 싸우고 있다. 그러나 마감 시간을 맞추기 위하여 쫓기고 과도한 업무를 요구하는 상사에 의해 꼼꼼한 업무관리를 받으면서 직장에서 끝도 없이 주말과 야간에 근무하는 많은 노동자들은 이러한 노동조건이 우울 증상들을 악화시키거나 우울증에 이르게 한다는 사실을 알고 있다. 최근의 한 연구는 소진과 우울증간의 강한 관련성을 보고한 바 있는데, 소진된 노동자들은 8배 가량의 높은 우울 증상으로 고통을 겪게 되고, 5배 높은 우울증을 경험하게 된다고 보고하였다[25]. 작업장에서의 우울증이 직무관련 스트레스 원에 의해 야기되는지, 혹은 정신적으로 충격적인 사건을 경험한 개인에 의해 야기되는지, 어느 쪽이든지 간에 생산성이 떨어지고, 보건의료 비용과 병가 혹은 질병결근의 증가로 인하여 고용주에게 비용부담이 된다는 점에서 중요한 문제가 된다.

작업조직과 정신건강

작업환경 내에서 심리적인 병에 대한 책임 소재를 찾는 것은 어려운 도전이다. 노동조합 조합원은 점차 감소하고 있는 반면, 반 노동조합의 성향을 갖는 정부와 고용주의 반감은 커지고 있기 때문에 곧 시행될 해고나 예산 삭감 같은 요구와 보건의료 비용의 증가는 노동조합원들의 노동 조건을 개선시키는 것보다 우선하게 된다. 나아가 몇몇 노동 운동권에서는 노동자들의 해고를 막고, 고용안정을 유지하는 것이 가장 중요한 스트레스 감소방법이라고 주장한다. 그럼에도 불구하고 미국 전역에 걸쳐 노동자 보상제도는 혼란(turmoil)에 빠져 있다. 기업은 높아지는 보건의료 비용을 감당해야 하는 의무를 줄여야 한다는 목소리를 내고 있는 가운데 노동자의 권리가 반영되는 경우는 거의 없으며, 이전보다 거의 없거나 낮은 혜택이 주어지고 있다[26]. 예를 들어, 정신질환으로부터 고통받는 노동자들은 오레곤 주의 경우에서와 같이 방치될 수밖에 없었다.

> 1987년 Oregon주에는 93만명의 노동자가 있었고, 총 196건의 스트레스 청구건이 당해년도에 받아들여졌다. 10년이 지난 1997년 노동자는 40% 증가하여 155만명이 되었지만 그 중 66건의 스트레스 청구건이 받아들여졌을 뿐이다(Oregon Department of Consumer and Business Services, 1999, pp. 1, 17 참조)[26].

1986년 이전, 오레곤 주는 노동자 보상제도가 시행되고 있었을 때 미국에서 가장 개혁적인 주 중의 하나였다. 그러나 보상 보험료에 대한 고용주의 재정적 관심이 고조됨에 따라 물리적인 청구에 대한 것이 아닌 업무관련성 정신질환의 증명을 위한 새로운 법적 기준이 입법되었다. 업무관련성 질환의 '원인'을 판단하기 위한 두 가지 법적 기준은 1) 만약 의학적 상태가 불연속적인 사건으로부터 나타난 결과라면, '원인에 기여한 물질'에 의해 판정이 되고, 2) 의학적 상태가 매번 부정적인 업무 활동에 반복적인 노출의 결과일 때 '주요 기여원인'으로 판정이 된다. 1990년 입법 이후에 물리적 사고는 1)이나 2)에 의해 판정된 반면, 정신적 질환의 청구는 단지 2)에 의해서만 판정이 되었고, 증거의 기준에 따라 4가지 추가적인 법적 제한이 있었다. 예를 들어, 정신적 질환의 청구에 있어서 기준은 51%의 확실성(certainty)을 요구하는 '다수의 증거(preponderance of evidence)'로부터 75%의 확실성을 요구하는 '명백하고, 설득력 있는 증거(clear and convincing evidence)'로 그 기준이 바뀌었고〔26〕, 이에 따라 과거에 비해 정신질환에 대한 노동자의 보상 사례를 입증하기가 더 어려워졌다.

오레곤 주의 노동자들이 업무관련성 정신건강 문제로 인한 요양급여를 수혜받기 위해 힘든 투쟁을 하는 동안 업무조직의 유해한 형태와 심리적 고통 그리고 정신질환 간의 강한 관련성을 입증해 주는 연구결과가 보고되기 시작했다. 업무부하(workload)나 직무요구도, 낮은 의사결정재량권(자신의 업무에 대한 결정권한의 정도), 낮은 직무자율성, 낮은 보상, 사람 간 혹은 조직 내 갈등과 같은 직무스트레스 원은 개인의 정신적 육체적 건강에 영향을 줄 수 있는 작업조직 내 주요 요인으로 인식되게 된 것이다. 그리고 직업성 긴장〔27〕과 노력-보상 불균형의〔28, 29〕 주요한 심리사회적 요소는 불안, 소진 그리고 우울증 등의 심리적 결과와 관련이 있음이 보고되었다.

더욱이 심리사회적 스트레스라는 새로운 영역이 규명되고 있고, 산업보건에 미치는 영향에 대한 경험적 연구가 축적되었다. 예를 들면, 사회학자인 호실드에〔30〕 의해 최초로 제안된 개념인 감정노동은 의뢰인 혹은 고객과의 감정적 상호작용의 과정에서 발생하는 일의 영향으로 평가한다. 감정노동은 경제발전으로 인해 급속도로 성장하는 대면 서비스 직업과 판매직 그리고 서비스 노동자에 의해 전형적으로 수행되고 있다. 노동자의 정신보건에서 감정노동을 통해 발생 가능한 부정적 효과는 특히 점차 증가하는 소진의 위험성에 주목하여 최근 연구가 시작되고 있다〔31, 32〕.

대부분의 연구는 심리적 안정 혹은 질병이 개인의 업무 수행의 경험에 영향을 주게 된다는 것보다는 업무 내용 그 자체가 스트레스를 발생시킨다거나 심리적 안정의 결여에 영향을 주게 될 것이라는 가설을 밝히기 위해 수행되었다. 한 종단적 연구(longitudinal study)는 보건의료직 종사자의 심리적 안정이 직무요구도와 직무자율성에 대한 그들의 인지에 영향을 주는지를 조사하였다. 그들은 연구 시작 시점에서 정신적 소진의 경험이 다음 시점에서의 높은 직무요구도와 관련성이 있다는 약한 증거를 발견하였다〔33〕. 대부분, 그들은 직무요구도나 직무자율성 그리고 사회적 지지(social support)와 같은 직무 특성이 심리적 안정 또는 질환을 야기하게 된다는 (그 반대의 논리가 아닌) 경험적 근거를 확인하게 된 것이다.

직업성 긴장과 정신건강

카라섹의 직업성 긴장 모델(그림 1)은 직무요구도와 직무자율성으로 직무내용을 평가한다. 높은 긴장도의 업무를 수행하는 것으로 분류된 직업들은 '직업성 긴장(job strain)'과 건강영향 특히, 심혈관질환, 근골격계 질환, 정신적인 문제와 관련성이 높음이 광범위하게 연구되어 왔다〔27〕. 1988년, 직업성 긴장 모델은 긴장도를 낮춰주는 다른 요인으로 사회적 지지의 측면을 포함시켰고, 사회적 지지는 직업성 긴장과 건강 영향 간의 관계를 조절하는 '완충장치(buffer)'의 개념으로 도입하였다〔34〕.

이 모델은 개인적인 요소들을 보정한 이후에도, 직무스트레스와 불안, 우

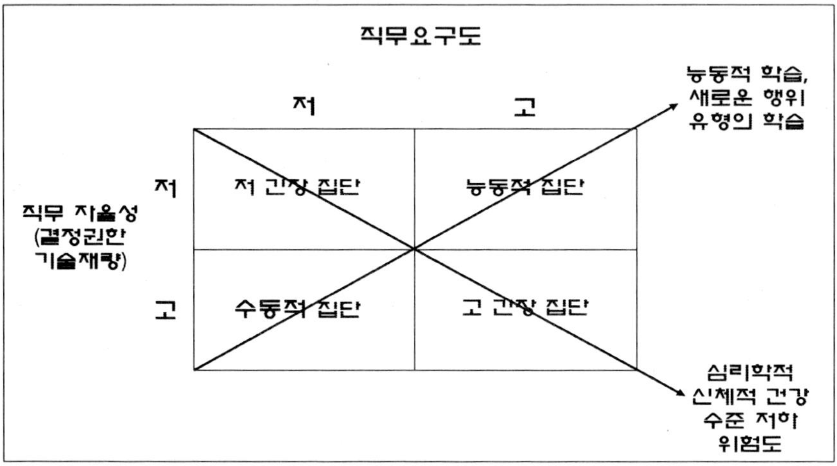

〔그림 1〕 Karasek 직업성 긴장 모형〔27〕

울증, 우울감정, 소진 간의 관계를 뒷받침하는 방대하고 괄목할만한 연구 성과를 이루어냈다(그림 2)〔35, 36〕. 몇 편의 전향적 연구들을 분석해 보면, 테난트 등은 대부분의 연구가 개인적인 변수들을 보정한 후에도 "직무스트레스가 우울의 독립적인 예측인자"라고 하였다〔36〕. 비록 일을 통한 경험이 인성 형성 요인으로 작용한다는 몇 가지 증거도 있지만, 일부 인성 요인들은 부정적 사고나 감정의 성향의 소유자(예 : 부정적 정서나 A형 성격 소유자(특히 시간 지체 등에 대해 격정적인 성향이나 적대감을 보이며, 높은 성취동기의 성향을 보이는 일중독자)가 되는 것과 같은 정신적인 문제를 발생시키기도 한다〔37, 38〕.

많은 연구들은 직업성 긴장과 정신적 고통 사이의 관련성을 보고하여 왔다〔25, 39~46〕. 카라섹의 요구-통제(demand / control) 모델에 따르면, 직무요구가 많고 작업 시 사회적 지지가 낮고 의사결정의 재량권이 낮으면 우울증이 예측될 수 있다고 주장한다〔47~49〕. 뉴욕시의 혈압연구에 의하면, 불안 특성은 직업성 긴장과 관련이 없었지만, 직무요구도와 의사결정재량권과는 관련성이 있었다〔39〕. 몇몇 다른 연구들은 '정신적 고통' 연구에서 직업성 긴장

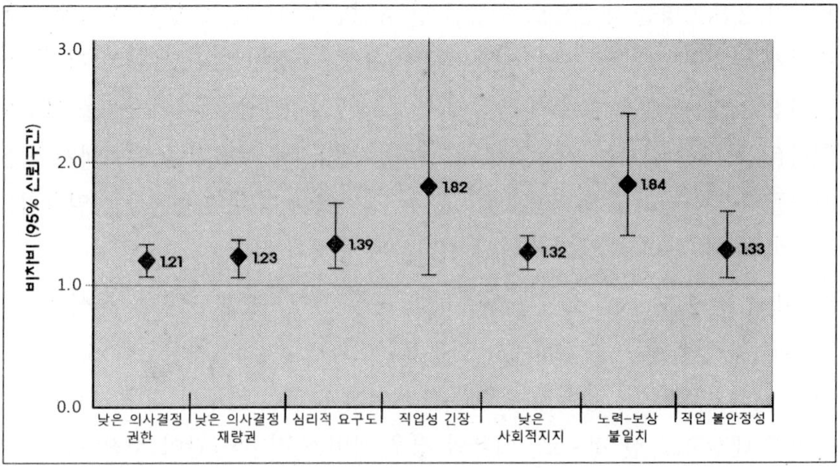

〔그림 2〕 직무스트레스와 정신장애 간의 관계에 관한 메타분석

과 불안을 측정한 결과, 고긴장 집단(high risk group)과 불안 사이의 양의 상관관계를 확인하였다〔40~43〕. 오스트레일리아에서 약 1,000명의 전문직을 대상으로 수행된 한 연구결과에 의하면, 성별, 결혼상태, 교육수준, 고용상태, 주요 생활사건 및 '부정적 정서성'을 보정한 후 직업성 긴장과 불안 간의 관련성을 분석한 결과 고긴장 집단에서 세 배 이상 불안을 더 느끼는 것으로 보고되었다〔43〕.

화이트홀 연구자료를 이용하여 영국의 중년 공무원들을 대상으로 다년간 수행된 역학연구 분석 결과, 연구 수행시점의 정신병 여부와 감정상태 및 '부정적 정서성'을 보정한 후, 높은 직무요구도와 노력-보상 불균형 및 작업 시 낮은 사회적 지지, 낮은 의사결정 권한이 우울증을 포함한 정신병 유병률을 증가시키는 것으로 확인되었다〔45〕. 연구의 첫 번째 시점에서의 직무요구도와 사회적 지지는 다음 두 번째 시점(2, 3기)에서의 정신 건강에 영향을 주었다. 그러나 의사결정재량권이나 자율성은 연구의 마지막 시점에서의 정신 질환에 큰 영향을 주지는 못했다. 연구자들은 직무자율성이 다른 직무 요인에 비해 향후 정신 건강에 좀 더 직접적인 영향을 준다고 하였다〔45〕. 벨기에 노동자 2,800명을 대상으로 수행된 한 종단연구에서는 첫 번째 시기에 우울 수치가 낮았던 고긴장 노출, 낮은 직무자율성, 고립된 고긴장(낮은 지지도와 고긴장) 집단이 6년 후 추적조사 결과 심한 우울증상을 야기하였음을 보고하였다(46). 이런 결과는 직무스트레스 원인이 이전에 우울감을 경험하지 않은 사람들이라 하더라도 점차적으로 시간이 경과함에 따라 우울증상을 일으키는 원인이 될 수 있다는 것을 강력히 시사하는 증거가 된다.

4개의 단면 연구는 소진과 관련하여 직무 요구－통제 모델을 분석하였다(44, 50). 4개의 연구 중 3개에서 직무요구도와 낮은 직무자율성이 소진과 관련이 있다고 하였다. 통계적 관련성을 보이지 않았던 연구의 경우, 건설업 노동자를 대상으로 한 것으로, 이들의 경우 서비스 직종과 같이 소진이 빈번하게 생기지 않기 때문인 것으로 보인다. 그리고 여성 사회사업가 집단에서의 사회적 지지의 역할에 대한 연구결과, 높은 직무요구도와 낮은 직무자율성, 낮은 사회적 지지를 갖는 사람에게서 소진의 위험도가 현저하게 높았음을 확인하였다(44).

소진은 높은 직무요구도와 낮은 직무자율성을 갖는 작업환경이 우울증을 유발하는 과정 중에 발생하는 것으로 보인다. 3,000여명의 핀란드 노동자들에 대한 최근의 연구에서는, 직업성 긴장, 소진, 그리고 우울증 간의 유의한 관련성이 있음을 보여주었다(25). 고긴장 집단이 저긴장 집단에 비해 정신적 소진을 경험할 위험이 7.4배, 우울증상을 경험할 위험이 3.8배 높았다. 그러나 소진을 보정한 후 고긴장에 의한 우울증상 및 우울증 위험은 69% 감소하였다. 이러한 결과는 작업 관련 우울증이 여러 경로를 통해 발생하게 된다는 것을 시사한다(그림 3). 그러나 이 연구는 단면 연구이기 때문에 결과에 대한 다른 설명이 가능할 수 있는데 예를 들면, 연구 대상자들의 우울증 경험이 직업성 긴장을 경험하기 전에 발생한 노동자의 경우는 직업성 긴장 이외의 다른 위험요인이 관여하였다고 판단해야 한다.

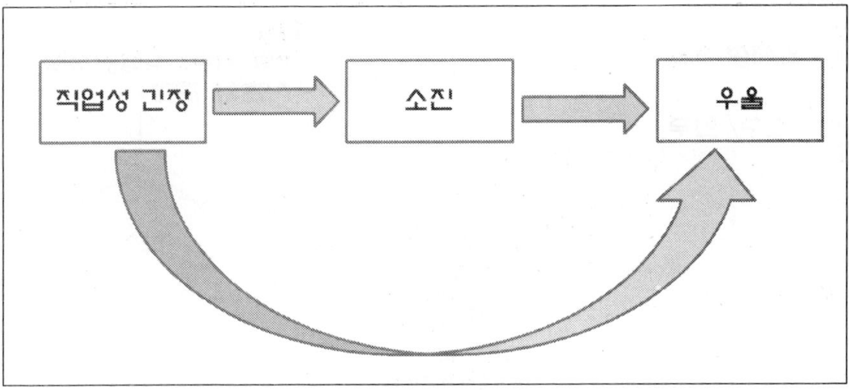

〔그림 3〕 직업성 긴장, 소진, 우울 간의 관계

노력-보상 불균형과 정신건강

사회적 상호성(social reciprocity)의 개념은 노동자와 고용주의 사회계약을 뒷받침한다. 노동자들은 그들의 노력에 따라 고용주로부터 보상을 받게 된다. 노동자가 노동을 할 때, 고용주는 노동자가 작업 수행 시 최선의 노력을 한다는 조건을 기대하고, 노동자는 그에 대한 보답으로 금전적인 보상, 고용 보장, 승진 기회, 존경을 받을 수 있다고 예상할 수 있다. 노력-보상 불균형(ERI)의 개념은 지그리스트에 의해 발전하였는데, 이 모델에 의하면, 사회적 상호성의 부족(노력에 비해 낮은 보상)이 오랜 기간 지속될 때 스트레스 관련 질환의 발생과 관련이 있음을 강조한다〔29〕. 노력-보상 불균형 모델(그림 4)은 또한 일에 대한 '과도 몰입(over-commitment)'에 대해서도 설명하고 있는데, 사람들은 자신의 일에 대한 '내적인' 혹은 개인적으로 과도하게 몰입하기 때문에 자기에게 돌아오는 작은 보상에 대해 더 많은 노력을 소비하게 되는 경향을 보이게 된다고 하였다〔51〕.

지그리스트는 종단 역학연구들을 분석한 결과, "업무과정에서 상호성의 실

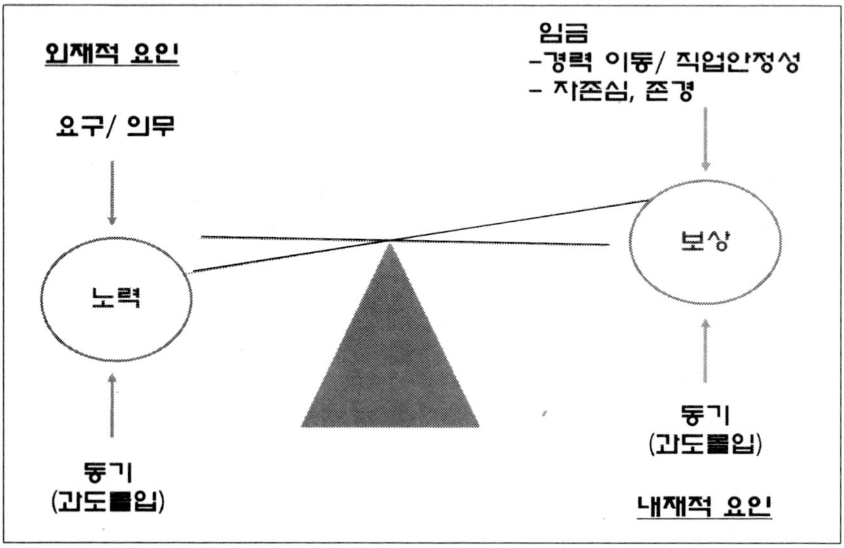

〔그림 4〕 노력-보상 불균형 모델(Siegrist J(2002))에서 재구성

패를 경험한 사람들은 그렇지 않은 사람들에 비해 심혈관질환, 우울증, 알코올 의존증을 겪을 위험이 2배나 높다"는 것을 발견하였다〔29〕. 노력-보상 불균형 모델은 서비스 및 전문 작업에서 '인간 중심의(person-based)' 상호작용 관계에서 직무스트레스를 평가하는데 있어서 직업성 긴장보다 더욱 설득력이 있는 것으로 간주된다〔52〕. 영국의 국민건강보험(NHS) 직원 1,089명에 대한 연구에서, 직업성 긴장 모델과 노력-보상 불균형 모델은 둘 다 정신적 고통과 직무 만족도에 대하여 적합한 모형임을 입증하였다〔53〕. 일본의 604명의 간호사를 대상으로 노력-보상 불균형 모델에 입각하여 분석한 연구결과, 직무요구도와 직무자율성을 통제한 후 노력-보상 불균형이 직업성 긴장을 4배 이상 유발하였고, 불안(OR = 4.1, 95% CI : 2.9-5.9), 우울증(OR = 3.9, 95% CI : 2.7-5.6), 피로(OR = 4.2, 95% CI : 2.9-6.0), 소진(OR = 4.9, 95% CI : 3.7-7.0)의 위험도를 각각 증가시켰음을 보고한 바 있다〔54〕.

노력-보상 불균형 모형을 분석한 45편의 연구에서, 저자들은 '외적인' 노력-보상 불균형 가설, 즉 많은 노력과 적은 보상이 나쁜 건강 영향을 가져온다는 것을 발견하였고, 이는 경험적 연구결과에 의해 뒷받침되었다. 과도 몰입이 나쁜 건강 수준을 증가시키게 된다는 '내적인' 노력-보상 불균형 가설은 일관성 있는 결과를 보여주진 못하였다. 다섯 편의 연구에서, 많은 노력을 하는 개인들이 적은 보상을 받는 상황에서 소진의 중요 요소인 감정고갈의 위험이 커진다고 하였다. 노력-보상 불균형과 이인증 간의 관계를 설명하기에는 다소 한계가 있는 것으로 판단되며, 노력-보상 불균형은 감정 고갈의 원인이 되기는 하지만, 반드시 직무 만족도나 일에 대한 동기부여를 저하시킨다고 보기는 힘들기 때문이다.

감정노동과 소진

의류 상점에 들어가면 상점 종업원들은 반갑게 맞이하며 웃을 것이고, 슈퍼마켓의 점원은 당신이 필요한 물건을 잘 고를 수 있는지 확인할 것이다. 이것은 경제에서 차지하는 비중이 점차 커져가는 서비스 부문에서 많은 직원들에게 요구되는 보이지 않는 노동이다. 감정적인 노동은 일반적으로 종업원이 자신의 업무의 일정 부분을 수행하기 위해 제공되는 감정적 업무의 특정 유형이라고 정의할 수 있다. 사회학자 호실드는 항공 승무원들이 수행하는 노동과 같이 사람에게 제공되는 서비스기반 업무에 대해서 1980년대 중반 '인간 감정의 관리(management of human feeling)'에 대해 설명하면서 감정노동의 개념을 발전시켰다. 감정노동은 노동자들에게 소비자나 고객에게서 긍정적인 반응을 얻을 수 있도록 하는 '공개적으로 준수해야 할 표정이나 몸짓을 하도록' 요구하는 것이다[30]. 업무의 일부인 이런 '관계'는 주로 서비스 분야, 특히 여성이 하는 직업에서 발생하게 된다[56]. 감정노동은 여러 연구에서 감정적인 소진과 같은 부정적인 건강결과와 관련되어 있음이 보고되었다[31, 32,

57]. 그러나 감정노동은 산업보건연구 분야에서 아직 심리사회적인 스트레스 요인으로 간주하는 것에 대해 일치된 견해를 보이지는 못하고 있다.

감정노동에 대한 대부분의 연구는 이론적으로 두 줄기로 나뉘어 수행되어 왔다. 하나는 업무 중심 감정노동(job focused emotional labor)이고, 다른 하나는 직원 중심 감정노동(employee focused emotional labor)이다. 업무 중심 감정노동은 소비자나 고객과의 관계에서 "빈도, 기간, 다양성, 강도"에 의해 평가된다[57]. 직원 중심 감정노동은 자신의 실제 감정 상태와는 상반되게 긍정적인 표현을 해야만 하거나 부정적인 감정을 억제함으로써 '자연스럽게(natural)' 혹은 고객에게 신뢰가 갈 수 있도록 감정표현의 규제가 이루어지는가'로 설명된다. 예를 들면, 콜 센터 직원은 화가난 고객에게 자신들의 감정을 억제하면서 상대해야 하며 심지어는 회사를 대표하는 '목소리'이기 때문에 '합리적'이며 유쾌하게 고객과 통화를 유지해야 한다. 이런 종류의 전화들은 대개 통화 시에 종종 통보되듯이 '훈련을 목적으로 녹음이 기록'된다.

10년 전, 연구자들은 경험에 의한 감정의 빈도, 강도, 다양성과 정신적 소진 간의 긍정적 관련성을 발견하기 시작했다[57]. 그러나 그 이후로, 다른 연구자들은 위의 예와 같이 실제 경험하는 감정과 직무에 따라 요구되는 감정(예, 상냥함)의 차이에 의한 감정 부조화가 소진과 같은 부정적인 건강 결과를 일으킨다는 것을 좀 더 설득력있게 설명하였다[31, 32]. 긍정적인 감정을 나타내거나 부정적인 감정을 감추려는 것은 직무로 인한 감정의 굴곡변화보다 정신건강을 해치는 더 강력한 예측인자로 확인된 셈이다.

어떤 연구들은 고전적인 카라섹 모델에 감정적 요구와 고객관리에 관한 특정설문을 포함시켜야 서비스업에 대한 직무요구도와 직무자율성 평가가 가능할 것이라고 제안하였다[32, 58]. 카라섹 모델에 필적하는 모델이 있는데, 이 모델은 감정적인 요구와 감정적 통제 또는 '한 개인이 자신의 감정을 표현하는 것에 대해 그(녀)가 소유하게 되는 통제력 인지수준'에 주목하여 발전되었다[32]. 서비스업 종사자에 관한 연구에서, 서비스를 제공한 빈도와 기간, 강도와 다양성들과 감정적 고갈 및 비인격화와의 관련성을 발견하지 못하였다. 사실, 감정노동의 총량은 개인의 성취능력과 밀접하게 관련되어 있다. 다시 말해, 감정적 요구를 수반하는 일을 하는 경험 자체는 긍정적인 것이 될지도 모른다. 문제는 부정적 감정을 감추고 어쩔 수없이 긍정적 마음을 표현하도록 요구되는 것이 감정의 고갈 및 비인격화로 이어지게 된다는 것이다. 하지만, 긍정적 감정을 갖는 것은 높은 성취능력을 소유한 사람에게만 적용되는 것이며, 긍정적 감정을 보이는 것이 부정적 마음을 억제하는 것보다 건강 유지를 위해서는 필요하다. 부정적 마음을 억제하는 것이 소진의 강력한 예측인자이긴 하지만, 한 연구에서는 '부정적 정서'를 적절하게 조절할 경우 그 영향력이 없어지게 된다는 것을 확인하게 되었다. 일반적으로 부정적 시각을 갖고 있는 사람들에서 감정 억제가 강요될 때 부정적 감정을 경험하는 것으로 분석되었다. 그러나 개인적 요인들은 직무 수행의 경험들로부터 만들어진다고 알려져 왔다[37, 38]. 예를 들어 뉴욕지역의 혈압 연구에서 불안 '성향'과 '부정적 정서성'은 낮은 직무 재량권과 낮은 사회 지지도와 유의한 관계가 있었다[39]. 따라서 부정적 감정을 억제하는 경우에 더하여 직무스트레스에 노출될 때 쉽게 소진으로 이어질 가능성이 높아지게 된다. 스웨덴에서 보험회사 직원 2,255명들을 대상으로 직무요구도와 감정요구도에 대한 정량적 평가를 1년에 걸쳐 시행한 결과, 물리적(양적) 직무요구도의 증가보다는 감정적 직무요구도의 증가가 소진을 일으킬 위험이 더 높은 것으로 나타났다[59]. 저자는 이 논문에서, 요구-통제 모델을 적용하여 서비스업 노동자들의 소진에 관한 연구를 수행할 경우에는 감정노동 평가를 포함하여 연구하는 것이 중요하다고 강조하였다. 미국 및 산업화된 국가에서 서비스업에서의 감정노동은 점점 증가되고 있다. 서비스업에 종사하는 노동자들은 손님과 고객의 만족, 서비스의 원활한 제공, 그리고 자신의 직업을 유지하기 위해 개인의 감정을 종종 숨기고 속여야 한다. 17장에서, 스미스는 감정노동의 구성요소를 분석하여, 우리가 감정노동을 어떻게 '이롭게 하느냐' 혹은 '소멸시키느냐' 하는 것과 어떻게 개선하고 훈련하느냐가 감정노동 제공자와 그것을 제공 받는 손님/고객 사이에 형성되는 '시민' 사회에서 감정노동으로 인한 해로운 영향을 덜 받을 수 있음을 주장하였다.

장시간 노동, 직무 불안정성 그리고 정신건강

선진국에서 점차 증가하는 직업 불안정성 및 직무 부하의 증가는 미국에서도 연간 근무일수의 증가 및 근무시간의 증가를 야기시켰다[60, 61]. 노동자의 건강과 안전을 위하여 근무시간의 제한이 점차 강조되고 있지만, 다수의 업무 영역에서 노동자들은 하루에 10시간에서 12시간 일하는 것이 일상화 되었고, 수련의는 훈련을 위해 끊임없이 일하며, 트럭 운전기사 또한 15시간 이하로 일하는 것이 매우 드문 현상이 되어 버렸다. 화이트 컬러 근무 집단에서, 9시 출근 5시 퇴근이란 말은 과거의 이야기가 되어버렸다. 기업의 구조조정과 해고의 증가로 인하여, 회사에 남겨진 노동자에게는 나머지 작업량을 충당하기 위한 더 많은 시간과 노력이 요구되었다. 직장 상사와 함께 아침 일찍 출근하거나, 야근 또는 주말 출근을 선택하도록 암암리에 강요받고 있다. '현재의 자신의 역량을 넘어서는 것'은 직장 내 생존과 직결되게 되었다.

작업시간은 늘어났고, 미국과 영국의 근로 시간은 서유럽보다 높으며, 이제는 일본보다도 많이 일을 한다[62, 63]. 장시간 노동은 몸과 마음의 건강 모두를 약하게 하며, 흡연, 불량한 식습관 및 좌식 생활양식(sedentary lifestyle)과도 연관되어 있다[64]. 더욱이 오래 일한다는 것은 직업성 긴장도와 감정노동에 의한 부정적 요소를 포함하는 유해한 직무스트레스에 오래 노출됨을 의미한다. 장시간 근무와 고혈압 및 심혈관질환과의 유의한 관계에 대해서는 6장과 8장에서 논의한 바 있다[65].

회사 및 조직의 구조조정으로 인하여 발생하는 직무 불안정성의 증가와 직무요구도 및 근로시간의 증가가 노동자 건강에 직접적인 부정적 영향을 미칠 수 있다. 최근 프랑스에서 수행된 노동자 정신건강 연구에서, 회사의 구조조정을 경험한 노동자가 그렇지 않은 노동자에 비하여 정신과적 처방(항 우울제 포함)을 받을 위험이 훨씬 더 높음을 보고하였다[66]. 저자는 구조조정의 경영전략이 구조조정에서 생존한 노동자에게 과도하게 정신건강을 위협할 수 있음을 강조하였다.

법적 초과근무 또는 하루 12시간 근무를 포함한 '꽉 찬 주간 근무(compressed work-week)' 등은 노동자에게 과로와 수면 박탈 및 피로를 야기하게 한다. 피로는 그 자체가 생산력 저하, 병가 및 질병결근의 잠재적 위험요소 일 뿐 아니라 몸과 마음을 해치는 건강 유해 요인이다. 일본에서 과로사와 초과근무에 대한 심각성과 이에 따른 중요성이 대두됨에 따라, 1990년대에 장시간 근무와 건강에 대한 많은 연구가 수행되었다[67]. 그로 인하여 일본에서는 작업시간이 지속적으로 현저하게 감소되었으며, 현재 미국은 근무시간에 있어 다른 선진국을 선도하며, 장시간 근무와 유상 휴가 제도에 대한 정부차원의 규정이 제도화된 유일한 국가가 되었다.

지속적인 피로가 주는 영향 및 유병율에 대한 대규모 전향적 역학 연구가 1998년 독일 연구자들에 의하여 수행되었다. 네덜란드의 다양한 노동자 모집단을 대상으로 업무 요인과 피로 간의 관련성을 연구하기 위해 구축된 Maastricht Cohort 연구에서 분석 대상자 중 약 22%가 피로를 호소하는 것으로 보고하였다. 피로와 소진(표본 중 13.7%) 그리고 심리학적 고통(표본 중 22.9%) 간에 통계학적으로 유의한 상관성이 발견되었는데, 이는 피로가 소진이나 심리학적 고통의 다른 형태로 가는 경로가 된다는 것을 시사한다[68].

조직의 공정성과 정신건강

직무스트레스를 바라보는 또 다른 시각으로, 사업장 조직의 공정성을 고려해 볼 수 있다. '관계적(relational)' 공정성은 상사가 자신의 부하 노동자를 존경하고 공평하게 대하는가에 대한 것이며, '절차적(procedural)' 공정성은 공식적 의사결정 과정의 공정성과 관련된다[69]. 여러 연구에서도 조직의 공정성과 정신건강과의 관계에 대해 이미 밝혀진 바 있다. 예를 들면, 연구 시작 시 낮은 '관계적' 공정성에 노출되어 있었던 영국의 남녀 노동자들은 3~5년 후 추적 분석한 결과, 더 많은 정신건강 위험도를 갖는 것으로 나타났다[70](GHQ−30, 대부분 우울과 불안장애임). 핀란드의 공무원들을 대상으로 수행된 한 연구에 의하면, '관계적'과 '절차적' 불공정성 모두 2~4년 경과 후 분석한 결과, 우울증 진단과 불건강한 정신건강(GHQ−12) 호소에 영향을 주는 것으로 확인되었고, 이 외에도 노력−보상 불균형이 부정적 정신건강에 미치는 악영향과도 관련성이 있음을 보고하였다[71].

결론 : 직무변화로 인한 심리적 고통의 예방

노동이 정신건강에 긍정적인 영향을 주는 것처럼 보이지만, 새롭게 발견되는 여러 증거들로 미루어 볼 때 미국에서는 각 문제의 상황에 따라 차이가 있음을 볼 수 있다. 1990년대 대규모 회사들은 스트레스 관리 기법을 소개하거나 쉬는 시간에 낮잠을 허용하고 명상을 도와주도록 해주는 노동자 지원 프로그램(Employee Assistance Programs ; EAPs)의 일환으로서 '건강증진(wellness)' 프로그램을 제도화시켜 직무스트레스 증가 문제를 해결하려고 노력했다. 이러한 방법이 우울증과 소진에 빠지기 전 개인의 피로감을 회복시키는 데는 도움을 주었지만, 조직의 구조적 문제에 관심을 갖지 않고 문제의 해결과 책임을 노동자 개개인의 어깨에 짊어지게 했던 결과를 초래하게 되었다.

여러 사업장에서 업무방식의 요구도가 높아지고 노동자가 작업관련 스트레스(예, 직업성 긴장과 노력−보상 불균형)에 지속적으로 노출될 경우, 개인적 스트레스 해소 방법만으로는 접근하기 힘든 생리학적이고 심리학적인 영향들을 해결할 수 없게 되었다. 만약 노동자로서 자신이 투자한 노력에 비해 월급이나 직업에 대한 존중감 등 보상의 수준이 적당하지 못하다면 그 노동자의 감정과 정신건강은 무너질 것이다. 어떤 계약직 노동자들에게는 고용보장이라는 것이 이러한 문제를 대체하는 보상으로서 존재하였지만, 이제는 이러한 방법은 더 이상 설득력을 잃게 되었다. 여전히, 많은 노동자들에게 계약직이라는 그 자체가 자신이 '직무의 범위를 넘어'서도 일을 할 수 있다는 것을 보이기 위해 더 많은 시간을 일하고, 주말에도 일하며, 가족과의 휴가 중에도 일하도록 강요받는 중요한 스트레스 요인이 된다. 퀸란이 기술 한 것처럼 "명백한 업무 통제는 경제적 압박감을 무시해버리면 사라지게 된다… 유일한 대안은 좀 더 많은 시간 일하고 열심히 일하는 것이다."〔72〕 식료품 창고 노동자들을 대상으로 한 연구에서, "안정적인 일과 평생 직업이 간절한 목표이기 때문에 임시직 노동자는 두 편의 미국안전보건연구원(NIOSH) 연구결과에서도 입증하지 못했던 심각한 업무 강도의 강화에 대한 정규직(평생직) 노동자들의 반발에도 불구하고 업무성과 수준을 유지해가면서 가격 파괴자(rate busters)의 역할을 충실히 수행하였던 것이다."〔72〕

생산직 노동자들의 작업환경은 전통적으로 노동조합과 집단협약에 의해 산업화 사회에서 보호를 받아 왔다. 휴식시간, 작업시간 규정 그리고 안전예방은 여전히 단체협약에 의한 작업 영역에 포함되어 있다. 그러나 미국에서 가장 큰 규모인 사무직 노동자 집단은 노동조합을 결성하지 않은 반면, 미국통신노동자연맹(Communications Workers of America ; CWA)와 미국자동차노동자연맹(United Auto Workers)을 위시한 몇 개의 대규모 단체는 직무스트레스가 가장 두드러진 위험 요인이었던 서비스 분야에서 1990년대 초반 노동조합을 결성하였다. 몇 개의 노동조합은 직무스트레스와 그 원인이 되는 유해 작업환경을 감소시키기 위한 준비위원회를 조직하였다. 그리고 조합원에게 스트레스 관리교육을 실시하고, 집단협약을 전파하는 스트레스 위원회를 설립하였으며, 연구자들과 함께 스트레스에 관한 조사도 진행하였다[73](보다 자세한 예는 제3장을 참고할 것). 미국통신노동자연맹(CWA)이나 미국 주, 군, 시 노동자 연맹 그리고 서비스 노동자 국제연합 등은 스트레스를 개인적 문제의 차원에서만 접근하여 관리하는 방식에서 벗어나 개개인의 대처 방식에 대한 교육뿐만 아니라, 스트레스의 원인이 되는 작업환경에도 관심을 두어야 함을 강조하였다. 아울러, 노동자들의 감정적 측면의 중요성을 확인시켜 주었으며, 그런 감정들은 전체 노동자에 의해 공유된다는 것을 인식시켜주었다. 그러나 스트레스에 의한 건강악화의 감소에 초점을 두다보면 때때로 노동조합원 감소, 반 노동조합 정부와 고용주의 발생, 해고의 직접적 위협, 임금동결, 예산 감축, 보건의료비용 증가 등의 부작용을 초래할 수 있다.

서비스업 노동자는 무례하고 모욕적 행동을 하는 손님에게도 조차 자신의 감정을 숨긴 체 카운터 뒤편에 서서 미소를 지으며 서있어야 하고 조직의 이미지를 유지하기 위하여 우울이나 피로감 같은 힘든 감정을 억눌러야 한다. 감정노동을 하는 것 그 자체만으로 노동자 개개인에게 성취감을 줄 수도 있지만, 가끔은 노동자의 건강에 악영향을 끼치고, 빠른 소진과 그 이상의 고통을 줄 수도 있다. 감정적 노동을 함으로 인해 발생하는 심리학적 악영향을 어떻게 예방할 수 있는지는 아직 연구자들에 의해 연구된 것이 거의 없다. 이 문제에 대하여 스미스는 몇 가지 연구 방안을 제시하였다(17장 참조).

결과적으로, 일에 의한 심리적 스트레스의 영향, 즉 직업성 긴장, 노력−보상 불균형, 감정노동 등은 노동자에게는 정신건강 유지에 필요한 비용 증가를, 사회 구성원 전체에게는 의료비의 지속적 증가로 인한 건강보험료 지불 증가를 가져 오게 된다. 정신질환에 대한 책임은 '자기 충족능력(self- sufficiency)'이라는 이념 —즉, 모든 사람은 아무리 스트레스가 심각하더라 하더라도 스트레스를 조절해야만 한다는— 에 입각하여 전형적으로 받아들여진 것이 사실이다. 고용주나 직장이 노동자들의 정신적 고통과 질환을 악화시키고 원인을 제공하게 된다는 생각은 이러한 이념과 상반되어 지속적인 갈등관계에 놓여 있다. 그러나 스트레스를 줄이기 위한 집단적 행동과 집단 협상 또는 법과 규정 통과 등과 같은 부분적 노력이 건강증진과 자율성 확보를 가능하게 하고 있다.

심리적 질환에 대한 업무 관련성의 책임 여부는 다차원적인 수준에서 접근되어야 된다. 개개 노동자는 피로와 소진, 우울에 대한 경험에 자신의 목소리를 낼 필요가 있으며, 그것이 단순히 개인적인 약함 때문이 아닌 불건강한 작업환경 때문이라는 점을 인식하여야 한다. 노동조합은 노동자들이 작업환경 개선을 위한 주장에 대해 지속적으로 격려하여야 하며, 그들의 목소리를 하나로 묶어 대변할 필요가 있다. 이와 관련하여 노력할 부분으로, 노동조합은 연구자들과 함께 사업장 감시체계를 운영하고 작업조직과 건강 간의 관련성에 대하여 문서화하는 작업을 수행해야 한다. 기업과 정부는 또한 그들의 역할에 충실해야 할 것이다. 노동자는 자신들의 건강악화와 그것으로 인해 소요되는 비용이 자신의 업무습관(business practices)에 의해 야기될 수 있음을 인식해야 된다. 사업장에서 스트레스 관리에 대한 개입(intervention)을 할 경우, 정신건강의 효과에 대하여 신중하게 접근할 필요가 있으며, 개인적 문제에 국한한 단순한 이차 예방적 접근을 넘어, 업무방식을 노동자 중심으로 조절하는 등의 일차적 예방에 노력을 기울여야 할 것이다. 언제 어디서나 필요한 경우 정부는 사업장에서 노출될 수 있는 최악의 심리적 위해성에 대한 법률제정과 규칙을 입법화시켜야 할 것이다.

참고문헌

1. Osterman, P., Thomas A. Kochan, Richard M. Locke, and M. J. Piore, *Working in America: A Blueprint for the New Labor Market*, MIT Press, Cambridge, MA, 2001.
2. Marchand, A., A. Demers, and P. Durand, Does Work Really Cause Distress? The Contribution of Occupational Structure and Work Organization to the Experience of Psychological Distress, *Social Science and Medicine*, 61, pp. 1-14, 2005.
3. Sanderson, K. and G. Andrews, Common Mental Disorders in the Workforce: Recent Findings

from Descriptive and Social Epidemiology, *Canadian Journal of Psychiatry*, 51:2, 2006.
4. Cohen, S. and R. C. Kessler (eds.), *Measuring Stress: A Guide for Health and Social Scientists*, Oxford University Press, London, UK, 1997.
5. Lazarus, R. S., *Stress and Emotion: A New Synthesis, Springer*, New York, 1999.
6. Johnson, J. V., Occupational Stress, in *Preventing Occupational Disease and Injury*, Weeks, J. L., B. S. Levy, and G. R. Wagner (eds.), American Public Health Association, Washington, DC, pp. 464-473, 2004.
7. Friedman, R., P. A. Landsbergis, P. L. Schnall, et al., Psychological Variables in Hypertension: Relationship to Casual or Ambulatory Blood Pressure in Men, *Psychosomatic Medicine*, 63, pp. 19-31, 2001.
8. Pearlin, L. I., The Sociological Study of Stress, *Journal of Health and Social Behavior*, 30, pp. 241-256, 1989.
9. Turner, R. J., The Pursuit of Socially Modifiable Contingencies in Mental Health, *Journal of Health and Social Behavior*, 44:1, pp. 1-17, 2003.
10. Blehar, M. C. and D. A. Oren, Gender Differences in Depression, *Medscape Women's Health*, 2, pp. 3-4, 1997.
11. Hasin, D. S., R. D. Goodwin, F. S. Stinson, and B. F. Grant, Epidemiology of Major Depressive Disorder: Results from the National Epidemiological Survey on Alcoholism and Related Conditions, *Archives of General Psychiatry*, 62:10, pp. 1097-1106, 2005.
12. Regier, D. A., W. E. Narrow, and D. S. Rae, The De Facto Mental and Addictive Disorders Service System Epidemiologic Catchment Area Prospective 1-Year Prevalence Rates of Disorders and Service, *Archives of General Psychiatry*, 50:2, pp. 85-94, 1993.
13. Spielberger, C. D. and R. L. Rickman, Assessment of State and Trait Anxiety in Cardiovascular Disorders, in *Anxiety and the Heart*, Byrne, D. G. and R. H. Rosenman (eds.), Hemisphere Publishing Corporation, New York, pp. 73-92, 1990.
14. Melchior, M., H. Philipsen, H. Abu-Saad, R. Halfens, A. Van Der Berg, and P. Gassman, The Effectiveness of Primary Nursing on Burnout among Psychiatric Nurses in Long-Stay Settings, *Journal of Advances in Nursing*, 24, pp. 694-702, 1996.
15. Guthrie, E., D. Black, H. Bagalkote, C. Shaw, M. Campbell, and F. Creed, Psychological Stress and Burnout in Medical Students: A Five-Year Prospective Longitudinal Study, *Journal of the Royal Society of Medicine*, 91, pp. 237-243, 1998.
16. Melamed, S., A. Shirom, S. Toker, S. Berliner, and I. Shapira, Burnout and Risk of Cardiovascular Disease: Evidence, Possible Casual Paths, and Promising Research Directions, *Psychological Bulletin*, 132:3, pp. 327-353, 2006.
17. Maslach, C., S. E. Jackson, and M. P. Leiter, *Maslach Burnout Inventory Manual*, Consulting Psychologist Press, Palo Alto, CA, pp. 19-26, 1996.
18. Glass, D. C. and J. D. McKnight, Perceived Control, Depressive Symptomatology, and Professional Burnout: A Review of the Evidence, *Psychology and Health*, 11, pp. 23-48, 1996.
19. Toker, S., A. Shirom, I. Shapira, et al., The Association between Burnout, Depression, Anxiety, and Inflammation Biomarkers: C-Reactive Protein and Fibrinogen in Men and Women, *Journal of Occupational Health Psychology*, 10:4, pp. 344-362, 2005.
20. Gorman, J. M. and J. D. Coplan, Comorbidity of Depression and Panic Disorder, *Journal Clinical*

Psychiatry, 57: (Suppl 10), pp. 34-43, 2000.

21. Hettema, J. M., M. C. Neale, and K. S. Kendler, A Review and metaanalysis of the Genetic Epidemiology of Anxiety Disorders, *American Journal of Psychiatry*, 158, pp. 1568-1578, 2001.
22. Goodwin, R. D., R. Lieb, M. Hoefler, et al., Panic Attack as a Risk Factor for Severe Psychopathology, *American Journal Psychiatry*, 161, pp. 2207-2214, 2004.
23. Kendler, K. S., C. O. Gardner, and C. A. Prescott, Toward a Comprehensive Developmental Model for Major Depression in Women, *American Journal of Psychiatry*, 159, pp. 1133-1145, 2002.
24. Kendler, K. S., C. O. Gardner, and C. A. Prescott, Toward a Comprehensive Developmental Model for Major Depression in Men, *American Journal of Psychiatry*, 163, pp. 115-124, 2006.
25. Ahola, K., T. Honkonen, M. Kivimaki, et al., Contribution of Burnout to the Association between Job Strain and Depression: The Health 2000 Study, *Journal of Occupational and Environmental Medicine*, 48: 10, pp. 1023-1030, 2006
26. U'Ren, R. and M. U'Ren, Workers' Compensation, Mental Health Claims and Political Economy, *International Journal of Law and Psychiatry*, 22: 5-6, pp. 451-471, 1999.
27. Karasek, R. A., Job Demands, Job Decision Latitude and Mental Strain: Implications for Job Redesign, *Administrative Science Quarterly*, 24, pp. 285-308, 1979.
28. Siegrist, J., K. Siegrist, and I. Weber, Sociological Concepts in the Etiology of Chronic Disease: The Case of Ischemic Heart Disease, *Social Science and Medicine*, 22: 2, pp. 247-253, 1986.
29. Siegrist, J., Social Reciprocity and Health: New Scientific Evidence and Policy Implications *Psychoneuroendocrinology*, 30: 10, pp. 1033-1038, 2005.
30. Hochschild, A., *The Managed Heart: The Commercialization of Human Feeling*, University of California Press, Berkeley, 1983.
31. Liu, Y., P. L. Perrewé, W. A. Hochwarter, and C. J. Kacmar, Dispositional Antecedents and Consequences of Emotional Labor at Work, *Journal of Leadership & Organizational Studies*, 10: 4, pp. 12-26, 2004.
32. Brotheridge, C. and A. Grandey, Emotional Labor and Burnout: Comparing Two Perspectives of "People Work," *Journal of Vocational Behavior*, 60, pp. 17-39, 2002.
33. de Jonge, J., C. Dormann, P. P. M. Janssen, M. F. Dollard, J. A. Landeweerd, and F. J. N. Nijhuis, Testing Reciprocal Relationships between Job Characteristics and Psychological Well-Being: A Cross-Lagged Structural Equation Model, *Journal of Occupational and Organizational Psychology*, 74, pp. 29-46, 2001.
34. Johnson, J. V. and E. M. Hall, Job Strain, Workplace Social Support, and Cardiovascular Disease: A Cross-Sectional Study of a Random Sample of the Swedish Working Population, *American Journal of Public Health*, 78: 10, pp. 1336-1342, 1988.
35. Standfeld, S. L. and B. Candy, Meta-Analysis of the Association of Work Stressors and Common Mental Disorders, *Scandinavian Journal of Work, Environment*, & Health, 32: 6, pp. 443-462.
36. Tennant, C., Work-Related Stress and Depressive Disorders, *Journal of Psychosomatic Research*, 51, pp. 697-704, 2001.
37. Kohn, M. L. and C. Schooler, Job Conditions and Personality: A Longitudinal Assessment of Their Reciprocal Effects, *American Journal of Sociology*, 87, pp. 1257-1286, 1982.
38. Matthews, K. A. and S. G. Haynes, Type a Behavior Pattern and Coronary Disease Risk: Update and Critical Evaluation, *American Journal of Epidemiology*, 123: 6, pp. 923-960, 1986.

39. Landsbergis, P. A., P. L. Schnall, D. Deitz, R. Friedman, and T. Pickering, The Patterning of Psychological Attributes and Distress by "Job Strain" And Social Support in a Sample of Working Men, *Journal of Behavioral Medicine*, 15:4, pp. 379-405, 1992.
40. Bourbonnais, R., C. Brisson, J. Moisan, and M. Vezina, Job Strain and Psychological Distress in White-Collar Workers, *Scandinavian Journal of Work, Environment and Health*, 22, pp. 139-145, 1996.
41. Cropley, M., A. Steptoe, and K. Joekes, Job Strain and Psychiatric Morbidity, *Psychological Medicine*, 29, pp. 1411- 1416, 1999.
42. Williams, R. B., J. C. Barefoot, J. A. Blumenthal, et al., Psychosocial Correlates of Job Strain in a Sample of Working Women, *Archives of General Psychiatry*, 54:6, pp. 543-548, 1997.
43. D'Souza, R. M., L. Strazdins, L. L. Y. Lim, D. H. Broom, and B. Rodgers, Work and Health in a Contemporary Society: Demands, Control, and Insecurity, *Journal of Epidemiology and Community Health*, 57, pp. 849-854, 2003.
44. Van Der Doef, M. and S. Maes, The Job Demand-Control(-Support) Model and Psychological Well-Being: A Review of 20 Years of Empirical Research, *Work & Stress*, 13:2, pp. 87-114, 1999.
45. Stansfeld, S., R. Fuhrer, M. Shipley, and M. Marmot, Work Characteristics Predict Psychiatric Disorders: Prospective Results from the Whitehall II Study, *Occupation and Environmental Medicine*, 56, pp. 302-307, 1999.
46. Clays, E., D. De Bacquer, F. Leynen, M. Kornitzer, F. Kittel, and G. De Backer, Job Stress and Depression Symptoms in Middle-Aged Workers—Prospective Results from the Belstress Study, *Scandinavian Journal of Work Environment and Health*, 33:4, pp. 252-259, 2007.
47. Wang, J., Work Stress as a Risk Factor for Major Depressive Episode(s), *Psychological Medicine*, 35, pp. 865-871, 2005.
48. Rugulies, R., U. Bultmann, B. Aust, and H. Burr, Psychosocial Work Environment and Incidence of Severe Depressive Symptoms: Prospective Findings from a 5-Year Follow-Up of the Danish Work Environment Cohort Study, *American Journal of Epidemiology*, 163:10, pp. 877-887, 2006.
49. Paterniti, S., I. Niedhammer, T. Lang, and S. M. Consoli, Psychosocial Factors at Work, Personality Traits and Depressive Symptoms: Longitudinal Results from Gazel Study, *British Journal of Psychiatry*, 181, pp. 111-117, 2002.
50. Schaufeli, W. B. and D. Enzmann, *The Burnout Companion to Study and Practice: A Critical Analysis*, Taylor & Francis, London, UK, 1998.
51. Siegrist, J. Effort-Reward Imbalance at Work and Health, in *Historical and Current Perspectives on Stress and Health*, *Perrewé*, P. and D. Ganster (eds.), JAI Elsevier, New York, pp. 261-291, 2002.
52. Marmot, M. G., J. Siegrist, and T. Theorell, Health and the Psycho-Social Environment at Work, in *Social Determinants of Health*, Marmot, M. G. and J. Siegrist (eds.), Oxford University Press, Oxford, NY, pp. 105-131, 1999.
53. Calnan, M., D. Wainwright, and S. Almond, Effort-Reward Imbalance and Mental Distress: A Study of Occupations in General Medical Practice, *Work and Stress*, 14:4, pp. 297-311, 2000.
54. Tsutsumi, A., K. Kayaba, M. Nagami, et al., The Effort Reward Imbalance and Mental

Distress : Experience in Japanese Working Population, *Journal of Occupational Health*, 44, pp. 398-407, 2002.

55. van Vegchel, N., J. de Jonge, H. Bosma, and W. Schaufeli, Reviewing the Effort-Reward Imbalance Model : Drawing up the Balance of 45 Empirical Studies, *Social Science & Medicine*, 60, pp. 1117- 1131, 2005.
56. Wharton, A., *Emotional Labor in the Service Economy : Emotional Labor, Its Measurement and Repercussions : The Psychosocial Consequences of Emotional Labor*, The Annals of The American Academy of Political and Social Science, January 1999.
57. Morris, J. A. and D. C. Feldman, The Dimensions, Antecedents, and Consequences of Emotional Labor, *Academy of Management Review*, 21, pp. 986-1010, 1996.
58. Borritz, M., U. Bültmann, R. Rugulies, K. Christensen, E. Villadsen, and T. Kristensen, Psychosocial Work Environment Factors as Predictors for Burnout : Prospective Findings from 3-Year Follow-Up of the Puma Study, *Journal of Occupational and Environmental Medicine*, 47 : 10, pp. 1015-1025, 2005.
59. Van Vegchel, N., J. De Jonge, M. Soderfeldt, C. Dormann, and W. B. Schaufeli, Quantitative Versus Emotional Demands among Swedish Human Service Employees : Moderating Effects of Job Control and Social Support, *International Journal of Stress Management*, 11 : 1, pp. 21-40, 2004.
60. Sparks, K., C. Cooper, Y. Fried, and A. Shirom, The Effects of Hours of Work on Health : A Meta-Analytic Review, *Journal of Occupational and Organizational Psychology*, 70, pp. 391-408, 1997.
61. Lee, S., D. McCann, and J. C. Messenger, *Working Time Around the World : Trends in Working Hours, Laws, and Policies in a Global Comparative Perspective*, Routledge and ILO, London and Geneva, 2007.
62. Caruso, C., E. Hitchcock, R. Dick, J. Russo, and J. Schmit, *Overtime and Extended Work Shifts : Recent Findings on Illnesses, Injuries, and Health Behaviors*, NIOSH, Cincinnati, OH, pp. 1-49, 2004.
63. International Labour Office, *Key Indicators of the Labour Market, 2005*, cited, Available from : http://www.ilo.org/public/english/employment/strat/kilm/kilm06.htm
64. Maruyama, S. and K. Morimoto, Effects of Long Working Hours on Lifestyles, Stress, and Quality of Life among Intermediate Japanese Managers, *Scandinavian Journal of Work Environment and Health*, 22, pp. 353-359, 1996.
65. Yang, H., P. Schnall, M. Jauregui, T. Su, and D. Baker, Work Hours and Self-Reported Hypertension among Working People in California, *Hypertension*, 48 : 4, pp. 744-750, 2006.
66. Kivimaki, M.; T. Honkonen, K. Wahlbeck, et al., Organizational Downsizing and Increased Use of Psychotropic Drugs in Employees Who Remain in Employment, *Journal of Epidemiology and Community Health*, 61, pp. 154-158, 2007.
67. Shimomitsu, T. and L. Levi, Recent Working Life Changes in Japan, *European Journa of Public Health*, 2, pp. 76-86, 1992.
68. Kant, I. J., U. Bultmann, K. A. P. Schroer, A. J. H. M. Beurskens, and L. J. P. M. Van Amelsvoort, An Epidemiological Approach to Studying Fatigue in the Working Population : The Maastricht Cohort Study, *Occupational and Environmental Medicine*, 60, pp. 32-39, 2003.

69. Bourbonnais, R., Are Job Stress Models Capturing Important Dimensions of the Psychosocial Work Environment?, *Occupational and Environmental Medicine*, 64, pp. 640-641, 2007.
70. Ferrie, J., J. Head, M. Shipley, J. Vahtera, M. Marmot, and M. Kivimaki, Injustice at Work and Incidence of Psychiatric Morbidity: The Whitehall II Study, *Occupational and Environmental Medicine*, 63, pp. 443-450, 2006.
71. Kivimäki, M., J. Vahtera, M. Elovainio, M. Virtanen, and J. Siegrist, Effort-Reward Imbalance, Procedural Injustice and Relational Injustice as Psychosocial Predictors of Health: Complementary or Redundant Models?, *Occupational and Environmental Medicine*, 64, pp. 659-665, 2007.
72. Quinlan, M., C. Mayhew, and P. Bohle, The Global Expansion of Precarious Employment, Work Disorganization, and Consequences for Occupational Health: A Review of Recent Research, *International Journal of Health Services*, 31:2, pp. 335-414, 2001.
73. Landsbergis, P. A. and J. Cahill, Labor Union Programs to Reduce or Prevent Occupational Stress in the United States, *International Journal of Health Services*, 24, pp. 105-129, 1994.

제8장

캘리포니아에서의 노동, 민족, 그리고 건강

Work, Ethnicity, and Health in California

김 정 일

Haiou Yang

노동력은 인구통계(나이, 성별, 민족과 인종의 구성), 법적 신분(영주권자, 이민자, 불법노동자), 숙련도, 학력, 고용상태(비정규직, 정규직, 임시직), 임금수준, 직업의 형태, 의료보험, 그리고 장애 등 여러 가지 다른 관점으로 바라볼 수 있다[1]. 이들 하위집단 간의 차이점에 대한 연구는 다양한 환경 및 직업관련 노출, 또는 특이 감수성에 의해 질환이나 질병 발생의 위험이 증가된 것을 보여 준다. 지난 20년간 미국의 노동력에 있어 인종 및 민족적 다양성이 빠르게 증가되고 있는 것이 증명되어 왔다. 이러한 변화는 노동력에서 이질성과 불평등이 증가되고 있음을 반영하는데, 질병과 손상의 발생률과 유병률에 대해 깊고 오래된 차이가 있었다. 특히, 미국의 캘리포니아주는 소수민족 인구집단이 높은 비율을 차지하고 있다. 2000년 캘리포니아주의 인구는 31%의 라틴계 미국인, 12%의 아시아/태평양 섬주민, 7%의 아프리카계 미국인, 50%의 백인, 그리고 1%의 원주민으로 구성되어 있다. 2040년까지 캘리포니아주 전체인구 중 라틴계 미국인은 거의 50% 정도로 증가할 것이며, 반면에 백인은 단지 30%를 약간 넘을 것으로 생각된다[2].

이들 범주는 사회적으로 만들어지며, 선천적인 생물학적 특성을 반영하지 않고 집단 내 중요한 사회문화적 다양성을 모은 것이라고 일반적으로 이해되어진다. '라틴계'라는 것은 개인의 정치적 정체성이며, 이것은 자발적이거나 또는 귀속적일 수 있다. 그러나 2세대 쿠바계 미국인과 남서부의 1세대 멕시코계 이민자 사이의 전기(傳記)적 또는 사회경제적 차이를 온전히 나타내는 것은 아닐 것이다. 인종/민족에 대한 집합된 자료들은 사회적 지위가 낮은 어떤 집단이 다른 집단에 비해 건강에 대해 얼마나 사회적으로 불평등적인 영향을 받는지를 이해하는데 있어 유용한 지표로써 도움을 준다. 미국에서 대부분의 소수 집단들은 백인에 비해 불평등적으로 사회경제적 지위가 낮았으며 종종 어떤 질환이나 질병에 대해 더 높은 발생률을 보였다. 이 질환과 질병은 부분적으로는 건강관리 접근성 부족을 포함한 가난이라는 조건으로부터의 결과이며, 부분적으로는 증가된 환경적인 노출, 특히 열악한 작업구조와 정신사회적인 작업환경 노출로부터의 결과이다. 따라서 노동연령인구 사이의 인종적, 민족적 건강 불평등은 산업보건의 연구의제에서 중요한 이슈가 된다[2].

인구통계학적인 경향의 변화에 더하여 미국 경제가 더욱더 세계화되어감에 따라 미국의 노동자들은 작업본질의 변화에 의해 영향을 받고 있다(제2장 참고). 조직축소 및 저비용 고효율 생산이 미국의 새로운 노동구조의 특징으로 등장하였다. 그 이후 고용불안, 일자리 불안정성, 시간제 노동자의 증가, 저임금, 임시직, 계약직, 긴 노동시간, 그리고 순환근무 등 모든 것들이 오늘날 미국의 노동계에서는 흔한 특징이 되고 있다[3]. 노동구조 본질의 변화는 노동자의 건강에 심각한 부작용을 가지고 있으며, 아마도 이미 질병과 손상의 높은 유병률을 경험한 몇몇의 인종/민족적 소수 그룹의 인구의 건강에 해로울 것이다.

따라서, 이 장에서는 캘리포니아 노동연령인구의 세 가지 주요 건강결과(고혈압, 당뇨병, 비만)에서 인종과 민족적 변이들을 찾을 수 있는지를 살펴본다. 비록 인구통계학적 역동학과 작업본질의 변화 및 인종적 민족적 건강 불평등과의 관련성에 대한 포괄적인 조사는 이 장의 범위를 넘어서는 것이지만, 이 연구는 캘리포니아의 노동연령 인구에서 고혈압, 당뇨병과 비만에 대한 노동관련 위험요소와 인종/민족적 차이를 살펴본다. 이 연구는 이전에 장시간 근무와 고혈압과의 관계에 초점을 맞춘 연구에 사용하였던 동일한 자료를 가지고 확대 연구한 것이다[4].

왜 고혈압, 비만, 당뇨병에 초점을 맞추었는가?

이 세 가지 건강상태에 초점을 맞추는 데는 여러 가지 이유들이 있다. 첫째, 고혈압, 비만, 당뇨병의 분율이 1990년대에 미국에서 인구전반에 걸쳐서 실질적으로 증가했다는 역학적 증거들이 있다[5~8]. 이 세 가지 조건은 상호관계를 가지고 있다. 이 세 가지 질환 모두 존재하면 이를 '대사 증후군'이라고 부르며, 이는 실질적인 심혈관계의 이환과 사망의 결과를 가져올 수 있다[9~12]. 고혈압, 비만, 당뇨병은 작업관련 정신사회적 스트레스와 관련이 있으며, 비만은 고혈압과 당뇨병의 주요 위험인자이다. 더욱이 현존하는 연구에서 고혈압 당뇨병, 비만의 유병률에서 두드러진 인종적 민족적 차이를 보여주고 있다. 세 질환 모두 아프리카계 미국인에서 과다하게 발견되고 있으며[13, 14], 라틴계 미국인은 당뇨병의 유병률이 높다[11, 15].

어떤 방법으로 접근하는가 : 산업-근거로 아니면 민족-특수로?

역사적으로 민족적 건강 불평등과 직업보건은 두 가지 다른 연구 영역으로 구분되어져 왔다. 최근 20여년간 인종적 민족적 건강 불평등에 관한 많은 연구들은 산업-근거(industry-based) 또는 민족-특수(ethnicity-specific)로 수행하였다. 산업-근거 연구는 다른 직업보건과 안전척도를 통해 인종적, 민족적 구성을 연구하는 경향이 있었다. 이러한 분야에서 이전 연구들은 아프리카계 미국인, 아시아계 미국인, 라틴계 미국인 노동자들이 평균적으로 낮은 임금과 낮은 기술, 낮은 지위를 가지는 직업에 집중되어 있으며, 작업환경과 관련된 건강 문제와 손상에 더 부정적인 영향을 받고 있다고 보고하였다[16]. 그러나 민족의 특성에 관련된 연구들 중 몇몇은 증가된 이환율 및 사망률과 관련된 행동학적이고 사회경제적인 위험인자를 알아내기 위해 더 연구를 진행시켰지만, 주로 다양한 인종적, 민족적 그룹의 여러 가지 건강지표의 유병률을 비교하는데 초점을 맞추었다. 예를 들면, 아프리카계 미국인과 백인 미국인에 있어서 사회경제적인 지위와 심혈관계 질환의 강한 역관계는 잘 증명되어 있다[17~20].

사회경제적인 지위와 심혈관계 질환과의 관계에 대하여 아시아계 미국인과 라틴계 미국인에 대해서는 알려진 것이 거의 없다. 성공한 소수민족 모델(model minority myth)은 아시아계 미국인이 다른 소수민족들보다 더 성공적으로 "동화되었음"을 의미하며, 높은 사회경제적인 지위와 더 나은 건강상태를 반영한다[21, 22]. 그러나 아시아계 미국인을 연구하는 건강 연구자는 이 잘못된 믿음에 대해 반박하는데, 실제로 아시아계 미국인과 태평양 섬에서 온 이주자들은 미국의 다른 인종처럼 50개 이상의 민족과 언어 하위그룹으로 구성된 이질적인 그룹이며, 본질적으로 다른 사회경제적 지위의 범주를 가지고 다양한 이민세대를 가지고 있다는 것을 보여 준다[21, 22]. 또 다른 논쟁은 라틴계 미국인의 건강과 관련한 "라틴계 역학적 역설(Hispanic Epidemiology Paradox)"이라고 불리어지는 것의 출현에 관한 것이다. 라틴계 미국인을 연구하는 건강 연구자들은 많은 사람들이 실제로 낮은 사회경제적 상태에서 살고 있음에도 불구하고 영아 사망률과 만성질환의 평균 분율이 낮은 경향을 보여 종종 의아해 하였다[23~25].

특히 작업요인과 관련하여 인종적 민족적 건강 불평등에 관해 연구하는 새로운 방법을 찾기 위해서 산업-특수 또는 민족-특수적인 접근방식에 국한 되지 않는 것은 중요하다. 지난 십년간 사회경제적인 지위와 심혈관계 질환에 관한 연구는 사회경제적인 지위와 심혈관계 질병을 연결시키는 두 가지 주요 경로를 지적함으로써 이 분야 연구에 빛을 발하였다. 첫 번째 경로는 흡연, 비 건강 식이, 운동 부족 등의 개인적인 행동양식에 초점을 맞춘 생활방식과 생의학적인 위험요소와 관련된 것이며, 두 번째 경로는(높은 요구도와 낮은 직무자율성 혹은 노력-보상 불평등과 같은) 정신사회적 요소에의 노출, 건강 관리의 접근성, 고용과 수입의 불안정성, 실직에 대해 초점을 맞추는 직업과 관련된 것이다〔26, 27〕. 건강 불평등에 대한 이러한 새로운 안목에 따라 우리는 노동이 건강에 미치는 영향에 관해 알아볼 것이다.

건강 불평등에 대한 새로운 견해 : 노동의 영향

일반적으로 성인 노동자는 깨어있는 시간의 절반 이상을 일터에서 보내며, 노동의 요구도와 압박에 의해 건강에 종종 영향을 받는다. 경제가 점점 더 세계화됨에 따라 노동으로부터 오는 요구도와 압박은 최근 십년간 더욱 심해졌다. 세계화 아래에서 미국 기업가들은 증가하는 경쟁 속에서 비용을 낮추고 기술을 향상시켜야 하는 필연적인 압력에 직면하였다. 기업축소와 저비용 고효율 생산방식은 노동조직의 새로운 형태로 등장하였다. 노동자들에 대한 군살빼기와 저비용 고효율 생산방식의 결과로 더 많은 비조합원 인력, 고용 불안정, 직업 불안정성, 비정규직의 증가, 저임금, 임시직, 계약직, 긴 노동시간, 순환 근무 등이 나타났다〔〕. 기술의 발달과 함께 서비스부문과 육체노동자들의 작업은 인지적으로 복잡해졌다〔3〕. 질병과 손상의 발생률과 유병률에서의 인종적 민족적 차이는 경제의 세계화와 작업관련 기술의 변화에 의해 형성되고 있다. 예를 들어, 미국 경제로 이주한 많은 라틴계 이주자들은 가장 낮은 임금의 서비스 직업과 비기술직에 몰리고 있으며, 전화 통신기술의 발달에 따라 콜센터들은 임금이 낮고 노동환경에 대한 통제가 더 적은 인도의 노동시장에서 즉, "국외에서(off-shore)" 고용한다. 최근 십년동안 노동자의 건강에 대해 경제의 세계화와 노동본질의 변화와 관련한 작업장에서의 위험요인에 초점을 맞춘 더 많은 연구가 수행되기 시작하였다.

이전 자료들의 결점과 새로운 자료 근원

인종/민족적 건강 불평등에 영향을 주는 노동의 역할을 찾아내는데 있어 주요 장애는 다양한 민족적 배경을 가진 노동자들의 건강자료뿐만 아니라 사회경제적이고 인구학적인 요소, 직업, 작업환경에 대한 정보를 수집한 광범위한 자료가 거의 없다는 것이다. 캘리포니아 건강면접조사(Califonia Health Interview Survey ; CHIS)는 인구학적인 특성, 작업특성, 민족적 분류, 생물학적이고 건강행동 관련 위험요인, 그리고 건강상태 등에 대한 주 전체의 정보를 수집하는 광범위한 조사를 수행하는 몇 안되는 기관 중 하나이다. 그러나 이 자료는 노동연령 인구에서의 인종적 민족적 불평등을 연구하는 것을 목적으로 하기에는 몇 가지의 이유로 제한점을 가진다 : 1) 연구설계가 원인적 연관성의 결정에 제한이 있는 단면연구이다. 2) 작업특성에 대한 자료가 불완전하고 작업에 대한 정신사회학적인 요소에 관한 정보가 빠져 있다. 3) 건강상태는 사실상 자기기입식이다[28].

2001년 CHIS는 55,000 가족을 대상으로 하여, 영어를 비롯하여 스페인어, 중국어, 베트남어, 한국어, 크메르어를 포함한 언어들로 조사하였다[29]. 응답자는 연령범위와 노동시간 기준(11시간 이상 근무)에 맞으며 캘리포니아에서 일하는 약 1,588,000명의 노동자를 대표하였다. CHIS 2001 파일은 인종적 민족적 불평등과 노동과의 관계에 대한 주제를 살피는데 유용한 정보를 제공하였다. 특히 정보 중에서 5개의 일반 영역이 우리의 분석에 이용되었다 : 1) 건강결과 정보, 2) 인구학적인 특징(성별, 연령, 민족), 3) 작업관련 특성(직업과 주당 근무시간), 4) 생물학적 그리고 건강 행동관련 위험요소(담배 소비 형태와 운동하지 않는 생활), 5) 사회경제적인 지위(교육과 가정 수입)

이 장에서, 우리는 세 가지의 건강결과와 작업관련 변수들 사이의 강한 관련성, 그리고 이 건강상태에서의 인종적 민족적 다양성의 증거를 제공해주는 자료를 제시한다. 이 연관성은 로지스틱회귀분석을 사용하여, 교차비와 95% 신뢰구간으로 추정되었으며 연관되는 인구학적인 요인, 생물학적인 위험요인, 사회경제적인 지위 변수들을 보정하였다. 역학연구에서 교차비는 널리 사용되고 있고 해석하기 쉬운 통계지표로 위험요인들의 노출에 의한 우도비를 비교한다.

작업 특성 그리고 고혈압, 비만, 당뇨병

2개의 작업관련 변수로는 주당 근무시간과 직업이 분석에 이용되었다. 우리는 주당 근무시간을 4개의 범주로 나누었다 : 1) 11~39시간 ; 2) 40시간 ; 3) 41~50시간 ; 4) 51시간 이상. 주당 11시간 이하로 근무하는 사람들은 주당 근무시간이 적은 것이 고혈압이나 다른 심혈관계 질환 등을 포함하여 심각한 건강상태를 가지고 있을 가능성이 더 높기 때문에 발생하는 편견을 피하기 위해서 분석에서 제외되었다. 분석에서 주당 근무시간에 이용된 대조군은 11~39시간이었다. 또한 이 분석에서는 8개의 직업 하위그룹이 포함되었다 : 1) 관리직, 행정직, 매니저 ; 2) 직업전문가(professionals)와 전문가(specialists) ; 3) 판매원 ; 4) 행정지원직 ; 5) 서비스직 ; 6) 숙련공 ; 7) 반숙련공 ; 8) 미숙련공. 대조군은 직업전문가(professionals)와 전문가(specialists)군이었다.

긴 노동시간

세계화와 작업본질의 변화의 힘에 내몰린 미국인들은 다른 대부분의 유럽국가(영국, 스웨덴, 독일)의 노동자들보다 더 오래 일한다. 미국인의 평균노동시간은 최근 몇 년간 일본 노동자들보다도 길다[30]. 긴 노동시간은 노동관련 건강결과에 대한 위험요인이 되고 있으며[31~33], 손상률의 증가[34, 35]와 사망률의 증가[36, 37], 그리고 심혈관계 질환[38~40], 당뇨병[41, 42], 고혈압[4, 33, 43~46]과 체중증가[47]를 포함한 건강상태에 다양한 부정적 영향과 관련이 있다. 미국 인구에서 긴 노동시간의 건강영향에 관한 연구들은 제한적이다. 이 장에서 보여주는 자료들은 주당 근무시간과 세 가지의 자기기입식 건강상태 사이의 관련성을 파악함으로써 연구의 결점을 메우기 시작하였다.

주당 근무시간을 보면, 23%가 40시간 미만, 42%가 40시간을 근무하며, 22%가 41~50시간을 근무하였고 14%가 51시간 이상을 근무하였다. 캘리포니아에서 인종군과 민족군 사이에 근무시간은 유의한 차이가 있었다(표 1). 백인의 40% 이상이 주당 41시간 이상 근무하였고 51시간 이상 근무도 여러 민족 중 가장 많은 비율을 차지하였다(15%). 라틴계, 아프리카계, 아시아계 미국인의 48%가 백인의 35%에 비해 전통적인 주당 40시간 근무자가 더 많았다. 이 재미있는 경향은 전통적인 주당 40시간 근로 혹은 부분시간 근로(주당 40시간 미만) 근무하는 경향이 있는 육체노동자와 정신노동자에 소수민족 노동자가 집중되어 있기 때문인 듯하다.

주당 근무시간과 고혈압 사이의 강한 연관성의 증거는 우리의 최근 연구에서 보고된 CHIS 자료에 나타나 있다[4]. 표 2와 같이, 근무시간과 자기기입한 고혈압과 관계는 직선 패턴으로 나타나고 있다. 주당 40시간 근무(교차비=1.14, 95%신뢰구간=1.01, 1.28) 혹은 41~50시간 근무(교차비=1.17, 95%신뢰구간=1.04, 1.33)하는 사람들은 11~39시간을 근무하는 사람들에 비해 중등도의 고혈압 위험을 가지고 있다. 주당 51시간 이상 근무하는 사람들은 11~39시간 근무하는 사람들의 자기기입한 고혈압의 1.29배(교차비=1.29, 95%신뢰구간=1.10, 1.52)를 보이고있다. 근무시간과 비만 사이에서도 비슷한 패턴이 관찰되었다. 주당 11~39시간을 근무하는 사람들에 비해 주당 41~50시간 근무하는 사람들이 21%(교차비=1.21, 95%신뢰구

〔표 1〕 인구학적, 사회 경제적, 작업환경 및 건강위험요인에 따른 민족적 특성(캘리포니아, 2001)

	유럽계 미국인	아프리카계 미국인	라틴계 미국인	아시아계 미국인	평균	P
연령						<0.0001
18~35세	34.33	42.35	55.75	41.88	42.41	
36~50세	41.98	41.97	34.53	41.42	39.58	
51~64세	23.69	15.68	9.73	16.71	18.00	
성별						<0.0001
여자	44.94	50.99	37.74	46.63	42.26	
남자	55.06	49.01	62.26	53.37	56.74	
교육수준						<0.0001
고등학교 미만	4.72	5.77	44.39	7.74	17.47	
고등학교	21.41	25.85	25.98	16.14	22.47	
일부대학	29.96	39.01	19.72	19.97	26.14	
대학 또는 대학원	43.91	29.38	9.12	56.16	33.93	
가구소득						<0.0001
0~99% 연방 빈곤 수준	3.61	14.60	26.26	6.62	11.72	
100~199% 연방 빈곤 수준	9.93	18.53	31.44	14.88	17.66	
200~299% 연방 빈곤 수준	11.52	16.47	15.79	15.32	13.61	
300% +연방 빈곤 수준	75.15	50.40	26.51	63.17	527.01	

직업						<0.0001
전문직	21.69	15.65	4.54	24.04	16.09	
관리직	18.78	14.11	5.35	15.24	16.75	
사무직	12.71	18.54	9.43	12.36	11.90	
영업직	15.32	10.87	9.64	13.59	13.04	
서비스직	7.39	15.21	16.24	8.11	10.75	
숙련직	14.00	10.32	16.46	15.22	14.76	
준숙련직	7.50	11.24	26.50	9.90	14.16	
미숙련직	2.61	4.05	11.82	1.54	5.55	
주당 근무시간						<0.001
11~39	24.27	23.00	21.89	20.66	23.02	
40	35.32	48.15	47.66	48.92	41.58	
41~50	24.51	17.11	18.84	19.81	21.73	
51 이상	15.90	11.74	11.61	10.61	13.67	
생물학적, 행동학적 위험요인						
자가보고 고혈압	16.59	22.10	12.46	13.04	15.21	<0.0001
비만	17.60	26.83	22.19	5.55	18.16	<0.0001
자가보고 당뇨병	3.07	5.34	4.41	2.63	3.57	<0.0001
흡연상태						<0.0001
비흡연	52.53	61.99	64.74	69.62	58.96	
과거흡연	27.06	16.68	18.08	13.76	22.03	
현재흡연	20.41	21.33	17.18	16.62	19.01	
생활습관	43.54	34.73	19.59	45.69	35.76	<0.0001

〔표 2〕 자가보고 고혈압, 비만 및 당뇨병에 영향을 주는 요인의 다변량 로지스틱 회귀분석 결과

특 성	고혈압			비만			당뇨병		
	교차비	95%신뢰구간	*P*값	교차비	95%신뢰구간	*P*값	교차비	95%신뢰구간	*P*값
연령									
18~35세	1.00			1.00			1.00		
36~50세	2.53	2.18, 2.94	<0.0001	1.52	1.34,1.72	<0.0001	3.72	2.78, 4.97	<0.0001
51~64세	5.71	4.93 6.62	<0.0001	1.76	1.52, 2.03	<0.0001	8.89	6.61, 11.96	<0.0001
성별									
여자	1.00			1.00			1.00		
남자	1.24	1.11, 1.39	<0.0001	1.23	1.10, 1.36	<0.0001	1.42	1.11, 1.83	0.007
인종/민족성									
유럽계 미국인	1.00			1.00			1.00		
아프리카계 미국인	1.65	1.34, 2.03	<0.0001	1.63	1.34, 1.99	<0.0001	1.29	0.96, 1.74	0.09
라틴계 미국인	0.85	0.73, 0.98	0.03	1.08	0.94, 1.24	0.28	1.77	1.39, 2.26	<0.0001
아시아계 미국인	0.89	0.77, 1.02	0.10	0.32	0.24, 0.42	<0.0001	1.15	0.77, 1.72	0.49
교육수준									
고등학교 미만	1.00			1.00			1.00		
고등학교	0.95	0.78, 1.16	0.58	0.88	0.74, 1.05	0.14	0.89	0.67, 1.18	0.41
일부대학	1.03	0.84, 1.25	0.79	0.89	0.73, 1.08	0.23	1.09	0.80, 1.49	0.57
대학 또는 대학원	0.81	0.67, 0.98	0.03	0.48	0.38, 0.59	<0.0001	0.72	0.51, 1.01	0.05

가구소득									
0~99% 연방 빈곤 수준	1.00			1.00			1.00		
100~199% 연방 빈곤 수준	0.81	0.36, 1.04	0.10	1.01	0.83, 1.23	0.91	0.77	0.54, 1.09	0.14
200~299% 연방 빈곤 수준	0.84	0.62, 1.14	0.27	0.98	0.79, 1.22	0.87	0.73	0.47, 1.12	0.15
300% +연방 빈곤 수준	0.77	0.60, 0.98	0.04	0.82	0.68, 0.99	0.04	0.74	0.51, 1.07	0.11
							1.00		
흡연상태	1.00			1.00			1.07	0.84, 1.36	0.59
비흡연	1.26	1.13, 1.42	<0.0001	1.16	1.04, 1.31	0.01	0.94	0.73, 1.50	0.59
과거흡연	1.16	1.01, 1.32	0.03	0.90	0.78, 1.03	0.11	1.02	0.83, 1.24	0.87
현재흡연	1.10	0.99, 1.21	0.07	1.56	1.31, 1.64	<0.0001			
생활습관	2.66	2.23, 3.19	<0.0001	3.17	2.60, 3.85	<0.0001	3.18	2.61, 3.88	<0.0001
직업									
전문직	1.00			1.00			1.00		
관리직	1.11	0.96, 1.27	0.15	1.15	0.98, 1.36	0.09	1.01	0.72, 1.41	0.97
사무직	1.23	1.00, 1.51	0.05	1.28	1.10, 1.49	0.002	1.09	0.74, 1.60	0.67
영업직	1.00	0.85, 1.18	0.97	1.05	0.91, 1.22	0.5	1.04	0.76, 1.42	0.82
서비스직	1.06	0.88, 1.27	0.54	1.19	1.05, 1.34	0.009	1.31	0.79, 1.61	0.49
숙련직	1.05	0.87, 1.27	0.58	1.06	0.92, 1.22	0.4	0.82	0.56, 1.18	0.28
준숙련직	0.97	0.78, 1.20	0.75	1.21	1.02, 1.22	0.03	1.16	0.77, 1.76	0.46
미숙련직	1.50	1.00, 2.25	0.05	1.46	1.04, 2.05	0.03	1.24	0.67, 2.31	0.48
주당 근무시간									
11~39	1.00			1.00			1.00		
40	1.13	1.01, 1.28	0.04	1.12	0.99, 1.27	0.7	1.07	0.82, 1.40	0.63
41~50	1.17	1.03, 1.33	0.01	1.21	1.03, 1.43	0.02	0.79	0.60, 1.03	0.08
51 이상	1.29	1.10, 1.52	0.002	1.31	1.09, 1.58	0.005	0.98	0.69, 1.38	0.90

간=1.03, 1.43)로 더 쉽게 비만해지는 것으로 나타났다. 또 51시간 이상 근무하는 사람들은 31%(교차비=1.31, 95%신뢰구간=1.09, 1.58)로 나타났다. 근무시간과 당뇨병 사이의 관련성은 관찰되지 않았다.

긴 노동시간은 여러 가지 경로를 통해 고혈압과 비만의 발생위험을 증가시킬 수 있다[4, 32]. 첫째, 장시간의 노동은 노동과 다른 활동으로부터 회복할 수 있게 하는 시간을 단축시키고, 수면시간이 부족하게 되어, 이것이 고혈압과 비만과 연결되어 있는 생리학적인 과정의 와해와 관련되어지는 것으로 여겨진다[48~52]. 둘째, 긴 노동시간은 흡연, 불건강 식이, 운동하지 않는 생활습관을 포함하는 불건강 생활습관과 행동을 통해 고혈압과 비만의 위험과 관련되어 있을 것으로 생각된다. 더욱이 긴 노동시간은 노동자를 작업환경에서 직업긴장과 노력-보상 불평등과 같은 유해한 정신사회적인 요인에 장시간 노출시킨다. 이는 생물학적인 각성과 이후 일어나는 혈압의 증가와 관련성이 있는 것으로 생각된다. 이 위험요인들은 차례로 영구적인 생리학적 변화를 가져오게 되고 이것은 고혈압과 비만을 일으키게 된다[32]. 높은 요구도 및 낮은 직무자율성과 장시간 근무자에게서 비만의 증가가 보고되고 있다[47].

여러 가지 추적연구는 긴 노동시간과 당뇨병 사이의 양의 상관관계를 증명하였다[41, 53, 54]. 그러나 이번 연구에서는 노동시간과 자기기입한 당뇨병에서의 관련성은 없었다. 이것은 긴 노동시간과 당뇨병에서의 관계를 밝히는데 있어, 이 연구가 단면연구라는 제한점에 의한 것일 수 있다. CHIS와 같은 단면연구에서 긴 노동시간과 당뇨병사이의 관련성이 나타나지 않는 또 다른 이유는 고혈압과 비만 등이 무증상인 것과는 다르게 당뇨병은 발과 다리, 손과 팔 등의 신경학적인 통증, 피로의 증가, 시각흐림[55, 56] 등의 여러 가지 장애상태를 포함하기 때문이며, 이러한 당뇨병의 증상으로 고통받기 시작할 때 노동자들은 그들의 노동시간을 줄이기 때문에 선택편견을 가져올 수 있다.

직업적 변이

직업분포의 관점에서 인종군 및 민족군은 극적이고 유의한 차이가 있다(표 1). 캘리포니아에서 라틴계 미국인의 70% 이상이 40%의 아프리카계 미국인, 35%의 아시아계 미국인, 32%의 유럽계 미국인과 비교하여 노동직과 서비스 분야에 집중되어 있다. 라틴계 미국인은 전문직과 관리직 집단에서는 9%로서 30%의 아프리카계 미국인, 39%의 아시아계 미국인, 40%의 유럽계 미국인과 비교하여 최소를 보이고 있다.

고혈압에서 직업적 다양성은 역시 의미있는 패턴을 보여주고 있다(표 2). 인종과 민족, 인구학적인 특징, 사회경제적인 지위, 기타 생물학적 위험요인에 상관없이 전문가 집단과 비교하여 비숙련공들에서 자기기입한 고혈압 환자가 가장 많았으며(교차비=1.50, 95%신뢰구간=1.00, 2.25), 그 다음이 사무직이었다(교차비=1.23, 95%신뢰구간=1.00, 1.51). 비만에 있어서도 비슷한 패턴을 보였는데, 전문직과 비교해서 서비스직은 19%, 반숙련공은 21%, 사무직은 28%, 비숙련공은 46%가 더 비만한 것으로 나타났다. 그러나 자기기입한 당뇨병에서는 직업적 다양성이 관찰되지 않았다.

이러한 직업적 다양성의 기전에 관해 추측하는 것은 어렵지 않다. 사무직과 비숙련공이 고혈압의 높은 유병률을 가지는 패턴은 작업긴장에 관한 연구와 부합하는데, 과업에 대한 낮은 조절성은 이러한 직업에서 더 흔하며 낮은 직무자율성은 고혈압의 위험요인이다[57~59]. 직업에 대한 연구[60]는 경제의 세계화와 관련한 작업과정이 대량 규격화됨으로써, 사무직과 서비스직의 본질이 비체계적이고 노동집약적인 것에서 특수화, 정보처리, 그리고 지식적인 복잡성이 증가된 더 규격화된 작업으로 전환되어 왔다. 몇몇 연구자는 기술의 발달과 저비용 고효율 생산의 도입으로 인해, 육체노동자가 더 높은 수준의 지적이고 상호작용하는 기술을 가지길 요구받고 있다고 주장하였다. 다른 연구자는 생산과정에서 육체노동자들의 기술 요구도와 조정이 감소해 왔다고 주장한다.

인종 / 민족 건강 불평등

이 장에서 우리는 4개의 범주를 사용하여 인종과 민족을 정의하고 분석하였다 : 1) 유럽계 미국인 또는 백인 미국인(비라틴계 백인) ; 2) 아프리카계 미국인(비라틴계가 흑인) ; 3) 라틴계 미국인(멕시코, 라틴계 혹은 중남미 아메리카 포함) ; 4) 아시아계 미국인(비라틴계 아시아인과 태평양 섬사람). 백인 미국인들은 비교를 위한 대조군으로 사용하였다. 미국 원주민들은 아주 작은 인구 비율을 가지고 있어서 이 장에서의 분석에서는 제외되었다. 이상적이지는 않지만, 일반적으로 이러한 범주가 인종적 불평등과 그 인구진단에서의 건강에 대한 영향을 나타내는 포괄적인 지표로 받아들여지고 있다.

아프리카계 미국인 : 잘 증명된 경향

노동자들 사이에 인종적이고 직업적인 차별과 결과적으로 생기는 건강 불평등〔61〕은 부분적으로 지난 몇 십년동안 세계화된 경제 노동 경향의 변화와 이민 패턴의 변화 때문에 지속되고 있다. 이 연구의 결과는 고혈압과 비만과 관련한 널리 잘 알려진 민족적 건강 불평등 경향과 부합한다.

예를 들면, CHIS 자료분석은 백인 미국인과 비교해서 모든 군에서 아프리카계 미국인들은 가장 높은 비율의 고혈압과 비만을 가지고 있음을 보여주었다. 〔표 2〕에 나타나는 것과 같이 인구학적인 변수와 생물학적인 위험요인, 사회경제적 지위와 직업관련 변수를 통제한 후 아프리카계 미국인들은 유럽계 미국인에 비해 65%(교차비=1.65, 95%신뢰구간=1.34, 2.03) 더 고혈압을 가지고 있는 것으로 나타났다. 아프리카계 미국인들은 유럽계 미국인에 비해 63%(교차비= 1.63, 95%신뢰구간=1.34, 1.99) 더 비만을 가지고 있는 것으로 나타났다. 그들은 또한 당뇨병도 29% 더 가지고 있었다. 이러한 결과는 아프리카 미국인이 고혈압, 비만, 당뇨병에서 가장 높은 유병률을 보여준 입증된 증거와 일관성을 보이고 있다[11].

CHIS 자료에서 아프리카계 미국인은 가장 낮은 사회경제적인 지위의 그룹에 불평등적으로 위치하였는데, 연방빈곤수준의 거의 하위 15% 정도를 나타내었고, 그 다음인 라틴계는 26% 수준이었다. 대부분의 아프리카 미국인은 사무직 또는 육체노동자, 서비스직에 집중되어 있으며, 이것들은 또한 고혈압과 비만의 위험인자이다(표 1). 어떤 연구자들은 낮은 가계수입 자체가 삶의 전반에 있어 불확실성, 불안전성 그리고 조절능력의 상실감 등을 야기하여 강력한 정신사회적인 스트레스 요인이라고 주장한다(제3장 참고)[62]. 이러한 생활환경은 정신적, 생물학적인 경로로 심혈관계에 영향을 미치는 스트레스를 발생시킨다. 부정적인 사회적 환경은 또한 교감신경계와 시상하부－뇌하수체－부신축을 통해 지질이상, 고혈압, 그리고 응고장애 등을 유발한다[62~65].

아시아계 미국인 : 성공한 소수민족 모델(The Model Minority Myth?)

인구연령구조의 관점에서 보면, CHIS 자료에서 아시아계 미국인은 라틴계 미국인만큼 젊지는 않지만 백인에 비하면 현저하게 젊다. 아시아계 미국인의 인구연령구조에 가장 크게 기여한 요소는 이민이다. 미국에서 전체 인구수는 라틴계 미국인보다 훨씬 적지만, 아시아계 미국인은 지난 10년간 캘리포니아, 뉴욕 및 하와이에 가장 많이 집중되어 있으면서, 빠른 속도의 인구증가를 보여 왔다.

역사적으로 아시아계 미국인은 동질적인 "소수민족 모델" 또는 "가장 건강한 집단"으로 여겨져 왔다. 그러나 부분적으로는 이들 잘못된 믿음(myth) 때문에 아시아계 미국인의 건강문제는 역사적으로 간과되어 왔다. 아시아계 미국인은 수동적이고 불평이 많으며, 문제점 또는 요구가 없는 것으로 여겨져 왔다[66]. 더욱이 미국으로 이민을 온 아시아계 미국인은 높은 수준의 교육과 중급 또는 그 이상의 계층인 경우가 많아 아마 좀 더 건강할 것이라는 전형적인 생각이 우세하였다. 많은 연구자들이 건강한 중산층의 아시아계 미국인과 태평양 섬사람의 모델이 잘못된 믿음일 뿐이라고 강력하게 주장한다. 이들 잘못된 믿음은 낮은 사회경제적 지위를 가졌거나 영어가 제2언어인 최근 아시아계 이주민에 대한 적절한 정보가 부족하였기 때문에 "부지불식간"에 지속되어 왔다[67]. 서로 다른 아시아 민족들의 산재된 자료들을 모으는 작업의 중요성이 강조되어져야 한다[68].

CHIS 연구자료는 아시아계 미국인이 사회경제학적 지위에 있어 이질적인 집단임을 나타낸다. 그들 중 절반이상(56%)이 대학이상의 교육을 받았음에도 불구하고, 고등학교 이하의 교육을 받은 사람의 분률(8%)이 백인 미국인(5%)보다 높으며 가난한 사람은 2배정도가 된다. 또한 이 연구에 따르면 아시아계 미국인은 가장 건강한 집단도 아닌 것으로 보인다. 고혈압이나 당뇨병을 가진 아시아계 미국인은 백인에 비해 의미 있게 낮지 않았다. 게다가 아시아계 미국인은 다른 모든 집단과 비교했을 때 고혈압과 비만의 위험요소인 운동하지 않는 생활습관을 더 많이 가지고 있었다. 그러나 비만은 아시아계 미국인이 다른 모든 집단과 비교해 68%이하 였으며, 이것만이 다른 집단에 비해 더 건강한 점이었다.

하지만, 이 연구 또한 모든 아시아계 미국인과 태평양 섬주민의 정보를 모으지 못한 점에 있어 한계점을 가진다는 것을 인식하는 것은 중요하다. 이 연구는 서로 다른 아시아 민족군간의 건강 불평등에 대해서는 나타낼 수 없었다[63].

라틴계 미국인 : 역설?

아프리카계 미국인과 백인 미국인들에 있어 사회경제적 지위와 심혈관계 질환 사이의 강력한 역함수 관계에 대해서는 이전부터 잘 알려져 왔다[17~20]. 놀랍게도 라틴계 미국인은 가장 낮은 사회경제적 지위를 가진 집단임에도 불구하고 유럽계 미국인이나 다른 민족들에 비해 암이나 심장병과 같은 만성질환에 있어 가장 낮은 비율을 보였다. 과학자들은 이 사실을 설명하기 위해 어려움을 겪어 왔으며 이를 라틴계 역학적 역설이라고 불렀다. 이는 1980년대 말까지 뜨거운 논쟁거리로 떠올랐으며〔23, 25, 69〕, 이 연구 결과도 그 논의에 공헌하였다.

표 1에 따르면 캘리포니아에서 라틴계 미국인 노동자는 18세부터 35세까지의 연령대가 56%로 백인(34%), 아프리카계 미국인(42%), 아시아계 미국인(42%)에 비해 가장 젊은 인구연령구조를 가지고 있다. 라틴계 미국인은 다른 인종/민족들에 비해 식당 종업원, 관리인, 가정부와 같은 서비스업(16%)이나 트럭운전사, 정원사, 건설노동자, 운반 작업자, 농업종사자와 같은 반숙련공 또는 비숙련공 직업에 더 많이 종사하였다. 고등학교 이하의 교육을 받은 사람은 거의 절반(44%) 정도로 아프리카계 미국인(6%), 아시아계 미국인(8%), 백인(5%)에 비해 극적으로 많았으며, 아마 캘리포니아 인구에서 이주민 중 가장 많은 분률을 가진 것과 아마도 관련되어 있다. 라틴계 미국인은 단연 빈곤이 가장 많은 집단이며, 4분의1 이상(26%)의 가계수입이 연방빈곤한계 이하이었다.

캘리포니아의 라틴계 미국인은 백인과 비교해 당뇨병을 77%(교차비=1.77, CI=1.39, 2.26) 더 많이 가지고 있는 것으로 보인다. 이 연구를 통해 증명된 라틴계 미국인에서의 불평등적으로 매우 높은 당뇨병 유병률은 많은 이전 연구에서도 일관되게 나타났었다. 최근 조사는 라틴계 미국인의 높은 당뇨병 유병률은 유전적 감수성 또는 고당분/고지방 식이와 낮은 육체적 활동수준 등의 라틴계 미국인 이주자들에서의 생활습관의 변화에 기인한 것임을 시사한다〔70, 71〕.

높은 당뇨병 유병률에도 불구하고 라틴계 미국인은 백인에 비해 고혈압이 15% 적은 듯하다(표 2). 라틴계 미국인에 있어 고혈압에 대해 위험인자로 알려진 직업영역(예, 비숙련공)이 많은 부분을 차지하고 있음에도 불구하고 캘리포니아 인구집단 중 낮은 고혈압 유병률을 보이는 것은 고혈압의 무증상적인 특징과 의료 접근성 결여가 부분적으로 관련되어 있을 수 있다. 또한 저임금/저숙련 직업 또는 밀입국 노동자들에서 질환에 대한 심각한 과소보고가 있을 수도 있다[72]. 젊은 노동자가 많은 부분을 차지하고 있는 것도 고혈압의 유병률이 낮아지는 원인이 될 수 있다. 라틴계 미국인에 있어 고혈압의 다른 위험인자 또는 방어인자들이 명확히 밝혀지지 않았기 때문에 추가적인 조사가 필요하다.

커져가는 유행

CHIS 자료에 따르면, 캘리포니아 노동자의 약 15% 정도가 고혈압, 4% 정도가 당뇨병, 18% 정도가 비만을 가지고 있다. 이 자료는 2001년 캘리포니아에서 고혈압이 약 2,400,000명, 비만이 약 2,900,000명, 당뇨병이 약 570,000명 정도임을 나타낸다. 그러나 이 수치는 자신의 건강상태에 대한 자기기입식이기 때문에 분명히 실제보다 과소평가된 것이다[73, 74].

미국에서 라틴아메리카 유전자를 가진 민족은 캘리포니아, 텍사스, 플로리다를 포함한 많은 주에서 가장 빠르게 증가하였다. 1990년부터 2000년까지 10년간 미국에서 전체 라틴계 미국인의 수는 50% 증가되었으며, 이민이 가장 큰 역할을 하였다. 이것은 2040년까지는 캘리포니아에서 히스패닉이 다수인종이 될 것임을 반영한다[75]. 라틴계 미국인들이 고혈압과 비만의 유병률이 낮게 보고되었지만, 낮은 임금수준, 저숙련직업에 종사하므로 라틴계 미국인 노동자의 직업적 건강문제들은 더 이상 간과되어서는 안 되며, 다가올 미래에도 역시 그러하다.

이 연구는 당뇨병이 고용, 결근, 노동생산성에 큰 영향을 미치며[55, 76], 비만이 결근 및 다른 건강 위해와 강하게 관련되어 있음을 보여준다[47]. 더욱이 비만은 또한 직업성 천식 및 심혈관질환 등의 많은 작업관련 질환의 발생에 공동 위험인자 역할을 할 수도 있다. 비만은 직업적 스트레스에 대한 노동자의 반응, 화학물질에 대한 면역반응, 직업적 신경독성물질로부터의 질환의 위험을 변화시킬 수 있다고 이론화되었다[47].

긴 작업시간 및 움직이지 않는 작업 등 작업에 의해 유발되는 위험인자들은 현재보다 더 크게 유행할 것이라고 생각되는 비만의 원인으로 기여할 것이며, 다가오는 10년간 인구에서의 민족구성의 변화는 당뇨병의 유행에 있어 의미 있는 악화를 가져올 것이 명백하다. 비만과 당뇨병의 유행에 있어서 작업양식과 민족의 변화에 의해 영향을 받은 예측되고 놀랄만한 변화는 고혈압 및 심혈관질환 발생에 기여함으로써 쓰나미처럼 역할을 할 것이고, 이것은 다시 사회와 개인 모두에게 매우 큰 영향을 미치게 될 것이다. 현재 유행하는 비만과 당뇨병의 예방과 치료에 대한 노력을 게을리 한다면, 질환이 더 크게 유행하게 될 때 그 상황의 측정이 성공적이 될 수는 없을 것이다. 예방은 지속되어야 하며 매우 중요한 것이다.

감소되고 있는 노동 관련 건강 불평등

무엇이 미국에서 노동자의 노동 관련 건강 불평등을 감소시켜 왔을까? 민족-근거 연구자들은 아시아계 미국인과 최근 그리고 밀입국 라틴계 이민자에 대한 자료와 여러 인종간의 산재된 정보를 모으는 것이 중요하다고 주장한다[68]. 산업-특수성에 근거한 연구자들은 사업장에서 가장 유해한 물질을 감소시키거나 제거해야 할 필요성에 대해 주의를 환기시킨다[77]. 사회경제적 지위와 심혈관계 질환에 대한 연구들은 최저생활비 규정, 더 높은 최저임금, 더 나은 건강보험으로의 접근 등과 같은 다양한 방식을 통한 향상된 보수와 안정적인 고용의 기회 증가에 대한 필요성을 강조하고 있다[69]. 긴 노동시간에 관한 연구에서는 미국에서 성인의 근무시간제한에 대한 규제 개발이 시급하다고 강조 한다[4]. 또한 작업과 비만의 관련성에 대한 조사에서는 사업장에서 좀 더 육체적 활동을 할 수 있는 기회의 제공과 운동하지 않는 작업의 해로운 점에 대한 인식을 할 필요성에 대해 강조한다. 편파적, 차별적, 비난적, 또는 징벌적인 접근법을 사용하지 않고 노동, 건강, 비만을 다루어야 한다. 비만의 감소와 육체적 활동의 증가는 당뇨병과 고혈압의 예방에 큰 역할을 할 것이다[47].

미국, 그 중에서도 캘리포니아의 현재와 예측되는 인구통계학적 추세에 대응하여, 이번 장에서의 결과들은 작업에서의 위험인자뿐만 아니라 인구통계학, 사회경제학, 생물학적 위험인자에 대한 탐구를 통한 더 복합적인 연구 설계, 그리고 여러 전문분야에 대한 견해들을 가진 경험적 연구가 개발될 필요성이 있다는 점을 지지한다. 작업에서 위험인자는 유해물질과 관련된 환경적 노출과 작업조직과 관련된 정신사회적인 위험인자 모두가 포함되어야 한다. 민족근거 또는 산업근거한 접근법을 넘어섬으로써, 우리는 위험에 있어서 서로 다른 인종과 민족의 배경을 가진 노동자의 건강문제를 보다 더 잘 다루기 위해 건강 불평등에 대한 새로운 시야를 가질 수 있다.

미국에서의 노동력은 민족적으로 더 다양해지고 있으며 미국의 다른 어떤 주보다 캘리포니아에서 현저하다. 이러한 추세는 다음 10년 이상 동안 지속될 것이다[78]. 미국의 여러 지역, 특히 캘리포니아에서 이러한 인구통계학적인 변화가 지속됨에 따라 인종/민족적인 건강 불평등에 대한 중요성이 더 강조될 것이다. 고혈압, 비만 및 당뇨병은 가장 널리 퍼져있는 세 가지 건강상태이며, 인종 및 민족적 소수인 배경을 가진 노동자들에 있어 과다하게 존재한다. 모든 미국인들의 건강 불평등을 감소시키는 것이 국가의 가장 우선적인 도전과제이다[79]. 우리는 이러한 건강 불평등에 대한 이해를 더 진척시키기 위해, 위험인자와 방어인자들을 파악하기 위한 새로운 자료와 새로운 접근법이 필요하다. 이러한 조사과제들은 많은 연구분야, 특히 직업 건강 부분에서 가장 우선순위가 되어야 한다.

참고문헌

1. Ashford, N. A., The Economic and Social Context of Special Populations, *Occupational Medicine*, 14:3, pp. 485-493, 1999.
2. NORA, National Occupational Health Research Agenda: The Special Populations at Risk, 1999, cited, available from: http://www2a.cdc.gov/nora/NaddinfoSpecPops.html
3. NRC, The Changing Nature of Work: Implications for Occupational Analysis, National Research Council(U.S.). Committee on Techniques for the Enhancement of Human Performance, 0309065259, x, 364 p., 1999.
4. Yang, H., P. L. Schnall, M. Jauregui, T. C. Su, and D. Baker, Work Hours and Self-Reported Hypertension among Working People in California, *Hypertension*, 48:4, pp. 744-750, 2006.
5. Mokdad, A. H., E. S. Ford, B. A. Bowman, et al., Prevalence of Obesity, Diabetes, and Obesity-Related Health Risk Factors, 2001, *Journal of the American Medical Association*, 289:1, pp. 76-79, 2003.
6. Gregg, E. W., Y. J. Cheng, B. L. Cadwell, et al., Secular Trends in Cardiovascular Disease Risk Factors According to Body Mass Index in US Adults, *Journal of the American Medical Association*, 293:15, pp. 1868-1874, 2005.
7. Ogden, C. L., M. D. Carroll, L. R. Curtin, M. A. McDowell, C. J. Tabak, and K. M. Flegal, Prevalence of Overweight and Obesity in the United States, 1999-2004, *Journal of the American Medical Association*, 295:13, pp. 1549-1555, 2006.
8. Mokdad, A. H., B. A. Bowman, E. S. Ford, F. Vinicor, J. S. Marks, and J. P. Koplan, The Continuing Epidemics of Obesity and Diabetes in the United States, *Journal of the American Medical Association*, 286:10, pp. 1195-1200, 2001.
9. Burt, V. L., P. Whelton, E. J. Roccella, et al., Prevalence of Hypertension in the US Adult Population: Results from the Third National Health and Nutrition Examination Survey, 1988-1991, *Hypertension*, 25:3, pp. 305-313, 1995.
10. CDC, *High Blood Pressure Fact Sheet*, 2006, cited 2007, available from: http://www.cdc.gov/dhdsp/library/fs_bloodpressure.htm
11. CDC, National Diabetes Fact Sheet: General Information and National Estimates on Diabetes in the United States, 2005, cited 2007, available from: http://www.cdc.gov/diabetes/pubs/pdf/ndfs_2005.pdf.
12. Rabin, K. R., Y. Kamari, I. Avni, E. Grossman, and Y. Sharabi, Adiponectin: Linking the Metabolic Syndrome to Its Cardiovascular Consequences, *Expert Review of Cardiovascular Therapy*, 3:3, pp. 465-471, 2005.
13. Cooper, R. and C. Rotimi, Hypertension in Blacks, *American Journal of Hypertension*, 10:7(Pt 1), pp. 804-812, 1997.
14. Daniel, H. I. and C. N. Rotimi, Genetic Epidemiology of Hypertension: An Update on the African Diaspora, *Ethnicity and Disease*, 13:2(Suppl 2), pp. S53-66, 2003.
15. Flegal, K. M., C. L. Ogden, and M. D. Carroll, Prevalence and Trends in Overweight in Mexican-American Adults and Children, *Nutrition Review*, 62:7(Pt 2), pp. S144-148, 2004.

16. Frumkin, H., E. D. Walker, and G. Friedman-Jimenez, Minority Workers and Communities, *Occupational Medicine*, 14:3, pp. 495-517, 1999.
17. Harrell, J. S. and S. V. Gore, Cardiovascular Risk Factors and Socioeconomic Status in African American and Caucasian Women, *Research in Nursing & Health*, 21:4, pp. 285-295, 1998.
18. Kaplan, G. A. and J. E. Keil, Socioeconomic Factors and Cardiovascular Disease: A Review of the Literature, *Circulation*, 88:4(Pt 1), pp. 1973-1998, 1993.
19. Pickering, T., Cardiovascular Pathways: Socioeconomic Status and Stress Effects on Hypertension and Cardiovascular Function, in *Socioeconomic Status and Health in Industrial Nations: Social, Psychological, and Biological Pathways*, Adler, N. E. and M. Marmot (eds.), Annals of the New York Academy of Sciences, New York, pp. 262-277, 1999.
20. Winkleby, M. A., C. Cubbin, D. K. Ahn, and H. C. Kraemer, Pathways by Which SES and Ethnicity Influence Cardiovascular Disease Risk Factors, *Annals of the New York Academy of Sciences*, 896, pp. 191-209, 1999.
21. Srinivasan, S. and T. Guillermo, Toward Improved Health: Disaggregating Asian American and Native Hawaiian/Pacific Islander Data, *American Journal of Public Health*, 90:11, pp. 1731-1734, 2000.
22. Yu, E. S. and W. T. Liu, US National Health Data on Asian Americans and Pacific Islanders: A Research Agenda for the 1990s, *American Journal of Public Health*, 82:12, pp. 1645-1652, 1992.
23. Markides, K. S. and J. Coreil, The Health of Hispanics in the Southwestern United States: An Epidemiologic Paradox, *Public Health Report*, 101:3, pp. 253-265, 1986.
24. Magana, A. and N. M. Clark, Examining a Paradox: Does Religiosity Contribute to Positive Birth Outcomes in Mexican American Populations?, *Health Education Quarterly*, 22:1, pp. 96-109, 1995.
25. Palloni, A. and J. D. Morenoff, Interpreting the Paradoxical in the Hispanic Paradox: Demographic and Epidemiologic Approaches, *Annals of the New York Academy of Sciences*, 954, pp. 140-174, 2001.
26. Cooper, R., J. Cutler, P. Desvigne-Nickens, et al., Trends and Disparities in Coronary Heart Disease, Stroke, and Other Cardiovascular Diseases in the United States: Findings of the National Conference on Cardiovascular Disease Prevention, *Circulation*, 102:25, pp. 3137-3147, 2000.
27. Lenfant, C., Conference on Socioeconomic Status and Cardiovascular Health and Disease, *Circulation*, 94:9, pp. 2041-2044, 1996.
28. CHIS, California Health Interview Survey. Survey Methodology and Sample Design, 2003, cited 2004 Nov, available from: http://www.chis.ucla.edu/methods_design.html
29. Ponce, N. A., S. A. Lavarreda, W. Yen, E. R. Brown, C. DiSogra, and D. E. Satter, The California Health Interview Survey 2001: Translation of a Major Survey for California's Multiethnic Population, *Public Health Report*, 119:4, pp. 388-395, 2004.
30. ILO, Key Indicators of the Labour Market, 2002, cited; retrieved, 2005 March, 15, available from: www.ilo.org
31. Caruso, C., E. M. Hitchcock, R. B. Dick, J. M. Russo, and J. M. Schmit, *Overtime and Extended Work Shifts: Recent Findings on Illnesses, Injuries and Health Behaviors*, National Institute for Occupational Safety and Health (NIOSH), Cincinnati, OH, pp. 1-49, 2004.
32. van der Hulst, M., Long Work Hours and Health, *Scandinavian Journal of Work Environment and Health*, 29:3, pp. 171-188, 2003.

33. Landsbergis, P., Long Work Hours, Hypertension, and Cardiovascular Disease, *Cadernos de Saúde Pública*, 20:6, pp. 1746-1748, 2004.
34. Dembe, A. E., J. B. Erickson, R. G. Delbos, and S. M. Banks, The Impact of Overtime and Long Work Hours on Occupational Injuries and Illnesses: New Evidence from the United States, *Occupational and Environmental Medicine*, 62:9, pp. 588-597, 2005.
35. Dong, X., Long Workhours, Work Scheduling and Work-Related Injuries among Construction Workers in the United States, *Scandinavian Journal of Work Environment and Health*, 31:5, pp. 329-335, 2005.
36. Hoshuyama, T., Overwork and Its Health Effects--Current Status and Future Approach Regarding Karoshi, *Sangyo Eiseigaku Zasshi*, 45:5, pp. 187-193, 2003.
37. Buell, P. and L. Breslow, Mortality from Coronary Heart Disease in California Men Who Work Long Hours, *Journal of Chronic Disease*, 11, pp. 615-626, 1960.
38. Sokejima, S. and S. Kagamimori, Working Hours as a Risk Factor for Acute Myocardial Infarction in Japan: Case-Control Study, *British Medical Journal*, 317:7161, pp. 775-780, 1998.
39. Liu, Y. and H. Tanaka, Overtime Work, Insufficient Sleep, and Risk of Non-Fatal Acute Myocardial Infarction in Japanese Men, *Occupational and Environmental Medicine*, 59:7, pp. 447-451, 2002.
40. Uehata, T., Long Working Hours and Occupational Stress-Related Cardiovascular Attacks among Middle-Aged Workers in Japan, *Journal of Human Ergology(Tokyo)*, 20:2, pp. 147-153, 1991.
41. Kawakami, N., S. Araki, N. Takatsuka, H. Shimizu, and H. Ishibashi, Overtime, Psychosocial Working Conditions, and Occurrence of Non-Insulin Dependent Diabetes Mellitus in Japanese Men, *Journal of Epidemiology and Community Health*, 53:6, pp. 359-363, 1999.
42. Nakanishi, N., K. Nishina, H. Yoshida, et al., Hours of Work and the Risk of Developing Impaired Fasting Glucose or Type 2 Diabetes Mellitus in Japanese Male Office Workers, *Occupational and Environmental Medicine*, 58:9, pp. 569-574, 2001.
43. Nakanishi, N., H. Yoshida, K. Nagano, H. Kawashimo, K. Nakamura, and K. Tatara, Long Working Hours and Risk for Hypertension in Japanese Male White Collar Workers, *Journal of Epidemiology and Community Health*, 55:5, pp. 316-322, 2001.
44. Nakanishi, N., K. Nakamura, S. Ichikawa, K. Suzuki, and K. Tatara, Lifestyle and the Development of Hypertension: A 3-Year Follow-Up Study of Middle-Aged Japanese Male Office Workers, *Occupational Medicine(London)*, 49:2, pp. 109-114, 1999.
45. Hayashi, T., Y. Kobayashi, K. Yamaoka, and E. Yano, Effect of Overtime Work on 24-Hour Ambulatory Blood Pressure, *Journal of Occupational and Environmental Medicine*, 38:10, pp. 1007-1011, 1996.
46. Iwasaki, K., T. Sasaki, T. Oka, and N. Hisanaga, Effect of Working Hours on Biological Functions Related to Cardiovascular System among Salesmen in a Machinery Manufacturing Company, *Industrial Health*, 36:4, pp. 361-367, 1998.
47. Schulte, P. A., G. R. Wagner, A. Ostry, et al., Work, Obesity, and Occupational Safety and Health, *American Journal of Public Health*, 97:3, pp. 428-436, 2007.
48. Gangwisch, J. E., S. B. Heymsfield, B. Boden-Albala, et al., Short Sleep Duration as a Risk Factor for Hypertension: Analyses of the First National Health and Nutrition Examination Survey, *Hypertension*, 47:5, pp. 833-839, 2006.
49. Singh, M., C. L. Drake, T. Roehrs, D. W. Hudgel, and T. Roth, The Association between

Obesity and Short Sleep Duration: A Population-Based Study, *Journal of Clinical Sleep Medicine*, 1:4, pp. 357-363, 2005.
50. Gottlieb, D. J., S. Redline, F. J. Nieto, et al., Association of Usual Sleep Duration with Hypertension: The Sleep Heart Health Study, *Sleep*, 29:8, pp. 1009-1014, 2006.
51. Moreno, C. R., F. M. Louzada, L. R. Teixeira, F. Borges, and G. Lorenzi-Filho, Short Sleep Is Associated with Obesity among Truck Drivers, *Chronobiology International*, 23:6, pp. 1295-1303, 2006.
52. Kohatsu, N. D., R. Tsai, T. Young, et al., Sleep Duration and Body Mass Index in a Rural Population, *Archives of Internal Medicine*, 166:16, pp. 1701-1705, 2006.
53. Lee, S., G. A. Colditz, L. F. Berkman, and I. Kawachi, Prospective Study of Job Insecurity and Coronary Heart Disease in US Women, *Annals of Epidemiology*, 14:1, pp. 24-30, 2004.
54. Kroenke, C. H., D. Spiegelman, J. Manson, E. S. Schernhammer, G. A. Colditz, and I. Kawachi, Work Characteristics and Incidence of Type 2 Diabetes in Women, *American Journal of Epidemiology*, 165:2, pp. 175-183, 2007.
55. Stewart, W. F., J. A. Ricci, E. Chee, A. G. Hirsch, and N. A. Brandenburg, Lost Productive Time and Costs Due to Diabetes and Diabetic Neuropathic Pain in the US Workforce, *Journal of Occupational and Environmental Medicine*, 49:6, pp. 672-679, 2007.
56. ADA, T. A. D. A., *Diabetes Symptoms, 2007*, cited 2007, available from: http://www.diabetes.org/diabetes-symptoms.jsp
57. Karasek, R. A., T. G. Theorell, J. Schwartz, C. Pieper, and L. Alfredsson, Job, Psychological Factors and Coronary Heart Disease. Swedish Prospective Findings and US Prevalence Findings Using a New Occupational Inference Method, *Advances in Cardiology*, 29, pp. 62-67, 1982.
58. Schnall, P. L., J. E. Schwartz, P. A. Landsbergis, K. Warren, and T. G. Pickering, A Longitudinal Study of Job Strain and Ambulatory Blood Pressure: Results from a Three-Year Follow-Up, *Psychosomatic Medicine*, 60:6, pp. 697-706, 1998.
59. Landsbergis, P. A., P. L. Schnall, T. G. Pickering, K. Warren, and J. E. Schwartz, Life-Course Exposure to Job Strain and Ambulatory Blood Pressure in Men, *American Journal of Epidemiology*, 157:11, pp. 998-1006, 2003.
60. National Research Council, *The Changing Nature of Work: Implications for Occupational Analysis*, Committee on Techniques for the Enhancement of Human Performance: Occupational Analysis, Commission on Behavioral and Social Sciences and Education, National Academy Press, Washington, DC, 1999.
61. Frumkin, H. and G. Pransky, Special Populations in Occupational Health, *Occupational Medicine*, 14:3, pp. 479-484, 1999.
62. *Eliminating Racial & Ethnic Health Disparities, 2007*, cited 2007. Available from: http://www.cdc.gov/omh/AboutUs/disparities.htm
63. Raphael, D., Inequality Is Bad for Our Hearts: Why Low Income and Social Exclusion Are Major Causes of Heart Disease in Canada, 2001, cited, available from: http://depts.washington.edu/eqhlth/paperA15.html
64. Raphael, D. and S. Farrell, Income Inequality and Cardiovascular Disease in North-America: Shifting the Paradigm, *Harvard Health Policy Review 2002*, cited Volume 3 Number 2, available from: http://hcs.harvard.edu/~epihc/currentissue/fall2002/raphael-farrell-ref.php

65. Schnall, P., K. Belkic, P. A. Landsbergis, and D. Baker, Why the Workplace and Cardiovascular Disease?, *Occupational Medicine : State-of-the-Art Reviews*, 15 : 1, pp. 1-5, 2000.
66. NHLBI, *Addressing Cardiovascular Health in Asian Americans and Pacific Islanders*, NIH Publication No 00-3647, National Heart, Lung, and Blood Institute (NHLBI), National Institutes of Health, (ed.), 2000.
67. Yu, E. S., An Overview of the U.S. Health Data for Asian Americans and Pacific Islanders : Sources, Limitations, and Potential Solutions, *Asian American and Pacific Island Journal of Health*, 4 : 1-3, pp. 68-71, 1996.
68. Chen, M. S., Jr., Cardiovascular Health among Asian Americans/Pacific Islanders : An Examination of Health Status and Intervention Approaches, *American Journal of Health Promotion*, 7 : 3, pp. 199-207, 1993.
69. Patel, K. V., K. Eschbach, L. A. Ray, and K. S. Markides, Evaluation of Mortality Data for Older Mexican Americans : Implications for the Hispanic Paradox, *American Journal of Epidemiology*, 159 : 7, pp. 707-715, 2004.
70. Hallman, D. M., E. Boerwinkle, V. H. Gonzalez, B. E. Klein, R. Klein, and C. L. Hanis, A Genome-Wide Linkage Scan for Diabetic Retinopathy Susceptibility Genes in Mexican Americans with Type 2 Diabetes from Starr County, *Texas, Diabetes*, 56 : 4, pp. 1167-1173, 2007.
71. Hallman, D. M., J. C. Huber, Jr., V. H. Gonzalez, B. E. Klein, R. Klein, and C. L. Hanis, Familial Aggregation of Severity of Diabetic Retinopathy in Mexican Americans from Starr County, Texas, *Diabetes Care*, 28 : 5, pp. 1163-1168, 2005.
72. Brown, M. P., A. Domezain, and N. Villoria-Siegert, Voices from the Margins : Immigrant Workers' Perceptions of Health and Safety in the Workplace, 2002, available from : www.iosh.ucla.edu
73. Bergmann, M. M., E. J. Jacobs, K. Hoffmann, and H. Boeing, Agreement of Self-Reported Medical History : Comparison of an in-Person Interview with a Self-Administered Questionnaire, *European Journal of Epidemiology*, 19 : 5, pp. 411-416, 2004.
74. Klungel, O. H., A. de Boer, A. H. Paes, J. C. Seidell, and A. Bakker, Cardiovascular Diseases and Risk Factors in a Population-Based Study in the Netherlands : Agreement between Questionnaire Information and Medical Records, *Netherlands Journal of Medicine*, 55 : 4, pp. 177-183, 1999.
75. Rand, Rand California's Population and Demographic Statistics : Total Population Estimates in California, 2003, cited 2004, available from : http : //ca.rand.org/stats/popdemo/popest.html 76. Tunceli, K., C. J. Bradley, D. Nerenz, L. K. Williams, M. Pladevall, and J. Elston Lafata, The Impact of Diabetes on Employment and Work Productivity, *Diabetes Care*, 28 : 11, pp. 2662-2667, 2005.
77. Murray, L. R., Sick and Tired of Being Sick and Tired : Scientific Evidence, Methods, and Research Implications for Racial and Ethnic Disparities in Occupational Health, *American Journal of Public Health*, 93 : 2, pp. 221-226, 2003.
78. *U.S. Interim Projections by Age, Sex, Race, and Hispanic Origin*, U.S. Census Bureau, Population Division, Population Projections Branch, 2004.
79. OMHD, *Eliminating Racial & Ethnic Health Disparities*, 2007, cited 2007, available from : http : //www.cdc.gov/omh/AboutUs/disparities.htm

제9장

일, 심리사회적 스트레스요인, 재무상태

Work, Psychosocial Stressors, and the Bottom Line

박 주 언

Maritza Jauregui and Peter L. Schnall

재무상태란 기업의 수익성 유무를 나타내는 지표이다. 물론 수익이란 특정 회사에서 모든 비용과 세금을 지불하고 남은 것이다. 경제 환경은 세계적으로 상대적으로 값싼 노동력과 재료를 사용하는 경쟁업체들로 가득차게 되었다. 이런 상황에서 미국 회사들을 포함한 많은 회사들이 재무상태가 악화되는 것을 막기 위해서 비용을 감축할 수 있는 창의적 방법을 짜내고 있다. 가격경쟁력이 없는 제품을 생산하는 곳과 같은 어려운 환경에서 살아남기 위해 생산성을 높이는 일에 먼저 매진함으로써 노동자의 건강은 뒷전으로 밀려나게 되었다. 건강에 대한 노동자의 욕구가 증가함에 따라 다루어질 문제지만 회사들은 힘들게 번 돈을 투자하려 하지 않고 있다.

순수한 경제적 관점에서 보면 이런 식으로 노동자 건강을 다루는 것은 잘못된 판단이다. 한편 1970년대부터 노동통계국에서 보고서를 발표한 이래로 업무현장에서 다치는 비율이 2003년부터 2006년까지 연속적으로 감소한 것을 포함하여 상당히 줄어들었기 때문에[1] 물리적 환경이 노동자의 건강에 나쁜 영향을 주는 유일한 요인은 아니라는 점이다. 미국국립보건원에 따르면 60~80%의 업무현장 사고가 스트레스와 연관이 있었다. 우리는 앞 단원에서 광범위한 업무조직과 업무성격이 어떠한 방식으로 심리사회적 스트레스요인으로 작용하여 노동자의 건강과 질병에 심각한 영향을 미치는지를 설명하였다. 과중한 업무와 갈등과 같은 일부 스트레스요인은 노동자의 탈진, 불안 및 우울감을 야기한다(제7장 참고). 반면 업무부담, 이직, 긴 노동시간과 같은 다른 스트레스요인은 신체손상이나 심혈관질환의 발생에 영향을 미친다(제6장 참고). 비용을 줄이기 위한 노력으로 회사들은 종종 업무를 조직화하는 방식이나 개개인의 업무요구량에서 변화를 주기도 한다. 이러한 많은 변화는 건강과 관련된 비용이 추가됨에 따라 재무상태에 도움이 되기보다는 오히려 해를 끼치게 될 수 있다.

기업의 기구축소와 구조조정도 비용을 줄이는 또 다른 방법이다. 미국경영연합에서 세계적인 건강서비스제공회사를 위해 수행한 조사에 따르면 기구축소와 구조조정을 단행한 회사의 70%에서 노동자의 수가 줄어들었음에도 불구하고 장애청구는 오히려 증가하였다〔2〕. 스페리온 인적자본 컨설턴트 회사의 최고경영자인 로버트 모건에 따르면 합병에서 살아남은 사람들의 과반수가 합병과 관련된 스트레스로 인해 장애청구를 하였다. 합병 컨설턴트이자 조직심리학자인 미셸 마크 박사는 "회사 입장에서 어떤 방식으로든 재정적 이득을 얻고자 할 때 그 이득을 얻기 위해서 얼마나 많은 인간의 고통이 필요한지가 저평가되었다"고 말하였다. 사실 톰슨투자회사에서 이루어진 37,000건의 거래 중 75%는 재정적 목표를 달성하지 못하였다〔3〕.

만약 업무조직과 노동자의 건강이 관련이 있다면 손상이나 질병은 단지 개인의 관심사뿐만 아니라 이러한 유해 업무환경을 만든 회사의 책임이다. 게다가 각 회사들이 생산성만 높이려고 조직의 변화를 단행하면 노동력 손실로 인한 비용으로 인해 그 이윤은 상쇄되고 만다. 물론 병들고 다친 노동자를 건강한 노동자로 바꿔버림으로써 비용을 외부로 전가하지 않는 경우에 해당된다.

직접비용

업무관련 질병이나 손상을 입은 노동자를 치료하는 직접비용과 간접비용 또는 업무량에서의 결과적인 감소나 그 업무를 완수하기 위해 지불된 것 모두 사업주가 부담한다. 물론 사업주가 치료비, 입원비 및 약제비를 직접적으로 부담하는 것은 아니지만, 의료보험료와 장애보상 및 재해보상수당을 지불하게 된다.

건강 및 생산성연구기관에 따르면, 미국 내 많은 사업주에게 재정적으로 영향을 주는 질환을 높은 순으로 살펴보면 다음과 같다. 협심증, 본태성 고혈압, 당뇨, 요통, 심근경색, 만성 폐쇄성 폐질환, 요저통을 제외한 요통, 외상성 척추 및 척수 질환, 부비동염, 이비인후과 질환이다[4]. 위의 10가지 질환 중 6가지는 이전 연구에서 심리사회적 스트레스요인과 연관이 있었다(제6~7장 참고). 흔한 정신과적 문제로는 양극성장애, 우울증, 신경성질환, 인격장애, 비정신병적 질환, 알코올중독, 불안장애, 급성 정신분열병과 정신병이다. 이 중에서 불안장애, 우울증, 알코올중독이 업무현장에서의 스트레스요인과 관련이 높다.

의료보험료

생산활동을 하는 1억5천5백만의 미국인들은 사업주가 든 건강보험에 의존한다[5]. 2006년도 61%의 사업주가 전 미국인 보험료의 60% 이상을 지불하고 있고[6], 사업주가 지원하는 보험에 가입된 모든 노동자의 98%가 의약품 보험혜택을 받는다[7]. 포춘지 선정 미국 내 전국 규모의 1,000개 기업 중 170개에 대한 설문조사에 따르면, 사업주들이 부담해야 할 의료보험료가 설문조사가 시행된 그 해 소비자물가지수의 3분의2 이상, 의료보험료의 7% 이상 인상될 것이라 예측되었다[8].

응답자들은 건강 및 치과 보험을 위한 보험료와 자가보험제(self-insured plans)를 위한 보험금 및 행정비용을 예측하여 그에 상응하는 보험료로 지출되는 돈이 연간 150억 달러 이상 된다고 보고하였다. 이 연간 보험료 중 78%만이 사업주가 부담하고, 일정액공제제(deductibles), 정액제(co-payments), 정률제(co-insurance)와 같은 본인부담금은 물론 남은 22%의 보험료를 노동자들이 부담하게 된다.

카이저(2006)에 의하면, 의료비는 1970년부터 연간 평균 9.8%씩 증가하고 있는데, 이것은 미국의 국내총생산 대비 2.5% 더 빠르게 증가하는 것이며 물가상승률(3.5%)이나 임금소득(3.8%)보다 빨리 상승하고 있다[7]. 이러한 수치는 개인이 부담하는 의료보험료가 지난 5년간 60%이상 증가되었다는 타우어 페린(2007) 보고를 통해 입증되었다[8]. 카이저(2006)는 가족보장 보험료가 2000년부터 87%가 상승하였음을 밝혔다. 현재 사업주가 부담하는 평균 연간 보험료가 개인보장의 경우 4,242달러, 가족보장의 경우 11,480달러이다[7].

의료비에는 많은 상품과 서비스가 포함되는데, 예를 들어 입원, 처방약, 치과서비스, 장비 구입 등이 있다. 전체 비용의 절반 이상이 병원진료와 의사서비스로 나간다. 예를 들어 업무현장의 스트레스요인에 노출되는 것과 명백히 관련이 있는 어떠한 만성질환의 증가라도 이 비용은 높아질 수 있다(제10장 참고).

보험료가 2000년부터 매년 8~14%씩 증가하고 있는 반면, 같은 시기에 물가상승률과 노동자 소득의 변화는 3~4% 범위 내에서 변화하였다[7]. 이는 노동자들이 자신의 소득에서 의료보장과 의료비의 비중이 매년 증가하였다는 것을 의미한다.

경영자와 사업주의 지불능력에 따라 이러한 비용에 대한 사업주와 노동자가 부담하는 정도가 달라진다. 때때로 사업주들은 비용을 절감하기 위해 보험료를 노동자가 더 많이 부담하도록 요구하기도 하고, 때로 그들은 노동자가 병원을 방문할 때마다 더 많은 본인부담금을 책임지기도 한다. 그러나 아직까지 사업주는 건강관리수당과 관련된 비용의 증가를 억제하기 위해 임금을 줄이거나 제한하고 있다. 2007년 미국 인구조사국 조사에 의하면, 2000년부터 건강수당을 제공하는 회사의 비율이 꾸준하게 줄어들고 있다[6]. 게다가 건강수당은 기업규모별로 상당히 다양하다. 카이저 보고서에 의하면, 50명 이상의 노동자들을 고용한 거의 모든 회사에서 제공하고 있으며, 200명 이상의 노동자들이 근무하는 회사에서는 수년 동안 아주 안정적으로 제공되고 있다[7]. 가장 작은 회사(3~9명의 직원)에서는 단지 48%(2000년 57%에서 감소됨), 10~24명의 직원을 가진 회사들의 73%, 25~49명의 직원을 가진 회사의 87%, 50명 이상의 직원을 가진 회사의 경우 90%에서 건강수당을 제공하고 있다[7].

타우어 페린 보고서에서 발견한 한 가지 놀라운 사실은 비슷한 규모와 비슷한 혜택을 제공하는 회사들도 1인당 비용에서 넓은 편차가 있다는 점이다. 응답한 다섯 회사 중 하나 꼴로 11% 이상 비용 증가를 보고하였다[8]. 비용 증가가 거의 없거나 전혀 없는 모든 회사들은 여러 가지 공통점이 있는데, 가장 흔한 공통점은 의료비 증가의 근원적인 원인에 대해 더 많은 해결책(주 : 질병 및 손상 예방)을 찾으려는 것에 역점을 둔다는 점이다. 많은 스트레스 요인들이 사실상 구조적이기 때문에, 비용 감소를 기대하기 위해서는 변화를 시도하는 것이 더 쉬울 수 있다.

장애수당과 재해보상수당

장애수당 청구는 육체노동과 업무현장 사고와 종종 관련된다. 그러나 업무현장에서 발생한 장애의 90%는 사고와 질병 때문이다[9]. 심리사회적 요인들은 보상의 대상이 되는 불건강상태의 발생에 영향을 줌으로써 노동자들이 재해보상과 장애수당을 청구하는 원인이 된다. 다른 단원에서 기술된 한 조사에 따르면, 업무부담감이나 그 밖의 다른 심리사회적 요인과 반복된 동작으로 인한 손상이나 등과 목의 손상이 연관이 있다는 것이 직무관련 건강상태의 하나의 예로, 산업재해보상보험제도에서 많은 비용을 치르게 된다. 반면, 업무현장에서 심리사회적 스트레스요인의 결과로 발생한 것처럼 보이는 탈진, 고혈압, 심혈관질환 등의 다른 많은 건강상태는 아직까지 직무관련장애로 인정되지 않았다. 재해보상제도의 범위에서 이러한 질환의 배제는 2가지 중요한 상호 연관적인 사실을 제시한다. 첫째로, 상당히 많은 수의 문헌들이 이러한 건강상태와 업무현장에서의 원인 간에 연관성을 제시함에도 불구하고, 이러한 건강상태가 일차적으로 개인 수준의 위험요인들에 의해 발생된다고 받아들여지고 있다. 예를 들면 스트레스 대처기술 부족, 불량한 식습관, 운동이나 다른 생활방식의 선택과 같은 것이다. 둘째로 이러한 "일상적인 질환"을 포함시킨 비용은 보험제도에 과도하게 부담스러울 것이다. 그러나 그런 질환을 포함시키지 않는 것이 의료비만 상쇄시켜, 어느 정도는 사업주가 부담하는 의료보험료를 증가시킬 수 있다는 점이다. 이 논쟁은 장애수당 및 재해보상제도에 영향을 주지 못하고 있다.

장애수당은 신체장애나 정신장애로 인해 일을 하지 못하는 노동자의 임금 대신에 지불하는 돈에 해당한다. 장애수당의 직접비용에는 일시장애보상, 영구부분장애보상, 영구완전장애보상, 장애연금, 사회보장연금의 장애보상 부분, 그리고 그 밖의 사고보험이 있다. 일부 경제학자들은 재해보상(의료보험과 보상보험 모두)도 포함시킨다. 사업주들이 장애수당의 비용을 충당하기 위해 보험에 가입하게 되면, 보험료에다 그 보험 프로그램을 관리하기 위한 내적 비용을 추가한 것이 장애수당의 직접비용에 해당한다. 자가보험에 가입한 사업주들의 비용은 지속적인 급여 지급을 위한 지불금 또는 장애수당에 이러한 장애청구를 위해 준비한 미래의 보상에 대한 현재의 가치를 더한 것이다. 대개 사업주의 행정비용도 포함된다[10].

재해보상보험은 미국의 52개주 모두에서 법으로 제정되어 있다. 현재 재해보상보험은 뉴저지와 텍사스를 제외한 모든 주에서 강제되고 있다. 다섯 개의 주(와이오밍, 서부 버지니아, 워싱턴, 오하이오, 북부 다코타)에서는 독점적인 보험회사로서 사업주가 주 기금을 사용할 것을 요구한다. 대부분의 주들은 재해보상보험을 요구하기 위해 회사 별 최소 노동자 수에 대한 예외조항을 만들지 않고 있다. 6개 주가 세 명 미만의 노동자를 고용한 사업주를 위해 예외 조항을 만들었고, 2개 주가 네 명 미만, 4개 주가 다섯 명 이하 노동자를 위한 예외를 가지고 있다. 대부분의 주는 재해보상보험의 한 부분으로 모든 의료보험 혜택을 제공한다. 비록 대부분의 주들이 이러한 보험을 제정했음에도 불구하고 보험혜택은 주마다 다양하다. 완전일시장애보상과 영구완전장애보상은 장애 전 임금의 66%에서 세후 소득의 80%까지, 반면 영구부분장애보상은 장애 전 임금의 55%에서 세후 소득의 75%까지 다양하다[11].

보험 혜택이 주마다 다양한 것과 같은 방식으로, 사업주와 노동자 사이에서 보험료를 내는 비율도 주마다 다양하다. 카이저 보고(2006)에 따르면, 9%를 노동자가 부담하고 91%를 사업주가 부담하는 방식의 하와이에서부터, 25%를 노동자가 부담하고 75%를 사업주가 부담하는 앨라배마에 이르기까지 다양하였다. 모든 주에서 사업주가 부담하는 비용의 평균은 82%이었다. 가족보험료 역시 나누는 비율이 다양한데, 남부 다코타에서는 노동자가 33%, 사업주가 67%를 내고, 미시간에서는 노동자가 15%, 사업주가 85%를 분담하였다. 모든 주에서 가족보험료에 대한 사업주의 비용을 평균한 결과 76%였다[7].

이러한 분담금이 법으로 제정되어 있고 몇몇 주에서는 독점적인 보험회사로서의 주 기금 사용을 요구하기 때문에 많은 주들은 주와 사업주들 모두의 비용을 줄이기 위해 그들의 재해보상제도를 개정하려고 애써왔다. 하나의 예로 재해보상제도가 가장 비싼 주 중에 하나인 캘리포니아를 들 수 있다. 1913년에 주 의회에 의해 통과된 재해보상법은 과실과 무관한 법적 책임에서 사업주들을 보호하고 업무에 의한 부상과 질환에 대해 적절한 보상을 제공하도록 설계된 비과실제도이다. 이 제도는 어떤 다른 주의 제도보다 사업주에게 더 많은 비용을 전가하고 노동자들에게는 3번째로 낮은 보상을 제공한다. 1993년에 90억 달러였던 캘리포니아의 보상을 위한 비용이 2002년에는 320억 달러로 크게 증가하였다[12].

제도를 개정하기 위해 캘리포니아 주의회는 2002, 2003, 2004년에 제정법을 통과시켰다. 2002년 주의회는 기존 체계가 1996년 이후 보상을 증가시키지 못한다는 사실을 다루기 위해 새로운 법을 제정하였다. 2003년과 2004년에도 주 의회는 2002년에 통과된 법률 사항을 교정하여 새로운 법을 제정하였다. 전반적으로 이러한 개정을 통해 총비용을 45%까지 낮추어 왔다고 생각된다. 물론 이러한 해석은 주의 산업유형에서 변화가 없고, 개정된 법이 효과를 발휘하기 시작한 2003년부터 개정된 법의 효과에 대한 연구가 수행된 2006년까지의 청구비용이 변하지 않았으며, 보고된 비율이 정확하다는 등의 가정에 기초한 것이다[12]. 이 개정의 경제적 영향에 관한 연구결과들은 이러한 가정이 대부분 적절하고, 장기적 영향력을 평가하기에는 너무 일찍 중단되었다는 한계는 있지만 45%의 비용 감소가 정확하다는 가정도 적절하다는 점을 보여주었다.

제도에서 있어서 45% 비용 감소와 이후 사업주들의 보험료에 대한 비용 감소는 표면적으로는 좋아 보인다. 불행하게도 몇몇 사람들은 단기적으로는 비용을 줄이지만 장기적으로 비용이 증가할 것이라고 말하였다. 비용절감의 주된 방법으로 의료서비스를 배제하는 것은 비합리적이며 불필요하고 해를 끼치는 것으로 보인다. 이것은 부상의 심각도나 종류와 무관하게 물리치료와 척추교정지압을 제한하고 작업치료를 24회기로 줄인다는 것을 의미한다. 비용 감축의 두 번째 방법은 손상에 대한 총 지불금을 줄이는 것이다. 몇몇 사례에서는 이러한 감소가 현저하였다. 예를 들어 척추융합술이 필요한 손상을 입은 사람이 10만 달러를 받아 왔지만, 지금은 1만 달러를 받는다. 보험금 지급에 있어서 이러한 감소는 대부분 다른 주와 비교할 때 분명하게 비교된다. 예를 들어 다른 주에서 다리를 잃은 사람은 평균 81,000 달러 보상을 받지만, 개정 이후의 캘리포니아에서는 같은 사고 시에 28,820 달러를 보상받는다. 부상을 입은 개개인의 반발이나 도덕적 영향과 관계없이, 비용 절감을 위한 이러한 형태의 개혁은 재정의 장기적인 측면에서는 납득하기 힘들다. 이러한 개혁이 표면적으로나마 받아들여지는 이유는 단기적으로 비용 절감을 시켜 결국 직접비용의 감소를 통하여 재무상태를 호전시켜 주었기 때문이다. 이러한 제도가 가장 좋은 방법이 아닌 이유는 직접비용은 노동자가 다쳤거나 아플 때 사업주가 지불하는 비용의 극히 일부에 불과하고 단기 의료서비스의 단축이 더 많은 장기질환을 초래할 수 있기 때문이다.

간접비용

간접비용은 직접비용보다 더 계산하기 어렵지만, 노동자의 나쁜 건강과 관련된 비용이 반 이상을 차지한다[13]. 이러한 비용계산이 어려운 것은 계산 시 사용된 선택된 관점이나 여러 단계의 비용을 포함하고 있다는 사실 때문이다. 간접비용은 또한 직업, 산업, 질환, 인종, 성별에 의해 달라질 수 있다[14].

일반적으로 간접비용은 사업주에게 부가되는 비용으로 결근율이나 병가의 증가, 단기 또는 장기간의 장애 관리, 프리젠티즘(presenteeism)으로 인한 생산성 감소, 노동자 이직 증가, 스트레스 및 정신건강 쟁점과 관련된 소송비용 등에서 발생한다. 국립산업안전보건연구원에서 관련된 비용들을 단지 결근율, 지각 및 노동자 이직만을 고려하였을 때조차도 1999년 한해 미국 산업에서 2,000억 달러 이상으로 추정된다[15]. 의료 관련 비용들이 한해 평균 9.8% 상승하였다는 카이저(2006) 결과와 1999년 6월에서 2007년 6월까지의 25.36%의 물가상승률을 고려하면[16] 이 비용은 현재 기준으로 거의 4,075억 달러에 가깝다.

위에서 말한 바와 같이 개인의 간접비용은 계산하기 어렵다. 개인의 관점으로 간접비용은 무급 병가와 아픈 기간 동안의 수입의 감소 등으로 나타나는 노동력의 장애나 손실과 관련된 비용을 포함 할 수 있다. 이 비용에는 질환으로 발생한 개인의 여가 손실이나 조기사망으로 인한 노동자 가족들의 경제적 피해도 포함 될 수 있다. 일반적으로 이러한 계산방법은 소득과 여가시간의 가치에 대한 관점에서 삶을 평가한다. 이것은 간접비용을 계산하는 적절한 공식이지만 실제로는 사업주의 비용보다는 노동자의 비용과 더 관련이 있다.

다른 관점은 공중보건적인 관점이다. 공중보건종사자들은 간접비용에 대한 사회적 관점을 고려하는데, 이는 개인의 업무가치와 일을 할 수 없을 때의 비용은 소득을 창출할 수 있는 개인의 잠재력에 의해 계산된다는 개념에 기초하고 있다. 이러한 관점은 소득이 개인의 생산성과 사회기여도를 반영한다는 신고전주의적 경제학적 모델에서 비롯되었다. 이것이 의료 관련 간접비용을 계산할 때 경제학자들이 가장 많이 사용하는 관점이다.

공중보건적 관점의 가장 큰 결점은 최저임금 노동자들을 과소평가한다는 점이다. 어떤 이들은 이런 관점이 진정으로 사업주의 요구를 반영하지 못한다고 주장한다. 왜냐하면 사업주들은 이미 정해진 미래 수입에 대한 현재 가치보다 질환 발생으로 인한 생산성 저하나 유휴자산으로 인한 비용과 노동자의 사망으로 인한 재고용이나 인력 대체와 연관된 비용에 더욱 관심이 많다 [16]. 이러한 이유 때문에 간접비용에 대한 이 섹션에서는 의료 관련 간접비용을 계산하기 위해서 더 흔히 쓰이는 "손실임금" 접근법을 사용하여 사업 부분과 사회 전체에 대한 비용을 더 잘 반영하는 연구결과에 대해 보고할 것이다. 또한 간접비용을 계산하는 새로운 모델을 이용하여 개인 사업주의 비용을 더 잘 반영하는 연구결과도 제시할 것이다.

사 망

확실히 직무관련 질환이나 부상과 관련된 비용은 다양하다. 간접비용은 사용된 계산방법뿐만 아니라 부상과 질환의 심각도에 따라 달라진다. 가장 심각한 경우는 물론 노동자가 사망한 경우이다. 노동자의 사망과 관련된 간접비용은 노동자 대체 비용(이직 파트에서 더 고찰할 예정임)과 손실된 미래

수입 가치까지를 포함한다.

간단히 말하면 노동자 대체가 사업주들의 유일한 관심사는 아니다. 노동자의 사망은 업무부담 증가와 남아있는 다른 노동자에 미치는 심리사회적 스트레스요인의 증가와 같은 다른 반향을 일으켜 결국 생산성 수준과 질환에 이환될 가능성에 영향을 미치게 된다. 폴라드(2001)에 따르면 증가된 업무부담이 정신적 고통과 수축기 혈압의 현저한 증가를 가져온다는 것이다〔17〕.

장 애

장애의 총 간접비용은 잠재비용과 관리비용이 합쳐진 것이다. 사업주들은 장애의 잠재비용을 직관적으로 알지만, 정교한 데이터베이스를 가진 조직조차도 이러한 비용을 계산할 수 없다. 장애의 잠재비용의 주된 요소는 대부분 생산성 저하로, 이것은 노동자 개인의 급여에 그 노동자가 완전히 대체되지 못한 시간에 대한 수당을 더하여 계산할 수 있다. 이것은 사업주가 지불하는 액수와 동등한 가치를 노동자가 생산하며 적어도 사업주가 지불하는 액수 정도는 된다는 추정에 의한 것이다. 이 요인은 생산성과 관련된 다음 섹션에서 좀 더 논의될 것이다.

장애의 관리비용은 장애 발생을 예방하기 위하거나 장애가 발생한 경우 그 영향을 최소화하기 위한 프로그램을 포함한다. 이러한 프로그램 비용에는 사례관리 비용, 직장복귀프로그램, 건강프로그램, 근로자지원프로그램(EAP), 장애를 최소화하기 위해 특화된 전문병원, 안전프로그램 뿐만 아니라, 그 프로그램들을 개발하고 운영하는 것과 관련된 간접비용을 포함한다〔18〕.

특정 질환 / 이환율

이 단원의 앞부분에서 직접비용의 관점에서 사업비용에 가장 큰 영향을 주는 질환을 언급했다. 같은 질환들이 사업주에게 부담되는 간접비용에서도 가장 영향을 주는 질환으로 확인된 것은 놀라운 사실이 아니다〔4〕. 이렇게 확인된 질환의 절반 정도가 업무현장 스트레스요인과 관련이 있다. 아래의 〔표 1〕은 이러한 몇몇 질환과 관련된 사업주의 간접비용을 나타낸다〔4〕. 노동자에 대한 사업주가 지급하는 간접비용은 프리젠티즘, 결근율, 단기간의 장애 관리로부터 발생하는 모든 비용을 더해서 계산한다.

결근율과 프리젠티즘에 대한 비용을 계산하는 기준으로서 2001년의 평균 시간당 보상률인 23.15 달러를 추정치로 사용하였다. 표의 세 번째 줄은 노동통계국에서 2007년에 갱신한 시간당 보상률인 25.91 달러에 맞춰 조정한 것이다. 증가된 시간당 보상률이 어느 정도 물가상승률에 따라 조정된 것이기는 하지만, 시간당 보상률이 물가상승률에 뒤쳐지지 않도록 한 것이라는 가정하에 이것은 유휴자산의 경상가격에 대한 것을 고려하지 않는 것이다. 그래서 전체 물가상승률에 맞춰 조정하는 것이 최선이고 이 경우에서는 2001년 6월에서 2007년 6월까지 17.05%이어야 한다〔6〕.

생산성

생산성 측정은 질환과 관련된 직접비용과 간접비용 외의 비용을 계산하기 위해 사업 부문에서 더 흔히 사용된다. 이러한 것들은 흔히 이직, 결근율,

〔표 1〕 직무 관련 질환에서 사업주의 간접비용(달러 사람당/년당)

의학적 상태	2001년 기준치에 따른 간접비용(달러)	보상률에 맞춰 조정한 간접비용(달러)	전체 물가상승률에 맞춰 조정한 간접비용(달러)
우울증	293.85	328.88	343.95
심장질환	102.62	114.85	120.12
고혈압	300.88	336.75	352.18
당뇨병	182.16	203.88	213.22
편두통/만성두통	196.70	220.15	230.24

"프리젠티즘"이나 업무성과 감소를 포함하는 "잠재비용"으로 심리사회적 스트레스요인에 노출되는 것과 연관성이 매우 높다. 질환이나 부상과 관련된 비용과는 달리, 이러한 비용은 노동자가 스트레스가 많은 업무환경에 노출됨으로써 생긴 어려움뿐만 아니라 그들의 개인적 생활에서 나타날 수 있는 어려움(예를 들어 아픈 부모나 아이들을 보살피는 일)에 대응할 방법을 찾으면서 증가하게 된다. 이러한 생산성 문제의 원인을 찾는 것은 개인의 사생활을 넘어서 업무환경까지 확대될 필요가 있다.

이 직

이직률의 증가는 일과 삶의 불균형[19], 노력－보상의 불균형[20], 직무 긴장도[21]을 포함한 업무현장에서의 몇몇 심리사회적 스트레스요인과 관련이 있다. 이직률의 40%까지 직장에서의 스트레스요인과 관련이 있다[22]. 2000년 인테그라 부동산 회사 연구에서 응답자의 19%가 스트레스 때문에 이전 직장을 그만 두었다고 응답하였다[23].

노동자의 대체는 비용이 많이 든다. 일단 노동자가 일자리를 그만두거나 해고를 당할 때는 퇴직금에 대한 비용, 퇴직 면접 시간에 대한 비용, 행정, 회계 및 법률 비용이 발생한다. 결원에 따른 비용은 남아있는 노동자의 초과근무 급여와 임시직에 대한 임금에서 노동자 한 명이 줄어든 것으로 인해 발생하는 임금과 보상에서 남은 액수만큼 뺀 것이다. 결원기간 동안 구인비용에는 일자리에 대한 광고나 구인회사 이용 비용, 지원자 선별 비용, 인터뷰 비용, 시험 비용, 행정, 회계 및 법률 비용과 더불어 출장이나 이동과 관련되어 발생 가능한 비용 및 의학 검사 비용이 포함된다. 새 노동자가 고용이 된 후에도 여전히 정규훈련 비용, 업무 중 실습을 위해 필요한 다른 직원의 시간, 정규나 비정규 훈련 동안의 임금이 들어가게 된다. 이것은 단지 노동자 대체에 따른 직접비용일 뿐이다. 다른 수준에서는 간접비용이 있고, 여기에는 변화 과정에서의 생산성 저하, 판매 저하, 지적 자본 낭비, 고객과의 관계 손상, 회사 내외부의 관계 재건 비용, 새 노동자의 통합 비용, 결근이나 생산성 저하로 이끄는 스트레스요인의 증가로 인해 동료들에게 미치는 영향, 효율 저하로 인해 제조업자에 미치는 비용영향(cost impact), 퇴직하는 노동자가 담당하던 업무에서 발생하는 비효율성에 대한 비용, 새로 입사하는 노동자가 담당하는 업무에서 발생하는 비효율성에 대한 비용이 속한다.

이직 비용은 평균 임금의 120~200% 정도 든다[24]. 넥스트라 엔터프라이즈(Nexra Enterprise) 주식회사의 조사에 따르면 이직률이 높은 회사는 노동자 대체 비용만으로도 38% 낮은 배당수익과 주식가격을 보였다[25]. 1,750개의 미국 제조업체를 대상으로 한 다른 연구에서는 이직률이 3% 미만인 공장에서 일하는 노동자의 생산성이 이직률이 20% 이상인 공장에서 일하는 노동자의 생산성 대비 거의 170%에 이르렀다[26].

결근 / 병가

노동자의 무단결근의 특성과 횟수가 지난 수년간 현저히 변하여 왔다. 2006년 CCH 조사에 따르면 결근율은 가장 높게 보고되었지만 개인의 질환으로 인한 경우가 모든 무단결근에서 차지하는 비중이 1995년 45%에서 2006년 35%로 감소하였고, 같은 기간 업무현장의 스트레스로 인한 결근율은 6%에서 12%로 증가하였다[27]. 여기서 중요한 점은 가족 문제, 개인적 필요, '권위주위적 사고방식'과 같은 건강과 관련이 없는 결근의 사유 모두가 업무현장의 심리사회적 스트레스요인의 지표로 해석될 수 있고 그러한 스트레스요인의 예로 일과 삶의 불균형과 노력-보상의 부조화가 있다.

일반적으로 다음의 인구학적인 특징, 즉 여성, 전업, 긴 재직기간, 낮은 임금[28], 의료 및 사회 서비스 회사에 종사하거나 500명 이상의 노동자가 재직하는 회사에 종사하는 것[29], 노동조합 소속[30]이 결근율 증가와 관련이 있다. 다음에 기술된 근로요인들이 과거 연구에서 병가와 관련이 있었다 : 장시간 업무, 업무과중과 업무압박, 업무에 대한 통제력 부재, 의사결정에서 제외,

사회적 지지의 부족, 관리와 업무역할의 불명확성이 그것이다. 안드레아 등의 최근 한 연구[31]에서 낮은 수준의 직무자율성과 같은 직무 특성과 장기적인 질환의 존재가 한 달 이상 지속되는 병가의 강력한 예측인자라고 밝혀졌다. 다르(2005)에 의해 수행된 메타분석은 175개의 연구들을 재검토하여 직무스트레스와 결근 사이의 관계를 평가하였다[32]. 그들은 스트레스요인이 결과적으로 결근을 증가시키는 질환의 원인이 된다는 점에서 간접적 인과관계라고 결론지었다. 또한 결근은 개인이 질환에 가장 취약한 시점에 스트레스에 노출되는 것을 스스로 제한함으로써 스트레스의 영향에 대한 개인의 대처방식과 직접적 관련이 있다는 사실도 밝혀졌다. 결근이 스트레스 조절인자로 사용되든지 직장 스트레스의 간접 원인이든지 간에, 그것은 여전히 재무상태에 영향을 준다.

미국 노동통계국에 따르면, 기업들은 무단결근으로 인해 매년 이백팔십만 일에 해당하는 근무일수를 손해본다[15]. 2002년에는 이런 결근으로 인한 평균 비용이 국가적으로 연간 근무자 1인당 789 달러였고, 대규모 사업주 입장에서 연간 회사 1개당 3천6백만 달러로 추산되었다[15]. CCH 주식회사(2006)에 의해 수행된 한 최근 연구에서는 결근율이 2000년 이래로 꾸준히 증가하였고 노동자 1인당 인건비도 이 추세에 따르고 있다[27]. 종합적으로 그들은 무단결근이 5년 동안 총 24% 증가하여 왔다는 결론을 내렸다. 결근율과 관련된 비용의 대부분은 무단결근으로 인한 생산성 저하를 막기 위해 일용직 고용, 영구직 유급초과근무, 혹은 과다고용(overstaffing)의 필요에 의해 초래된다. 업무부담이 증가될 때 다른 방식으로 보상을 주지 않는 회사들은 그들의 남아있는 노동력에 영향을 미친다.

업무수행 저하(프리젠티즘)

결근을 하지 않는 노동자가 생산적이라는 추정은 문제가 있다. 이러한 추정에 따르면 더 긴 시간 동안 업무에 종사하는 노동자는 더 많은 생산을 해야만 한다. 하지만 노동자가 실지로 업무를 하고 있어도 업무의 질이 떨어져 정상 이하가 되는 상태가 "프리젠티즘"으로 알려져 있다. 사업주의 주된 관심사인 이러한 현상은 저생산시간(lost productive time)으로 종종 인용되곤 한다. 그리고 1) 직무에 몰두하지 않는 시간, 2) 감소된 업무의 질, 3) 감소된 업무의 양, 4) 불만족스러운 노동자의 대인관계 요인이 이러한 현상의 특징이다. 어떤 연구결과는 프리젠티즘이 결근이나 단기간 장애보다 더 큰 생산성 누수가 있다는 것을 제시하였다. 1999년 플로리다 탐파의 노동자보건연합(Employee Health Coalition)은 프리젠티즘으로 인한 생산성 저하가 결근으로 인한 생산성 저하의 7.5배라는 결과를 얻었다[33].

대체로 프리젠티즘은 사업주나 노동력에 있어 많은 비용을 요구한다. 이것은 미국 회사들에게 연간 2,500억 달러 또는 연간 노동자 1인당 약 2,000 달러의 비용을 들게 하는 것으로 추산된다[34]. 프리젠티즘은 일과 삶의 균형에 대한 연구뿐만 아니라, 편두통 및 우울증을 포함하는[35] 직장 내 특정 질환에 관한 연구를 통해 규명되어 왔다[36].

스테와르트 등에 의해 수행된 연구를 통해[37], 두통, 요통, 관절염과 같은 흔한 통증상태로 인한 생산시간 손실이 미국 사업주들에게 연간 610억 달러 이상의 비용이 들게 하였고, 이렇게 손실된 시간의 대부분은 결근보다는 업무수행 저하에 기인한 것이라는 결과를 얻었다. 불행히도 노동자가 아플 때 일을 하면 일반의료 및 정신의료 서비스의 이용 증가와 단기간 장애로 인해 결국에는 비용이 증가하기 때문에 프리젠티즘의 비용은 더 심각하다고 볼 수 있다.

괴첼 등(2004)은 여러 의료보험 데이터베이스의 경제적인 분석을 통해 프리젠티즘이 사업주에게 미치는 경제적인 영향에 따라 다음 순서대로 연관이 있다는 것을 알아냈다[4] : 관절염, 고혈압, 우울증/비애/정신질환, 알레르기, 편두통/두통, 암, 천식, 심장질환, 호흡기감염. 회사/노동자/각 질환당 평균 연간 손실은 156.66 달러였다. 아래 표는 이러한 특정 질환으로 인

〔표 2〕 프리젠티즘에서 발생한 전체 비용으로 인한 노동자 당 사업주의 간접비용

의학적 상태	2001년 기준치에 따른 간접비용(달러)	보상률에 맞춰 조정한 간접비용(달러)	전체 물가상승률에 맞춰 조정한 간접비용(달러)
우울증	246.00	275.33	287.94
심장질환	70.53	78.94	82.55
고혈압	246.73	276.15	288.80
당뇨병	158.75	177.68	185.82
편두통/만성 두통	189.23	211.79	221.49

한 사업주의 비용을 나타내었다. 〔표 2〕의 모든 자료는 괴첼 등(2004)의 연구결과를 바탕으로 하였고〔4〕, 프리젠티즘에서 발생한 전체 비용으로 인한 노동자 당 사업주의 간접비용에 바탕을 두고 계산한 것이다.

프리젠티즘에 대한 비용을 계산하는 기준으로서 2001년의 평균 시간당 보상률인 23.15 달러를 추정치로 사용하였다. 표의 세 번째 줄은 노동통계국에서 2007년에 갱신된 시간당 보상률인 25.91 달러에 맞춰 조정한 것이다. 증가된 시간당 보상률이 어느 정도 물가상승률에 따라 조정한 것이기는 하지만, 시간당 보상률이 물가상승률에 뒤쳐지지 않도록 한 것이라는 가정하에 이것은 유휴자산의 경상가격(inflated cost)에 대한 것이 고려되지 않는 것이다. 그래서 전체 물가상승률에 맞춰 조정하는 것이 최선이고 이 경우에서는 2001년 6월에서 2007년 6월까지 17.05%이어야 한다〔6〕.

프리젠티즘은 노동자가 건강하지 않다고 느끼면서도 일하러 올 때 자주 발생한다. 사업주는 직장에서 노동자들의 생산성 저하를 자주 비난하지만, 아플 때 일하는 이유는 다양하다. 어떤 노동자는 동료들과 회사를 포함하여 직업에 대해 의무를 가지고 있다고 느낀다. 다른 노동자는 병가를 내거나 장애를 위해 사용할 여유가 없을 수 있고, 많은 노동자는 유급병가를 낼 권리가 없고, 다른 노동자는 한 번 근무 빠진 것 때문에 직업을 잃을까 두려워한다(고용 불안정). 때로는 이런 이유들이 합쳐져 있다. 종종 프리젠티즘은 직무

스트레스요인, 과로, 회사방침에 대한 반응이다. CCH의 2006년도 무단결근 설문조사에 따르면, 징계처분이 여전히 가장 많이 사용되는 결근 조절 프로그램으로 조사된 조직의 91%가 사용한다고 보고하였다[27]. 사업주는 노동자가 가능한 병가를 적게 내기를 원하지만, 징계처분으로 결근율을 조절하는 것은 사실상 프리젠티즘을 만들어 더 비용을 증가시킬 수도 있다.

결 론

사업주는 단기적으로 많은 실적(수익증대, 좋은 재무비율, 배당소득)을 원하는 분석가, 이사회, 채권자, 주주로부터 자주 압박을 받는다. 경제시장이 보다 치열해지면서 윤리적 행위와 장기적 목표는 단기간의 성과보다 덜 중요하게 되었다. 사업 대표직들도 그들이 고용한 사람들만큼 고용 불안정에 대해 두려워하게 되었다. 주주들의 가치를 증가시킬 수 없을 때 확실히 고용 불안정은 현실화된다. 더불어 최고경영자와 정책입안자들은 수익성 배당금에 의해 부추겨지고, 그 배당금으로 인해 장기간의 목표보다 단기간의 성과에 더 관심을 갖는다. 이러한 압박은 정책입안자들이 관리자나 노동자들에게 비합리적이고 지속 가능하지 않는 목표를 성취하도록 강요할 수 있다. 이러한 목표를 성취하기 위해서 관리자는 종종 건강하지 않은 업무환경을 조장하는 정책을 채택하고 그러한 기업 문화를 만든다.

이번 단원에서 논의된 회사의 직접비용과 간접비용은 수천억 달러로 추산될 수 있으며, 이것은 체계적인 작업방법의 결과이다. 이 비용은 생산성을 극대화시키는 방법과 이런 결정으로 인해 발생하는 피해에 대한 인식 부족에 관한 소유주와 경영자 측의 판단을 반영한 것이다. 요약하면, 건강하지 않은 업무환경은 질환을 일으키는 스트레스요인과 함께 결국 노동자와 재무상태에 피해를 준다. 스트레스가 단지 재정장부에서 회계 항목이 아니기 때문에 조직에서 재정적 영향이 미미할 것이라는 의미는 아니다. 이번 단원은 스트레스요인이 사업에서 직접비용과 간접비용을 가질 수 있음을 보여주는 약간의 증거들을 보여주었다.

참고문헌

1. *OSHA News Release:Statement by U.S. Secretary of Labor Elaine L. Chao on 2006 Workplace Injury and Illness Rates*, October 16 2007, cited 2008 04/24/08], OSHA News Release, available from:http://www.dol.gov/opa/media/press/osha/osha20071599.htm
2. Auman, J. and B. Draheim, The Downside to Downsizing, in *Benefits Canada*, pp. 31-33, May 1997.
3. Lublin, J. S., Mergers Often Trigger Anxiety, Lower Morale, *The Wall Street Journal, January* 16, 2001.
4. Goetzel, R. Z., S. R. Long, R. J. Ozminkowski, K. Hawkins, S. Wang, and W. Lynch, Health, Absence, Disability, and Presenteeism Cost Estimates of Certain Physical and Mental Health Conditions Affecting U.S. Employers, *Journal of Occupational and Environmental Medicine*, 46:4, pp. 398-412, 2004.
5. Claxton, G., J. Gabel, I. Gil, et al., Health Benefits in 2006:Premium Increases Moderate, Enrollment in Consumer-Directed Health Plans Remains Modest, *Health Affairs Web Exclusive*, pp. w476-w485, 2006.
6. U.S. Census Bureau, Revised CPS ASEC Health Insurance Data, March 23, 2007. http://www.census.gov/hhes/www/hlthins/usernote/schedule.html
7. Kaiser Family Foundation (KFF) and Health Research and Educational Trust (HRET), *Employer Health Benefits 2006 Annual Survey*, Author, Washington, DC, September 2006.
8. Towers Perrin, 2007 Healthcare Cost Survey, March 2007, cited March 2007, available from: http://www.towersperrin.com/tp/getwebcachedoc?webc=HRS/USA/2007/200703/07HCSSfinal.pdf
9. Woodward, N. H., Supplemental Ltd Plans Can Reduce Executive Discrimination—Focus on Technology—Long-Term Disability, *HR Magazine*, December 1998.
10. Knowles, S. and P. D. Owen, Educational and Health in an Effective-Labour Empirical Growth Model, *Economic Record*, 73, pp. 314-328, 1997.
11. Clayton, A., Workers Compensation:A Background for Social Security Professionals, *Social Security Bulletin*, 65:4, 2003/2004.
12. State of California Commission on Health and Safety and Workers' Compensation, *2006 Annual Report*, December 2006.
13. Goetzel, R. Z., The Financial Impact of Health Promotion and Disease Prevention Programs—Why Is It So Hard to Prove Value?, *American Journal of Health Promotion*, 15:5, pp. 277-280, 2001.
14. Waehrer, G., J. P. Leigh, D. Cassady, and T. R. Miller, Costs of Occupational Injury and Illness across States, *Journal of Occupational & Environmental Medicine*, 46:10, pp.

1084-1095, 2004.
15. NIOSH, Costs of Absenteeism, cited 2002, available from: http://hr.cch.com/default.asp?sub-frame=/press/releases/101602a.asp
16. Berger, M. L., J. F. Murray, J. Xu, and M. Pauly, Alternative Valuations of Work Loss and Productivity, *Journal of Occupational & Environmental Medicine*, 43:1, pp. 18-24, 2001.
17. Pollard, T., Changes in Mental Well-Being, Blood Pressure and Total Cholesterol Levels During Workplace Reorganization: The Impact of Uncertainty, *Work & Stress*, 15:1, pp. 14-28, 2001.
18. Chelius, J., D. Galvin, and P. Owens, Disability: It's More Expensive Than You Think, *Business and Health*, 11:4, pp. 78-84, 1992.
19. Hobson, C. J., L. Delunas, and D. Kesic, Compelling Evidence of the Need for Corporate Work/Life Balance Initiatives: Results from a National Survey of Stressful Life Events, *Journal of Employment Counseling*, 38, pp. 38-44, 2001.
20. Hasselhorn, H., P. Tackenberg, and R. Peter, Effort-Reward Imbalance among Nurses in Stable Countries and in Countries in Transition, *International Journal of Occupational and Environmental Health*, 10:4, pp. 401-408, 2004.
21. de Croon, E., J. Sluiter, R. Blonk, et al., Stressful Work, Psychological Job Strain, and Turnover: A 2-Year Prospective Study of Truck Drivers, *Journal of Applied Psychology*, 89:3, pp. 442-454, 2004.
22. Hoel, H., K. Sparks, and C. Cooper, *The Cost of Violence/Stress at Work and the Benefits of a Violence/Stress-Free Working Environment*, International Labour Organisation (ILO), Geneva, Switzerland, 2001.
23. Flash, What Is the Cost of Employee Turnover?, *Compensation & Benefits Review*, September/October 1997: Article # 8582, 1998.
24. Phillips, J., The Pricetag on Turnover, *Personnel Journal*, 69:12, p. 58, 1999.
25. Sibson Consulting, *Employee Turnover Depresses Earnings, Stock Prices by 38%, Nextera Research Study Shows*, PR Newswire, Princeton, NJ, 2000.
26. Jusko, J., Paying the Price (Cost of High Employee Turnover to Manufacturing Production), *Industry Week*, 2000.
27. CCH Incorporated, 2006 CCH Unscheduled Absence Survey, cited June 1, 2007, available from: http://hr.cch.com/topic-spotlight/hrm/101206a.asp
28. Drago, R. and M. Wooden, The Determinants of Labor Absence: Economic Factors and Workgroup Norms across Countries, *Industrial and Labor Relations Review*, 45:4, p. 776, 1992.
29. Akyeampong, E. and J. Usalcas, Work Absence Rates 1980-1997, *Statistics Canada*, Cat. No. 71-535-MPB, No. 9.
30. Vistnes, J., Gender Differences in Days Lost from Work Due to Illness, *Industrial and Labor Relations Review*, 50:2, pp. 304-323, 1997.
31. Andrea, H., I. J. Kant, A. J. H. M. Beurskens, J. E. M. Metsemakers, and C. P. van Schayck, Associations between Fatigue Attributions and Fatigue, Health, and Psychosocial Work Characteristics: A Study among Employees Visiting a Physician with Fatigue, *Occupational and Environmental Medicine*, 60: (Suppl 1), pp. 99-104, 2003.
32. Darr, W., *Examining the Relationship between Stress and Absenteeism: A Research Synthesis*,

Concordia University, Canada, p. 191, 2005.
33. Loeppke, R., P. A. Hymel, J. H. Lofland, et al., Health-Related Workplace Productivity Measurement: General and Migraine-Specific Recommendations from the Acoem Expert Panel, *Journal of Occupational & Environmental Medicine*, 45:4, pp. 349-359, 2003.
34. *BNA Human Resources Bulletin*, December 2002.
35. Druss, B., M. Schlesinger, and H. M. Allen, Depressive Symptoms, Satisfaction with Health Care, and 2-Year Work Outcomes in an Employed Population, *American Journal of Psychiatry*, 158:5, pp. 731-734, 2001.
36. Higgins, C., L. Duxbury, and D. Coghill, Voices of Canada: Seeking Work-Life Balance, Report for Canada's Department of Human Resources and Skills Development (HRSD), in *The 2001 National Study on Balancing Work, Family and Lifestyle*, 2003.
37. Stewart, W., J. Ricci, E. Chee, S. Hahn, and D. Moganstein, Cost of Lost Productive Work Time among US Workers with Depression, *Journal of the American Medical Association*, 289:23, pp. 3135-3144, 2003.

제3부
개 입

제10장

일과 스트레스에 관한 이해관계자의 관점 : 공통영역 찾기

Stakeholder Perspectives on Work and Stress : Seeking Common Ground

박 정 근

Deborah R. Gordon, Maritza Jauregui and Peter L. Schnall

오늘날 대부분 미국인들은 일, 건강, 질병에 대해 많은 사람들이 우려를 가지고 있다는 점에 대해 동의할 것이다. 이런 우려는 산업재해 보상제도의 특정 위기로부터 건강보험 및 직무에 이르기 까지, 노령화 인력 문제로부터 보건의료의 과도한 비용지출 위기까지, 산업의 축소 및 외주로부터 직무요구, 직무부하 및 직무속도의 증가까지, 애써 확보한 노동자의 안전보건 보호의 균열로부터 미국 내외에서 발견되어지는 노동착취 현장 조건의 발견 증가까지에 이르러 존재한다. 사실, 미국 국민의 건강과 질병에 대한 정부, 경영계 및 개인의 상대적 책임론에 관하여 많은 사회적 논쟁이 일어나고 있는데, 일, 건강이상 및 비용부담이 자주 그 논쟁의 중심에 자리하고 있다. 오늘날에는 강요된 직무속도와 과도한 직무부하가 스트레스를 유발한다는 것과 직무수행에 있어서 지나친 스트레스가 건강에 악영향을 끼치고 이런 스트레스가 더욱 증가하고 있다는 것은 상식으로 알려져 있다. 그럼에도 불구하고, 뜨거운 논쟁이 이루어지고 있는 직무스트레스의 경우 이러한 상식에 관한 의견의 일치가 이루어지지 않고 있다.

• 그렇다, 한쪽 측면에서 보면 직무스트레스에 관한 토의는 여기저기 산재

되어 있고 범세계적인 관심거리이다[1~3]. 2003년에 인터넷 상에서 직무스트레스라는 단어가 삼백만 번 나타났다[4]. 미국에서 실시된 조사대상의 1/3에서 1/4 노동자 보고에서 그들은 직무 중 "매우" 또는 "항상" 스트레스를 받는다고 했다[5]. 유사한 상황이 유럽[6], 호주[3] 및 브라질[1]에서 발견되었다. 몇몇 분석자는 "직무스트레스 유행병"을 설명하고자 했으며, 바로 대중적 소송사건을 포함하여 그것이 일반 대중과 과학적 상상력에 강력한 기반을 둔다는 점을 설명하고자 했다[7~9]. 그러나 사업주는 노동자가 직접 경험했고 특별히 정신적 육체적으로 악영향을 일으키는 직무스트레스를 축소하거나 부인하고 있다[3, 9].

- 직무스트레스는 노동자, 주(State) 및 사업주에게 있어서 모든 불능 또는 장해 가운데에서 가장 높은 비용을 부담하는 것 중의 하나로 알려져 있으며[2, 3, 10], 평균적으로 스트레스성 장해로 인한 결근이 다른 원인으로 발생된 장해에 의한 결근보다 4배나 더 길며[11], 높은 스트레스를 가진 환자에 대한 보건의료 비용이 다른 질병보다 50% 더 높다[1]. 하지만 이런 비용은 회계 및 생산성 평가과정에서 거의 계산되지 않거나 다루어지지 않고 있고, 조직에 미치는 직무스트레스의 영향에 관한 연구가 거의 이루어지지 않으며[6], 완전하고 정확한 비용이 산출되지 않는 실정이다[1].
- 경영계와 관리자의 관점에 따르면, 직무스트레스는 높은 생산성을 위한 기본으로 간주되고 있다. 이 장과 관련하여 실시한 면담에서 한 경영인사는 "스트레스는 긍정적인 것이며, 그것으로 동기가 유발되어 생산성이 향상 된다"라고 주장했다. 그렇지만 여전히 산업보건 분야의 대부분 문헌에서는 스트레스가 노동자의 건강 및 복지에 부정적인 결과를 일으킨다고 서술하고 있다[1, 3].

이러한 사실을 똑같은 직무스트레스라고 얘기할 수 있겠는가? 동일 비용으로 산출할 수 있겠는가? 많은 경우 답은 "아니요"이다.

자본주의 경제체제에서는 "노동" 및 "경영"과 같은 용어가 의미를 나타내듯이 상충적인 관계가 대부분 근본적으로 존재하는데, 이는 직무스트레스의 본질과 개념 및 범위에 관한 공통영역 또는 공통분모와 언어사용에 대하여 던지는 질문을 정치적으로 이끌게 하는데, 이때 명칭사용에 상당한 문제가 생길 수 있다. 이런 논조에는 과학이라는 잠재적 중재자가 있는데 그것은 객관성 지향에 몰두함으로써 스스로 권위를 세우며, 그래서 중립성까지 지향하게 된다. 그러나 기후변화 및 다른 주제들에 관한 논란이 매일 다루어지듯이, 정치와 경제는 어떤 과학적 지식이 생성되고 전달되고 해석되고 이행되고 번역되고 무시되거나 사라지는지 모든 측면과 관련된다.

실제적이고 확실한 국제규모의 과학적 지식은 노동자의 건강에 미치는 영향을 다루는데 있어서, 심혈관질환[12] 및 근골격계질환[13, 15]을 거쳐 우울증과 신진대사 장해[6, 16] 등을 포함한다. 특정 직무스트레스 모델 또는 평가기법은 주요 스트레스 출처 즉 "스트레스요인"을 작업환경에서 찾는데 특별히 직무가 조직되는 특정방식에서 찾는다. 그런 모델이 다루는 스트레스는 작업장 스트레스요인, 작업관련성 스트레스, 작업장 심리사회적 스트레스요인, 직무-긴장, 노력-보상 불균형, 직무조직 및 산업안전보건[17]과 함께 다양하게 언급되기도 한다.

여러 가지 모델과 설문지가 스트레스를 측정하고 해석하기 위하여 사용되는데, 주로 노동자의 감정이 아니라 작업장 특징을 다루려는 목적을 가지고 있다. 다양한 직무 특징들이 오랜 노출과 함께 위험한 것으로 파악되어 왔다. 첫째, 직업성 긴장 모델[18]인데 이 모델에서 긴장은 직무수행 중 높은 직무요구도가 낮은 재량권과 조합을 이룰 때 발생된다고 본다. 둘째, 노력-보상 불균형 모델[19]인데 이것은 한 사람이 제공한 노력과 한 사람이 받는 보상 사이에 존재하는 어떤 불균형 속에서 주요 스트레스 출처를 찾는다. 다른 말로 표현하면, 여러 번 경험하는 과정에서 상호교류가 결핍될 경우 스트레스가 발생되고 관련자들에게 건강상 어떤 결과가 나타난다. 직무조직이라는 용어는 원래 높은 직무요구도/낮은 직무자율성, 고노력/저보상과 같은 특징을 언급하기 위하여 사용되었다. 1990년대에는 의미가 추가되었고 더 나아가 직무조직 안에서 이루어진 감량생산 및 임의적 직무와 같은 변동개념이 포함되었다〔17〕.

스웨덴, 핀란드, 덴마크와 같은 유럽 국가 및 일본에서는 그런 지식이 보다 쉽게 생산되고 있고 유럽노동조합의 작업장 정책, 가이드라인 및 규정〔2, 6〕으로 번역되어 왔다. 이런 나라들과 비교하여 미국에서는 동일한 지식의 확산이 거의 없고 정책, 의료실무, 산업보건, 심지어 노동운동 분야에 미친 영향이 거의 없었다. 이런 점은 직무스트레스가 건강 및 직무조직에 미치는 영향과 관련되는 미국국립산업안전보건연구원(NIOSH) 출판물과 연구 목록에서도 확연하게 인지되고 있다〔17, 20〕. 대신에 미국에서는 스트레스 관리 프로그램과 같은 직무스트레스 감소를 위한 대부분의 개입 또는 개선활동이 작업장의 체계적 특징을 대상으로 하여 이루어지는 것 보다 개인의 취약성을 겨냥하면서 노동자 개인을 대상으로 주로 이루어졌다〔5〕.

왜 이런 정보는 미국에서 그렇게 작은 영향력을 가졌는가? 왜 이런 단절이 지속되는가? 직무스트레스에 대한 제한된 정보교류 및 영향에 대하여 정치적, 경제적, 문화적 움직임은 무엇인가? 그리고 무엇이 이루어질 수 있는가?

견실하고 중요한 지식과 상대적으로 표현되지 않은 지식사이에 존재하는 이런 질문 및 근본적인 비교가 미국에서 있었다. 이들 질문과 비교는 기폭제가 되어 2004년 캘리포니아에서 쉬넬, 베이커, 랜드버기스 및 파우셋 같은 역학자들이 하나의 포럼을 구성하자고 제안 했다. 이들은 모두 대학소속 연구자와 산업보건 리더였으며, 그 포럼에는 동 분야의 다양한 이해관계자들이 함께 참여할 수 있었다. '사회역학센터(The Center for Social Epidemiology)' 소장으로서 쉬넬 박사는 일과 스트레스에 관한 웹사이트(www.workhealth.org)뿐만 아니라 캘리포니아 일과 건강연구그룹(California Work and Health Study Group, CWHSG)을 구축했다. CWHSG는 일, 스트레스 및 건강과 관련되는 이슈를 발표하고 토의하기 위하여 남부 캘리포니아와 북부 캘리포니아에서 연 2회 모임을 갖는다. 여러 해 동안 국제산업보건학회(ICOH)와 같은 국제학회와 CWHSG를 통해 유사한 분야에 종사하는 유럽, 일본 및 다른 지역의 연구자들과 함께 모임을 가졌다. 그 이후로 지식의 증가, 유럽과 일본에서 지식 적용, 미국에서 지식 확산의 결여가 있었는데 이들 세 가지 사이에 실시된 비교를 통해 심사숙고 및 관심의 목표가 정해져 그 포럼을 구성하게 되었던 것이다. 우선순위를 정하여 주요 캠프 즉, 경영측과 노조측으로부터 영향력 있는 대표자를 선정하고 네트웍을 확대시켜 새로운 회원들을 모집했다.

공통 언어 또는 명칭을 찾는 노력이 포럼을 계획하는 단계에서 즉각 시작되었다. 포럼을 무엇이라고 호칭할까? 포럼을 어떻게 제안할까? 누구를 초대할까? 다양한 회원들이 참여하는 동안 가치를 느끼게 하려면 어떻게 해야 하는지? 이것들은 포럼구성계획위원회 위원들 사이에서 적극적이고 반복적으로 토의된 질문들이었다.

이들 질문에 답이 될 한 가지 전략은 캘리포니아주와 전국에 걸쳐있는 회원 중 오피니언 리더들을 대상으로 면담 형식을 갖추어 실험적 인류학적 연구를 실시하는 것이었다. 연구의 목적은 네 가지였다 : 1) 심리사회적 스트레스요인 및 이들이 건강에 미치는 의미(몇 가지 기술적인 용어에 대한 익숙함, 이해 정도, 연관성 포함)에 관한 데이터에 대하여 피면담자가 알고 이해하는 수준이 어느 정도인지 나타내는 실험적 문서자료 확보 ; 2) 여러 이해관계자들의 현재 우선순위 및 전망에 관한 관점 파악 ; 3) 향후 포럼에 참여할 잠재 발표자 및 참가자 파악 ; 4) 이해관계자들의 우선순위와 제안사항을 바탕으로 언어(예, 포럼명칭), 내용 및 절차에 관한 정보를 포럼구성계획위원회에게 제공. 이런 식으로 연구 그 자체는 어떤 개입으로 구성되어 졌는데 이는 네트워크 확충, 포럼 명칭 전파, 포럼에서 발표할 잠재적 후보자의 발굴과 면담 과정이 포함되었을 뿐만 아니라 참여자 중 개념과 건강문제에 관한 익숙함 및 이해

정도를 파악하는 과정도 포함되었다.

이 장에서, 우리는 이 연구 프로젝트와 포럼으로부터 발견된 사실을 다음과 같이 제시하고 분석 한다 : 1) 이 역학적 연구에서는 주로 직무의 사회적 환경에 의해 유발된 스트레스를 표기하기 위하여 기술적인 용어가 사용되었는데, 이들은 직업성 긴장, 노력-보상 불균형, 심리사회적 스트레스요인, 직무조직이다. 이 용어들은 최소로 알려져 있고, 다수의 이해관계자 그룹에 의해 잘못 이해되고 있으며, 자주 더욱 부풀리고 심리적인 관념과 함께 전문가적 맥락에서 대량으로 사용되고 있다. 직무스트레스는 거의 항상 어떤 노동자가 경험하면서 투정하는 어떤 것으로 고려되었다. 2) "스트레스"라는 용어는 구체적으로 "직무스트레스"인데 강력한 복합구어체이며, 이 용어는 사회적 계층, 성, 나이, 업종 및 관점이 반영된 정도가 역학관계에 따라 심각하게 달라지는 정치, 경제, 도덕 및 이데올로기적 의미와 첨예하게 충돌하기도 한다. 그래서 직무스트레스를 정치적으로 말하기도 하고, 매우 논쟁적인 하나의 이슈로 인식하기도 한다. 3) 많은 정치, 경제, 문화적 장애요인으로 인하여 작업장 스트레스 요인이 미치는 사회적 영향에 관한 관점이 제한되고 있다. 문화적 장해요인 중 가장 중요한 요인은 건강과 질병에 대한 어떤 개인주의적 접근의 헤게모니인데 이는 건강에 대한 책임을 개인에게 부여하고, 자유시장의 자율성을 유지하며, 장기간보다는 단기간에 대한 비용을 산출하고, 심지어 사회적 환경과 스트레스 사이의 연계성을 극히 어렵게 개념화시키는 헤게모니이다.

오피니언 리더 대상 면담연구

2003년 및 2004년 일과 건강과 관련된 일련의 회원 또는 이해관계자 그룹 가운데에 있는 지도자들을 대상으로 면담연구가 수행되었는데, 이 연구는 의학인류학자인 고돈과 역학자이며 산업의인 쉬넬이 디자인하고 이끌었다.

리더로서 대부분의 정보제공자 또는 피면담자들은 각 그룹의 대표라고 생각되는 사람들이다. 면담용 질문은 상당수가 대화형 또는 준대화형인데 캘리포니아 주에 있는 공중보건 및 산업보건 분야에 종사하는 회원을 대상으로 처음 예비조사를 통해 만들어 졌으며, 그 다음 2003년 5월 남부 캘리포니아에서 개최된 산재보상에 관한 전국 학술대회에서 조사 되었다. 이 학술대회에는 NIOSH 소속 여러 명을 포함하여 폭 넓은 층의 전국적 리더들이 모였다. 가능할 때마다 적어도 두 팀 즉, 면담의 평가와 표준화팀 멤버들이 구성되면 면담이 이루어졌다. 그 면담을 통해 포럼의 내용이 제안되고 사람들이 초대되도록 했다. 특히 초기의 일부 면담은 부분적으로 이루어졌지만 다른 어떤 목소리를 내도록 기여하고 하나의 관점을 이해하기 위한 소재로써 유용했다.

의도적이고 기회를 잘 살리며 눈덩이 만들기식 연구자료 수집을 통해 여러 그룹의 대표자들을 대상으로 40회 이상의 대화와 면담을 실시했는데, 방식은 직접대면이나 전화로 이루어졌다.[a] 병원노동자의 심리사회적 직무스트레스 요인에 관한 연구(GROW study)〔21, 22〕에서 역할을 수행한 고돈은 이 연구 소속 관련 요원들을 대상으로 몇 개의 면담을 성사시켰다.[b] 이 면담은 15분에서 60분간 이루어졌으며, 가능할 경우 녹음시켜 나중에 문서화했다. 〔표 1〕은 여러 그룹으로 분류시킨 피면담자들을 보여주고 있다. 비록 잡다한 절차상의 어려움으로 몇 개의 면담을 알 수 없었으나 한 사람을 제외한 모두가 면담에 동의했다. 몇 개월 후에 5개의 질문이 설문지에 추가되었으며, 가능할 때마다 연구대상자 목록의 마지막 부분에 있는 27명에게 제공되었다. 하지만 그런 시도를 통한 데이터 확보의 분명한 목적은 그 상황을 통계적으로 서술하기 보다는 그것을 더욱 이해하고 소통하기 위함이었다.

---

a) 대다수의 면담은 Gordon 박사가 했다. 남부 California에서 이루어진 많은 면담은 K. Patel-Coleman 박사 및 M. Jauregui 박사가 실시했다.

b) 우리는 Grow Study의 연구책임자인 Paul Blanc 박사에게 감사드린다. 이 연구는 얼마간의 면담이 허용되고 분석되어지도록 NIAMSKD(RO1 AR47798)에 의해 후원되었다.

이해관계자의 관점

일과 건강의 세계는 복잡하고 다양한 분야로 구성되어 있는데, 그 분야는 분명하지만 중복되고 상호작용하는 네트워크와 언어들로 특징된다. 이들 네트워크와 언어들은 그룹 그 자체가 아니라, 관심과 관점을 바탕으로 한 어떤 것으로 확인되어 진다. "이해관계자"라는 용어는 어떤 그룹들이 다르거나 합쳐지는 점에 관한 근본적인 질문을 던진다. 어떤 특별한 상황에서 사람들이 왜 위험한 상태에 존재하는가라는 질문은 그들이 보거나 보지 못하는 점은 무엇인지, 그들의 특성은 무엇인지, 그리고 그들은 그 상황을 어떻게 접근하는지를 강력하게 결정해준다. 이런 요인은 철학자와 사회과학자들이 "입장"이라고 일컫는 기본이다[23].[c] 그래서 각 이해관계자 그룹을 위해 고려된 한 가지 중요한 질문은 '직무조직과 건강영향 사이의 연결고리를 인식하거나 하지 못하는 사람들에게 현재 위험한 것이나 과거에 위험했었던 것은 무엇인가?'이다.

여기에서 우리가 파악한 세 개의 주요 이해관계자 그룹의 관점을 소개하고자 한다. 1) 학계/정부기관/직무스트레스 연구자; 2) 경영계 경영자 또는 경영지원자; 그리고 3) 노동계 또는 노동계 지원자. 소개내용은 피면담자들이 사용했거나 작성한 문서자료의 사용뿐만 아니라 각 그룹 또는 하위 그룹 소속 지도자와 실시한 면담을 바탕으로 만들어졌다. 여기서 목적은 이해관계자의 몇 가지 논리나 정당성, 그들이 살고 있는 다양한 세계, 그들의 우선순위, 그리고 만약 스트레스에 관한 작업환경 모델이 더욱 큰 영향을 갖게 될 경우 무엇이 위험하고 위험스러울 수 있는지 이해할 뿐만 아니라 직무스트레스 요인에 관한 소통언어 및 이해의 정도를 추적하고자 한다.

---

c) "입장(Positionality)"은 아무도 지금까지 어떤 하나의 위치에서 벗어나지 않는다는 아이디어를 말하며 각 위치는 어떤 상황에 한 가지 특별한 "차지함"을 제공한다는 아이디어를 말한다. 이것은 단지 우리가 진정한 객관성에 도달하기 위해 그 입장을 고려하여야 하는 객관성의 한 끝을 의미하는 것이 아니다.

1) 학계 관점

우리는 학계, NIOSH 또는 캘리포니아 산업안전보건청(Cal-OSHA) 같은 정부기관 그리고 다른 분야 학계 소속 연구자들을 함께 묶고자 하는데 그들은 과학과 연구에 비슷하게 참여하기 때문이며, 이런 경우, 관심의 대상인 직무스트레스 모델의 기본원칙을 공유하기 때문이다. 그럼에도 불구하고 그

〔표 1〕 이해관계자 "그룹"과 "하위 그룹" (연구대상자 N= 41)

학계 N=6 * 역학 * 공중보건 * 보건정책 * 경영학 * 산업의학 정부기관 N=4 * 전국 또는 연방 * 주 * 지역 * 국제적	경영계 N=8 * 거대산업의 건강서비스 사업주 및 부사장 * 소규모 독립 비즈니스 로비스트 * 대기업 산재보상 컨설턴트 * 포춘지 500대 기업 전문 컨설턴트 * 거대산업 의료국장	노동계 N=8 * 지역노조 대표 * 노총 국장 * 노조위원장 * 노동교육전문가 * 안전보건 노조담당자 * 대기업 안전보건 담당자 * 사업장 보건계획 담당자
법조분야 N=2 * California 법규 제정 로비스트 지역사회 그룹 N=1 * 아시아 이민 여성 연합회(AIWA)	보건의료계 N=4 * 보건관리자, 공공의료기관 인적자원 부서장 언론계 N=2 * 신문 저널리스트	산재보상 분야 N=5 * 위원회 위원장 ; 주 펀드 의료국장 ; 보험전문가 기관/단체 재단 N=1 * 소규모, 국제, 노동분야 중심 재단 소속 전문가

들은 〔표 1〕에서 나타나듯이 전문분야가 다르고, 특히 학계와 정부 소속 전문가 사이에서 그들의 우선순위가 다르고, 참여 및 책임뿐만 아니라 이데올로기가 다르다. 학계는 과학적 타당성에 관하여 비난을 받는 직무스트레스에 관한 지식생산에 특별한 관심을 쏟는 이해관계자 그룹을 대표하는데 그래서 국제 과학자들 사이에서 타당하고 신뢰성 있는 그룹으로 인식되고 있다. 학계 전문가들은 노동자로서 자신들의 전문가적 의무를 충족시키고 자신들의 분야와 단체에서 명성과 경제적 발전을 달성하기 위해 연구실적물을 생산하는데 노력하기도 한다. 그러나 직무조직 분야에서 학계의 많은 이해관계자들은 작업환경과 노동자의 건강을 향상시키고자 기본적인 정치 참여를 하는데, 직접적으로는 사업장의 작업환경 개선활동 연구를 통해서 하고, 간접적으로는 사회정책에 변화를 촉발시키면서 참여한다. 최초의 캘리포니아 포럼 조직그룹과 같은 몇몇 이해관계자들은 경영계와 노동조합과 같은 비학계 이해관계자 그룹들과 협력을 통해 다른 그룹들과 교량역할을 하려 노력하고 있다.

언어 스트레스

전체적으로 정의에 의하면, 그 피면담자들(n=9)은 비록 해석과 의미에 있어서 용어 사용상 직무적으로 다르지만 거의 모두가 직무스트레스, 직무조직, 직업성 긴장, 노력-보상 불균형, 심리사회적 스트레스요인과 같은 과학용어에 익숙했다. 그러나 어떤 자가 스트레스 또는 직무스트레스란 용어를 사용하는지 여부는 그 개념에 대한 본인의 해석에 따라 다를 뿐만 아니라 그것이 어떻게 해석되어지기를 기대하는 지, 사회적, 정치적, 경제적, 심리적 및 도덕적 의미의 양상은 무엇인지에 따라 다르다. 이점은 직무조직 및 스트레스 모델에 관한 정부 행정관이던 Z박사가 언급했을 때 핵심이 매우 잘 잡혔다.

> 나는 그 용어(스트레스)를 사용하지 않는데 왜냐하면 그 것은 경멸적이

> 고, 심리적이며, 정신적이기 때문이다. 스트레스를 언급하는 것은 본인이 충분하지 않다는 점을 불평하는 것이다. 마음을 비우고 일해야 한다. 직무 스트레스는 대부분 개인의 문제이다.

이 분야에서 일하며 선도했던 또 다른 역학자는 스트레스라는 용어의 모호성 때문에 그것을 사용하지 않았다고 말했다. 그가 결론지으면서 근본적으로 남아있는 이슈는 재량권에 관한 사항이라고 언급했는데 그것은 사람들이 일할 때나 정년퇴임 이후에 자신이 접하는 환경에서 일련의 재량권을 경험할 필요가 있다고 했다.

일과 건강에서 우선순위

2004년에 이들 학계의 이해관계자들에게 가장 뜨거운 이슈는 무엇이라고 보는가? 몇 가지가 주목되었는데 현재 노동시장에서 직무와 조직의 특징변화 그리고 고용불안 증가 등 이었다. 또한 장기간 노동, 통근 시간, 복수 직무, 그 속에서 파생되는 가족과 어린이 보호의 위기가 있었다. 가장 크게 압박하는 건강 문제는 모든 종류의 인간공학적 및 근골격계 질환이었으며, 혈압과 심혈관질환은 부차적이었다.

이런 이해관계자의 관점을 갖는 사람들 사이에서 이루어지는 일반적인 의견의 일치는 직무스트레스가 "인구집단의 비율 중에서" "하나의 매우 큰 문제"라는 점이다. 일반적으로 매우 많은 직무스트레스가 진단되지 않는다는 점이며, 사실 얼마 정도는 사업장에서 혈압이 올라가는 것으로 나타나나 진단의 결점으로 인해 상당수의 불가사의한 고혈압이 나타날 수 있다(제6장 참조).

2) 경영계 관점

우리가 칭하는 경영계 관점이란 사업장 규모 즉, 소규모(노동자 수가 10

인 이하인 경우), 중규모 및 대규모와 관련된 기본적 다양성에 의해 표시되는 이질적인 분야이기도 하다. 이것은 특히 "대기업"과 경쟁해야 하는 "소기업"의 경우, 보통 사업주가 하나의 안전보건 프로그램을 관리한다. 그러나 중규모 이상 기업의 경우, 한명이나 그 이상의 지정자 및 훈련된 자가 흔히 안전보건 이슈를 책임진다. 제조업과 서비스 산업에서는 주요 건강문제가 다른데 소규모 산업에서는 국경을 초월하여 여전히 사고가 주요 문제점이다.

하나의 이해관계자 그룹 내에서 관점에 영향을 미치는 또 다른 분명한 점은 누군가 "큰 그림"에서 차지하는 정도이다. 경영계 피면담자 중, 이런 사람은 Y 박사와 같은 조직개발이나 안전보건 컨설턴트 분야에 종사하는 사람들일 수 있다. Y 박사는 직무조직의 건강의미 개념에 관한 발표에 대하여 처음 대응하는 차이가 본인(안전보건관리자 교육담당자)과 그의 고객들(안전보건관리자) 사이에서 큼을 다음과 같이 서술했다 :

> 그 발표는 안전보건관리자들에게 너무 요약된 사항인 것 같다... 내 생각에 직무조직은 매우 흥미로운 분야라고 보는데... 이것은 산업안전보건 분야에서 모든 것이 어떻게 영향을 미치는 지 알려지지 않은 거대한 분야이다. 이것은 마치 지구는 괜찮지만 은하계는 전혀 탐험되지 않아 우리가 모르는 것과 같다. 그러나 그게 바로 나다. 한명의 컨설턴트로서 내가 그런 식으로 생각하는 것은 나는 더 큰 그림을 바라볼 수 있기 때문이다. 많은 고객이나 멤버 회사들은 매일 해야 하는 일이 있는데 오늘날 위험요인들이 알려지고 인식됨에 따라 사업장에서 그것들을 다뤄야 하는 일이다. 그것이 하나의 완전한 구조이다. 안전보건 관리자들은 더 이상 애쓸 필요 없다(산업안전보건관리자의 교육담당자 / 컨설턴트).

언어 스트레스

대체로 경영계 피면담자들은 용어를 거의 인식하지 못했다. 이들 용어는 직업성 긴장, 노력－보상 불균형, 심리사회적 스트레스요인, 또는 직무조직의 특정 의미(예, 낮은 직무자율성, 높은 직무요구도)를 포함하는데, 대부분 사람들은 "직무조직"을 "작업조건" 또는 어떤 사람의 일이 조직되는 방식과 유사한 것으로 생각했다. 그러나 소규모 비즈니스 로비스트가 언급하듯이 모두가 그렇지 않다 :

> 그래, 일이 조직되는 방식은 노동자의 건강과 안전에 영향을 미친다... 이점은 직무조직에 대한 나의 감각적 인식이다. 그러나 사람이 하루에 얼마나 많은 시간동안 일하는지, 얼마나 많은 휴식시간을 갖는지, 반복작업을 하는지 또는 육체적 노동을 하는지 여부에 관련해서.... 나는 직무조직이 건강, 복지, 직무에 대한 양상에 영향을 미칠 것이라고 본다. 소규모 기업들이 그들의 노동자들을 더욱 흥미롭게 하기 위해 재정적 융통성을 가질는지... 생략... 하나의 흥미로운 질문인데, 난 아직 잘 모르겠다. 이점에 대해 지금까지 우리가 어떤 조사를 했는지도 확실히 알지 못한다. 누구든 사업주가 휴식시간을 제공해 주기를 바랄 것이다. 그러나 어떤 조사도 없었으며, 그 점에 대해 답을 가지고 있지 않다.

적절한 시간에 휴식을 취할 수 있는지 여부에 따라 노동자의 건강이 다르게 영향 받는 것으로 나타났으므로 이런 기본적인 이슈를 무시하게 되면 주목될 사항이다.

직무스트레스

대부분 사람들은 직무스트레스가 육체적 스트레스가 아닌 정신적 스트레스라고 여긴다. 여러 피면담자들은 스트레스의 긍정적인 측면이 저평가되고 있다고 하면서, 좋은 직무스트레스와 나쁜 직무스트레스간 차이를 구분했다. 한 관리자가 지적했는데 "좋은 스트레스" "그것은 노동자를 자극하고, 최선을 다하도록 하는 어떤 것이다. 나는 한 작업장이 모두 바닐라 같은 그런 곳을 원하지 않는다." 경영층을 담당하는 어떤 산재보상 관리자가 그런 점에 가세했다. "우리는 스트레스를 가져야 한다. 그렇지 않으면 모두 죽게 될 것이다.

만약 회사를 안전하게 만들고 그래서 직무요구가 없도록 한다면, 그 회사는 살아남지 못할 것이다…. 난 사람들이 스트레스가 없는 모델을 지지한다면 회사의 성공을 우려한다." 당연스럽게, 이 피면담자는 직무스트레스가 산재보상을 통해 보상할 수 있는 것이기 때문에, 직무스트레스를 사업장에서 접할 수 있는 하나의 주요 이슈로 생각하지 않는다고 하였다.

이런 관점은 회사의 생존은 직무스트레스와 직무요구에 달려있다. 이런 맥락에서, 경영자가 하는 일은 초기단계에서부터 직무에 적합하지 않는 사람을 선별해 내면서 적정 노동자를 선택하게 된다. 나쁜 직무스트레스는 작업환경과 본인에게 주어진 일의 양을 완성할 수 없는 개인 사이에 놓여진 부적합성에 의해 기인한다. 따라서, 경영층은 변곡점을 찾아 내야한다. "생산성의 변곡점이 어디인지 찾아내야 할 필요가 있으며, 어떻게 평가할지 알아야 한다. 맥박을 조사하는 조직개발 담당자들은 그것으로 도울 필요가 있다"(위험관리자).

대부분 사람은 직무스트레스를 혈압상승이나 심장이상과 연계시켰다. 소규모 기업 사업주들을 언급하면서, 다음과 같이 말했다.

> 사람들은 웃으며 "제기럴, 셜록(Sherlock) 또는 그 탐정과 같은 어떤 것, 아니겠지!!"라고 말할 것이다. 그래, 분명히 하나의 기업을 운영하고자 노력하면서 당신이 스트레스를 받고 심장병 문제를 갖게 되면, 그것을 파악하고자 우주과학자를 시켜 조사하는 것은 아니다…. 그것은 그것을 다루기 위한 한 방법을 찾을 수 있는 문제이므로 당신은 좀 더 잠잘 필요가 있고, 더 적게 먹으며, 더 좋은 다이어트를 하고, 약간 적게 일하며, 직무를 다양하게 할 필요가 있다. 실천보다 말하기가 더 쉽다. 어떤 사람이 성공할수록, 삶을 구성하는 고급스러움을 갖기가 더 쉬워진다…. 매우 분명하게도 이윤을 많이 남길수록 더 많은 융통성을 갖게 된다. 다양한 연구가 있는데…. 이들은 수입이 안전에 얼마나 영향을 미치는지 보여준다.

그 다음 우리는 심혈관 문제에 관한 스트레스의 부정적 영향은 당연히 존재한다고 듣고 있는데 사업주들에게도 관심이 있겠지만 쉽게 피할 수 없다. 그러나 몇몇 응답자들은 일과 심혈관질환 사이의 연관성과 "작업관련성", 심혈관질환 사이의 차이를 구분하는데 조심스러웠다. "그것은 사례에 따라 결정된다. 우리는 대부분 사람의 개인습관을 살펴본다. 거기엔 항상 스트레스가 존재하며 나쁜 직무스트레스는 문제를 악화시킬 수 있다. 그러나 우리는 그것이 이런 식으로 발생되는 경우가 드물다는 것을 알았다." 오늘날 대기업에서 심장정지용 기구와 혈압기계를 보는 것은 드물지 않는데 이것들은 우리 사회에 존재하는 사전 예방적 고혈압 환자군이 있음을 나타낸다.

일과 건강에서 우선순위

의료보험 및 산재보험의 비용은 대부분 또는 거의 경영계 사람 특히 대기업이 아니라 소기업 경영계 사람들에 대해 가장 뜨거운 이슈로서 인용 된다 :

> 소기업인의 마음을 차지하는 것은 노동자 보상이다. 소기업 경영에 있어서... 의료보험을 적용하려 애쓰는 것은 그들이 우려하는 바가 있기 때문이다. 단지 소기업 회원의 절반만이 의료보험을 제공할 수 있는데 나머지는 그들이 할 수 없기 때문에 제공할 수 없다. 자격을 갖춘 노동자들을 채용하거나 내보내지 않는 것은 정말 문제가 되기 때문에 그들 모두가 의료보험을 제공하고자 하는 이유 중 하나는 바로 주위에 존재하는 규모가 더 큰 기업들과 경쟁하기 때문이다(소규모 비즈니스 로비스트).

사실 대부분 사람들은 직무스트레스가 큰 문제라고 생각 한다 :

> 그래, 소규모 기업주들은 낮은 이윤 마진 때문에 그런 직무를 수행하는 자들이 거의 없다. 그들은 아마 주당 60~70시간 일할 것이다. 말로 표현하자면... 스트레스가 많다. 그들은 자신들이 운영하고 싶기 때문에 좋아한다. 〔그리고 이런 상황에서 노동자는 어떤가?〕. 나는 노동자들이 다른 곳으로 갈 수 있기 때문에 말하기 어렵다. 소규모 기업주들은 더 할 것이

라고 본다. 이런 노동자는 대기업 소속 노동자만큼 스트레스를 가질 것이다.

그러나 기업주와 관리자에 대한 직무스트레스의 어두운 측면이 때때로 다루어진다. 예를 들어, 포춘지 500대 기업의 환경보건안전(Environmental Health and Safety, EHS) 관리자들을 대상으로 "스트레스는 다국적기업 미국의 코카인이다"란 제목으로 발표가 있었는데 그들은 극히 흥미롭고 엄숙했던 점을 알게 되었다고 했다. 그 발표에서 환경보건안전 관리자들이 노동자를 위하여 훌륭한 역할 모델을 하고, 자신들을 보호하면서 스스로 스트레스에 몰두해야 함을 인식하며, 여러 해를 거치면서 특히 중년 나이의 심장발작 및 혈압문제의 사전 증상으로서 스트레스성 건강결과를 이해할 필요성이 있다고 말했다. 이런 경영 실무 책임자들은 기준을 정하기 위해 도움이 필요했는데, 개입 또는 개선활동 조직의 하나는 공통적으로 직무스트레스를 다루도록 제안했다. 혹자는 사람들이 이런 프리즘을 통해 노동자의 직무스트레스를 생각한다고 추정할 것이다.

요약하면, 스트레스는 당연히 존재하는데 다국적기업 종사자에게는 하나의 마약 같아서 그것을 멀리할 필요가 있을 것이다. 스트레스는 생산성을 위해 좋고 근본적인 것으로 받아들여지고 있다. 그러나 그것은 경영층과 노동자 양측에 어떤 문제로 나타나기도 한다. 화이트칼라 노동자와 블루칼라 또는 서비스직 노동자 사이에는 차이가 거의 없었다.

스트레스 인식에 있어서 경영계 이해관계자들은 무엇이 문제인가? 첫 번째 문제는 새로운 위험요인을 언급할 경우 "정당하지 못한 보상청구"가 쇄도될 두려움이 있는 것처럼 보건의료와 산재보험 비용이 더 많아질 위험이 있다는 것이다. 이런 실정에서, 소기업체들은 자주 안전보건 노출기준 준수 지원프로그램이 필요하다고 듣는데 다수가 현재의 안전보건 기준을 준수할 수 없다. 많은 회사들이 여전히 직원들의 산재보상 청구, 사고/질병 서류 및 현재 안전보건 기준을 우려하고 있다. 이것들은 문밖 늑대와 같은 존재이고 안전보건 및 위험관리자들이 싫어하는 지수이며, 항상 그렇듯이 사람들은 이러한 위험요인으로 인해 매우 긴장한다. 보건에 대한 직무조직과 그 의미를 고려한 아이디어는 새롭고 막연한 잠재 위험요인으로 나타나는데 이런 위험요인은 이론적인 수준으로 남아 있으며, 비현실적이면서 발생할 것 같지도 않는 문제 덩어리 용어로 존재한다. 예를 들어 직무에 대하여 어떤 직원의 재량권 인식에 관한 사항이나 만성 직무스트레스의 영향에 관한 사항을 걱정하는 것인데, 이런 점은 사고, 질병, 결근 및 막대한 보험료 지불 같은 즉각적으로 직면한 이슈를 걱정할 때 나타난다.

또한 이미 다뤘듯이 산업생산성이 우려되며, 직장에서 재량권에 관한 이슈가 우려된다. 그리고 노동자들이 생활방식과 건강 취약점에 대하여 스트레스 및 그것의 건강 의미뿐만 아니라 얼마나 많은 재량권을 가져야 하는지도 우려된다.

직무스트레스는 어떻게 다뤄지는가? 건설업종 소기업과 같은 일부는 "직무스트레스는 직무 종료 후 지역 맥주집이 필요하다"고 한다. 어떤 사람이 한 자동차노조원 소속 회사는 실제로 점심시간에 그런 맥주집 방문을 허용한다고 썼다. 소규모 회사들은 어떤 체계적인 보건 프로그램을 거의 제공하지 않는다. 근로자 지원 프로그램(EAPs)은 개인적으로 직무스트레스를 다루는 이차적인 자원이다. 대부분의 대기업은 스스로 한계가 있어서 스트레스를 관리할 수 없는 노동자를 위한 스트레스 프로그램을 가지고 있는데 노동자들에게 작업기준 설정요령을 가르치고 지원책을 제공한다.

상당수의 경우 어떤 회사의 일과 건강상태 지표들은 전통적 사고율과 질환율을 바탕으로 나타나는데 이 비율들은 여러 해 동안 산업보건 문제를 주도하고 있으며, 물리적, 화학적, 인간공학적 및 환경적 위험요인(심리사회적 요인은 아님)으로 다뤄진다. 이들은 어떤 결과로서 산출되는 지표나 더욱 발전적인 지표로 나타난다. 또한 소기업 및 대기업 양측은 현상에 대한 지표로서 자신들의 고객층을 대상으로 자주 조사와 투표에 의존한다. 이렇게 개발되어진 데이터는 보건과 일에 대한 결정권을 가진 이들에게 큰 영향을 미치는 반면, 저널에 나오는 연구 결과들은 역할이 작게 보이고 항상 훌륭한 과학이라고 생각되지 않는다. 즉, "누구든 알고 싶을지 모르겠는데, 그런 종류의 많은 연구들(혈압 및 심장마비와 일과의 관계에 관한 사항)은 허튼소리라고 생각한다." 많은 사람들은 학계(아마 경영층 제외)가 중요한 자원이라고 여기지 않을 것이다. 조직개발 담당자들은 자기들 조직의 "맥을 잡기위해" 자주 조사한다.

경영계 인사들을 만나기 위해, 보건과 생산성은 함께 고려되어야 한다는 의견의 일치가 있었다 : "생산성 없는 보건은 거절될 것이다. 우리는 살아남기 위해 노력하고 있다. 침체도 있다. 누구도 실제 세계를 이해하지 못할 것이다. 생산성과 보건의료 비용을 의미 있게 합쳐라. 사람들은 금전적 이윤을 위해 더 좋은 은행을 원한다."(어떤 포춘지 500대 기업의 산재보상 담당 관리자)

그러나 한 에필로그로서 최저 수준(보건의료 비용의 영향)이 거세게 영향을 받아 그 문제에 대한 새로운 방향이 시작된 것 같다. 사업주들은 안전한 작업장을 확보할 뿐만 아니라 노동자와 그들의 가족건강을 위한 의료보험을 부담해야할 책임이 있는데, 직업성 질병과 사고가 아니라 당연히 비직업성 건강이 그들 보호대상의 중심이 되기 시작했다. 사업장 안에서 필요한 건강예방과 사업장 밖까지 필요한 건강증진을 통합하는 공간이 새로운 전선이다.

경영계 이해관계자들은 노동자들이 더 적은 인원과 짧은 시간으로 더욱 많이 생산하도록 요구되어지고 있다는데 의견을 같이하고 있다. 이해관계자 모두는 그들도 역시 더 많은 것을 위해 스스로 요구되어지고 있음을 안다. 그러나 경영계는 이런 인원 감축의 장·단기적 영향을 연구하지 않고 있으며, 생산성에 대하여 사고 및 스트레스 비용의 지표가 부족한 가운데에서도 계속하여 사고와 질병 기록을 조사하고 있다. 스트레스는 하나의 공용어이고 구어체로 사용되며, 아주 많은 방식으로 이해되고 있고 대부분의 경영계 사람들이 경험한 어떤 것인데 사람들은 그것에 대해서 자주 자신들의 방식으로 말하고 있다.

3) 노동계 관점

경영계 관점에서 그룹으로 참여한 피면담자들과 같이, 노동계 또는 노동계 지원자들(이하 노동계라고 호칭됨)은 이질적인 의견을 제시하였다. 이들은 주(State) 노조연합의 리더로부터 국제노조의 주 리더, 그리고 각각 큰 자동차회사 노조 소속 산업보건관리자, 노동교육전문가, 보건의료노동자 전문단체 소속 리더이다. 대부분 피면담자들은 노동운동에 참여했으며, 그래서 비노조 노동자 인구를 대표한다고 보기 어려우며 그들은 분명한 정치적 입장을 대표한다. 역사적으로 노조가 노동자의 목소리를 대표하고 있고 작업조건을 향상시키기 위한 중요 전략과 법률적 기제(즉, 집단적 협상)가 있기 때문에 우리는 노조 대표자들과 직원들을 중심으로 했다.

언어 스트레스

대체적으로 이들 이해관계자에 의해 사용되는 용어는 직무스트레스 연구자들의 용어와 부분적으로 언어의 뜻 측면에서 달랐다. 몇 명이 말하길 "스트레스는 비서비스직 노동자들 사이에서 부정적 측면으로 간주되는데 일종의 불평이며, 누구든 직무에 따라 다르지 않을 것 같다"고 했다. 여자가 더 많고 사람끼리 접하는 일이 더 많으며, 스트레스 용어가 더 자주 사용되지만 부정적으로 해석되는 경우가 더 적은 서비스 직무에서는 스트레스가 다를 가능성이 있다고 조심스럽게 지적했다.

학계 연구자들이 노동계 사람들을 만나고자 할 때 그들은 의사소통에서 피할 수 없는 어떤 어려움을 경험한다. 한쪽 측면에서 보면, 스트레스라는 용어가 많이 사용됨으로써 발생되는 혼동을 피하고 직무스트레스에 관한 다수의 심리적 해석과 널리 유행되는 해석으로부터 자신들의 해석을 구별하기 위하여 직무스트레스 과학자들은 언어를 신중하게 선정하여 사용하는 점이 있다.

그러나 다른 측면에서 보면 이런 언어 사용이 많은 비전문가들에게 자주 "은어같이 들리고," 예외적이며, 소외감 들고, 불필요하게 복잡하며, 개인과 관계가 없고, 거리감을 주면서 추상적으로 인식되어진다.

대학소속 노동교육전문가와 어떤 노조 안전보건관리자를 제외하면 피면담자들은 직업성 긴장, 노력-보상 불균형, 심리사회적 스트레스요인을 거의 알지 못하거나 사용하지 않았다. 직업성 긴장과 같은 몇 가지 용어는 일상 회화에서 육체긴장과 유사한 의미를 갖는다. "육체긴장은 들어올리기 동작 즉, 신체적 긴장을 의미한다고 가정한다"(노조리더). 노력-보상 불균형의 의미는 금액을 지불하고 보상받는다는 관점에서 이해하기 더 쉬웠다. 심리사회적 스트레스요인은 "발생된 문제점에 대해 노동자를 질책하는 관리적 용어처럼 들린다"고 했다(노조리더).

리더들에게 있어서 직무조직이란 용어는 약한 의사소통 가치를 갖는 경향이 있었는데 그들은 직무조직이 추상적이고, 소외감 들게 하며, 실제 세상과 단절된 아카데미 이미지로 알려졌다. 작업조건이란 용어는 더 좋게 생각되었고 직무재량에 관한 이슈는 권위 없는 책임으로 간주되었다. 이들 용어에 대하여 한 노조위원회 리더가 "이 용어들은 매우 소외감 들게 했다. 그들은 막연하고 추상적이며, 언급될 이유가 없다."라고 언급한 코멘트는 교훈적이었고 영향력이 있었다. 원래 포럼 타이틀에 있었지만 직무조직이란 용어 대신에 그가 "매우 막연하고 추상적"이라고 알게 되었으며, 그는 우리가 "당신의 직무, 당신의 보건"을 말하라고 제안했다.

많은 노동계 이해관계자는 스트레스가 직장에서 큰 문제라고 생각한다. 그러나 "사람들은 이것을 말하려 하지 않고 매우 친한 사이가 아니라면 서로 말하지 않을 것이다. 스트레스는 노조에게 하나의 더러운 낱말이다. 그 의미는 스트레스를 잡거나 취할 수 없다는 의미이다." 어떤 커플은 스트레스를 설명할 때 성별 특성을 지적했다. "그것은 성과 업종에 관련된다. 스트레스를 말하는 것은 다 남자들이 아니다. 누구든지, 남자들 사이에서 그것도 특별히 생산현장에서, 직무스트레스를 발견할 것이다. 그것은 사람과 사람끼리 일하는 보건의료 산업에서 더욱 빈번히 발견 될 수 있을 것이다." 노동교육전문가 하나가 더 있는데, 주(State) 노조 리더가 다음 문제를 생각했다. "그것은 사람 또는 여자와 함께 일하는 바로 그 사람일 수 있다. 난 아직 그것을 모른다. 그러나 거기에 성별과 직무 관련 어떤 유형의 이슈가 있는데 이 이슈는 보건의료 산업에서 스트레스란 용어의 사용이 매우 다르다는 것이다." 어떤 보건의료 리더에 따르면 직무스트레스는 전통적으로 직무만족과 관련하여 고려되었다. 요즈음 신기한 것은 직무스트레스를 그것의 건강의미와 관련하여 고려하고 있다는 점이다. 당연히 직무스트레스가 존재하기 때문에 어떤 새로운 것도 아니고 코멘트할 것도 없이 노동자와 노조원들에 의해 많은 것이 다루어지고 있음을 느낀다.

다른 측면은 많은 사람들이 직무속도 증가, 직무부하 및 직무 중압감에 관심을 표명했다. 노동계 이해관계자들은 인원부족, 조직축소, 노동조건, 환자/간호사 비율, 그리고 고용불안 증가를 말했다. 이것은 기본적으로 그들이 비록 다르고 더욱 특이한 용어로 일컬어지긴 하지만 직무스트레스요인 연구자들과 마찬가지로 동일한 유형의 문제와 관련되었음을 의미한다. 대부분 사람들은 조직축소가 있었고 직무압박이 가중되었지만 직무스트레스가 노동자에게 미치는 영향에 관한 연구가 없었다는 점에 동의하고 있다.

한 자동차 회사 노조관리자는 노동자들에게 부과된 육체적 스트레스의 가중 문제를 다뤘는데 이 문제는 노동자들이 일을 더 빨리하고 더 오랫동안 더욱 열심히 하도록 요구되고 있으며, 동의할 수 없는 직무 양으로 스트레스를 받고 있다는 점이다. "지금은 유일하게 속도만 있다"고 지적했고 "그것도 매우 빠른 속도이다"고 했다. 그는 생산성에 있어서 가파른 증가와 노동자들의 주목이 요구된다고 언급했다. 과거에는 60초 중 약 40초 동안 주목할 필요가 있었던 반면에 지금은 52초 중 50초 동안 주목이 필요하다. 그런 직무속도는 휴식시간이 거의 제거되어 왔으며, 있더라도 심신이 거의 회복할 수 없게 됨을 의미한다.

일과 건강에서 우선순위

지난 50년 동안 노조세력이 약화되고 있는 점을 고려해 볼 때, 노조의 투쟁은 산업안전보건 이슈가 우선순위에서 뒤처지는 가운데 직무유지, 임금손실 모면 및 건강혜택 보존에 가일층 중점을 두고 있다. 노조운동에 대한 경제적 측면에서 보면 직무스트레스에 관한 학계 이해관계자들의 과학지식과 스트레스 이슈에 관한 노조 소속 피면담자들의 묵언 사이에 뭔가 "불연속"이 있음을 부분적으로 설명할 수 있을 것인데 그것은 개인적 이슈로서 나타나며, 노동자 개인의 나약함에서 비롯되기 때문이다.

이들 이해관계자들이 명명하는 최고 부담스런 노동계 문제는 의료보험과 임금 보존, 인원관리 문제 및 임시직 직무 증가였다. 사실, 누구든 아주 좋은 거래는 의료보장을 받는 것이라고 상상할 수 있다. 최고 부담스런 건강 문제는 인간공학(근골격계 관련)적 문제들인데 이 문제들이 가장 많이 보이며, 대부분 직무와 직접적으로 관련되고, 비싸며, 스트레스에 의해 부정적으로 영향을 받는다. 직무스트레스는 무형적이고, 측정하기 어려우며, 규제하기 곤란한 것으로 이해되고 있다.

이해관계자간 "직무스트레스" : 요약 및 분석

직무상 스트레스는 은유적으로 표현하면 오늘날 사업장의 방 안에 있는 코끼리인 것 같다. 대부분 사람들이 그것을 알거나 느끼고 있으며, 꽤 잘 인식하고 있지만 그것을 직접적으로 또는 동일한 이름으로 부르지 않고 있다. 중요한 것은 그것을 건강과 연계시키는 사람들이 거의 없다는 것이다. 상당수의 이유가 두 가지 관련 현상에 기여하고 있는데 그 현상의 하나는 알고 있지만 동일용어로 명명하거나 부르지 않고 있다는 점이고, 다른 하나는 스트레스가 안전보건 의미와 연계되지 않고 있다는 점이다.

첫째, 스트레스는 당연히 있으며, 스트레스 반응 특성대로 적응되어 사람들에게 미친다. 그러나 만성적이거나 매일 그렇다는 것은 아니다. 사실 모든 그룹의 거의 모든 피면담자들이 "누구든 인식하지 못한 채 스트레스를 받고 있다"는 주장에 동의하고 있다. 둘째, 정상적인 것이라고 간주되는 측면이 증가되고 있는데, 어떤 재정적 압박으로 인한 직무특징이 있을 경우 이것은 상당히 정교하게 진행되고 자주 정리해고와 함께 진행되는데, 그럴 경우 많은 사람들은 어떤 노동 조건이든지 간에 단순히 하나의 직업을 가진 것만으로도 행운으로 느끼며, 자신들의 직업을 잃을지 모른다는 두려움에 스트레스에 대해 말하기를 꺼린다. 이런 요인들로 인해 인력관리와 의료보험이 노조를 위한 우선순위를 차지한다. 셋째, 앞에서 언급한 정황을 고려하면 문제가 크고 비용부담이 많아서 그것을 해결하기 어렵다는 느낌이 든다. 그런 상황을 개선하기 위해 실질적으로 뭔가 하는 시도에 대하여 노동계(노동자, 노조 및 관리자) 입장은 희망이 없다고 했고, 직무조직 자료에 대응하여 신경을 썼던 경영계 안전보건관리자들도 마찬가지였다. 노동계와 경영계 모두는 알려지고 인식되어진 사고와 질병의 산재보상 비용을 감소시킬 부담을 느끼고 있다. 넷째, 1980년대에 있었던 스트레스 보상청구에 관한 나쁜 경험이 스트레스에 대해 좋지 않게 여기는 경영층 관계자들을 더욱 불쾌하게 했다. 아직도 "만성적"이 아니고 "간헐적"인 그런 보상청구를 했던 스트레스는 만성병 연구자들이 걱정하는 오랜 기간 동안 지속되는 그런 만성적 스트레스가 아니다. 다섯째, 직무스트레스에 대해 말하는 것은 많은 노조원들 대부분 남자이고 제조업 노동자들인데, 이들에게는 자주 도덕상 경멸적인 것으로 즉, 약함의 상징으로 간주 되고 있다. 이런 평가는 경영계에서 많은 사람들에 의해 공유되고 있는데 직무스트레스를 말하는 것은 개인의 나약함과 결함을 뜻하는 것이라고 그들은 인식했다. 여섯째, 인력관리 및 인원부족 이슈는 직무스트레스를 다루면서 말하는 가장 흔한 방식에 속한다. 병원에서 인원부족 문제와 같은 경우에 두 단어 즉, 스트레스와 인력관리는 함께 언급된다. 다른 측면에서는 "직무가 조직되는 방식" 또는 "직무조직"과 같은 용어는 연구자들이 사용하는 특정한 의미가 거의 없는 상태에서 소통되는 듯하다. 마지막으로, 스트레스 경험은 널리 산재되어 이루어지며, 각계각층의 모든 사람들이 경험하게 된다.

세 가지 거대한 의미 또는 반향의 무리는 업무스트레스, 직무관련 스트레스 또는 직무스트레스라는 용어와 대부분 관련 되었다 :

1. 개인적이고 정신적이며, 스트레스 받거나 그것에 대해 말하는 상황이 있다 ; 경영계 피면담자뿐만 아니라 노동계 남자 및 리더와 같은 많은 사람들은 불평하고 남자다운 척하는 것을 싫어하며, 더욱 경멸적이고 도덕상 나약하며, "정신병자"로 간주했는데 이런 점은 개인의 성향 및 삶과 분리할 수 없다. 많은 사람들에 대해 스트레스를 주관적 평가와 연관시킴으로써 측정할 수 없는 범주로 분류하는데, 스트레스는 직무와 관련이 있든 없든 어떤 수의 감정적 이유에 대해 탐구되어진다고 느끼는 경영계에게는 주요 문제점이 된다.
2. 직원부족, 환자비율, 빠르게 진행되는 노동조건이 있다 : "그래, 그 스트레스는 직원부족 문제가 야기되는 보건의료 분야에서는 정말로 거대한 문제이다." "맞아, 그것은 보건의료 분야에서 매우 큰 문제다 : '난 그 스트레스를 다룰 수 없다'라고, 누구든 그것을 자주 들을 것이다."(어느 노조원)
3. 긍정적인 주장이 있다 : 그것은 생산성에 기여하고, 일이 되게 하며, 훌륭하고, 우리 모두가 느끼고 때때로 잘 하고 있다.

요약하면, 스트레스는 매우 복잡하고, 강력하며, 복합적으로 불리어지는 용어인데 그것은 여러 가지 다양한 이해관계자 그룹 사이에서 많은 공감대를 갖지만 다양한 의미에 대해서는 설명이 부족한 실정이다.

결 론

중재자와 통역자

다양한 이해관계자들 사이에서 공통영역 또는 공통분모를 찾으려면 먼저 서로 각자의 입장, 세계, 관점 및 언어에 관한 지식이 필요하다. 그것은 듣고 보며 아는 것을 의미한다. 공통영역이 부족하게 되면, 예를 들어 직무스트레스와 심혈관 문제 사이의 연계부분이 일반적인 의학, 심장의학 또는 심지어 노동계 분야에 침투할 수 없다는 점에 이르게 된다.

a) **학계** : 이해관계자들 사이에서 이루어지는 더 많은 상호작용은 특별히 중재와 통역을 위한 전략그룹에 중점을 둘 수 있다. 포럼에서 보급된 이런 연구와 지식을 바탕으로, 지식을 실행에 옮기고 연구를 통해 소통을 촉진시키려 하는 학계 관계자들은 이런 목적을 달성하기 위한 좋은 방향성을 가지고 있다. 더 큰 효과를 내기 위해서는 여러 그룹과 함께 다양한 의사소통 모드의 활용이 필요하다. 예를 들어 많은 역학자들에게 분명하고 흥미롭게 읽히는 숫자와 표는 경향, 맥락, 해설, 줄거리, 데이터 해석 방법을 찾는 많은 역학자들에게는 맥락과 의미가 잘 전달되지 않는다. 그것은 더 많은 이해를 위해 개발되어 사용되는 매우 정교하고 기술적인 언어를 번역할 필요가 있을 것이며, 이론을 정립하여 더욱 포괄적이고 다양한 독자에게 다다를 수 있는 용어로 변경할 필요가 있다.

b) **산업안전보건 분야 중재자** : 또 다른 전문가 그룹이 있는데 이들은 이미 학계, 정부, 비즈니스 및 안전보건 분야 사이에 존재하면서 산업안전보건 관리자를 대상으로 활동하는 컨설턴트들이다. 본 연구에서 우리는 이들 컨설턴트 중 한명이 "큰 그림에서 차지하도록 허용된 채" 전체 세계를 거머쥘 수 있었는지를 보았는데 그 세계는 공통영역에 근접하여 일하는 자들이 할 수

없는 어떤 방법으로 직무조직과 보건에 관한 연구로 열렸었다.

비슷하게도, 학계와 노동계 간에 교량 역할을 하는 그룹들은 그룹들 사이에서 통역하는 일과 이론을 실무에 옮기는 일에서 특별이 귀중한 역할을 한다. 스트레스 위험지도 그리기와 같은 연습은 버클리 소재 캘리포니아 대학교 노동산업보건 프로그램(Labor Occupational Health Program) 소속 관계자와 같은 노동교육전문가가 노동자와 함께 수행하는데 이런 연습을 통해 직무과정과 환경에서 문제점들을 파악한다. 스트레스 연구자들이 노동계의 오리엔테이션 교육과 가치를 많이 공유한다는 점에서 볼 때, 스트레스 모델과 이론의 활용 및 친밀도가 노동계 이해관계자들 사이에서 낮다는 점은 놀라운 일이다.

개인영역을 초월해서 사회영역까지

저명한 영국 인류학자 매릴린 스트라던은 "문화를 가져올 수 있고 없는 것이 무엇인지에 대하여 누구든 어떤 문화를 설명할 수 있다"[24]고 기술하고 있다. "가져올 수 없는 것"으로서의 문화는 NIOSH 리더에 의해 잘 설명되고 있으며, 왜 그가 스트레스란 용어의 사용을 회피하는지에 관한 설명에서도 잘 묘사되어 있다 : "건강은 개인과 강력하게 연계되어 있다. 스트레스는 심리적이고 정신적인 것으로 간주되며, 개인의 문제이다. 스트레스를 직무조직과 같은 어떤 사회현상의 하나로서 생각하기 극히 어렵다." 정말로 이것은 그런 경우이다.

공통영역 찾기는 문화 오리엔테이션이 어떻게 공유되는지 파악하는 것을 의미하는데 그것은 사전 예방적이고 당연하게 보이지만 문제점이 논의될 필요가 있다. 우리는 개인, 개인의 위험, 그 위험에 대한 책임 및 그 위험을 다루는 개인의 윤리적 책임을 더욱더 강조하는 사회에 살고 있다. 그 점은 대부분의 우리를 지배하는 어떤 유비쿼터스적 세계관이다. 이런 특징 때문에 우리가 마음속으로 사회적 현상을 상상하기 더 어렵다. 미국에서 직무스트레스 요인 학교가 직면하는 힘겨운 투쟁은 기본적으로 직무스트레스에 관한 사회학적 원인론을 상정시키는 일과 분명히 관련되는데 그 일은 직무가 조직되는 방식에서 문제점을 파악하는 것을 말한다. 우리는 사회학적 원인론을 사회적으로 다루는 언어가 부족하며, 그래서 사회학적인 것을 심리적 또는 개인적 원인론으로 변환시키지 못한다.

개인주의가 어떤 주도적 틀로 남아있는 한, 자유가 고용불안이나 보건문제가 있는 직무로부터의 자유가 아니라 속박과 규제로부터의 자료로 이해되고 있는 한, 보건이 개인에게 달려 있는 한, 스트레스가 개인의 정신문제라고 인식되는 한, 노동자 건강에 대한 이런 접근이 극적으로 실현되기 매우 어려울 것이다. 저자들이 이런 패러다임을 다른 것들과 구분하기 위해 시도한 조심스런 직무가 소비와 통역부문에서 빠르게 없어지고 있다. 세상의 여러 부문에서 스트레스가 얼마나 많이 존재하는지를 보여주기 위해 원인이란 올가미로 묶어버리는 노동자 스트레스 연구 관련 보고서는 '스트레스란 무엇을 의미하는가? 단지 자기 스스로 보고하는 것인가?'란 문제를 더욱 혼동시킨다. 정말로 미국에서 불가사의하게 발생한 어떤 유행성 고혈압 데이터를 놓고 판단해 보면, 스트레스에 관한 자가보고는 신뢰성이 없으며, 모두 합해서 어떤 사회에 존재하는 고혈압 진찰자 수에 미치지 못한다[12].

윌리스가 기록하고 있듯이 여러 직무스트레스 연구 관련 학교와 보건에 관한 사회적 결정자들이 힘을 합하여 반대하는 것이 있는데 그것은 "직무스트레스를 보건 문제가 있는 작업환경의 어떤 증상과 결과 보다는 개인적 순응결핍으로 정의하는 신자유주의적 경제학 풍조"[4]이다. 분명 이데올로기적 장벽으로 인해 직무스트레스를 유발하는 사회적 원인을 인식하기 어려운데 그런 점이 확실히 사회질서 문제를 야기하게 된다.

위 연구와 분석으로부터 한 가지 매우 분명한 것이 있다 : 직무조직 유형과 건강결과 사이의 연계성을 인식하는 주요 장애는 비용과 변화 부담의 두려움이다. 새로운 직무관련성 질병의 발견으로 산재보상 청구와 더 많아지는 노동자용 비용을 위한 영역이 커질 것인데 이런 위협은 작업장 원인론을 좀더 인식하는데 하나의 주요 억제요인이 되고 있다. 더욱이 많은 회사가 실시하고 있는 사업주 및 보험자의 이중 역할은 질병으로 인식할 것인지 여부, 특히 직무관련성 여부를 결정하는 과정에서 회사측에 커다란 힘과 이익을 가져다주고 있다. 그래서 질병 진단과 질병에 대한 책임을 분리시켜야 한다. 직무가 조직되는 방식에 의해 발생된 스트레스와 스트레스에 대한 책임을 연관시키는 한, 건강에 대한 실제 작업관련성 직무의 영향, 특히 거대하고 값비싼 심장문제 이슈는 비즈니스에 의해 저항을 불러일으킬 것이다. 노동자 건강에 관한 직무의 영향을 규정적으로 통제하는 경우, 당연히 비즈니스가 자체적으로 노동자의 건강에 대한 책임을 떠 않는 것으로 느끼고 있는데, 이런 사실은 그들을 특별히 경찰입장에 근접하게 하거나 경찰입장이 되도록 하게 한다. 아직도 분리 또는 무료화되지 못했거나 매우 포괄적인 보건의료를 갖지 못하는 또다른 냉혹한 결과이다. 미국의 건강보험이 고용과 연계되는 한, 비즈니스 및 조직은 계속하여 노동자 건강 문제에 대해 경찰 역할을 할 것이며, 건강에 대한 직무관련성 스트레스의 영향을 축소시키거나 연기하기 위해 온갖 노력을 다 할 것이다.

재량권 및 영향력을 위한 핵심 요건, 공정성 의식, 경쟁의식, 적절한 보상의식은 직무만족을 얻기 위해 노력해야 할 중요 가치 또는 직무만족에 대한 열쇠가 아니다. 이런 스트레스 연구계통이 강조하는 것은 이 경험들이 보건을 위한 기반이 되며[25, 26], 경험의 부재나 경멸은 삶의 핵심요소 부재를 동반하게 된다. 직무의 재량권 및 공정성은 공중 보건문제로 이해될 필요가 있다. 건강증진과 예방 시대에 작업장 보건문제 관련 사회적 구성원들과 그들의 보건문제 기여도 감독에 대한 정당한 주의 없이 개인들의 건강위험이 커졌다고 해서 그들의 과체중을 다스리고 체벌하는 것은 하지 않아야 한다. 청정 공기처럼, 어떤 사람의 작업에 대한 재량권 의식과 어떤 자의 직무계약에 있어서 공정성 의식은 인간 삶의 핵심요소인 것 같은데 이들의 부재로 인해 영혼뿐만 아니라 신체와 건강이 손상된다.

아주 많은 연구자들이 지적했듯이, 스트레스 반응은 인간과 동물에게 어떤 응급상황을 접할 수 있는 특별 자원을 제공한다. 그것은 어떤 예외상황에 대해 반응함을 의미한다. 그러나 직무의 속도, 강도 및 양이 증가되어 스트레스 반응에 대한 특별에너지가 매일 필요하게 됨에 따라 그 예외는 이제 규범이 되고 있다. 정말로 인간은 계속적으로 순응되고 있고 어떤 상황에 반응할 필요가 매우 자주 만들어 지고 있다. 그러나 그런 순응은 비교적 비싼 값으로 이루어지고 있고 그 비용이 건강문제와 결부되어 지불될 때 그 비용은 정말로 매우 높아진다. 스트레스 반응을 통해 노동자의 신체가 생산하는 특별 에너지를 계속적으로 탐구할 수 있는 한 가지 성공적인 수단은 스트레스 반응이 오랫동안 실제적으로 미치는 영향, 특히 노동자, 그 가족, 조직 및 정부에 미치는 비용에 대한 영향을 무시하는 것이다. 그러한 무시는 전략적으로 진행되는 비용 연구를 통해 유지되는데, 다른 방식으로 나타나는 과학적 연구결과를 무시하며, 강화된 생산의 영향과 건강결과를 차단하고, 실제 원인과 나빠진 건강결과를 차단하며, 그리고 스트레스의 경우, 장기적이고 집중적인 연구와 달리 당면한 현재와 개인에 중점을 두면서 무시가 유지되고 있다. 현대 언어에서 측정되지 않는 것은 본질적으로 보이지 않게 존재한다. 그런 점은 틀림없이 특정 작업조건들과 만성적 스트레스를 연계시키면서 비싸고, 염려스러우며, 고비용 장기적 건강결과를 연계시키는 국제연구의 한정된 영향에 관한 일부 줄거리로 존재하고 있다.

참고문헌

1. Rossi, A. M., P. L. Perrewé, S. L. Sauter, and S. M. Jex, Foreword, in *Stress and Quality of Working Life: Current Perspectives in Occupational Health*, Rossi, A. M., P. L. Perrewé, and S. L. Sauter (eds.), IAP, Greenwich, CT, pp. ix-xi, 2005.
2. Dollard, M., N. Skinner, M. R. Tuckey, and T. Bailey, National Surveillance of Psycho-Social Risk Factors in the Workplace: An International Overview, *Work and Stress*, 21:1, pp. 1-29, 2007.

3. Peterson, C. L. (ed.), *Work Stress: Studies of the Context, Content, and Outcomes of Stress*, Baywood, Amityville, NY, 2003.
4. Willis, E., Foreword, in *Work Stress: Studies of the Context, Content and Outcomes of Stress*, Peterson, C. L. (ed.), Baywood, Amityville, NY, pp. vii, 2003.
5. Sauter, S. L. and L. R. Murphy, Approaches to Job Stress in the United States, in *Stress and Quality of Working Life: Current Perspectives in Occupational Health*, Rossi, A. M., P. L. Perrewé, and S. L. Sauter (eds.), IAP, Greenwich, CT, pp. 183-197, 2005.
6. Levi, L., The European Commission's Guidance on Work-Related Stress and Related Initiatives: From Words to Action, in *Stress and Quality of Working Life: Current Perspectives in Occupational Health*, Rossi, A. M, P. L. Perrewé, and S. L. Sauter (eds.), IAP, Greenwich, CT, pp. 167-182, 2005.
7. Wainwright, D. and M. Calnan, *Work Stress: The Making of a Modern Epidemic*, Open University Press, Buckingham, UK, 2002.
8. Peterson, C., *Work Stress: A Sociological Perspective*, Baywood, Amityville, NY, 1999.
9. Dollard, M., Introduction. Costs, Theoretical Approaches, Research Designs, in *Occupational Stress in the Services Professions*, Dollard, M., A. Winefield, and H. Winefield (eds.), Taylor and Francis, London, UK, pp. 1-43, 2003.
10. Cooper, C., P. Dewe, and M. O'Driscoll, *Organizational Stress: A Review and Critique of Theory, Research, and Applications*, Sage, Thousand Oaks, CA, 2001.
11. Webster, T. and B. Bergman, Occupational Stress: Counts and Rates, *Compensation and Working Conditions*, 4:3, pp. 38-41, 1999.
12. Schnall, P. L., K. Belkic', P. Landsbergis, and D. Baker, The Workplace and Cardiovascular Disease, *Occupational Medicine*, 15:1, pp. 1-322, 2000.
13. Krause, N., D. R. Ragland, J. M. Fisher, and S. L. Syne, Psychosocial Job Factors, Physical Workload, and Incidence of Work-Related Spinal Injury: A 5-Year Prospective Study of Urban Transit Operators, Spine, 23:2507, p. 16, 1998.
14. Johnson, J. V., Occupational Stress, in *Preventing Occupational Disease and Injury*, Weeks, J. L., B. S. Levy, and G. R. Wagner (eds.), American Public Health Association, Washington, DC, pp. 464-473, 2004.
15. Rosskam, E., *Excess Baggage: Leveling the Load and Changing the Workplace*, Baywood, Amityville, NY, 2007.
16. Rugulies, R., U. Bultmann, B. Aust, and H. Burr, Psychosocial Work Environment and Incidence of Severe Depressive Symptoms: Prospective Findings from a 5-Year Follow-Up of the Danish Work Environment Cohort Study, *American Journal of Epidemiology*, 163:10, pp. 877-887, 2006.
17. Sauter, S. L., W. S. Brightwell, M. J. Colligan, et al., *The Changing Organization of Work and Safety and Health of Working People: Knowledge Gaps and Research Directions*, NIOSH, CDC, Cincinnati, OH, 2002.
18. Karasek, R. and T. Theorell, *Healthy Work: Stress, Productivity, and the Reconstruction of Working Life*, Basic Books, New York, 1990.
19. Siegrist, J., Adverse Health Effects of High-Effort/Low-Reward Conditions, *Journal of Occupational Health Psychology*, 1, pp. 27-43, 1996.
20. Howard, J., Navigating Uncharted Territory in Occupational Safety and Health

Research : 21st Century Challenges, in *Conference of the Association of Industrial Hygiene*, Dallas, TX, 2003.

21. Gordon, D. R., G. M. Ames, I. H. Yen, M. Gillen, B. Aust, R. Rugulies, J. W. Frank, and P. D. Blanc, Integrating Qualitative Research into Occupational Health : A Case Study among Hospital Workers, *Journal of Occupational Environment Medicine*, 4 : 4, pp. 399-409, 2004.
22. Rugulies, R., J. Braff, and J. W. Frank, et al., The Psychosocial Work Environment and Musculoskeletal Disorders : Design of a Comprehensive Interviewer-Administered Questionnaire, *American Journal of Industrial Medicine*, 45, pp. 428-439, 2003.
23. Haraway, D., Situated Knowledges : The Science Question in Feminism and the Privilege of Partial Perspective, in *Simians, Cyborgs, and Women*, Haraway, D., Routledge, New York, pp. 183-201, 1991.
24. Strathern, M., *Reproducing the Future : Anthropology, Kinship, and the New Reproductive Technologies*, Manchester University Press, Manchester, UK, p. 2, 1992.
25. Kivimaki, M., M. Elovainio, J. Vahtera, and J. E. Ferrie, Organizational Justice and Health of Employees : Prospective Cohort Study, *Occupational and Environmental Medicine*, 60, pp. 27-34, 2003.
26. Ferrie, J. E., J. Head, M. Shipley, J. Vahtera, M. G. Marmot, and M. Kivimaki, Injustice at Work and Health : Causation, Correlation, or Cause for Action?, *Occupational and Environmental Medicine*, 64 : 6, p. 428, 2007.

제11장

직무스트레스 완화와 노동자 건강 및 작업조직 향상을 위한 중재 방안

Interventions to Reduce Job Stress and Improve Work Organization and Worker Health

우 종 민

Paul A. Landsbergis

작업조직의 향상 및 건강에 미치는 직무스트레스의 영향을 줄이기 위한 중재(또는 프로그램)가 다양한 방법으로 이루어질 수 있다. 직업, 조직, 개인차에 따라, 더 나아가 조직 외적인 법과 규제를 통해서도 이러한 변화를 이룰 수 있다. 미국 국립산업안전보건연구원(NIOSH)에서는 중재범위와 예방범주별로 요약하여 아래와 같이 제시하였다. NIOSH에 의한 기존의 표를 바탕으로 〔표 1〕을 작성하였고〔1〕, 본 저자가 제시한 부가사항은 이탤릭체로(한글은 기울임) 기술하였다.

각 수준별로 제 1, 2, 3단계 예방으로 나눠볼 수 있다. 1단계 예방은 아프지 않은 건강한 사람을 보호하는 노력이며, 2단계 예방은 질병의 초기단계(예 : 심장마비 발생 이전에 혈압, 동맥경화, 만성불면 완화)를 치료하기 위한 즉각적이고 효과적인 노력 및 조기발견을 의미한다. 3단계 예방은 장기간의 장애를 줄이거나 없애고 질병으로 인한 고통을 최소화하기 위한 방법(예 : 심장마비 이후 재활과 직장복귀)이다〔2〕.

역사적으로 입법/정책적인 중재는 미국〔5〕에 비해 유럽〔3〕과 일본〔4〕에서 많이 시행되고 있으나, 미국에서도 주법으로서 강제적인 초과근무를 금지하거

〔표 1〕 작업조직중재와 예방단계의 수준

중재 수준	1단계 예방	2단계 예방	3단계 예방	전형적 개입방법
입법 / 정책	작업시간 제한 *초과근무 금지* *상주인원 요구*	노동자 보수		*입법, 규정*
			사회적 안전장애	
사업주 / 조합	일-가족프로그램 *; 작업장 건강과 안전 프로그램* *; 작업조직의 새로운 시스템* *; 작업장 감시*	건강증진 프로그램 *; 작업장 감시*	회사가 제공하는 장기장애 ; 업무복귀 프로그램	*총체적 협상* *; 노동자 소유의식* *; 사업주가 제안하는 프로그램 / 정책, (부가업무, 인원감축, 작업조직의 새로운 시스템을 포함)*
작업 / 업무	일 / 업무 재설계 ; 일 순환 *; 작업장건강-건강증진 프로그램의 통합*	가벼운 직책의 일 제공		*노사위원회, 발의* *; 행동연구* *; 사업주가 제안하는 업무 재설계*
개인 / 직업접점	건강증진 프로그램	스트레스 관리 프로그램 피고용자 지지프로그램 질병 관리 프로그램		*사업주가 제안하는 프로그램* *; 노사발의*

주 : NIOSH 기본 모델에서 저자에 의해 추가된 사항은 기울임체로 표시함

나 간호사들을 위한 최소 근무인원제공 또는 캘리포니아주가 보조하는 새로운 육아휴가법 등이 존재한다〔6〕. 미국은 인간공학에 관한 규정에서 작업조직과 관련된 문제들에 대해 다루고 있긴 하지만, 이 같은 노력이 피상적인 수준에 머물고 있고 많은 저항에 부딪혀 왔다〔5〕. 유일한 주(state)차원의 규칙인, "반복적 동작에 의한 손상에 관한 캘리포니아주의 기준"에 의하면 "사업주는 공학적인 관리, 근무교대, 일의 속도, 휴식시간과 같은 행정적인 관리를 생각하여야 한다."고 규정하고 있다. 2001년에 폐지된 OSHA 인간공학 프로그램 기준은 "근무교대, 휴식시간, 대체작업, 작업 확장, 업무방법의 재설계, 그리고 작업속도의 적응"과 같은 근골격계 질환위험에 대한 행정적인 관리를 서술하였다〔5〕.

국가작업환경 법령이 1970년 스칸디나비아에서 제정되었고, 작업장에서 노동자들에게 커다란 영향을 끼쳤다.

1991년에는 1977년에 제정된 스웨덴법이 다음과 같이 개정되었다 :

- 노동자는 그들의 작업환경 조정에 참여할 기회를 갖게 된다.
- 기술, 일의 조직, 업무의 내용들은 노동자가 나쁜 건강과 사고에 이를 수 있는 신체적, 정신적인 부담에 노출되지 않도록 설계되어야 한다.
- 건강을 악화시키고 사고의 위험이 생길만한 근무일정이나 임금체계는 사용되어서는 안 된다.
- 엄격히 통제되는 근무는 피하거나 제한되어야 한다.
- 업무는 다양성, 사회적 접촉, 협동, 그리고 개개 업무간의 연결을 위한 기회를 가질 수 있어야 한다.
- 업무환경에서 직무자율성 뿐만 아니라 개인적 그리고 직업적인 발전을 위한 기회를 제공해야 한다〔7〕.

국가 법에 덧붙여 전 유럽적으로 다음과 같은 발의를 하였다. : 1989년 6월 12일 유럽연합은 "건강에의 영향을 줄이기 위하여 단조로운 일을 경감하기"를 주도함. ; 2000년에 유럽최고위원회 지침은 일과 관련된 스트레스를 증명하였고, ; 2004년 10월 8일에는 유럽의 주요 사업주와, 조합동맹이 다음과 같은 말로 합의를 이루었다.

> 모든 사업주는 노동자의 직업적 안전과 건강을 보호하기 위한 법적인 의무를 가진다 이러한 의무는 또한 일과 관련된 스트레스가 건강과 안전의 위험성을 수반하는 문제에도 적용된다.
>
> 항-스트레스(anti-stress)를 위한 관리는 다음을 포함한다.
>
> 회사의 목적을 분명히 하고, 개인과 팀을 지지하기 위한 충분한 관리를 확립, 작업 전반에 걸친 책임과 통제의 조화, 작업조직의 개선, 직무스트레스에서 관리자와 노동자의 훈련, 작업자 또는 그들의 대표자에게 정보를 주기 위한 그리고 자문을 하기 위한 준비〔8〕

사업주/조직수준에서의 중재는 일-가족 또는, 건강증진 프로그램과 같은 인적자원정책과 작업환경을 더욱 지지적으로 만들기 위한 노력 등의 조직적인 분위기를 목표로 하는 경향을 띤다. 직업 건강과 안전 그리고 피고용인의 건강과 작업조직의 성격 모두를 감시하기 위한 작업장 감독프로그램이 이 수준에 해당한다. 하지만, 사업주는 생산성과 질 그리고 이윤을 향상하기 위한 논쟁의 여지가 있는 "중재"를 작업장에 투입하게 된다. 그것들은 노동자들의 건강을 해칠 수 있는 린 생산이나 종합적 질관리(total quality management)[9], 그리고 인원 감축[10]과 같은 근로조직의 새로운 시스템을 포함한다.

작업/업무 수준의 중재는 작업의 재설계, 작업의 풍성화, 또는 작업통제나 의사결정 참여의 확대에 중점을 두고, 행동연구나 노동관리위원회와 같은 수단을 통해 이루어진다.

작업장 감시

1998년 일본과 유럽 그리고 미국의 전문가들은 작업장에서의 감독프로그램, 작업장 스트레스와 관련된 건강문제를 밝히고 중재적인 노력의 평가에 대한 기본을 제시하기 위한 국가적 그리고 지역적인 차원에서의 모니터링을 요구하였다. 그들은 작업장의 스트레스와 이로 인해 생긴 건강문제 모두를 작업장에서 측정하기를 권고하였다[11].

미국에서는 작업환경의학 클리닉에서 이와 같은 감시를 하기 위한 중요한 역할을 담당할 수 있다. 임상적인 돌봄 서비스(clinical care)와 함께, 클리닉들은 연구를 진행하고, 환자교육, 산업위생, 인간공학적인 서비스와 사회적 활동을 제공하며, 집단을 지지한다[12]. 따라서 고위험 작업장과 일을 찾아내고, 임상간호를 준비하며, 작업장 중재를 설계하고 이행하기 위해서는 역학자들이 임상가, 보건교육자, 인권학자, 심리학자, 그리고 다른 건강 전문가들과 함께 일하는 팀 접근을 권고한다.

이러한 감시팀은 현재의 작업이 고위험인지 노동자들이 질병을 일으키는 작업장의 물리적, 화학적, 업무 스케줄 또는 심리적인 어느 작업장 위험요인에 노출되어있는지, 그리고 그러한 것들이 시간이 지나면서 점점 증가하는지를 밝히는 것이 필요하다[13]. 직무내용 조사표(Job Content Questionnaire)[14], 노력-보상 불균형 조사표(Effort-Reward Imbalance Questiannaire)[15], 그리고 직업 스트레스 인덱스(Occupational Stress Index)[16]와 같은 조사표는 일의 특성과 스트레스를 측정하는데 도움이 될 수 있다. 사업장 검진은 높은 혈압과 같은 생화학적 위험요인을 평가함으로써 진행하여야 한다[17]. 어떠한 감시는 작업관련 고혈압군을 찾아내고 해당 작업장에 맞춘 일차적 그리고 이차적인 예방 프로그램을 선정하는데 도움이 될 수 있다. 또 다른 감시의 중요한 면은 노동자들의 직업력 청취인데, 이는 노동자들이 위험요인에 노출되어 질병으로 진행되기까지 얼마나 많은 시간이 걸렸으며, 무엇이 위험요인인지 알아내는 것이다[18].

어떠한 감시는 심장학자, 건강증진전문가, 그리고 직업건강전문가가 연계한 새롭게 발전하는 작업심장학의 중요한 부분으로, 위에 제시한 노력들에 덧붙여 심혈관계 환자를 위한 작업환경 개선을 포함한 업무복귀 지침서를 개발하고, 혈압과 심박수를 측정하기 위한 이동 가능한 모니터를 사용할 것이다[19].

행동연구

행동연구(Action Research : AR)는 연구와 중재적인 목표의 통합을 목표로 외부전문가와 조직의 구성원간의 협력을 필요로 한다. 노동자들은 행동연구에서 문제를 명확히 하는 과정, 중재방책의 개발, 피고용인에게 이득을 주는 변화들을 소개, 그리고 변화들의 효과를 측정하는데 관여하게 된다[20, 21]. AR은 노동자의 영향, 정보, 그리고 조직적인 변화들을 위한 조정을 강조한다. 그것은 노동자의 건강을 증진시키기 위하여 노동자 수준에서의 조정을 늘린다는 점에서 직업스트레스 연구의 강조점과 일치한다.

스칸디나비아에서는 행동연구(AR)를 통해 직무스트레스를 줄이고, 일반 노동자의 건강증진을 위해 노력하였다[22~24]. 예를 들어 행동계획을 수립하고 실행했던 노동자위원회를 포함한 스웨덴 공무원 사이에서의 중재는, 업무 스트레스 요인을 줄이기 위한 계획을 세운다. 업무로부터의 자극과, 업무 전반의 업무자율성은 대조군과 달리 중재그룹에서 의미 있게 증가하였다. 관리자의 지지가 중재그룹에서는 증가하고, 대조군에서는 감소하는 경향 또한 나타났다. 마지막으로, 중재그룹에서는 심장질환 위험도(특히 지질관리 측면에서 향상이 됨)가 감소했지만, 대조군에서는 그렇지 않았는데, 이것은 중재가 "심장건강"을 의미함을 시사한다[25].

스톡홀름에서는 교통정체를 줄이고, 승객에 대한 서비스를 향상하기 위해 시내버스노선 중재를 시작했다. 계획하는 동안, 도시노동자 조합의 일부와 운전자의 스트레스와 건강을 연구하는 연구자들이 흥미를 보였다. 그 중재는 시간-압박을 경감하고, 교통 흐름을 개선(예를 들어, 노선과 경로, 신호 순서를 바꾸고, 버스정류소와 정보체계를 재설계)하기 위한 요소가 많이 포함되어 있다. 이러한 조치는 중재군에서 "시간에 따른 일의 혼란도"와 수축기혈압(-10.7mmHg)을 유의하게 감소시켰다[26].

총체적으로 협상된 접근

사업주 또는 연구자가 시작한 업무 재설계 프로그램(행동연구 원리들을 몇몇 사용한), 또는 총체적으로 협상된 접근(노사협의를 통해 제정된 프로그램을 포함)들은 미국에서 전형적으로 행해져 왔다. 총체적인 협상은 사업주가 업무 상태를 개선하기 위해 사용해온 전통적인 전략이다[23, 27, 28]. 이러한 접촉은 일의 요구를 완화하고, 피고용인의 작업 제어와 작업 기술을 향상시키며, 업무보안, 작업표준, 작업지시, 수행평가, 기술적인 변화, 골칫거리, 차별, 상주인원, 비교되는 가치, 기술훈련, 경력개발 등을 통한 더욱 지지적인 환경을 준비하는데 도움을 줄 수 있다. 근무조건개선, 선임자들의 독단적인 결정으로부터의 보호, 불만을 토로하는 과정, 혹은 노동관리위원회를 통해 피고용인에게 발언권을 제공함으로써, 총체적으로 협상된 접근은 업무스트레스를 줄이는 데 도움을 줄 수 있다〔23, 27, 28〕.

그 예로서, 샌프란시스코의 호텔방 청소원들이 협상을 통해 하루에 청소하는 방의 개수를 줄인다거나(제14장 참조)〔29〕, 병원 간호사들을 위하여 강제적인 초과근무와 적은 상주인원 수준 금지를 위한 간호사 노조의 협상을 들 수 있다. 또한 총체적인 협상은 스트레스적인 수지 안 맞는 생산을—알맞은 근무 요구를 만들어 내고(더 많은 상주인원, 생산라인의 속도와 근로표준 전반에 걸친 통제를 통하여), 업무 자율성을 증가시킴으로써(예를 들어, 팀의 리더를 선출함으로써, 전하는 능력을 얻어, 위원회에 참가함), 인간공학적인 프로그램들, 그리고 훈련에의 접근을 덜 독단적으로 함으로써—어느 정도 완화시켜 왔다〔9〕.

노동조합들은 또한 어린이와 노인 간호, 육아휴가와 병가, 보완적인 근무 스케줄, 이윤이 보장되는 시간근무제를 위하여 협상해 왔다〔30~32〕. 하지만, 총체적인 협상은 작업장 건강을 증진시키고 직무스트레스를 줄이는 효과에 대한 평가가 거의 이루어 지지 않고 있는 실정이다.

직무 재설계

직무설계를 향상시키기 위해서 프로그램(labor-management program)을 평가한 몇 가지 연구(노동관리위원회를 통해 주립아동보호국 노동자들의 정신적 탈진(burnout) 증상을 줄이기 위한 프로그램〔33〕, 근로관리위원회를 통해 자동차 제조업자들의 직무자율성을 향상시키기 위한 새로운 방법〔34〕, 새로운 업무설계를 통해 정육점 일꾼들의 근골격계 질환을 줄이는 연구〔35〕 등)

가 있다.

최근 캐나다 병원에서는 '유럽에서 직무스트레스 예방에 효과가 입증된 독일의 건강그룹(health circles)의 원칙[36]'에 의거하여 관리 프로그램을 제작하였다[37]. 건강그룹의 원칙은 (a) 소규모 그룹 프로그램, (b) 조직의 서로 다른 위치의 구성원 포함, (c) 정기적 모임, (d) 8~10회 모임, (e) 외부 중재자의 선도, (f) 작업으로 인한 문제 해결을 위해 팀구성원에 대한 사적인 정보 획득 등 이다. 건강그룹의 궁극적 목표는 자신의 스트레스를 해치는 근본적 원인을 찾고 이를 제거하는 것이다[38]. 팀 구성원은 연구자 2인, 연구보조 1인, 수간호사 3인, 일반 간호사 3인, 예약 접수원 1인, 수익자 1인, 인사부 대표 1인, 간호부 대표 1인, 지역조합 대표 2인으로 짜여졌다. 1년간 건강그룹을 추적한 결과 긍정적인 건강증진 효과가 관찰되었다[39].

뉴욕시 사업장 혈압연구는 중재 연구는 아니지만, 8개 작업장에서 기준 혈압과 작업성격을 측정하고 3년 후의 변화를 평가하였다. 업무 긴장도가 높다가 3년 후 업무 긴장도가 없어진 195명의 작업 중 혈압수치가 유의하게 떨어졌는데(수축기 5.3 mmHg, 이완기 3.2 mmHg)[40], 이는 업무 긴장도를 낮추도록 고안된 중재(intervention) 연구가 비슷한 이득을 줄 수 있을 것이라는 것을 시사한다.

작업조직의 새로운 체계

린 생산, 종합적 질관리와 같은 새로운 작업 체계가 생산성, 작업능률, 수익성을 향상시키기 위해 사업주들로부터 소개되어 왔다[9]. 도요다, 닛산 등 여러 일본 제조업자들로부터 개발된 린 생산은 품질집단(quality circles), 적기생산(just-in-time, JIT ; 재고비용을 최소화하기 위해 입하된 재료를 곧바로 제품의 생산에 투입하는 상품관리방식), 팀 작업(team working) 등에 기반을 두고 있다[41]. 그러나 이런 새로운 작업 체계에 있어서 산업재해나 질병 또는 혈압이나 심장 질환과 연관이 있는 업무 긴장(job strain)과 같은 직업 특징 등은 거의 평가되지 않았다. 현존하는 연구에서는 린 생산이 자동차 제조공들의 힘을 향상시킨다는 주장을 뒷받침할 만한 결과가 미약하다. 사실, 자동차산업 연구들을 보면 린 생산이 작업 속도나 작업 요구량을 오히려 더 높이는 결과를 보인다. 노동자들의 의사결정권과 기술수준 향상은 작고 일시적이며, 전형적으로 낮게 유지된다. 육체노동이 필요한 직업에서는 노동량이 근골격계 질환을 높이는 것으로 보인다[9]. 미국 국립산업안전보건연구원에서는 "다양한 노동자 참여전략은 현실적으로 가치 있기보다 단지 의식적인 경우가 더 많고, 실제 작업환경 개선에 의미가 있다기 보다, 오히려 단체교섭 등 전통적인 근로관리 체계를 통한 노동자 작업환경 개선 여지를 없애기도 한다."라고 우려를 표명했다[42].

테일러리즘(taylorism—과학적 관리법, 테일러주의)은 직무설계와 대량생산을 위한 전통적인 일괄 작업적 접근으로서 20세기 초에 소개되었으며, 노동자들이 과학적으로 관리된 과업을 수행한다는 생각에 기반을 두고 있다. 이 접근법은 노동자들의 스트레스 관련 질병, 탈진, 소외[9, 43], 장기결근[41]을 초래했다. 1930년대부터 시작된 인사관리 기술, 1940년대와 1950년대에 영국에서 처음 개발되었던 사회기술체계(socio-technical system, STS) 등 테일러리즘을 개선하기 위한 다양한 노력을 해왔다. 스칸디나비아 버전의 사회기술체계는 1960년대 초에 노동조합, 사업주 조합, 연구자들[43, 44]의 협동으로 만들어졌는데, 관리인을 그룹 내에서 선출된 일선 직원들로 대체하였다[44].

일본의 린 생산방식은 근본적으로 생산성이나 제품의 질과 같은 이익만을 성공의 평가기준으로 삼은 것에 비해, 스칸디나비아의 실험은 노동조합의 이익과 노동자들의 건강 역시 판단기준으로 삼았다. 1960년대와 1970년대에 실행된 스칸디나비아의 연구는 일괄 작업 라인, 기계와 같은 속도의 일, 단조롭고 반복적인 작업, 동료들과의 접촉 없는 일, 성과급 지급체계, 권위적인 작업관리[43] 등 스트레스를 일으키는 환경에 대해서 설명하였다. 또한 사회

기술 체계적 접근의 이익에 대해서도 "새로운 작업조직을 통해 직무 내용이 더 풍부해지고, 노동자의 존엄성을 향상시키고, 노동자들 간의 결속을 다질 수 있고, 직종별 노동조합의 역할과 힘을 강화시키고, 회사 내의 생산 자원을 더 효율적으로 이용할 수 있다."라고 하였다[44].

노르웨이, 스웨덴 등의 국가에서 노동운동의 정치적 힘이 크기 때문에 이런 실험의 결과를 보고 국가적 차원에서의 개입이 가능하게 되었고, 작업환경법령(work environment acts)이 만들어졌으며, 이에 따라 근무환경 전반을 향상[43]시키고 좀 더 인간적인 작업을 위한 노력에 박차를 가하게 되었다. 노르웨이와 스웨덴의 수천 개의 작업환경 프로그램을 평가하여 작업제어, 노동자의 건강과 만족도 향상, 생산성 증가 등 긍정적인 결과의 증거를 찾을 수 있다[3]. 직무내용의 향상은 작업환경에서의 노동자 건강 뿐 만 아니라 직장 밖에서의 생활도 포함된다. 스웨덴 국가 조사에 따르면, 지난 6년간 일이 수동적으로 되었다는 노동자들은 정치적 참여나 여가 활동 역시 줄어들었음을 알 수 있다. 반대로 일에 있어서 좀 더 활동적이 되었다는 노동자들은 다른 활동에도 더욱 참여도가 높아졌다[45].

최근 스웨덴의 현장조사에 의하면, 수축기 혈압, 심박동, 아드레날린과 피로도가 전통적인 자동조립라인에서 하루 동안 일하는 것과 유의미한 상관관계가 있으며, 좀 더 유동적인 작업구조로서 속도나 작업량에 다양한 융통성을 가질 수 있는 상황에서는 그렇지 않다는 것을 보고하고 있다. 그리고 작업 후 긴장완화(아드레날린 레벨이 떨어지는 정도) 역시 좀 더 유기적인 작업구조에서 일어나지만, 전통적인 자동 조립과정, 특히 여성 노동자들에게는 힘든 것으로 나타났다[46].

스칸디나비아에서 노동 인격화 실험이 다양한 작업환경에서 시행되고 있는데, 볼보[47]와 사브[48]가 가장 잘 알려진 곳이다. 1989년에 스웨덴 우데발라에 세워진 볼보 자동조립공장에서의 실험이 수년간 최고조에 달했다[49]. 조립라인 대신 평형단위 팀이 차량을 제조하였고, 매우 향상된 인간공학 시스템을 통해서 전통적인 조립라인에서 60초 기준이었던 것에 비해 1.5~7시간의 사이클로 작업을 수행했다[50]. 그러나 1993년 경기 후퇴로 인해 볼보는 우데발라 공장을 폐쇄하게 되는데, 관리 기간의 정책적 원인 등을 포함한 공장폐쇄의 원인은 이후로도 논란이 되고 있다[49~51]. 공장폐쇄로 인해 이 실험의 적절한 평가를 할 수 없게 되었지만, 조립라인 근무에 비해 분명하게 노동자들의 건강을 유지할 수 있었기에, 만약 조립라인 환경에서의 산업재해나 질병에 드는 비용, 장기결근에 따른 손해 등을 감안하면 우데발라의 사회기술체계 실험이 순수하게 경제적으로도 우수하게 평가되었을 것이라 상상할 수 있다.

작업장 민주주의/노동자 주권

이러한 스칸디나비아의 실험들은 작업장 민주주의를 얻기 위한 노력의 예가 되겠다. 몇 케이스에서 진보적인 사업주들은 이런 개혁을 도입하였다. 예를 들면, 성공한 브라질 회사인 셈코[52]의 노동자들은 모든 지출 내역에 대해 승인하고, 새로운 제품에 대해 거부할 수 있고, 회사의 모든 것에 대해 자유롭게 질문할 권리가 있다. 작업장 민주주의를 얻기 위한 좀 더 체계화된 노력이 생산자 협동조합이나 다른 형태의 노동자 주권을 통해 이루어지고 있다.

노동자협동조합은 회사 직원들이 소유하고 운영하는 단체이다. 가장 큰 조합은 스페인의 바스크 지역에 있는 몬드라곤(Mondragon)이지만 인도, 이탈리아, 영국 등 다른 국가에도 많이 있고, 미국에는 약 500개가 있다[53]. 몬드라곤(Mondragon Corporacion Cooperativa, MCC)은 120개의 다른 회사, 4,200명의 사원 주주, 43개의 학교, 1개의 대학을 거느리고 있으며, 제조, 서비스, 도매, 소매업을 통해 매년 480억 달러의 매출을 하고 있고, 점점 확장되고 있는 거대 기업이다. 직원들이 경영진을 선출하고, 각각의 계열사에 건강, 안전, 환경, 사회적 책임을 다루는 위원회가 존재한다[54]. 몇몇 비평가들은 세계경제에 있어서의 사업적 요구와 몬드라곤의 직원관리 등

회사 원칙들 간에는 차이가 있다고도 주장한다[55].

종업원지주제도(Employee Stock Option Plans. ESOPs)는 노동자협동조합과 비슷한 것이다. 종업원지주제도에서는 직원들이 근무하는 회사의 주식을 소유할 수 있도록 한다. 하지만 노동자협동조합에서처럼 사업을 조종할 수 있는 의사결정력을 갖는 경우는 드물다. 종업원지주제도에서의 의사결정력은 대개 사원 주주가 아니기 마련인 대주주에게만 주어진다[53].

종업원지주제도는 때로 회사가 부도나기 전의 마지막 옵션으로 보이기도 한다. 예를 들면, 1999년에서 2000년 사이 아르헨티나에서 경제공황이 일어났을 때 공장이 폐쇄된 후 150여개의 파산한 공장이나 기업들이 이전의 노동자들에 의해 매입되기도 했었다. 일화성 보고에 의하면, 그들은 인간적인 생산공정과 가족구성원 부양, 적절한 직원 배치를 통한 사기 진작 등을 통해 직원의 통제 하에 산업규모를 회복하고 있다고 한다[56, 57].

조합과 노동자 주권의 회사들이 직원들의 건강과 안전에 영향을 준다는 연구는 거의 없다. 하지만 이런 실험들을 확장함으로 인하여 직원 고용과 평등, 직무구성의 향상을 일으킬 수 있고, 결국 직원들의 신체적 정신적 건강을 향상시킬 수 있을 것이다.

다른 사례의 사업주 주도의 개입

또 다른 사례에서, 사업주는 생산성과 수익을 증가시키기 위해서, 대대적인 인원 감축 같은 덜 세련된 방식의 "개입" 프로그램을 시행하기도 한다. 최근 발표된 대부분의 연구결과에서는 이러한 인원 감축이 종업원의 건강을 해칠 수 있다는 증거들을 제시하고 있다. 예를 들면, 직장에서 해고되지 않고 남아 있는 직원들은 예전에 업무를 나누어 하던 인원들이 감축되면서 업무량이 증가해 치명적인 직업적 손상(미국)[58] / 근골격계 질환 및 통증 질환(핀란드)[59] / 병가와 7.5년 이상 근무한 직원들의 심장 사망률 증가(핀란드 시공무원)[10] / 가벼운

정신 질환과 혈압의 증가(영국 중앙정부의 남성 공무원)〔60〕 등이 실제로 발생한다는 보고가 있다.

건강증진/스트레스 관리

직무스트레스 요인을 다룰 수 있는 또 다른 접근방법은, 직원들 각 개인이 스트레스 관리 프로그램을 받거나 질병 유발 행위(예. 흡연, 운동 부족, 잘못된 식단)를 막는 프로그램의 참여를 통해서 대응 전략을 세울 수 있게 하는 것이다. 그러나 심장 질환 위험 인자 감소를 위한 개인적인 노력은 효과적인 대처가 아닌 경우가 많다〔61〕.

미국에서는 직무스트레스로 인한 건강에 미치는 악영향을 줄이기 위한 중재 프로그램이 대부분 노동자 각 개인의 개별적인 스트레스 관리에 집중되어 있다〔63〕. 스트레스 관리 프로그램의 긍정적인 측면은 분명히 있는 것으로 추정되지만, 대부분 연구에서 스트레스 관리 프로그램을 받은 노동자에 대한 효과를 추정할 수 있는 추적 관찰 기간이 제한적이다(6개월 이상 추적 관찰한 경우 : 23퍼센트). 그러므로 얼마나 효과가 있는지는 정확히 알려져 있지 않다. 대조군에서도 3분의 1의 참가자 들이 스트레스 대처 테크닉을 습득하는데 결국 실패했고, 이는 모든 노동자에게 이러한 개인적인 스트레스 대처법이 적절한 것은 아니라는 것을 의미한다〔62〕. 만약 노동자들이 기존에 스트레스를 받던 작업환경으로 돌아와 높은 수준의 직무스트레스를 다시 경험하게 된다면 스트레스 관리 프로그램을 통해 얻게 된 이점 들이 사라질 수 도 있다〔63〕.

"신체적 문제, 정신사회적 문제, 정책적 접근, 작업장 환경" 모두에 초점을 맞춘 건강증진 프로그램은 현재까지는 거의 없다〔64〕. 실제로 건강증진 프로그램의 대부분은 건강위험요인 감소 전략에 강조를 두고 있고, 질병예방과 작업장의 물리적, 사회적 질을 고양시키기 위해 조직화된 안전 프로그램으로 통합해서 적용하는 경우는 드물다〔64〕. 또 다른 제한점은 직무스트레스로 인한 질병 발생의 고 위험군인 경제수준이 낮고 교육수준이 낮은 노동자가 상대적으로 프로그램에 참여할 기회가 제한적이라는 점이다[65]. 다시 말해, 미국의 전통적인 건강증진 프로그램은 질병을 일으키는 근본 원인인 작업장에서 스트레스 요인을 감소시키거나, 질병 행위를 조장하는 기업조직, 경영방법을 개선하는 것이 아닌 개인의 대처에 초점을 맞추고 있다. 게다가 전통적인 건강증진 프로그램에서는 블루칼라 육체노동자, 저임금 노동자의 참여가 배제되는 경우가 많았다. 그러므로 새로 개발된 중재 및 건강증진 프로그램은 직업적 건강과 건강증진을 통합하고, 블루칼라 노동자와 저임금 노동자의 필요를 충족시킬 수 있도록 개발되어야 할 것이다.

건강증진-직업보건 프로그램의 통합

이전에 언급한 스웨덴 시공무원을 대상으로 한 직무스트레스 중재 프로그램의 액션 리서치에서는 개인적인 건강증진의 일환으로 이완 훈련, 직무스트레스에 대한 교육 프로그램이 포함되어 있다[25]. 그러나 포괄적인 건강증진 프로그램은 포함되어 있지 않았다. 많은 연구자들은 작업장의 건강증진과 직업적 건강을 통합해서 "보완적인 행동과 환경 중재 프로그램"을 개발할 것을 추천 하였고[66, 67], NIOSH는 "작업장과 종업원 지향적 평가의 결합"을 제안하고 있다[68].

다음은 몇 가지 좋은 사례 들이다. Well-Wolk 프로젝트는 무작위로 선정된 메사츄세스주의 24개 작업장을 대상으로 수행했는데, 적절한 영양을 섭취하는 참가자와 직업활동과 연관된 건강 유해요인에 대한 노동자의 노출 사이에서 주요한 연관관계에 대해 밝혀냈다. 이 결과는 "사업주는 프로그램에 참여하는 노동자에 대한 직업적 유해물질의 폭로를 감소시킴으로써 블루 칼라 노동자의 프로그램 참여를 촉진시키는데 기여했다. 노동자들은 유해 물질의 노출을 줄이려고 하는 사업주의 변화된 노력을 알게 되자 그들 스스로 흡

연을 줄이고, 적절히 영양을 섭취하는데 동참하기 시작했다"〔69〕

하지만 Well-Wolk 프로젝트에 참여하는 노동자의 규정된 근무시간, 업무에 대한 책임 때문에 프로젝트에 참여하기 위해서 휴일 협상을 해야 하는 점이 이 프로그램에 노동자들이 참여하는데 장애로 제기되었다〔70〕.

독일에서 이 프로그램을 시행했을 때, 생산직 노동자에서 집단 단위의 삶의 질 향상(운동시설, 금연정책, 건강식품판매점 보급)을 위한 노력뿐 만 아니라 개인 단위의 건강교육, 사회기술훈련, 상품생산의 재량권, 다양한 직무, 순환 근무, 훈련 등을 제공하자 노동자의 심혈관질환 위험성이 감소되었고, 인간공학의 향상과 무단결근이 감소했다〔71〕.

액션 리서치 접근은 건강증진-직업보건 프로그램의 통합을 수행하는데도 이용된다. 심장병 비율이 높은 덴마크 버스운전사를 위해 시행된 코펜하겐 건강버스 프로젝트에서 이런 예를 관찰할 수 있다〔72〕. 1994년부터 2004년까지 3,500명의 코펜하겐 버스운전사의 건강, 복지, 직업환경을 개선하기 위해 200개의 직무에 대한 중재 프로그램을 정부 감독기관, 연구기관과 함께 시행하였다. 중재 프로그램은 생활양식(금연, 건강 식단, 버스 차고지에 신선한 과일 비치), 직업 특성, 직장 조직(보다 유연한 스케줄, 운전사가 원하는 순환 스케줄의 조정, 관리자와 운전사 사이의 보다 많은 대화), 교육과 훈련(개인 관리와 관리자와의 대화, 위협과 폭력이 있을 때의 대처, "당신의 버스에 대해 알자") 그리고 신체적 환경(예방 정비를 위한 많은 지원, 노동자와 관리자의 합동 회의) 등에 초점을 맞추었다〔73〕.

지금까지 미국에서는 이러한 통합적인 접근방식이 일반화되진 않았지만, 최근 들어서는 긍정적인 부분들이 나타나기 시작했다. "건강위험평가"의 새로운 형태가 만들어져서 노동자에게 그들의 건강 생활(흡연, 운동, 식사)에 대해 노동자에게 질문을 하고, 회사가 그에 알맞은 건강 프로그램, 금연 프로그램, 건강식단 프로그램을 지원하기 시작했고, 조직수준에서 결정할 수 있는 정책인 유연한 직장 스케줄, 단체교섭 등을 시행하기 시작했다〔74〕.

업무재설계와 직업적 중재의 평가

새로운 포괄적인 접근에서는 "체계적인 접근"(1차 예방의 강조, 종업원의 의미 있는 참여를 통한 1, 2, 3차 예방의 통합)을 개인과 조직에서의 직무스트레스를 다루는데 있어 가장 효과적인 방식이라는 점을 다루고 있다[75].

이를 위해 다양한 프로그램들이 개발되었고 직무스트레스와 이로 인한 건강 관련 문제를 줄이기 위해 체계적인 중재 프로그램이 이용되었다. 이러한 중재 프로그램은 개인적인 차원에서는 회사조직을 통해서 모든 직군을 대상으로 시행하고 있고, 법률과 규제를 통해 국가적 차원에서 시행하고 있다.

최근의 포괄적인 연구에 따르면 효과적인 중재는 일차예방(예. 작업량이나 작업 스케줄 변경, 직무스트레스 요인을 개선)과 이차예방, 삼차예방 모두에 초점을 맞추는 "체계적인 접근"이 조직이나 개인의 직무스트레스 감소에 매우 효과적이라고 알려져 있다. 초기 연구자들도 이와 유사하게 이러한 접근방식이 직무를 재설계하고 직무스트레스를 줄임으로써 잠재적으로 기업의 이익을 증가시킬 수 있다고 주장하고 있다[76].

이러한 주장들은 직무 재설계와 조직을 변화시키는 것이 노동자들에게 힘을 실어주고 직무 자율권, 경영에 참여하게 해서 경영진과 원만한 관계를 유지하고, 불평과 스트레스를 감소시키게 한다는 연구결과와 일치하고 있다[77, 78].

NIOSH의 한 연구자는 성공적인 중재 프로그램의 가장 중요한 요소로 위기분석, 작업장과 노동자 지향의 평가, 참여적인 접근, 고위 경영자의 프로그램에 대한 지원을 모두 포함시켜 프로그램을 개발해야 한다고 결론지었다[68]. 셈머 역시 이와 유사한 내용을 주장했는데, 중재 프로그램이 긴급한 문제를 공정한 방식으로 분석하고, 노동자의 자발적 참여를 유도하고, 작업장과 노동자 지향의 평가, 고위 경영자의 지원이 뒷받침 된다면 대단히 희망적이라고 주장했다[79].

그러나 모든 연구자들이 중재 프로그램이 이점만 있다고 주장한 것은 아니

다. 예를 들어 1998년 발간된 파크스와 스파크스의 연구에 따르면 "조직에 대한 중재 프로그램이 실제로 직무스트레스를 감소시킨다는 것에 대한 설득력있는 증거를 제시하지 못한다고 주장했다. 이는 직무스트레스 연구가 결과를 해석하기 어렵고, 모호하고, 비 일관적인 경향이 있고, 작은 표본군을 대상으로 하고 있으며 통계상에서도 유의점을 찾을 수 없기 때문이다." 그들은 "사회－기술적" 개입이 작업상황의 개인적인 측면(작업 스케줄, 작업량)을 개선해서 직무스트레스를 줄일 수 있다고 한다. 그러나 "정신－사회적" 개입에서 노동자의 작업환경에 대한 인식을 변화시킴(예. 자율권 인식의 정도, 사회적 지지, 직무 경계의 명확성)으로써 작업능률과 수행을 증진시키는 것은 실제 결과와 연구결과가 일치하지 않는 경향을 보인다〔80〕.

결 론

다양한 영역의 중재와 예방 프로그램이 직무스트레스와 그로 인한 건강문제를 줄이기 위해 개발되었다. 이러한 중재 프로그램은 개인적인 차원에서는 회사조직을 통해서 모든 직군을 대상으로 시행되고 있고, 법률과 규제를 통해 국가적 차원에서 시행되고 있다. 시행되고 있는 중재 프로그램의 효과에 대해 주의 깊게 관찰하고, 평가, 기록하는 것은 중요한 일이다〔81〕.

직무조직과 직무스트레스가 글로벌 경제상황에서 경쟁에 효과적으로 대처하기 위해 사업주에 의해 다루어져야 하는 문제라는 것은 자명한 일이다. 그러므로 이에 대한 문제는 국제적인 관점에서 다루려고 하는 노력이 중요하다. 범 유럽 국가들의 규정이나, 노사관련 협약은 직무스트레스를 국가적인 수준의 노력 뿐만 아니라 유럽연합의 모든 국가들이 대처해야 한다는 점에서 국제적인 관점에서 다루고 있다.

다양한 유형의 개입이 항상 유용하다는 많은 연구결과 들이 있지만, 꼭 그렇지는 않다는 연구들도 있다. 효과적인 중재는 일차예방(예를 들면 작업량이나 스케줄 변경, 직무스트레스의 원인을 변화시키는 방법)과 이차예방, 삼차예방 모두에 초점을 맞추는 "체계적인 접근" 이다. 이를 통해 직무스트레스로부터 질병이 발생해서 고통 받고 있는 노동자들에게 도움을 줄 수 있는 프로그램이 될 수 있다. 부가적으로 현재의 연구결과들은 노동자들의 의미 있는 참여와 노동자의 업무자율성, 고위 관리자들의 지원이 모두 포함되어야 효과적인 중재 프로그램이 될 수 있다고 결론 짓고 있다.

우리는 지속적, 창조적으로 직무스트레스 중재 프로그램을 개발하고, 시행하며 노동자의 건강을 증진시킬 수 있도록 디자인하기 위해 작업환경을 평가해야 한다. 노동자들의 걱정, 계획, 그들이 제안하는 해결책에 귀를 기울이는 것이 이러한 노력들 중 가장 중요한 열쇠가 된다. 다음 장에서는 직무스트레스를 줄이고 건강한 직무와 노동자들을 만들게 한 직무 중재 프로그램에 대한 사례에 대해 알아보고자 한다.

참고문헌

1. Murphy, L. and S. Sauter, Work Organization Interventions: State of Knowledge and Future Directions, *Soz-Praventivmed*, 49, pp. 79-86, 2004.
2. Last, J., *A Dictionary of Epidemiology*, Oxford University Press, New York, 1995.
3. Levi, L., Legislation to Protect Worker CV Health in Europe, *Occupational Medicine: State-of-the-Art Reviews*, 15:1, pp. 269-273, 2000.
4. Shimomitsu, T. and Y. Odagiri, Working Life in Japan, *Occupational Medicine: State of the Art Reviews*, 15:1, pp. 280-281, 2000.
5. Warren, N., U.S. Regulations for Work Organization, *Occupational Medicine: State-ofthe-Art Reviews*, 15:1, pp. 275-280, 2000.
6. Milkman, R. and E. Appelbaum, Paid Family Leave in California: New Research Findings, in *The State of California Labor 2004*, University of California Press, Berkeley, 2004.
7. Levi, L., Work Stress and Health: Research Approaches and Health Promotion Strategies, in *Behavioral Medicine: An Integrated Biobehavioral Approach to Health and Illness*, Araki, S. (ed.), Elsevier, New York, 1992.
8. European Trade Union Confederation, Union of Industrial and Employers Confederations of Europe, European Association of Craft Small and Medium-Sized Enterprises, and European Centre of Enterprises with Public Participation and of Enterprises of General Economic Interest, *Framework Agreement on Work-Related Stress*, cited 2004, available from: http://www.etuc.org/a/529

9. Landsbergis, P. A., J. Cahill, and P. Schnall, The Impact of Lean Production and Related New Systems of Work Organization on Worker Health, *Journal of Occupational Health Psychology*, 4:2, pp. 108-130, 1999.
10. Vahtera, J., M. Kivimaki, J. Pentti, et al., Organisational Downsizing, Sickness Absence, and Mortality:10-Town Prospective Cohort Study, *British Medical Journal*, 328:7439, p. 555, 2004.
11. The Tokyo Declaration, *Journal of the Tokyo Medical University*, 56:6, pp. 760-767, 1998.
12. Herbert, R., B. Plattus, L. Kellogg, et al., The Union Health Center:A Working Model of Clinical Care Linked to Preventive Occupational Health Services, *American Journal of Industrial Medicine*, 31, pp. 263-273, 1997.
13. Belkic, K., P. Schnall, and M. Ugljesic, Cardiovascular Evaluation of the Worker and Workplace: A Practical Guide for Clinicians, *Occupational Medicine:State of the Art Reviews*, 15:1, pp. 213-222, 2000.
14. Karasek, R. A., G. Gordon, C. Pietrokovsky, et al., *Job Content Instrument:Questionnaire and User's Guide*, University of Southern California/University of Massachusetts, Lowell, Los Angeles/Lowell, MA, 1985.
15. Siegrist, J. and R. Peter, *Measuring Effort-Reward Imbalance at Work:Guidelines*, University of Dusseldorf, Dusseldorf, 1996.
16. Belkic, K., C. Savic, T. Theorell, and S. Cizinsky, *Work Stressors and Cardiovascular Risk: Assessment for Clinical Practice. Part I, National Institute for Psychosocial Factors and Health Section for Stress Research*, Karolinska Institute, WHO Psychosocial Center, Stockholm, 1995.
17. Schnall, P. and K. Belkic, Point Estimates of Blood Pressure at the Worksite, *Occupational Medicine:State-of-the-Art Reviews*, 15:1, pp. 203-208, 2000.
18. Schnall, P., K. Belkic, P. Landsbergis, et al., Hypertension at the Workplace-Often an Occult Disease:The Relevance and Potential in Japan for Work Site Surveillance?, *Japanese Journal of Stress Science*, 15:3, pp. 152-174, 2000.
19. Belkic, K., P. Schnall, P. Landsbergis, and D. Baker, The Workplace and CV Health:Conclusions and Thoughts for a Future Agenda, *Occupational Medicine:State of the Art Reviews*, 15:1, pp. 307-322, 2000.
20. Susman, G. and R. Evered, An Assessment of the Scientific Merits of Action Research, *Administrative Science Quarterly*, 23, pp. 582-603, 1978.
21. Israel, B., S. Schurman, and J. House, Action Research on Occupational Stress:Involving Workers as Researchers, *International Journal of Health Services*, 19:1, pp. 135-155, 1989.
22. International Labor Office, *Conditions of Work Digest:Preventing Stress at Work*, International Labor Office, Geneva, Switzerland, 1992.
23. Landsbergis, P. A., S. J. Schurman, B. A. Israel, et al., Job Stress and Heart Disease: Evidence and Strategies for Prevention, *New Solutions*, 3:4, pp. 42-58, 1993.
24. Mikkelsen, A., P. O. Saksvik, and P. Landsbergis, The Impact of a Participatory Organizational Intervention on Job Stress in Community Health Care Institutions, *Work & Stress*, 14:2, pp. 156-170, 2000.
25. Orth-Gomer, K., I. Eriksson, V. Moser, T. Theorell, and P. Fredlund, Lipid Lowering through Work Stress Reduction, *International Journal of Behavioral Medicine*, 1:3, pp. 204-214, 1994.
26. Rydstedt, L. W., G. Johansson, and G. W. Evans, The Human Side of the Road:Improving the Working Conditions of Urban Bus Drivers, *Journal of Occupational Health Psychology*, 3,

pp. 161-171, 1998.
27. Landsbergis, P. A. and J. Cahill, Labor Union Programs to Reduce or Prevent Occupational Stress in the United States, *International Journal of Health Services*, 24, pp. 105-129, 1994.
28. Landsbergis, P., Collective Bargaining to Reduce CVD Risk Factors in the Work Environment, *Occupational Medicine: State-of-the-Art Reviews*, 15:1, pp. 287-292, 2000.
29. Lee, P. and N. Krause, The Impact of a Worker Health Study on Working Conditions, *Journal of Public Health Policy*, 23, pp. 268-285, 2002.
30. AFL-CIO Working Women's Department, *Bargaining Fact Sheet: Control Over Work Hours and Alternative Work Schedules*, AFL-CIO Working Women's Department, Washington, DC, 2001.
31. Grundy, L., L. Bell, and N. Firestein, *Labor's Role in Addressing the Child Care Crisis*, Foundation for Child Development, New York, 1999.
32. Dones, N. and N. Firestein, Labor's Participation in Work Family Issues: Successes and Obstacles, in *Learning from the Past-Looking to the Future*, Beem, C. and J. Heymann (eds.), The Work, Family and Democracy Project, Racine, WI, 2002.
33. Cahill, J. and L. H. Feldman, Computers in Child Welfare: Planning for a More Serviceable Work Environment, *Child Welfare*, 72, pp. 3-12, 1993.
34. Israel, B. A., S. J. Schurman, and J. S. House, Action Research on Occupational Stress: Involving Workers as Researchers, *International Journal of Health Services*, 19, pp. 135-155, 1989.
35. Smith, M and D. Zehel, A Stress Reduction Intervention Programme for Meat Processors Emphasizing Job Design and Work Organization, *Conditions of Work Digest*, 11:2, pp. 204-213, 1992.
36. Beermann, B., K. Kuhn, and M. Kompier, Germany: Reduction of Stress by Health Circles, in *Preventing Stress, Improving Productivity European Case Studies in the Workplace*, Kompier, M. and C. Cooper (eds.), Routledge, New York, pp. 222-241, 1999.
37. European Agency for Safety and Health at Work, *How to Tackle Psychosocial Issues and Reduce Work-Related Stress. Systems and Programmes*, 127, Office for Official Publications of the European Communities, Luxembourg, 2002.
38. Bourbonnais, R., C. Brisson, A. Vinet, M. Vezina, and A. Lower, Development and Implementation of a Participative Intervention to Improve the PsychosocialWork Environment and Mental Health in an Acute Care Hospital, *Occupational and Environmental Medicine*, 63, pp. 326-334, 2006.
39. Bourbonnais, R., C. Brisson, A. Vinet, M. Vezina, and A. Lower, Effectiveness of a Participatory Intervention on Psychosocial Work Factors to Prevent Mental Health Problems in a Hospital Setting, *Occupational and Environmental Medicine*, 63, pp. 335-342, 2006.
40. Schnall, P. L., P. A. Landsbergis, J. Schwartz, K. Warren, and T. G. Pickering, A Longitudinal Study of Job Strain and Ambulatory Blood Pressure: Results from a Three-Year Follow-Up, *Psychosomatic Medicine*, 60, pp. 697-706, 1998.
41. Ramsay, H., From Kalmar to Koromo, in *International Workshop on Worker Participation: What Can We Learn from the Swedish Experience?* Cressey, P. (ed.), European Foundation for the Improvement of Living and Working Conditions, Dublin, Ireland, pp. 133-145, 1992.
42. National Institute for Occupational Safety and Health, *The Changing Organization of Work and the Safety and Health of Working People*, NIOSH, Cincinnati, OH, 2002.
43. Gardell, B. and B. Gustavsen, Work Environment Research and Social Change: Current Developments in Scandinavia, *Journal of Occupational Behavior*, 1, pp. 3-17, 1980.
44. Gardell, B., Worker Participation and Autonomy: A Multilevel Approach to Democracy at the

Workplace, *International Journal of Health Services*, 12, pp. 527-558, 1982.
45. Karasek, R. and T. Theorell, *Healthy Work: Stress, Productivity, and the Reconstruction of Working Life*, Basic Books, New York, 1990.
46. Melin, B., U. Lundberg, J. Soderlund, and M. Granqvist, Psychophysiological Stress Reactions of Male and Female Assembly Workers: A Comparison between Two Different Forms of Work Organization, *Journal of Organizational Behavior*, 20, pp. 47-61, 1999.
47. Ellegard, K., T. Engstrom, and L. Nilsson, *Reforming Industrial Work-Principles and Realities in the Planning of Volvo's Car Assembly Plant in Uddevalla*, Swedish Work Environment Fund, Stockholm, 1991.
48. Swedish Work Environment Fund, *Man and Technology in Interaction: The Saab Body Shop in Trollhattan, Sweden*, Swedish Work Environment Fund, Stockholm, 1989.
49. Sandberg, A. E., *Human Resource, Management, and Personnel: Enriching Production: Perspectives on Volvo's Uddevalla Plant as an Alternative to Lean Production*, Avebury, Aldershot, 1995.
50. Berggren, C., *Volvo Uddevalla: A Dead Horse or a Car Dealer's Dream?*, Royal Institute of Technology, Department of Work Science, Stockholm, Sweden, 1993.
51. Berggren, C., Nummi Vs Uddevalla, *Sloan Management Review*, 35:2, pp. 37-45, 1994.
52. Semler, R., *The Seven Day Weekend*, Portfolio, New York, 2003.
53. Padgham, J., Worker Cooperatives, *Bulletin of the University of Wisconsin Center for Cooperatives*, 5, 2002.
54. The Oklahoma City Catholic Worker, *Mondragon: A Better Way to Go to Work?*, cited 2008, available from: http://www.justpeace.org/mondragon.htm
55. Wikipedia, *Mondragón Cooperative Corporation*, cited 2008, available from: http://en.wikipedia.org/wiki/mondrag%c3%b3n_cooperative_corporation
56. Ballve, M., The Silent Revolution, *Orion Magazine*, July/August 2006.
57. Magnani, E., *El Cambio Silencioso*, Prometeo, Buenos Aires, 2003.
58. Richardson, D. and D. Loomis, Trends in Fatal Occupational Injuries and Industrial Restructuring in North Carolina in the 1980s, *American Journal of Public Health*, 87, pp. 1041-1043, 1997.
59. Vahtera, J., M. Kivimaki, and J. Pentti, Effect of Organizational Downsizing on Health Employees, *Lancet*, 350, pp. 1124-1128, 1997.
60. Ferrie, J. E., M. J. Shipley, M. Marmot, S. Stansfeld, and G. D. Smith, The Health Effects of Major Organisational Change and Job Insecurity, *Social Science and Medicine*, 46, pp. 243-254, 1998.
61. Fisher, J. and K. Belkic, A Public Health Approach in Clinical Practice, in *The Workplace and Cardiovascular Disease Occupational Medicine: State of the Art Reviews*, Schnall, P., K. Belkic, P. A. Landsbergis, and D. Baker (eds.), Hanley and Belfus, Philadelphia, PA, pp. 245-256, 2000.
62. Murphy, L. R., Stress Management in Work Settings: A Critical Review of the Health Effects, *American Journal of Health Promotion*, 11, pp. 112-135, 1996.
63. Nowack, K., Screening and Management of the Workplace in Relation to Cardiovascular Disease Risk, *Occupational Medicine: State-of-the-Art Reviews*, 15:1, pp. 231-233, 2000.
64. Stokols, D., K. R. Pelletier, and J. E. Fielding, Integration of Medical Care and Worksite Health Promotion, *Journal of the American Medical Association*, 273:14, pp. 1136-1142, 1995.
65. Lewis, R. J., W. H. Huebner, and C. M. Yarborough, Characteristics of Participants and Non-participants in Worksite Health Promotion, *American Journal of Health Promotion*, 11, pp. 99-106, 1996.

66. Heaney, C. A. and R. Z. Goetzel, A Review of Health-Related Outcomes of Multi-Component Worksite Health Promotion Programs, *American Journal of Health Promotion*, 11, pp. 290-308, 1997.
67. Dejoy, D. M. and D. J. Southern, An Integrative Perspective on Work Site Health Promotion, *Journal of Occupational Medicine*, 35:12, pp. 1221-1230, 1993.
68. Murphy, L. and S. Sauter, Work Organization Interventions: Status of Research and Practice, in *The Way We Work and Its Impact on Our Health*, Center for Social Epidemiology, Los Angeles, pp. 121-125, 2004.
69. Sorensen, G., A. Stoddard, J. K. Ockene, M. K. Hunt, and R. Youngstrom, Worker Participation in an Integrated Health Promotion/Health Protection Program: Results from the Wellworks Project, *Health Education Quarterly*, 23, pp. 191-203, 1996.
70. Sorensen, G., J. S. Himmelstein, M. K. Hunt, et al., A Model for Worksite Cancer Prevention: Integration of Health Protection and Health Promotion in the Wellworks Project, *American Journal of Health Promotion*, 10:1, pp. 55-62, 1995.
71. Maes, S., C. Verhoeven, F. Kittel, and H. Scholten, Effects of a Dutch Work-Site Wellness-Health Program: The Brabantia Project, *American Journal of Public Health*, 88:7, pp. 1037-1041, 1998.
72. Tuchsen, F. and L. A. Endahl, Increasing Inequality in Ischaemic Heart Disease Morbidity among Employed Men in Denmark 1981-1993: The Need for a New Preventive Policy, *International Journal of Epidemiology*, 28, pp. 640-644, 1999.
73. Poulsen, K., S. Jensen, E. Bach, and J. Schostak, Using Action Research to Improve Health and the Work Environment for 3500 Municipal Bus Drivers, *Educational Action Research*, 15:1, pp. 75-106, 2007.
74. Golaszewski, T. and B. Fisher, Heart Check: The Development and Evolution of an Organizational Heart Health Assessment, *American Journal of Health Promotion*, 17:2, pp. 132-153, 2002.
75. LaMontagne, A., T. Keegel, A. Louie, A. Ostry, and P. Landsbergis, A Systematic Review of the Job Stress Intervention Evaluation Literature: 1990-2005, *International Journal of Occupational and Environmental Health*, 13, pp. 268-280, 2007.
76. Parker, S. K., P. R. Jackson, C. A. Sprigg, and A. C. Whybrow, *Organisational Interventions to Reduce the Impact of Poor Work Design*, The University of Sheffield/Health & Safety Executive, Sheffield, UK, pp. 1-30, 1998.
77. Shannon, H., J. Mayr, and T. Haines, Overview of the Relationship between Organizational and Workplace Factors and Injury Rates, *Safety Science*, 26:3, pp. 291-217, 1997.
78. Hale, A. and J. Hovden, Management and Culture: The Third Age of Safety. A Review of Approaches to Organizational Aspects of Safety, Health and Environment, in *Occupational Injury: Risk, Prevention and Intervention*, Feyer, A. M. and A. Williamson (eds.), Taylor & Francis, London, UK, 1998.
79. Semmer, N., Job Stress Interventions and the Organization of Work, *Scandinavian Journal of Work, Environment and Health*, 32:6(Special Issue), pp. 515-527, 2006.
80. Parkes, K. R. and T. J. Sparkes, *Organizational Interventions to Reduce Work Stress. Are They Effective? A Review of the Literature*, HSE Books, Sudbury, 1998.
81. Semmer, N., Commentary II. Health Related Interventions in Organizations: Stages, Levels, Criteria and Methodology, *Soz-Praventivmed*, 49:89-91, 2004.

제12장

노동자 건강증진을 위한 참여형 행동연구 방법론의 사용

Using Participatory Action Research Methodology to Improve Worker Health

정 혜 선

Ellen Rosskam

다양한 촉매제들은 노동조직에서의 변화를 이끌어 낼 수 있다. 비공식적으로 수집된 정보, 노동자들과의 대화, 작업 진행과정의 관찰, 산재보상이나 결근 기록의 조사와 단순히 직장에서 사람들이 말하는 것을 듣는 것만으로도 얻을 수 있는 것은 건강문제를 유발하는 요인이 존재할 지도 모른다는 것이다. 공식적인 조사는 노동조합, 관리자, 정책 수립자들이 노동조직의 변화를 이끄는데 종종 도움이 되는 유용한 도구이다. 연구는 조직 차원이나 정책 차원에서 변화를 이끌어 내기 위한 실증적인 기초자료를 제공하는데 사용될 수 있다. 노사와 연구자간의 협력은 종종 노동자의 건강문제들을 정의하거나 기술하는데 도움을 준다. 이 장에서 기술하는 참여형 행동연구(PAR ; Participatory Action Research)는 노동자의 건강문제에 대한 역학적 연구에 적절한 방법론이다. 이 장에서는 참여형 행동연구가 개인적 행동의 결과로서 또는 단일 업무수행이나 노출의 결과로서 건강 결과를 관찰하는 것이 아니라, 왜 참여적 행동연구가 노동자 건강결과의 전반적 시스템으로서 노동자가 참여하는 업무나 작업장의 연구에 유용한지 살펴볼 것이다. 노동자의 건강과 노동조건에서 정확하고 측정가능한 개선점을 가져왔던 작업관련 건강문제의 연구를 위해 참여형 행동연구가 사용된 다양한 예제들이 제공될 것이다.

참여행동 맥락에서의 연구

행동이나 변화의 방향에서 유래된 연구는 여러 가지 문맥들을 포함하여 적용할 수 있다 : 1) 조사자들이 연구를 하고 의사결정자들에게 일련의 행동을 추천하는 조직적으로 계획된 전문가적 연구, 2) 연구자들이 중요한 변화의 대리인이 될 뿐 만 아니라 연구과정을 조절하기 위한 목적으로 연구자들에 의해 통제되는 행동 연구, 3) 연구자가 연구와 행동과정의 모든 단계에서 능동적으로 참여함으로써 조직의 구성원이 되기 위해 노력하는 참여형 행동 연구[1].

참여형 행동연구 맥락에서의 조사는 주어진 상황(예 : 지역사회 또는 직장)에서의 변화에 영향을 줄 수 있는 구체적인 조건들에 대한 지식을 만들어 낼 수 있는 체계적 노력을 포함한다. 참여형 행동연구에서 "행동"이라는 용어는 노동자나 노조 대표자와 같은 참가자들이 수행한 노력과 행동을 변화시키는데 기여할 수 있고, 연구와 학습의 상호과정을 통해 사업주를 변화시키는데 기여할 수 있다. 직장에서 참여형 행동연구는 작업과 관련한 문제를 경험한 사람이 지식의 초점을 결정하고, 정보를 수집하고 분석하며, 조건을 개선하거나 전반적인 문제를 해결하기 위한 행동을 취함에 있어서 숙련된 연구자들과 함께 참여하는 체계적인 탐구과정이다[2].

참여형 행동연구의 방식에서 연구자들은 실무에서 이론의 분리를 거부하며 이론과 실무, 연구와 행동이 서로 연결되어 있을 때 가장 발전된 것으로 생각한다. 참여형 행동연구는 연구와 계획의 과정에서 부분적인 지식과 우선순위가 성립된 곳에서 존재하는 상향식(bottom-up) 접근방식을 사용하여 사람들과 함께 수행하면서, 참여와 행동의 과정에서 전통적인 연구의 틀을 깨뜨린다.

참여형 행동연구자들은 의사결정권을 갖지 못한 이들과 함께하는 의사결정권자들이 실질적인 조직구조와 과정 그리고 실행을 어떻게 구성하고 어떤 방식으로 영향을 주는지를 포함하는 것과, 지배적인 연구구조 및 관계에 대해 질문을 던진다. 이 질문은 노동자와 관리자 관계의 복잡한 특성에 내재된 작업 관련 연구에 있어서 특별하게 연관되어 있으며 매우 중요하다. 참으로 이것은 행동에 대한 자극을 제공하는 인간탐구의 중요한 과정이다. 작업 관련 건강문제에서 참여형 행동연구는 노사간에 내재되어 있는 권한을 재분배하는 것을 의미하는, 직장에서의 의사결정에 노동자의 참여를 촉진시키는 것이 핵심이다. 직장에서의 참여형 행동연구는 그들 자신과 다른 사람들을 돕는 데 있어서 자원을 동원하기 위한 접근 및 정보의 공유와 제공을 생각할 수 있다[3].

참여행동 연구의 이론적 뿌리 : 다학제적 방법론

참여형 행동연구는 사회학, 사회심리학, 정신학, 조직학, 교육학에서 학문적 뿌리를 가지고 있다. 다양한 학문들의 수렴은 참여형 행동연구를 연구하고, 적용하고, 발전시키기 위해 광범위하게 수행된 런던의 타비스톡 인간관계 연구소(Tavistock Institute of Human Relationship), 오슬로의 노동연구소(Work Research Institute)에 의해 사용되면서 참여형 행동연구가 형성되어 왔다. 노르웨이에서 참여형 행동연구는 수십년간 사용되어 왔는데, 이 방법론은 광범위한 맥락 속에서 특수한 상황에 따른 지식을 받아들였기 때문이다. 노르웨이에서 등장한 참여형 연구는 1977년 혁신적 노동환경 법률을 국가적 차원의 법률로 제정하여 생겨난 결과물로서, 노동자들이 그들 자신의 업무환경을 변화시키고 개선하며 노동조건의 민주화에 적극적으로 참여하는 것에 기초를 두고 있다. 이는 더 많은 참여와 행동이 바탕이 되는 연구와 기술의 발달에 대한 필요성을 이끌어 냈다.

참여형 행동연구 방법론의 범위는 참여, 반영, 그리고 그들의 사회적 환경과 노동환경의 개선을 추구하는 그룹의 임파워먼트를 포함한다. 레빈과 같은 참여형 행동연구 선구자들은 그들을 변화시키기 위해 노력함으로써 사회적 시스템을 배우는 데 초점을 두어왔다. 예를 들면, 레빈은 순수하게 이론적 문제를 해결하기 위한 연구를 하는 것이 아니라 사회와 조직의 문제를 해결하는 데 초점을 둔 그룹 토의 및 그룹 다이나믹 방법과 참여형 행동연구를 사용했다. 레빈적 접근의 핵심은 임파워먼트와 민주주의의 원칙을 연구에 접목하는 것이다. 개인이나 직장 또는 조직의 문제를 이해하기 위해 사회적 맥락의 중요성을 인식하면서, 레빈은 실제 상황과 문제를 개선하기 위해 이론의 사용을 지속해왔다〔4〕. “인간의 행동에 대한 일반적 추론은 사람들이 질문하는 것에 있어서 그들이 실험하고 구축하는 데 참여할 때 더 유효하고 수행가능하다.”〔5〕 그것을 수행가능하게 하기 위해 참여형 행동연구는 유용한 정보를 공유하고, 연구의 참여 여부에 대한 선택과, 연구결과에 자신이 기여하는 것을 포함하여 선택을 자유롭게 하도록 참여자들을 연구과정에 포함시킨다.

레빈이 참여형 행동연구 방법들을 발달시키는 동안, 참여형 행동연구의 다양한 이론적 바탕이 브라질 교육가 프레이레의 연구에 의해 수립되었다. 프레이레 연구의 핵심 주제는 교육은 중립적인 것이 아니며, 노동자들은 그들의 생활의 경험과 기대치들을 환경에서 배우고, 그것과의 상호작용 결과를 가져온다는 것이다. 교육에서 프레이레의 연구는 참여형 행동연구 방법론을 개발하기 위한 많은 연구자들에게 힘을 실어주고, 행동과 반영의 지속적인 과정을 통해 배움과 학습의 과정에 중요한 결과를 가져왔다〔6〕.

참여형 행동연구의 중요한 요소 중 하나는, 숙련된 전문가 모델과 같은 연구방법들과 구분되는 것인데, 특히 연구과정에서 통제를 어떻게 바라보는가와 같은 방법이 아니라, 연구자의 태도와 신념에 바탕을 두고 있다는 점이다. 참여형 연구자들은 변화는 때때로 그룹간의 분쟁을 통해서 발생하며, 사회는 종종 사회적으로 그리고 경제적으로 소외된 이들의 비용으로 혜택을 받는 것에 대한 인식으로부터 사회와 사회적 변화들을 바라본다. 이같은 관점은 그런 그룹에 대한 평형적 관점과 대조를 이룬다.

특정 상황에서 참여형 행동연구와 "숙련된 전문연구자들의 연구" 간에 또 다른 중요한 차이점은 숙련된 전문연구자들의 연구에 한정해서 수행된 연구는 정부가 부여한 기준에 맞춰진 것이라는 점이다. 이 가정이 언급되지 않은 상태에서 핵심적 결정요소는 어떻게 이런 연구가 인지되고, 구성하고 수행되는지에 대한 것이다. 정부에서 부여한 기준들에 맞춘 연구들은 이런 기준에 영향을 받고, 직접적 개입과 관찰, 평가, 집행을 받게 되는 노동자들의 참여를 거의 포함하지 않는다. 반(反) 규제의 현 시대에서, 참여형 행동연구는 상당히 중요한데 그것은 고유의 참여와 개입이 바탕이 된 방향성 뿐 만 아니라 작업장, 조합, 회사 또는 조직 내에서부터 변화에 집중되어 있기 때문이다. 게다가, 반 규제의 시대에서, 노동자들의 지식 강화와 참여, 자발적 관찰, 그리고 작업장 내에서의 기준들의 실행이 정부 관찰과 기준들의 강화가 시행되는 시기보다 훨씬 더 중요한 관점을 취한다. 미국에서는 지난 20년간 지금까지 칭찬받아온 결과가 없는 가운데 "자발적인 시행"과 "관리에 의한 자율규제"를 중심으로 해 왔다. 반 정부 규제의 시대에 보다 더 불명예를 얻어가던 숙련된 전문가 연구는 노동자들을 위한 보호를 점점 더 흐리게 만들며 종종 무시되어 왔다. 중재가 지역, 주, 또는 연방정부에 의해 강하게 추진되는 상황에서 노동자들의 건강에 대한 노력과 지역사회에 기반한 노력을 강화하고, 조직 차원의 중재 기회를 만들기 위해 더욱 참여형 행동연구는 필요하다.

연구방법론으로서 참여형 행동연구를 적용하는 것은 연구에 참여하는 이들이 그들과 그들의 경험에 대한 순수한 존경을 가지고 있으며, 그들의 의견은 가치가 있고, 그 과정에서 파트너로서 인식되고 있다는 것을 느끼도록 하는 것이다. 연구도구 선택은 무엇이 연구되는가, 또한 왜 이러한 주제가 연구되어야 하는가에 달려있다. 참여형 행동연구는 임파워먼트를 위한 교육의 요소들을 확장하는데 사용될 수 있는데, 이것은 학습이란 실생활의 경험에 기초한 참여라는 것을 강조한다. 참여형 행동연구의 일차적인 목적은 가난하고 차별받는 사람들과 그러한 사람들과 일하는 사람들을 격려하고 그들의 지식을 조절하고 산출하기 위해서이다. 연구방법론으로서, 참여형 행동연구는 지식이 힘이며 사람들의 지식이 사회변화의 중심이라고 간주한다.

어떤 연구자는 학습자(learner)가 되기도 하는 반면에, 참여형 행동연구에서 연구자의 역할은 고독한 전문가로서의 역할을 포기하고 사람들과 함께 하며 배우는 것으로, 공동 학습자(co-learner)와 공동 제작자(co-producer)가 되는 것이다[4]. 조직적 학습과정을 개발하는 것은 조직 내의 계획을 필요로 한다. 조직의 요구는 연구 질문에 대한 정보를 주고, 그것을 조직 안에서 발생하게 하는 것이다. 참여형 연구자들의 업무는 자기 유지를 하기 위한 과정에 필요한 조건들의 발견과 발달에 기여하는 것이다. 조직적 변화로서 이 사고를 확장시키는 것은 연구과정 동안에 발생해왔던 공동 학습 과정의 결과로서 변화의 과정이 수립될지도 모른다는 것을 의미한다. 참여형 연구자는 문제 해결사가 되는 것을 원하지 않으며, 실제로 기술적 역할을 가진 것으로도 보여 지지는 않을 것이다. 참여형 연구의 변화 과정에서의 성공의 기회는 높은데, 이는 변화의 요인들이 늘어나고 동기 부여되기 때문이다.

참여형 행동연구 방법론을 사용한 연구자들은 어떻게 연구과정을 수행하는지에 대해서 결정하고 확정하게 할 주요 이해관계자 그룹들이 유연하게 남아있기를 요구해야 한다. 각 상황은 그것의 맥락, 참여 그룹, 연구될 주제, 마지막에 요구되는 임파워먼트 행동에 맞추어서 달라져야 한다. 연구에 의해 만들어진 정보가 연구 종료 후 연구의 참여진들과 함께 변화되고 유지되는 것과 같은 과정에 맞추는 것이 중요하다. 이 과정을 성공적으로 유지하기 위해서, 연구자들은 연구과정을 통해 작업장의 개선 움직임 내에서 변화 과정 전반에 주도권을 가지고 있는 노동조합들과 관리자들의 응원과 참여를 가지고 있는 단체와의 연대를 발전시킬 필요가 있다. 그럼에도 불구하고 노동조합들이 존재하지 않거나 그들의 힘이 부족한 곳에서 참여형 행동연구는 지역사회 단체들, 민간 조직, 비정부 단체, 자발적 경영진과 같은 다른 종류의 조직된 집단과 함께 행동할 수 있다. 참여형 행동연구가 효과적이기 위해서는 연구설계 단계로부터의 계획된, 또는 적어도 마음속에 그려진, 구성요소의 변화가 바람직하다. 그리고 요구되는 변화를 실시하는 힘을 가진 사람들과의 관계도 필요하다.

참여형 행동연구 방법론은 회사나 다른 형태의 조직에서 지역사회 보건의료인이나 간호사 등의 지역사회 발전과 지역사회 관련 연구에 사용되곤 한다. 또한 참여형 행동연구는 이것이 광범위하게 적용되어 왔던 농업 분야에서 과학적 연구범위의 주요한 발전을 이끌었다[1]. 이러한 환경에서 연구자의 참여형 행동연구 사용은 무엇보다 먼저 권한을 부여하고 집단행동을 발생시키기 위해 압박받는 집단에게 집중되어 왔으며, 새로운 지식에 근거한 연구는 지역수준과 노동자를 위한 개선에 목적을 둔 행위를 이끌었다.

참여형 행동연구는 또한 다양한 국가들에서 경영과 노동문제를 포함한 지리적 지역 사회와 조직의 쟁점 사항들을 위한 방법론으로서 사용되어 왔다[1]. 참여형 행동연구는 산업에서의 조직적인 발달에서 광범위하게 이용되어 왔다. 그리고 인적자원 이론의 적용, 예를 들면 일과 가족의 중간, 조직과 일의 충족과 사람들의 심리 사회적인 요구들과의 중간 등의 활용에서 이러한 것들을 정확하게 또는 약간 부정확하게 접근해 왔다. 참여형 행동연구는 오늘날 매우 다양하게 연구의 관점을 이끌어낸다. 참여적 시스템이 잘될 때 그들은 조직적인 배경에서 문제에 대한 넓은 영역의 정보와 생각을 적용하기 때문에 결과들을 생산해 낸다.

직장으로부터 나오는 문제에 대처하는데 있어서 참여형 행동연구연구자들은 연구를 단순하게 노동자들이 건강관련 혹은 안전규정에 순응하도록 격려하기 보다는 그들의 직장과 지역사회를 보다 안전하게 만드는데 적극적인 역할을 하도록 노동자들을 북돋우는 광대한 목적을 제공하는 것으로 본다. 특히 작업과정이 설계에서 결점이 있다는 것이 작업관련 손상과 질병에 의해 제시됨으로써, 생산에서 노동자 참여의 확대는 노동자들로 하여금 작업과정 연구에 참여할 수 있게 한다. 노동자들을 연구과정에 포함하는 것은 조직적인 학습을 증진시킬 수 있고 외부 연구자로부터의 어떠한 자극 없이도 내부로부터의 조직적인 변화를 촉진시킬 수 있다.

직장 기반 연구에서의 참여형 행동연구

산업보건 연구에서 참여형 행동연구 방법론의 적용은, 성인은 스스로 동기를 부여받고 그들의 삶과 일에 즉각적인 적용이 되는 정보가 많다는 생각에서 출발한다. 연구에서 직장인들의 건강은 어디에 있는가 라는 질문은 업무과정에 기인하는데, 조직 내의 어느 정도의 변화는 업무와 관련된 부상과 질병을 예방하기 위해 필요할지 모른다.

현대 산업조직 내의 문제들은 어떠한 단일의 학술적인 훈련의 사용을 통해 해결될 수 없다. 업무의 복합적 본질은 다양한 원리로부터 지식과 방법들을 통합한 것으로 불려진다. 더욱 더 복잡한 직장의 본질은 업무와 관련된 사고, 부상, 질병들의 원인과 예방 방법에 대한 이해에 필요성을 증가시킨다. 이러한 정보들은 노동자, 관리자, 그리고 다른 이들에게 전달할 때 부정적인 결과를 막는 결정적인 요소가 된다. 참여형 행동연구 기법의 중요한 장점은 연구에 포함된 노동자에 대해서 얻어진 질적인 정보를 포함하고, 그것은 참여형 행동연구 업무와 관련된 위험도와 근본적인 원인, 그리고 그와 대응하는 건강한 결과에 관한 양적인 정보의 정확한 그림이 얻어진다는 것이다. 노동자들 사이에서 의식 증진과 조직의 과정을 촉진하는 것의 수단으로서 연구를 사용하는 것은 보다 큰 장점이 있고, 직장개선을 위한 긍정적 행동을 가능하게 한다. 실제 인생 경험에서 이끌어내고, 교육자들과 노동자 사이에서 서로간의 대화를 포함하고, 조직과 시스템 전반에 걸친 원인을 비판적으로 분석하는 것에 대한 학습은 노동자의 행동과 임파워먼트의 목표가 될 것이다. 참여적 연구는 동일한 철학에 기반한다[7]. 연구방법론으로서 참여형 행동연구는 지식은 힘을 만들어내고 사람들의 지식은 사회변화의 중심에 있다고 가정한다. 참여형 행동연구는 노동자들과 그들의 우선사항들을 첫 번째에 둔다.

참여형 행동연구 방법론은 노동자들을 수동적으로 만들고 의사결정에 참여할 수 없게 만드는, 그래서 그들의 안녕에 악역향을 미치는 바로 그런 시스템에 의문을 제기하고 도전하게 만드는 도구가 될 수 있다. 연구과정에서의 대화와 참여는 노동자들에게 직장 문제들의 비판적인 이해와 이런 세력을 받아들이거나 도전하는데 그들의 역할을 얻는 도구이다. 노동자들이 상담 받고 그들에게 쉽게 영향을 미치는 프로젝트에 참여하는 곳에서, 긍정적인 결과들과 변화들이 부분적으로 보다 잘 유지되는데 이는 직장 조직의 시스템들을 바꾸기 위해서 참여자들이 비판적으로 장애물을 분석할 수 있기 때문이다.

직장에서 참여형 행동연구는 교육처럼, 건강한 업무수행 또는 안전에 대한 장애물 분석을 포함하는, 구체적인 개인적 행동들 또는 역량으로 좁혀지는 것이 아닌, 행동 맥락의 전체론적 관점을 포함했을 때 가장 효과적이다. 전체적인 시각을 이용하는 것 그리고 시스템적인 시각은 노동환경에 향상이란 현실에 일치하는, 노사 간의 더 넓은 조직적 문맥에서 참여를 가져온다.

직업병의 전체적인 시각에 대한 필요성은 직접적인 건강팀의 구성원으로서 노동자들을 바라보게 하기 위해서 산업의들에게 절실하게 다가온다[8]. 머글러는 직업 건강 조사에 참여하는 노동자들은 두 가지 형태를 가짐을 발견했다 : 1) 그곳에서 노동자들은 그들의 노동환경의 지식과 건강 문제 조건들의 효과에 보다 나은 이해를 제공하기 위해 노력하거나, 2) 프로젝트의 설계와 실행의 모든 단계에 참여하려고 했다[9].

그럼에도 불구하고, 노동자의 건강을 향상시키고, 업무조직에서의 변화를 만들기 위한 변화의 성공은 전적으로 집단에 달려있다. 직장이 있는 곳에 단체가 생기고 이곳에서 강한 조합에 의해 지원 받으며, 성공에 대한 기회는 집합적 목소리가 부족한 곳에서보다 더욱 커져간다. 그러나 심지어 집합적 목소리만으로는 부족할지 모른다. 업무조직과 정책의 실행을 위한 연구의 사용은 실행적 변화를 가진 노동자들에게 강한 협상 카드를 제공하는 집합적 협상 협정을 대체로 요구한다.

직업 건강 조사에서 현존 방법들의 도전

작업관련 건강연구에서 행동중심 방법론을 사용하는 연구들이 존재하는 한편, 역학과 직업 건강에 관한 문헌들은 순수하게 양적 방법론을 적용하는 연구들이 대부분이다.

"과학적 패러다임"으로 간주되는 것 내에서, 연구결과를 대규모 집단에 일반화시키고, 연구의 참여자와 중재연구의 수혜자들을 무작위로 선발함으로써 "바이어스"를 제거하는 연구방법을 사용하는 과학적 방법론으로서 가장 높은 신뢰도에 속하는 방법들을 말한다. 그러나 양적인 횡적 연구 혹은 코호트 연구설계에 대한 과도한 신뢰와 노동자들의 견해가 포함되지 않은 측정도구를 경솔하게 사용하는 것은 세분화된 노동환경들의 작업조건들과 너무도 동떨어진 연구결과를 가져온다.

참여형 행동연구에 기초한 산업보건 연구는 질적인 기법과 양적인 기법 두 가지 모두 적용할 수 있다. 양적 기법들은 조사에 기반을 둔 자료수집과 폐쇄형 문항과 개방형 문항으로 된 구조화된 질문들에 의한 체계적인 분석들을 포함한다. 질적 기법들은 개방형 문항들을 가진 구조화된 개인 인터뷰, 직장에서 참여 관찰, 포커스그룹 인터뷰, 토론, 비디오 녹화, 그리고 작업과정의 조사, 작업장 분석, 서류와 문서 검토, 그리고 폭넓고 잘 정의된 문헌고찰 등이 포함될 수 있다. 연구의 다양한 단계에서 노사간의 토론 시행은 양쪽 그룹들에 의한 연구결과를 확신할 수 있는 중요한 수단이며 결정적 변화를 겨냥한 과정과 결과들을 보여줄 수 있다.

참여형 행동연구는 타당성 있는 과학적 방법론인데, 이는 연구과정에서 이해관계자들을 포함하고 신뢰성 있는 방법론으로 고려하지 않는 학술단체들에게 변화과정을 유도하는데 초점이 맞추어져 있다. 순수하게 양적인 횡단적 연구 혹은 코호트 연구들에 기반을 둔 과학적인 문헌은 변화를 위한 참여와 집중에 대해서 부족한 면이 있다. 그러한 연구들은 직접적으로 노동자들의 건강과 노동조건들 모두 개선시키지 않으며, 노동자들의 건강이나 복지에 헌신하거나 집중하는 데에 이득을 제공하지 않는다(예를 들면, 결근 감소, 증가된 생산성, 증가된 노동 윤리, 감소된 보험 비용, 그리고 사회 전체가 더욱 건강해지는 것 등). 왜냐하면 노동자, 노동조합, 경영자들에 같이 연결된 이들 중에 너무 적은 이들이 조사와 실행 간에 연결되어 있음으로, 참여형 행동연구를 사용하는 것이 중요한 향상을 가져올 수 있다.

미국국립산업안전보건연구원(NIOSH)에서는 연구와 업무에 관한 현 프로그램에서 주요 핵심적인 실무간에 관계성을 찾아내었다. 연구과정에서 이해관계자의 참여가 강조되는 이슈와 이런 이슈를 조사하기를 요구하는 질문들의 연관성을 찾아내었다. 결과들의 해석은 또한 연구자들의 분석을 보완할 수 있는 이해관계자들로부터의 투입으로 실행될 수 있다.

참여형 행동연구를 이용한 산업보건연구 사례

이 책의 제13장과 제14장에 기술된 내용은 참여형 행동연구 연구에 관한 내용이 기술되어 있는데, 그것은 샌프란시스코의 호텔 청소부와 교외버스 운전기사들의 건강, 안녕, 그리고 노동조건 개선을 가져온 것이다. 참여형 행동연구 방법론에 기초한 작업장 기반 연구와 개인적 질문으로부터 나온 결과에 대해 로렐 등[10]이 비교한 결과는 참여형 행동연구가 만들어낸 결과들이 개인적 질문들로 만들어진 결과들 보다 참여형 행동연구 방법론에 기초를 둔 결과들에서 더욱 잘 드러나고 있다.

휴겐토블러 등[11]은 장기적인 다면적 방법론 조사, 직무스트레스 조사를 위한 프로젝트 수행, 심리적 요인, 건강 결과 등을 이행하기 위해, 참여형 행동연구 방법론을 사용했다. 그들의 결과는 노동자의 건강을 회복시키는데 사용되었다. 이스라엘, 슈만과, 휴겐토블러(12)는 더 나은 이해를 위해 그리고 직무스트레스의 부정적 효과들을 감소시키기 위해 참여형 행동연구 방법론을 사용했다. 리티에(13)는 연구를 위한 유용한 행위장소로 작업장을 기술했으며, 이곳에서 사회적 환경적 요인들이 상대적으로 쉽게 관찰되며, 개선에 기본을 두고 임파워먼트에 기초를 둔 전략을 개발하고 합법적으로 탐구되는 곳이라 말했다. 슈만(14)은 조사에 포함된 노동자들이 속한 자동차 공장에서의 스트레스에 대해 연구하기 위해 참여형 행동연구 접근을 사용했다. 그 과정은 직장 조직을 재구성하여 시스템 활동을 향상시키기 위해 설계되었으며, 동시에 과학적 지식의 틀을 구성하는데 기여했다.

직접적 정책 효과를 포함한 직업적 건강 조사; 공항 탑승수속업무를 담당하는 노동자들의 참여형 행동연구(15)

로스캄은 참여형 행동연구 방법론을 공항의 탑승수속 업무를 담당하는 노동자에 대한 연구에 적용했다. 과정과 결과들은 다양한 공항에서 직접적인 개선을 이끌어 왔으며 다양한 국가들의 정책 변화에 기여했다(16). 선구적인 이 연구에서, 참여형 행동연구는 공항 탑승수속 업무를 담당하는 노동자의 직업 건강을 조사하고, 그 직업에서 직업의 현존하는 상황에 기여하고 만들어내는 경영 실무들을 조사하는데 사용되었다.

조사는 업무조직과 업무설계에 연관된 문제들에 대한 단순한 관찰에서 시작되었다. 민간항공 노동자들을 대표하는 국제노동조합인 국제운수노동자연맹은(ITF ; International Workers Federation) 연구와 정책관련 활동을 위한 우선순위가 되는 공항 탑승수속업무를 담당하는 노동자들의 작업상황을 고려한 후에, ITF와 협조하면서 필요한 연구파트너들이 연구책임자와 이동하였다.

연구파트너들은 캐나다의 산업안전보건센터, 모든 공항의 노동자들, 그리고 지방조합들, 두 개의 나라에서 연구된 국가적, 국제적 단계들을 포함한다. 설계 단계부터 포함된 노사는 연구의 전반적인 단계에 모두 참여하였다. 경영진들의 회동과 공항 노동자들을 대표하는 조합들은 과정의 다른 몇 단계들을 진행시켰다. 포커스 그룹 워크숍은 국제적 조합에 의해 조직된 다양한 국제적인 미팅들이 개최되었다. 이 연구는 캐나다와 스위스 두 나라에서 실행되었다. 양 국가의 조합들은 정보교환과 생각을 교환하는 과정을 포함하였다. 궁극적으로, 연구의 가장 중요한 한 상대역은 국제운송노동자연합(International Transport Workers' Federation)의 민간 공항 부서(Civil Aviation Section)의 관리책임자였는데, 그는 전체의 연구과정에 참여하였고, 스스로 연구자를 안내하고, 질문에 대답하고, 투입을 제공하고, 서류를 검토하고, 연구결과를 분석하는데 도움을 줌으로써 주연구자에게 유용한 역할을 하였다. 그의 헌신은 주 연구자에게 연구설계와 과정에 그들의 직접적인 투입을 얻기 위해 탑승수속 업무를 담당 노동조합 대표자들을 만나기 위한 다양한 국제 노동자 집단의 미팅에 참여하게 했고, 그 후에 캠페인을 만드는 데 기초가 된 지식을 만들 수 있게 했다. 작은 지역 공항부터 큰 국제공항까지 연구장소로서 다양한 크기의 세 공항들이 제공되었다. 매뉴얼에서 기계적인 시스템까지 조사는 세 가지 다른 종류의 화물 탑승수속으로 확인했다. 연구에서 다양한 종류의 조사도구가 사용되었다. 그들은 탑승수속 업무를 담당하는 노동자들이 정확하게 그들의 통증을 경험한 신체 부위가 어디인가 찾을 수 있는 전체 틀이 제공된 질문지를 제공했는데, 그들이 진짜로 고통을 느꼈다면, 국가적 근로보상기록의 조사, 작업 분석, 노동자들과 담당자들의 인터뷰, 노동조합 근로 그룹 회의의 포커스 그룹 토론, 그리고 모든 공항 연구에서 노사간의 토론을 하였다. 공항 탑승수속 업무는 대부분 여성 직업이지만 모두 그렇지는 않다. 그들이 수행하고 특히 여성에 의해 수행되는 업무들은 지식의 기초에서 심각한 차이를 보인다. 공항 탑승수속 업무직은 높은 직무요구와 낮은 의사결정재량권을 갖는 직업의 특성을 보인다. 낮은 직위, 낮은 임금의 직업이다. 최근 20년간, 이 직업은 자유화와 국제화 덕분에 비전문화되고 직위가 낮아졌다. 공항 탑승수속 업무는 노동자들이 업무를 수행하기 위해 정확하고 만성적인 신체 부담 뿐만 아니라 중요한 심리적 부담감을 유발한다. 공항 탑승수속 업무를 조사하는 것은 근무에 연관된 부상 또는 직장에서 질병을 유발할 수 있는 다양한 요인을 이해하기 위한 시스템적 관점을 요구한다. 참여형 행동연구는 공항 탑승수속 노동자들 사이에서 작업 조직 요인의 연구를 위해 상당히 유용한데 조사과정에서 다양한 개인과 그룹을 포함한 조사팀이 가능하기 때문이다. 이러한 다양한 조사 파트너들과 신뢰성 있는 상호작용을 통해서 연구팀들은 연구과정 동안 가능하지 않았던 발견들을 가능하게 했다.

조사의 범위는 광범위하게 탑승수속 업무를 담당하는 노동자들의 육체적 긴장, 심리적 스트레스에 관리적 실무의 기여, 근골격계 이상(MSDs)에 화물 탑승수속 시스템의 운영과 물리적 설계의 기여, 그리고 자율권의 부족, 의사결정에 목소리를 내는 것의 부족, 낮은 임금, 낮은 직위의 업무, 고용 안정의 부족과 같은, 여성에 의해 우세하게 수행되는 직무에서 특별한 특징이 나타나는 영향을 조사하였다. 이 연구는 또한 폭력의 영향을 관찰하고 공적으로 상호작용하는 노동자들의 효과에 대해서 관찰했다. 공항 탑승수속을 포함한 많은 서비스 센터 노동은 노동자들의 심리적 피로와 근골격계 문제를 가져올 수 있는 고객들을 대하는 것과 연관된 감정노동을 말한다. 고객과의 상호작용은 많은 노동자들이 직무만족과 동기부여에 계기가 될 수 있다.

근골격계 문제가 전체적으로 기계화된 체크 시스템과 절반정도 기계화된 시스템에서 일하는 탑승수속 업무를 담당하는 노동자들 사이에서 널리 퍼져 있다는 것을 밝혀냈다. 탑승수속 업무를 담당하는 노동자들의 근골격계 이상은 장애, 노동시간 손실, 그리고 작업수행도 감소의 결과를 낳았다. 조사의 결과들은 절반 이상의 노동자들이 심각하고 만성적인 어깨, 아래 등척추 하부의 통증을 갖고 있는 것으로 조사되었다. 거의 80%가 그들의 몸에 다양한 부위에 통증을 가지고 살고 있었다. 응답자들의 70% 이상이 특별히 목의 통증 때문에 잠을 잘 이루지 못한다고 응답했다. 3분의 2가 등과 어깨의 통증때문에 작업수행능력이 감소된다고 말했다. 통증을 말하지 않는 직업문화는 모든 연구결과에서 대부분의 탑승수속 업무를 담당하는 노동자에게 나타났으나, 문제의 심각성은 사업주의 손상 보고서에 기록되지 않았다는 것이다. 관리 보고서에는 작업 관련 질병으로 인한 낮은 수준의 결근율인 것으로 나타나는 한편, 그들의 만성적인 근골격계 이상을 경영진에게 보고하지 않는 것으로 밝혀졌다. 노동자들은 일반적으로 하루 종일 고통과 함께 생활하는 것으로 보였다. 노동자들이 경영진에게 그들의 고통을 보고 하지 않는 이유는 두 나라 연구에서 각각 직업병으로 인식되지 않거나 보상되지 않는 작업 관련 근골격계 질환이라는 사실과 연관되어 보인다. 그러므로 그들의 건강문제를 진단할 수 있는 의사를 찾고 그들의 일과 관련하여 적절한 치료와 보상에 대한 것을 확실히 해야 한다. 작업조직은 세 연구 장소에서 모두 근골격계 질환을 유발하는 것으로 보였다. 연구에서 관리는 노동자와 그의 가족들에 의해 생겨나는 비용으로 작업 관련 손상과 질병의 비용들을 외적요인으로 돌린다는 것이 밝혀졌다.

완전하게 기계화된 수화물 탑승수속 시스템이란 노동자들이 수화물을 들고 운반할 필요가 없는 것을 의미하지만, 실제로는 심지어 전 시스템이 기계화되어 있을 때도 매일 가끔씩, 불편한 자세로 돌아서고 몸을 꼬면서 수천 킬로그램의 수하물을 들고, 잡아당기고, 끌고, 운반해야 했다. 이 연구에서 전체적으로 기계화된 작업장도 근골격계 문제와 그들이 제거했다고 생각했던 다른 종류의 문제들을 없앨 수 없었다는 것을 발견하였다.

심리적인 긴장과 업무중에 당하는 폭력은 노동자 건강과 생산성에 부정적인 영향을 미치는 것이 관리 실무와 조직적인 요소들과 관련된 중요한 요소로부터 나타났다. 탑승수속 업무를 담당하는 노동자에 대한 실제적인 폭력은 주목할 만한 결과로 드러났다. 20개의 보고서 중 승객에 의해 직장에서 물리적으로 공격받는 경우가 발견되었다. 연구에 참여한 탑승수속 업무를 담당하는 노동자들의 대다수는 승객에 의한 언어폭력을 경험했다고 보고하였다. 절반 이상은 그들 일에서 실제적인 폭력의 위험을 인지했고, 그것은 일상생활에서 만성적이고, 낮은 수준의 스트레스와 긴장과 관련되어 있고, 근골격계 이상을 악화시켰다.

업무에서 폭력과 근골격계 이상은 성별에 관계없이 발견되었는데, 남성과 여성 노동자 모두 이 두 가지로부터 고통받는 것으로 보였다. 직장에서 실직한 원로급의 노동자들에서의 경향은 젊은 층과 원로급의 탑승수속 노동자 모두에서 심리적 긴장을 일으키는 주요원인의 하나였다. 일의 비전문성과 교대근무의 불규칙성, 탑승수속 업무의 높은 직무요구와 낮은 통제, 폭력에 반하는 안전기계의 부족, 업무설계 또는 조직적인 의사결정의 모든 과정에서 노동자 참여의 부족, 이 모든 것들은 근골격계 이상을 더욱 악화시켰고, 높은 심리적인 긴장을 유발하는 것으로 나타났다. 부족한 의사소통은 세 가지 연구 모두에서 문제가 발견되었고, 노동자에 의해 보고되는 것과 사업주의 사고 보고 사이의 주목할만한 차이점에 의해 나타났다.

연구는 상호작용하는 요소인들의 전체 체계에서 탑승수속 업무의 관찰 중요성을 증명하였다. 연구결과는 수화물 탑승수속 체계의 기계화의 정도는 일과 관련된 건강문제들에 기여하는 유일한 요소가 아니라는 것을 확실히 보여준다. 업무가 유발하는 건강 영향 또한 의사결정에서 노동자 통제의 부족으로부터 오는 스트레스와 폭력으로부터 생기게 된다. 따라서 작업관련 건강문제를 예방하는 수단으로서 오로지 수화물 탑승수속 시스템의 기계화의 정도 조사는 충분해 보이지 않는다. 단일 요인 인과관계 연구접근법은 근골격계 이상과 탑승수속 업무를 담당하는 노동자들로 부터 보고된 다른 일 관련 건강문제들에 기여하기 위해 찾는 다른 요인들의 다양성을 간과할 수 있다.

수많은 단순한 해결안들이 이 연구를 통하여 나타난 결과에 기초하여 조사관들에 의해 제안되었다. 예를 들면 바닥 매트는 아마도 오랜 시간 서 있는 탑승수속 노동자들을 위해 고통을 제거하고 도움을 제공하려고 도입되었을 것이다. 조절가능한 가구는 탑승수속 업무를 담당하는 노동자들 사이의 근골격계 이상을 경감시키는데 도움이 될 것이다. 롤러볼은 가격으로 인해 완전히 기계화된 과정이 도입될 수 없는 곳에서 화물을 옮기는 데 사용될 수 있다. 높은 카운터는 폭력적인 고객에 반하여 노동자들은 보호하는데 도움이 된다. 세계적으로 승객 당 20kg의 화물량 제한의 도입은 정책 추천으로 제안되었고, 탑승수속 업무를 담당하는 노동자들의 직업적 영역의 확장으로 그들의 기술은 탑승수속 받는 고객만을 위해 더 많이 사용될 것이다. 탑승수속 노동자들은 믿을만하지 않거나 잠재적인 문제가 있는 승객을 찾아내는 기술을 갖고 있다. 그들의 일은 잠재적으로 파괴적인 승객이 항공기에 탑승해 그들이 승객과 승무원을 위험에 빠뜨리는 것을 예방하기 위해 안전기준의 제도 안에서 이러한 기술을 적용하도록 확장될 것이다. 탑승수속 업무를 담당하는 노동자들이 가진 기술은 지상직원, 항공 승무원, 항공기에 탑승한 승객들을 위한 방어를 증가시키는데 사용될 것이다.

참여형 행동연구는 문제를 서술하고 시스템 관점을 적용하고 물리적 스트레스와 심리 사회적인 스트레스에 기여한다는 사실을 보여주는데 사용되고 단체업무를 향상시키는데 사용되는 효과적인 방법론이다. 공항 탑승수속 업무를 담당하는 노동자들의 연구가 종료된 이후로 많은 긍정적인 변화들이 일어났다. 변화들은 참여형 행동연구에 근거한 연구에 의해 도출 될 수 있는 개선을 증명하였다. 몇몇 변화들은 참여형 행동연구의 직접적인 결과이고 다른 것은 이것과 관련이 있으며, 몇 개는 간접적으로 연관되어 있다.

연구결과의 보급과 캐나다의 CAW(CAW는 캐나다 전역의 공항 탑승수속 업무를 담당하는 노동자들을 대표한다)집단과의 논의에 따라 지역조합에서 공항의 관리자와 함께 공항에서의 탑승수속 장소의 모든 곳을 재설계하였다. 완전히 기계화된 탑승수속 시스템은 승객들에 의해 탑승수속 되는 가방을 들고 옮기는 노동자들의 어려움을 해소하기 위해 설치되었다. 새로운 시스템은 노동자의 몸에 물리적 스트레스 요인을 경감시키는 방향으로 상당 부분 개선되었다. 조합은 또한 전체 업무 시스템에 관련된 다른 사안들을 점검 중에 있다.

연구결과를 발표하는 세미나가 스위스에서 개최되었다. 스위스공항의 연구와 관련된 경영진, 탑승수속 업무를 담당하는 노동자, 노동조합 대표단, 15명의 업무 관찰자, 국가노동보상단체 대표단, 직업 건강에 대한 지역단체, 언론사들을 포함한 많은 대표자들이 참여했다. 협상과정에서 탑승수속 업무를 담당하는 노동자의 노동조건, 고용안전, 임금 안전을 증진하기 위한 연구논문의 결과를 사용하는 것으로 시작되었다. 그러나 변화를 유도하기 위한 잇따른 압력을 촉진하는 연구과정을 통하여 지역조합과 국제조합의 참여와 관리가 있었으나, 성과는 연구결과가 대중화된 후에 일어났다.

이러한 노동자의 근골격계 이상과 관련된 스위스의 연구지역에 위치한 탑승수속 직장은 오직 앉아서 일하도록 설계되었다. 연구 결과물과 연구 참가자들을 위한 보고에서 나온 결과들과 추천방법을 사용했고, 업무 다양성의 증가는 탑승수속 업무의 전반적인 수행으로부터 오는 스위스 공항 탑승수속 업무를 담당하는 노동자들을 편하게 하기 위해 도입되었다. 2005년 4월의 공항 경영에 따르면 탑승수속 업무를 담당하는 노동자들은 현재 공항에서 게이트 업무에 더 많은 시간을 보내는 것을 포함해 더욱 빈번히 교대하는 등 다른 업무들도 수행하고 있다. 더욱 많고 빈번한 업무가 다양하게 있다는 것을 알림으로써 오직 탑승수속을 수행하는데 드는 시간을 감소시키고 많은 유익한 결과물을 갖게 하였다. 그들은 정적인 태도로부터 오는 감소된 짐의 양, 서투른 자세와 가방을 들고 옮기는 것에 적게 노출되는 것, 폭력적인 승객에의 노출 위험 감소, 일의 지루함의 감소, 근무일 동안의 증가된 유연성과 자유를 포함한다.

공항 경영자에 따르면 특정한 연구장소에서 어떤 날은 탑승수속 노동자들이 화장실 갈 시간이 없을 정도로 아주 바쁘다. 업무 다양성에서의 이러한 증가의 도입과 일하는 방법에서의 자유로움은 노동자들이 필요로 할 때 쉬게 하는 것이 현재 가능하도록 조직화되고 수행되었다.

이러한 변화들은 탑승수속 업무를 담당하는 노동자들 사이에 발견되고 제시된 불리한 결과들을 제거하지는 않았지만 그것은 긍정적인 단계이며, 관리업무에서 더욱 희망적으로 조직적인 변화를 이끌 것이다. 변화는 대체로 시간이 걸릴 때가 그렇지 않을 때보다 많고 순차적으로 증가하고 있다. 종종 하나의 변화를 추구하고 실행하는 것은 시간이 갈수록 더 많은 변화들을 이끌어낸다. 임파워먼트의 관점은 이 부분에서 필요한 부분이다. 공항 경영, 지역, 국가, 그리고 국제적 노동조합들과 그들에게 논의하고 제공될 추천방식과 결과들을 시행함으로서 다양한 주주들이 그들 자신의 업무와 조직적 분위기를 긍정적 변화로 평가하기 위해 그들 스스로 그들 자신만의 방식을 연구에 사용할 수 있게 하였다.

위에 언급된 성과들에 덧붙여 그것들은 직접적으로 그 연구과정에 관련 되어있고, 다른 나라와 다른 맥락에서 많이 발전되었다. 2004년, 스코틀랜드에 있는 한 주요 공항에서 확인되는 모든 수화물들을 20kg으로 제한을 두는 공항 규정을 도입하였다. 2005년 4월, 전 세계 주요 항공회사들을 대표하는 국제항공운수연합(IATA)에서 모든 좌석등급에 대하여 점검되는 수화물들을 최대 32kg으로 제한을 두는 중요한 결의안을 통과시켰다. 일반석을 이용하는 승객들은 20kg을 초과하면, 32kg까지에 대한 총 수화물 무게에 대한 초과 수화물 요금을 지불할 수 있다. 비즈니스 클래스와 일등석 승객들은 총 제한무게인 30kg을 초과하면, 32kg까지에 대한 초과 수화물 요금을 지불할 수 있다. 어떤 좌석의 승객들이라도 수화물들이 32kg을 초과 시, 탑승수속이 되지 않을 것이다. 그 결의안은 주된 남성 집단인 공항 수화물 취급자들 가운데 매우 극심한 수준의 척추 손상의 이유로 통과되었고, 고액의 노동자 보상금에 제휴하였다. 세계 항공사들에 의한 결의안의 채택은 공항수속 업무를 담당하는 노동자들에게 분명히 긍정적인 파급효과를 가져왔고 매일 그들이 들고 옮기는 수화물의 무게를 줄였다. 결의안의 채택은 다른 긍정적인 단계와 수화물 취급업자라는 한 직업적인 그룹에 대한 대중들의 위험인식을 가져왔다. 비록 그것이(결의안의 채택) 탑승수속 노동자들을 위해 의도된 것이 아닐지라도, 그 파급효과는 탑승수속 노동자들에게 마찬가지로 이익이 되었다.

탑승수속 노동자들 사이에서 확인된 문제들에 대한 해결 조치를 취하고자 단체교섭 단체에 필요한 연구가 준비되었다. 전 세계에 있는 노동단체교섭 단체의 손에 그 정보가 맡겨지게 하기 위하여 국제운수노동자연맹(ITF)은 2005년 연구보고서를 발행하였고, ITF의 세계적인 노동조합관련 단체들에게 보급하였다. ITF는 현재 200개 나라의 800,000명의 노동자들을 대표한다. 보고서는 이전에는 존재하지 않았던 경험적인 증거들을 단체교섭에게 제공한다. 보고서는 직접 메일을 보내거나 ITF 웹사이트에서 이용할 수 있다. 캐나다의 노동자의회와 항공노동조합은 ITF 연구보고서를 캐나다 공항들에 있는 그들의 계열회사와 회원들에게 보급하였다.

연구의 설계 단계부터, 노조와 사업주들이 이 연구결과를 사용하려는 생각을 나타내었다. ITF는 객실 승무원뿐만 아니라 지상 승무원들을 포함하여 기내 난동에 대항하는 그들의 국제적인 미디어캠페인을 확장하고 있다. 그 연구결과의 사용으로 탑승수속 노동자들을 폭력으로부터 예방하며 신분을 재전문화하고, 공항의 지상근무자들을 위한 업무환경 향상을 목표로 하고 있다. 연구결과들은 국제적인 노동조합의 건강과 안전회의에서 제안되고 논의되고 있다. 연구결과는 다양한 대학들의 세미나, 컨퍼런스, 정책입안협의회, 기업과 경영계급, 직원들과 일반 대중들을 위한 정부세미나에서 제안되었다. 그 연구는 2002년 1월 국제노동기구의(ILO) 민간항공산업에 대한 삼자회의에서 논의되었다. ILO의 모임으로부터 결론으로 탑승수속 노동자들이 이 연구의 사후연구와 조사를 계속하고 있다.

이 연구에 대한 기사들은 노동조합잡지와 ILO의 간행물, 학술지와 다양한 신문기사들에 출판되었다. ILO는 그들의 잡지인 World of work〔18〕에 연구에 관한 특집기사를 게재하였다(ILO의 잡지는 전세계적으로 어림잡아 30,000~50,000의 출판사를 가지고 있고, 영어와 프랑스어, 스페인어, 독일어로 출판된다. 특집기사로 채택된 버전은 또한 러시아어, 중국어, 노르웨이어, 일본어, 덴마크어, 히브리어로 출판된다). 캐나다 항공노조 연합은 3개의 연구 사이트, 그들의 인간환경공학 매뉴얼들, 업무환경, 노동자를 위한 매뉴얼로부터 노동자들의 사진과 연구결과가 담긴 공항 탑승수속직원들의 한 부분을 출판하였다. 그 매뉴얼은 캐나다항공노조에 의해 널리 분배되고 있다.

2003년, ILO의 사회경제안전프로그램은 연구보고서를 출판하였는데, 이것은 전 세계적으로 정부, 노동조합, 사업주단체를 포함하는 주요 3자 회의에 사용할 수 있도록 만들어졌다. ILO는 또한 세계적으로 광범위한 대학들, 특히 개발도상국, 산업공업화 나라들의 사회과학연구자들과 다양한 비정부조직들이 이용할 수 있는 보고서를 만들었다. 산업안전보건 캐나다 센터는 캐나다의 3자 회의에 ILO 연구보고서를 배포하였다.

국제컨퍼런스, 미팅, 공동연구회에서 사용하기 위해 3개의 연구 사이트로부터 단편영상물이 만들어져 사용되고 있다. 그 비디오는 탑승수속직원들의 업무수행 장면 근골격계 질환의 위험부분 하이라이트 장면을 3개의 연구 사이트에서 보여준다. 영상물은 세계운수노동자연맹의 세계지부들 가운데 세계운수노동자연맹에 배치된 지부들에게 제공되고 있다.

몰타(Malta)공화국과 아일랜드의 연구자들은 이 연구가 끝났을 때부터 공항 탑승수속직원들에 관한 연구를 하고 있다. 2007년 이탈리아의 한 남자 탑승수속직원은 업무와 관련되어, 그의 근골격계에 퇴행적 손상으로부터 불구가 되었고, 그는 그의 노동보상소송에서 그 연구결과를 사용하였다.

그 연구는 사람들이 사용할 수 있는 새로운 지식을 산출시켰고, 이것은 연구보고서에 출판되었다. 이것은 단독으로도 연구원과, 산업보건 관련 전문종사자들에게 동기를 부여시킬 수 있다. 그러나 가장 중요한 것은 공항의 탑승수속직원들에 관한 이 참여형 행동연구 연구는 실제로 사람들의 삶을 향상시켰고, 사업주들, 직원들, 관련연합들에 관한 조직적 학습과정에 공헌하는 긍정적인 변화를 창조하고 있다.

다른 연구방법론과 참여형 행동연구의 비교

전문가들이 수행하는 연구는 주어진 한 건강결과에 기여하는 예상 요인을 조사하는데 적절할 수 있다. 사례연구들은 다양한 표면적인 원인들의 측정 수단으로 발전되지 않았다. 그러나 참여형 행동연구는 그것 자체가 유용한 방법으로 적합하고, 참여형 행동연구에 의해 복합적인 요소들과 결과들은 조사될 수 있다. 직접적으로 연구에 관련된 참가자들은 나타난 결과나 기여된 예상 요인에 관한 연구의 해답이다. 사실에 근거한 하나의 사례연구모델의 관점들은 노동환경의 서술과 모집단의 세분화에 유용할 수 있다. 한 세분화된 업무분석은 어떻게 업무가 수행되는가를 이해하는 데에 필요불가결한 것이다. 한편 관찰과 질문기법은 사례연구를 전개하는 데에 적용될 수 있고, 조사자는 참여형 행동연구 기법에서 사용하는 것보다 더 거리감있는 태도를 유지시킬 수 있다. 참여형 행동연구와 전문가들이 수행하는 연구 사이의 차이점은 어떻게 한 연구과정이 펼쳐지는가를 결정하는데 중요하다. 그들에게 이로운 방법으로 고안된 부분이라기보다는 과학적 연구의 목표로서 그들 스스로 이 관점에서 참가자들이 어디에서 느끼는가를 찾는 것은 신뢰감과 연루되는 느낌을 일으키는 게 더 어렵게 되었다.

산업보건연구에서, 참가자와 직접적으로 관련된 연구의 설계부분에서 어디에 변화과정을 줄 것 인가는 필수적이다. 참가자와 직접적 연관은 직업과 관련된 문제점을 확인하는데 특히 중요하며, 사람들이 업무를 수행하는 포커스 그룹 등을 통해 이같은 문제점들은 가장 잘 알려지며, 연구에서 참가자들에 대한 지지를 얻고, 풍부하고 질적인 정보를 획득하는 수단으로서 어디에서 노동자들이 격려 받는가를 토론하는 것은 참여형 행동연구 기법의 한 부분이 될 수 있다. 복합적인 모임에서 집중그룹토론은 공항의 탑승수속직원들의 연구를 위한 주요 논쟁을 명백히 하는데 매우 도움이 될 것이다. 유사하게, 그 연구과정을 최신 것으로 관리하고, 투명성을 유사하는 것을 돕고 의사소통 계통의 공개를 유지하는 정보를 얻기 위해 관리자들과 직접 일하고 있다. 집중그룹토의는 또한 가설을 생성하는데 유용하게 사용될 수 있다.

전문가들이 수행하는 연구와 사례연구방법 둘 다 이론과 실무사이에 경계가 없다. 이 기법들 둘 다 그 문제점을 정의내리는 조사자들에 의해 연구되어진다. 이 기법들 안에는 구조화된 피드백 메커니즘이 없고, 연구 참가자들과 직접적으로 공유된 지식을 얻는 필요조건도 없다. 전문가들이 수행하는 연구는 오직 전문가들의 제한된 집단에 의해 공유되는 지식체를 분배한다. 이 방법들은 이 연구에 참가하는 노동자들에게 변화를 주는 의도된 행위요소들이 포함되지 않고, 참가자들을 위한 학습과정을 창조적으로 고안하지 않았다. 반대로 참여형 행동연구는 참가자들 사이에 학습과정을 만들고 얻어진 지식과 경험을 적용하고 보급시키도록 설계된다.

참여형 행동연구의 제한점

참여형 행동연구의 어려운 점 중 하나는 모든 그룹들이 과정을 이해하고, 연구의 설계, 과정, 어떠한 결과들에 대한 그들의 기여가 타당하고 가치있다고 느끼는 것이다. 참여형 행동연구 연구자들은 다양한 집단에게 학술용어를 쓰면서 말하거나 연구용어에 대한 이해와 자료를 해석하는 것을 똑같이 추정하지 않도록 할뿐만 아니라, 아랫사람 대하듯 하거나 기술지상주의자처럼 보이지 않게 조심해야 한다. 이는 학자인 동시에 스스로 학습자이며 조력자로 보아야만 하는 참여형 행동연구 연구원들 일부의 섬세한 균형을 수반하는 것이다. 비록 시간을 소비할 지라도 노동자와 지도자들에게 작업장의 문제에 대해 듣고 배우는 것은 값진 것이다. 참여형 행동연구 연구원들에게 마찬가지로 시간 소모적일지라도 다양한 참자들이 과정을 통해 배우는 것을 도와줄 추가적 책임이 있다.

참여형 행동연구 접근적용의 또 하나의 어려운 문제는 노동자와 사업주 각 집단이 문제에 참여하여 합의를 도출하는 것이다. 이것은 연구원에게 어렵기도 하고 장시간을 요한다. 이 과정은 전문적 유형을 둔 연구에 비해 시간 소모적이다. 한 예로, 다양한 집단을 모두 참여시킬 수 있는 곳이 어디 있겠으며, 어느 단계에서나 합의를 이끌어 낼 수 있는가. 따라서 참여형 행동연구 방법의 자문적 과정은 양적 자료해석과 연구원의 시간소모라는 측면에서 보다 비용이 든다.

어떤 연구방법에서나 도입단계에서 잠재적인 편견이 존재한다. 이것은 다양한 문제들을 나열하여 정의하거나 무엇이 정치적 견해와 연관되어 더 중요한지 가려내는 작업에서 발생한다. 누군가 집단에 참여함으로써 특정문제를 더 강조한다면 결과는 왜곡된다. 단체 및 연합과 함께 일할 때 연구원은 한 집단의 정치적 사항에 묶여서는 안 된다. 연구팀은 모든 집단이 관련된 신뢰를 얻어야 하는데 만약 특정 집단의 이해에 얽혀 기울게 된다면 그들은 아마 다른 집단에서 신뢰를 잃게 될 것이다. 모든 문제가 나열될 수 있도록 하면서 세심한 균형을 유지하고 중립을 취하는 것이 중요하다.

또한 어떠한 변화과정 개발에서뿐만 아니라 연구자가 참가자 집단에 개인적으로 연루되어 편견이 생길 수 있는 위험 또한 있다. 연구원은 어떻게 과정의 변화를 밝혀내고, 어떻게 참여집단과 그 외 집단에게 적용하고 해석할 수 있는 결과를 찾는가에 영향을 받을 수 있다. 이해관계자 집단들이 변화과정이 어떻게 형성되는지 상상하도록 허락하며 거리를 두는 것에 대한 연습이 필요하다. 끝으로, 그들이 수행하거나 수행하지 않았던 결과에 영향을 받는 것은 노동자와 사업주이며 이는 변화가 수행되지 않았더라도 그들이 자각한 후에 변화를 가져올 수 있기 때문이다.

질적 자료이고 참여적 평가에 의해 얻어진 자료일때 특히 자료의 타당도와 신뢰도에 대해 논쟁이 있다. 참여형 행동연구에 의해 일반화된 정보는 연구원과 연구설계 참여자들 혹은 연구설계와 자료수집 및 참가자들을 도운 연구자와 같은 다양한 집단에 공개된다. 아마도 이것은 오늘날의 다원적 집단들에게 조직적 변화를 준다는 점에서 가장 큰 의미가 있을 것이다.

민간항공 노동자들의 스트레스와 피로의 원인 연구에 대한 참여형 행동연구의 사용

탑승수속직원들에 대한 연구는 국제적 캠페인의 탑승수속직원들의 전문직을 위한 연구와 보호, 승인을 포함하여 국제연합에 의해 진행되고 있었다. 2006년에 그들의 국제지부(200개의 나라에서 800,000명의 민간항공 노동자들을 대표하는)의 요청에 의해, ITF는 객실 승무원, 항공 교통서비스 노동자들, 지상 승무원들(지상 승무원들은 탑승수속 노동자들, 정비공들, 수화물 담당자들, 보안요원들, 요리조달자들, 청소부들, 티켓발매센터 직원들, 항공 주기장 노동자들)을 포함하여 모든 민간항공 노동자들 가운데 피로와 스트레스의 일반적 원인을 확인하기 위해 시도되는 세계적 연구프로젝트에 앞장섰다. 참여형 행동연구 기법을 사용한 연구에서 2000년도부터 2007년도까지 눈에 띄는 데이터를 모았을 때, 2001년 9/11은 민간항공 노동자들의 업무환경을 계속적으로 하락시켰다. 연구는 업무긴장감, 노력과 보상사이의 불균형, 감정적 노동, 일시적인 요소들, 그리고 불안정한 사회경제적 수치들의 측정에서 독특함을 나타낸다. 국제연합과 그 지부들은 세계적으로 광범위한 조사 프로젝트에 데이터베이스를 운영하고, 데이터를 기록하고 모으고, 광범위한 설문지를 출판하고, 복합적인 언어로 번역하고 3종류의 각각의 직업군에 대한 3종류의 개별화된 설문지를 만들고 연구자금 조달, 시간 및 연구설계, 연구의 개념틀을 명확히 하기 위해 세계적인 조사팀들의 조사원들과 계속적으로 만나며 소통, 대화를 유지하며 면밀하게 일하고 있다. 8개의 언어로 번역된 3개의 설문지들은 200개 나라의 ITF 지부들의 연합대표자들에게 보내졌다. 전세계에 걸쳐 멤버들의 필요에 근거한 국제적 연합은 이미 그 조사과정동안 한 캠페인 전략 사업을 하고 있고 그들의 세계적인 회원들, 특히 200개 나라의 노동단체교섭지부들에게 연구의 결과를 가능한 가장 폭넓게 보급하기를 계획하고 있다.

2007년 10월 주요 연구자들은 국제연합의 국제직업안전보건사업 그룹미팅에 참여하였다. 미팅에서, 조사자들은 설문지 개발과정에서의 용어표현 선별과 주요 쟁점을 명확히 하기 위하여 객실승무원과 지상근무자들을 대표하는 연합지부원들과 넓은 영역과 많은 시간을 직접적으로 일하는 것에 대하여 허락하였다. 그리하여 다양한 설문지들을 발행하고 정확한 단어선별을 위해 국제연합, 다양한 지부들, 조언가들이 몇 달에 결친 대화,토론(협의)을 계속하였다. 이와 같이 연구를 위임받은 연합의 합병된 회사의 기술적으로 지식이 많은 사람들의 개방되고 제한 없는 접근은 그 연구의 활성화를 촉진시켰고, 이것은 한 연구에 대한 광대한 집중적인 연구과정이며, 연구의 합의점 도출은 그 과정의 각각의 단계에 결정적이다. 연구는 2009년에 완료될 것이다. 연구의 결과와 정책권장에 관한 보고서는 International Transport Worker's Federation's civil Aviation Section(국제수송민간항공노동자부분)에서 이용할 수 있다. 연구논문의 결과를 사용하여 ITF와 그들의 세계적 지부들은 민간항공노동자들의 건강과 업무환경 개선을 위한 캠페인을 건설하고, 수행하기 위해 일 할 것이다. ITF는 또한 공항, 비행기 관리와 비행기 몸체 규정에 관한 업무에 연구결과를 사용할 것이다.

결 론

참여형 행동연구는 연구와 정책에 중요하다. 몇몇 역학자들은 참여형 행동연구를 "객관적이지 않은" 것으로 보고 도전할지도 모른다. 많은 역학자들은 참여형 행동연구에 관련되지 않으려고 한다. 이는 참여형 행동연구가 순수한 양적 결론 도달이 어려우며 더 많은 시간과 비용을 소모하기 때문이다. 기존 자료를 분석하는 것은 사람들과 대화하고, 합의에 도달하며, 실제적인 노동자의 건강 향상에 목적을 두는 것보다 훨씬 쉽다. 그럼에도 불구하고 확실히 중재를 기반으로 하고 공중보건과 작업환경에 대한 중재기반연구의 적절한 평가는 발전하고 있다. 산업보건이 "상아탑"안에 남아 있지 않기 위해 그 어느 때보다 역학자들과 다른 연구원들은 참여형 행동연구의 중요성을 인지해야 한다. 연구원, 사업주, 무역연합, 정책 입안자들은 오직 노동자와 함께 합동연구를 수행하도록 격려하고 지지할 때 연구가 발전할 수 있다.

참고문헌

1. Whyte, W. F., *Social Theory for Action: How Individuals and Organizations Learn to Change*, Sage, Newbury Park, CA, p. 272, 1991.
2. Deshler, D., and M. Ewert, *Participatory Action Research: Traditions and Major Assumptions*, 1995, available from: http://tdg.res.uoguelph...pdrc/articles/article.1
3. De Koning, K., and M. Martin (ed.), *Participatory Research in Health: Issues and Experiences*, Zed Books, London, UK, 1996.
4. Elden, M., Political Efficacy at Work: The Connection between More Autonomous Forms of Workplace Organization and More Participatory Politics, *American Political Science Review*, 75:1, pp. 43-58, 1981.
5. Dash, D. P. (ed.), *Problems of Action Research—As I See It*, Lincoln School of Management, United Kingdom, 1998.
6. Freire, P., *Pedagogy of the Oppressed*, Continuum Press, New York, 1970.
7. Elden, M, Sharing the Research Work: Participative Research and It's Role Demands, in *Human Inquiry: A Sourcebook of New Paradigm Research*, Reason, P. and J. Rowan (eds.), John Wiley & Sons, Chichester, UK, pp. 253-266, 1981.
8. Wallerstein, N. and M. Weinger, Health and Safety Education for Worker Empowerment, *American Journal of Industrial Medicine*, 22, pp. 619-635, 1992.
9. Mergler, D., Worker Participation in Occupational Health Research: Theory and Practice, *International Journal of Health Services*, 17:1, pp. 151-167, 1987.
10. Laurell, A., M. Noriega, S. Martinez, and J. Villegas, Participatory Research on Workers' Health, *Social Science and Medicine*, 34:6, pp. 603-613, 1992.
11. Hugentobler, M., B. A. Israel, and S. J. Schurman, An Action Research Approach to Workplace Health: Integrating Methods, *Health Education Quarterly*, 19:1, pp. 55-76, 1992.
12. Israel, B. A., S. J. Schurman, and M. K. Hugentobler, Conducting Action Research: Relationships between Organization Members and Researchers, *Journal of Applied Behavioral Science*, 28, pp. 74-101, 1992.
13. Ritchie, J., Participatory Research in the Workplace, in *Participatory Research in Health: Issues and Experiences*, De Koning, J. and M. Martin (eds.), Zed Books, London, UK, pp. 205-215, 1996.
14. Schurman, S. J., Making The "New American Workplace" Safe and Healthy: A Joint Labor-Management-Researcher Approach, *American Journal of Industrial Medicine*, 29, pp. 373-377, 1996.
15. Rosskam, E., *Excess Baggage: Leveling the Load and Changing the Workplace*, Baywood, Amityville, NY, 2007.
16. Rosskam, E., *Working at the Check-In: Consequences for Worker Health and Management Practices*, University of Lausanne, Lausanne, 2003.
17. Rosskam, E., A. Drewczynski, and R. Bertolini, *Service on the Ground: Occupational Health*

of Airport Check-In Workers, International Transport Workers' Federation, London, UK, 2003.
18. International Labour Office, *World of Work*, International Labour Office, Geneva, Switzerland, 2002.

제13장

도시철도회사(MUNI) 건강안전 프로젝트 26년 노사 공동연구*

The MUNI Health and Safety Project:
A 26-Year Union-Management Research Collaboration*

박 재 범

Ray Antonio, June Fisher and Ellen Rosskam

연구조사에서 밝혀진 사실과 권고사항이 문제에 대한 해결책이 아닐 수 있다. 그러나 그것들은 지침, 도구, 실제적인 논쟁과 변화를 위한 의제개발에 도움이 될 수 있다. 건강과 안전은 직업에 대한 단순한 안건이나 문제점 이상의 것이다. 건강과 안전은 단체협약에서 안건이 되고, 정치적, 경제적 안건이 될 것이 분명하다. 이것은 노동자를 보호하는 기준과 준칙에 관한 것이다. 건강과 안전문제는 모든 노동조합의 토대를 이루는 부분을 구성할 수 있고 지속적인 도전을 제공하는 조직적 문제이다. 건강과 안전은 모든 노동자들이 매일 마주치는 문제들에 대해 의견을 말할 수 있는 논리적이고 훌륭한 안건이다〔1〕.

의사로서 피셔는 작업환경의 건강위험을 감소시키거나 건강위험 요인을 연구하는 연구에서 노동자들과의 협력관계가 매우 중요하다는 것에 대해 깊이 이해하게 되었다. 그녀는 특히 국제적인 차원에서 심리학자들과 사회학자들이 수십년간 어떤 작업들을 해왔는지 직관적으로 알았다. 실제적으로, 작업장에서 노동자들이 의사결정 할 수 있는 권한이 주어지고 변화를 줄 수 있는 훈련과 도구를 제공하는 것이 작업환경을 개선하고 손상과 질

* 저자들은 연구에 크게 기여해 준 Len Syme, David Ragland, Birgit Greiner, Nik Krause에게 감사의 뜻을 전한다.

환을 감소시키는데 결정적인 요소라는 것은 분명한 사실이다[2].

고혈압과 심장질환은 다른 직업을 가진 노동자들과 비교하여 버스운전자들과, 운송담당자(transit operator)들 사이에 꽤 흔하다[3]. 도시의 대중교통체제에서 운전한다는 것은 끊임없는 긴장, 지속적인 갈등 조정이 수반된다. 공공의 안전을 최우선으로 하고자 운전자들은 빡빡한 일정에 맞추고 승객들의 요구와 만족에 맞추면서 점점 더 혼잡해지는 교통환경에 집중할 것이 요구된다. 버스기사들, 노동조합, 회사와 보건전문가들은 버스기사들의 고혈압과 심장질환의 만연과 근무환경 중의 스트레스의 관계에 관하여 오랫동안 관심을 가져왔다. 본 장에서는 버스기사이면서 노조위원장인 안토니오와 의대 교수인 피셔박사가 샌프란시스코의 도시철도회사(Municipal Railway, MUNI) 노동자들의 작업장 내의 문제가 샌프란시스코 운송작업자들에게 어떠한 건강 영향을 주었는지에 대해 기술하고자 한다.

이장의 첫 번째 부분은 안토니오가 작성하였다. 안토니오는 버스기사와 운송노동자조합 지부장으로 활동하다 은퇴하였다. 그는 노동조합대표이자 버스기사로서 샌프란시스코 도시철도회사의 노동자들의 스트레스 요인에 대해 그의 경험을 기술하였다.

이장의 두 번째 부분에서는 캘리포니아 대학(UCSF)의 피셔 박사가 버스기사들이 스트레스를 받는 근무여건과 노동자들에게 고혈압과 심혈관질환의 높은 유병률의 연관성을 조사하는 지속적인 작업을 기술하였다.

미 연방에서 운전기사들을 위한 건강검진을 2년마다 의무화하였음에도 이 연구 전에는 기사들의 근무환경이 건강에 미치는 영향이 일반적으로 무시되었다. 1970년대 후반 운송노동자조합 250A 지부의 안토니오와 동료들은 협상을 통해 정기건강검진보다 더 효과적인 검진을 받도록 샌프란시스코 도시철도회사와 계약할 수 있었다. 개선된 건강검진은 연방규칙을 충족하도록 되어있다. 이런 보다 효과적인 검진은 샌프란시스코 종합병원에서 피셔 박사의 주도하에 수행되었다. 개선된 건강검진을 처음 받은 1,000여명의 코호트를 조사한 결과 이 사람들은 고혈압 유병률이 높았다. 캘리포니아 대학, 버클리대의 동료들과 피셔 박사는 이런 개선된 건강검진을 지속적인 건강관리와 샌프란시스코 도시철도회사 작업환경의 스트레스 평가, 스트레스가 미치는 다양한 건강결과, 특히 고혈압에 미치는 영향에 관한 연구의 기초로 삼았다. 이러한 협력관계를 바탕으로 근무환경을 변화시키고 고혈압을 예방하고자하는 다양한 개선방법이 적용되었다. 그 결과는 그 당시에는 혼란스러웠고 예기치 않은 것이었다.

I. 버스기사의 생활 : 안토니오

나는 샌프란시스코 도시철도회사에서 생애 첫 일을 시작했다. 운송노동조합 250A지부는 샌프란시스코의 버스기사들을 대표하고, 나는 1974년 1월에 처음에는 버스기사로 고용되었다. 그 해 나는 전임 노조간부가 되었는데 처음에는 부당한 행위에 대해 불평하는 기사로서, 그리고 사무직으로, 그 다음에는 기록 담당자로, 회사 부사장으로, 마지막으로 재무담당으로 일했다. 1993년에는 노조대표로서 성공적인 이력을 위해 버스기사로 돌아가겠다고 결심했다. 이는 1974년에 버스기사로서 내가 처음에 근무하기 시작했던 이후 일어난 변화와 그러한 변화들이 기사들에게 미치는 영향들을 좀 더 잘 이해하기 위해서였다. 결국 노동조합간부로 안식년을 보낸 후 버스운전사로 복귀했다. 3년간 버스 운전 후 선거가 돌아왔을 때 노동조합 위원장 후보로 출마하기로 결심했고, 승리하여 2002년까지 2번 노조위원장으로 활동했다.

뉴욕 지하철 체제를 제외하고는 샌프란시스코 도시철도회사는 미연방에서 가장 강도 높은 운송체제를 운영한다. 2,500명 이상의 기사들이 일하는데 이들은 "운송담당자(Transit Operator)"로 불리는 것을 더 좋아한다. 그들은 그 유명한 샌프란시스코 케이블카를 비롯하여 경전철, 디젤버스, 전기버스, 셔틀버스, 세계 각지의 다양한 차량들을 운행한다. 이러한 운송수단들은 매일매일 하루 24시간 내내 운행된다. 이 장에서는 나는 버스기사가 되기 위한 조건, 버스기사로서 고용된다는 것이 어떤 것인지, 일단 고용되면 어떤 일을 하는지, 운송담당자들이 매일 마주치는 문제들에 대해서 기술할 것이며, 또 버스기사들의 고혈압에 대한 첫 번째 연구인 스트레스-고혈압 연구(Stress and Hypertension Study)에서 우리가 수행한 작업들을 요약할 것이다.

운송담당자로서 채용되기 위해서

도시철도회사에서는 운송담당자를 모집하기 위해 구인공고를 낸다. 이러한 공고에서는 작업에 필요한 특별한 조건(요구사항)을 명시하여 지원자들에게 요구되는 사항을 알린다. 운전자들은 일상적인 관리하에 근무하고 다양한 차량 운전능력이 요구된다. 구인공고에서는 승객들을 정해진 코스로, 안전하게, 제 시간에, 정중하게 모실 것 등을 비롯하여 핵심적인 업무들을 설명한다. 또 기사들이 지정된 정류장에 서고, 정류장과 환승지점을 안내하고, 관심지점을 알려주고, 승객이 요금을 지불하도록 하고, 교통정보를 제공하는 등의 역할을 설명한다. 기사는 운송 중 안전과 양질의 서비스를 제공하는데 최상의 직업의식을 갖도록 요구된다. 그들은 승객 운송 도중 발생한 어떠한 사고에 대해서도 보고서를 쓸 책임이 있다. 구인공고는 또 주말, 휴일에 어떻게 근무하는지 명시한다. 근무시간과 근무일자는 일년 중에도 여러 차례 바뀔 수 있다. 작업자들은 차량을 운전하고, 움직이는 장비를 이용하여 작업하면서 양손, 양발을 이용하여 반복 작업을 수행한다. 또 덥고, 춥고, 습하고, 비오는 날에도 일해야 하며, 먼지, 매연, 기름, 윤활유, 가스, 증기에 노출된다.

고용에 관련된 회사와 정부의 수많은 규칙과 조건들이 있고, 모두 존중되어야 한다. 예를 들어 시와 주를 대표하여 샌프란시스코에서 버스기사를 고용하는 도시철도회사는 기사들이 C형 운전면허 보유기간이 최소 5년 이상이어야 하고 좋은 운전경력을 유지하여야 한다. 좋은 운전경력은 최근 3년간 두건 이상의 운전위반이 없고, 무사고이며, 면허정지나 취소 경력이 없는 것으로 정의된다. 또 지원자는 사고, 술, 마약사용과 관련된 유죄판결을 받은 경력이 없어야 한다. 요구사항은 또 B형 영업운전면허를 획득한 자격을 포함한다. 이러한 조건들은 매우 까다롭다. 지원자들은 특별한 조건을 충족해야할 뿐만 아니라 다양한 시험에 통과해야만 한다. 일단 이러한 기준들이 충족되면 필기와 구술시험을 통과해야하고 여기에 도시철도회사의 35일간의 훈련기간을 거치면 모든 과정이 끝나게 된다.

회사의 최소한의 자격조건 외에도 주와 연방정부가 요구하는 의학적 조건이 있다. 캘리포니아주에서는 버스기사 지원자들이 채용시 건강검진을 받아 통과하고, 근무하면서 2년마다 정기적인 건강검진을 받아 통과해야 한다. 운전자들은 채용시에 조절되지 않은 고혈압이 있어서는 안된다. 또 관절질환, 근골격계 질환, 혈관 질환, 간질, 의식소실의 원인이 될 수 있는 심리적, 신경과적, 기질적, 정신적 질환의 과거력이 있어서도 안된다. 또 인슐린 주사가 필요한 당뇨병이 있어서도 안된다. 최근 연방정부는 사고 후 불법적인 마약사용이 의심되는 노동자를 대상으로 수시로 마약검사를 하고 근무복귀 기간이나 사고 후 관찰기간 동안에도 수시로 마약검사를 요구할 수 있는 법률을 통과시켰다. 이것은 주와 연방 수송국의 요구사항 중 몇 개의 예일 뿐이다.

버스기사의 임무

일단 버스기사로 고용되면 기사들은 다양한 조건에서 매우 빡빡한 일정으로 일해야 한다. 이 일은 매우 어렵고 때로는 위험하다. 그라델 박사는 이 직업을 세계에서 가장 스트레스가 많은 작업 중 하나라고 하였다. 그는 연구를 통해 운송담당자들이 건강을 해치는 가장 위험한 집단 중 하나라고 밝혔다. 그는 또한 국가에 상관없이 도시지역에서 버스운전과 다른 교통수단 운전의 문제점이 유사하고 건강영향도 유사하다 하였다.

어떤 이들은 운전은 다만 이 정거장에서 다음 정거장으로 버스를 운전하고 문을 열고 닫고 사람들을 타고 내리게 하는 단순하고 반복적인 업무라 생각한다. 그러나 실상은 이런 단순한 이미지와는 크게 다르다. 기사들은 매일 그리고 하루의 매순간 마다 그들의 일은 어렵게 하는 외부 스트레스 요인 뿐 아니라 내부 스트레스 요인과 지속적으로 마주친다.

기사들은 대부분의 사람들이 자고 있을 때 출근한다. 그들은 사람들이 정시에 출근하려고 버스정거장에서 기다릴 때 버스가 온다는 사실을 확신시켜야 한다. 기사들은 아침 4시부터 일을 시작하기도 한다. 출근하여 가장 먼저 하는 일은 역(station), 또는 구역(division)이라 불리는 곳에 보고하는 것이다. 구역에서 일과표(outfit)를 고른다. "일과표"는 그날 그 집단에게 부여된 특별한 지시사항, 그날의 교대와 일정으로 구성된다. 그들의 일정은 그날의 임무이고 그 임무에서 벗어나서는 안된다. 일정에 맞춰 시간에 맞게 운행하는 것은 기본이다.

일정은 기사가 A지점에서 B지점으로 운전하는데 걸리는 시간을 명시한다. 일정은 3가지 요소로 구성되는데 운전시간, A지점에서 B지점으로 가는데 걸리는 실제시간, 기사가 운행 중에 시간이 지연된 경우에 잃어버린 시간을 보충하는데 걸리는 보충시간이다. 또한 기사들이 "도중하차시간(layover time)" 이라고 부르는 것이 있는데 이는 다음 출발 일정 이전에 남는 시간이다. 두 개의 운행이 있는데 하나는 내선이고 다른 하나는 외선이다. 각각의 운행의 일정은 이런 세가지 요소를 포함한다.

기사들은 빡빡한 일정에 맞추느라고 받게 되는 압력과, 역시 빡빡한 일정 때문에 정해진 휴식을 취할 수가 없다는 것을 호소한다. 휴식시간은 대개 자주 있지도 않거나 없기도 하다. 근무시간 동안 기사는 최대 20개의 운행을 소화해야 하는데 각각의 운행은 내선과 외선운행으로 구성되어있다. 안전한 운행을 위해서 필요한 시간이 부족하다는 것이 기사들이 지적하는 보편적이고 핵심적인 문제이다.

분할근무(Split Shifts)

기사들은 반복되는 이른 또는 늦은 순번의 교대근무에 적응해야 한다. 분할근무는 중간에 긴 휴식이 있는 아침과 오후/저녁 교대의 결합이 가장 보편적이다[3].

전형적으로 도시의 기사들은 하루에 12~15시간 일한다. 분할근무란 오전 임무 중 2시간 동안 무임금의 시간이 있는 것이다. 샌프란시스코의 생활비는 매우 높아서 많은 사람들이 교외에 살면서 일자리까지 출퇴근해야 한다. 기사들은 6시까지 직장에 도착하기 위해 오전 5시면 자기 집을 출발한다. 만약 분할근무를 한다면 기사들이 자기시간이라 할 수 있는 2시간 동안 보수를 받지 않는다. 그러므로 분할근무를 하는 날에는 오전 6시부터 오후 6시까지 운행하는 동안 오전 11시부터 오후 1시까지 무급으로 휴식한다. 12~15시간의 근무시간이 오후 6시에 끝나면, 교통 상황 때문에 퇴근하는데 2시간 정도 걸린다. 따라서 기사들은 24시간 중 15시간을 집 밖에서 보내는 것이다. 버스 기사들은 비정상적인 교대근무와 긴 근무시간으로 인한 부정적인 영향들로 고통 받고 있다. 버스기사들에게 낮 시간만 일하는 경우는 없다.

사회적 지지의 부족

긴 근무시간, 자주 바뀌는 근무, 교대근무에서 오는 스트레스 외에도 버스 기사들은 그들의 운행책임자들의 지지 부족으로 고생한다. 작업책임자들의 임무는 버스기사들이 효율적인 운송을 할 수 있도록 돕는 것이다. 그러나 작업책임자들은 때로는 적극적이고 전문적으로 일하기보다 경찰관처럼 기사들의 사고나 규칙위반을 찾아 관리자에게 보고하여 벌을 주곤 한다. 기사들은 극히 사소한 결점을 포함하여 종종 부당하게 보고된다. 예를 들어 일정보다

2분 먼저 운행한 것이 회사에서는 규칙위반이다. 만약 거기 운행책임자가 모퉁이에 있다가 기사가 일정보다 2분 먼저 운행하는 것을 보면 책임자는 "기사, 지금 몇시지?"라며 정확한 출발시간이 될 때까지 버스를 잠시 멈추게 하며 질문할 수 있다. 이것이 기사와 공공대중을 위한 길이다. 그러나 그 대신에 이따금 책임자는 기사가 규칙을 위반하였다는 보고서를 관리자에게 보내어 관리자가 기사를 처벌할 수도 있게 한다.

버스 운전은 승진의 기회가 없는 작업이기도 하다. 실질적으로 경력 개발의 기회가 전혀 없고 감독직은 드물다. 아주 드문 인센티브들은 높은 경력의 운전자들에게만 해당되고, 좀 더 좋은 시간에 근무하고, 더 좋은 날에 쉬고, 더 좋은 업무 할당량을 받고, 더 나은 급료를 받을 수 있다. 오랜 경력이 없는 기사들은 이러한 혜택을 부여받지 못한다. 관리 방법 또한 문제가 될 수 있다. 수송업계에서 관리직에 있는 사람들은 대부분 좋은 관리법을 교육받지 못했다. 관리자들은 승객을 고객으로 보고 고객이 항상 옳다고 간주하기 때문에 징계 위주 규칙을 적용한다. 그러므로 기사는 어떤 상황에서도 잘못됐다고 간주된다. 좋지 못한 관리 교육은 실제 나쁜 관리를 야기하며, 적대적인 노사관계로 이어진다.

대중교통관리

승객들을 다루는 것은 기사들에게 도전이다. 매일매일 매우 다양한 상황과 어려움이 발생하고 어떤 것들은 폭력적이고 위협적이다. 예를 들어 요금을 내지 않으려는 승객, 시비를 거는 승객, 시스템을 어기거나 남용하려는 승객이 있다. 또 다른 문제는 샌프란시스코에서는 많은 승객들이 대중교통을 움직이는 쓰레기통으로 여긴다는 것이다. 그런 승객들은 음식물, 음료수와 모든 종류의 쓰레기를 의자와 바닥에 버린다. 이런 행동들은 버스를 타고 매일 통근하는 노동자를 포함하여 대중들에 의해 끊이지 않는다. 출퇴근용으로 버스를 타는 승객들이 버스에 신문을 가지고 와서 읽고는 놓고 내리는 일은 흔하다. 때때로 이런 승객들 때문에 버스 안에 쓰레기들은 심각하게 쌓일 수 있다. 그러나 문제는 거기서 그치지 않는다. 버스에 타는 새로운 승객들은 쓰레기에 짜증이 나게 되고 버스기사가 대처하기 어려운 사고가 발생할 수 있다. 버스기사들은 수시로 버스를 청소해야 하는데 이는 근무 중 일어나는 부가적인 스트레스 요인으로 원래의 근무 요구사항이 아니다.

종종 버스 결행으로 인해 생기는 승객 과적과 과밀에도 문제가 있다. 산업계에서는 이것을 "리더 부재(missing leader)"라고 부르는데 이것은 버스 노선 위의 모든 버스는 "리더"역할을 하는 선행 버스의 "추격자"가 되기 때문이다. 사고, 고장, 운전자의 지각과 질환 등으로 인해 버스 결행이 생기면 승객들은 오래 기다리며 화를 내게 되고 타게 된 버스의 운전자에게 "대체 어디 있었어요? 제대로 일하지 못하겠어요?"등의 말로 화를 표출할 수 있다. 버스 결행에 대해 뒤따르는 운전자의 책임은 없으나, 결과적으로 승객들의 욕설, 괴롭힘, 위협에 시달릴 수 있다.

결행으로 인해 버스가 과밀해지면 다른 문제가 생길 수도 있다. 늦게 도착한 버스로 인해 과민해진 승객들은 과밀에 대해 더 민감해지고, 간혹 통제되지 않는 승객들이 운전자에게 육체적 위협, 공격, 습격을 가할 수 있다. 또한, 청소년이 버스에서 노인을 괴롭히고 다른 승객들에게도 피해를 끼치는 문제도 있을 수 있다. 일부 대중교통에는 운전자가 필요할 때 경찰이 적절한 도움을 줄 수 있으나 대개 개별 버스의 안전을 보장하기는 어렵다. 샌프란시스코의 도시철도회사는 경찰의 교통안전부에 의존하고 있으나 모든 버스에 경찰이 동승하는 것은 불가능하다. 그러므로 긴급한 도움이 필요할 때 즉각 대응할 수 없다는 문제가 있다. 이런 어려움을 동반하는 다양한 상황들은 버스 운전자들에게 극도의 스트레스 요인이 될 수 있고, 건강 악화에 영향을 미칠 수 있다.

교통과 교통수단의 스트레스 요인들

교통에서 유래되는 스트레스 요인들은 교통시스템이나 운전자가 조절할 수 있는 범위를 벗어나 있다. 운전자 개인이 교통상황에 대해서 할 수 있는 것은 아무것도 없다. 그러나 승객들은 버스가 완벽하게 요구에 부응하며, 자가용만큼 빠르고 택시만큼의 서비스를 제공하기를 기대한다. 길이 패인 곳이나 공사 중인 곳 등 도로 상태의 문제도 작용한다. 버스전용차선이나 카풀 이용자들과 버스가 운행할 수 있는 다이아몬드 차선 등은 간혹 그 이외의 차량들이 끼어들어 혼잡해지기도 한다. 이런 모든 상황들이 운전자에게 스트레스를 일으키며, 통제할 수 없는 상황이다.

디자인과 관리가 잘못된 장비들은 샌프란시스코의 대중교통 운전자들이 매일의 일과에서 직면하게 되는 또다른 스트레스 요인이다. 운전자들은 계속 육체적 작업을 하며, 운전 중 도달하기 어려운 곳으로 차를 움직이기 위해 부자연스런 자세로 비틀거나 회전하는 동작을 취하게 된다. 부자연스러운 자세와 움직임은 운전자들의 등과 허리, 어깨, 무릎, 다리에 악영향을 줄 수 있다.

버스 운전자들은 화장실을 가거나 식사를 할 기회가 제한되어 있거나 거의 없을 때가 많다. 버스가 멈추고 운전자가 개인적 용무를 보고 오거나, 샌드위치를 사들고 오는 것을 시민들이 보게 된다면 버스 회사에 항의할 수 있고, 그에 따라 운전자들이 징계에 처해질 수 있다.

운전자들은 항상 도로의 경사와 싸우게 된다. 도로들은 빗물이 하수구로 잘 흐르도록 경사지게 설계되어 있고, 버스는 바깥 오른쪽 차선으로 운행하여야 하여 경사의 영향을 더 많이 받는다. 버스를 똑바로 유지할 수 있도록 운전자는 핸들을 왼쪽으로 계속 끌어당기게 되고, 지속적인 무리한 자세는 근골격계의 긴장과 만성적인 요통을 일으킬 수 있다.

운전자들은 도로의 다른 교통수단들과 함께 달리는 데에서 어려움을 느끼며, 자전거가 도로 가운데서 달릴 수 있게 된 이후 더욱 힘들어졌다. 운송 트럭들이 길가에 주차되어 있는 경우 그것들을 피해 돌아가다 사고의 위험이 높아진다. 트럭, 택시, 자전거, 그 외의 모든 교통수단들이 도시교통에서 경쟁적으로 달리고 있으며, 이는 교통체증으로 인한 짜증을 유발한다(road rage). 위의 요소들을 제쳐놓고서도, 날씨, 정치행정적 환경, 미디어에 비추어지는 버스 운전자에 대한 부정적 이미지, 전반적인 경제적 여건 등이 운전자들의 스트레스를 가중하며, 지속적으로 건강과 안녕에 위해를 끼친다.

현장에서의 추천사항

운송담당자들은 좋은 건강상태로, 전과기록 없이, 좋은 운전경력을 증명하여, 결백하고 깨끗한 상태로 입사하게 된다. 그러나 일을 시작하게 되면 직업의 특성과 힘든 직무환경이 심각한 건강문제를 야기할 수 있다. 또한 이런 건강문제들은 총체적으로 교통시스템의 기능에 문제를 일으킴과 동시에 개인의 생산성, 동기부여, 정서, 노동자 교대근무, 결근, 산재, 사고, 건강관리비용, 보험비용, 초과근무비용, 가정생활, 가족의 유대관계 등에 심각한 악영향을 주게 된다.

문제 규명과 해결, 중재, 정책적 차원에서의 변화를 위한 노력은 진행 중이다. 많은 변화들이 샌프란시스코에서 시도되었으나, 더 연구가 필요한 두 가지 결정적인 문제가 있다. 첫번째, 운전자들은 다른 직업과 달리 법적인 기준에 의해 근로시간, 초과근무, 휴식시간 등을 보장받지 못하고 있다. 미 자동차관리국의 규정은 운전자들이 연속 12시간에서 15시간 동안 일하는 것을 허용하고 있다. 두번째, 실제 버스 운행시간이 얼마나 되는지에 대한 정확한 기준이 없어 운전자들은 영구적으로 꽉 짜인 일정으로 일하게 된다. 장애인과 노약자는 개별적인 배려를 필요로 하며, 복잡한 교통상황에서 질서를 지켜야 하는 상황은 특히 바쁜 시간대에 빡빡한 스케줄에 맞춰야 하는 상황과 충돌을 일으킨다. 하루 12시간 버스를 운전하는 일은 매우 높은 스트레스를 유발한다. 도시와 교외에서 이런 힘들고 스트레스가 높은 상황을 하루 종일 견뎌야 하는 운전자들은 건강과 안녕을 유지하기 위해 규정된 휴식시간보다도 더 많은 휴식시간이 필요하다.

II. 샌프란시스코 도시철도회사 스트레스 – 고혈압 연구 : 피셔

1970년대에, 안토니오는 대중교통 운전자들에게 심장발작 발생률이 높은 경향을 관찰하였고 이에 대책이 필요하다고 생각하였다. 많은 운전자들이 연구에 참여하여 작업의 체계를 이해하는데 많은 도움을 주었다. 노조에서는 버스 운전자의 높은 심장발작 발생률을 확인하기 위하여, 앞서 많은 기관에 의해 다양한 환경에서 실시되었던 건강검진 결과를 조사하려고 하였다. 이 건강검진의 질은 편차가 클 수밖에 없었다. 노조에서는 회사와 협의하여 검진을 일원화하여 샌프란시스코 종합병원에서 실시하도록 하였다. 나는 이 시점에서 참여하여 이 의무적인 검진 결과를 건강조사를 목적으로 이용할 수 있게 되었다. 우리의 연구는 이 분야에서 미국 유일의 연구였으며 노–사 합동으로 28년간 진행되고 있다. 이런 건강검진은 400~500만 건이 해마다 미국에서 시행되고 있다. 이 대량의 자료들은 근거 기반의 정책을 수립할 수 있는 엄청난 잠재성이 있지만, 불행하게도 이 자료들은 연구에 충분히 이용되지 못하고 있다.

공공의 안전에 기여하는 가장 중요한 요소로, 운전자들은 근로 중 항상 적절한 경계를 유지해야 한다. 모두가 안전에 대해서 어느 정도 생각하고 있지만, 운전자들은 말하지 않아도 항상 안전에 대해 의식하고 있어야 한다. 항상 긴장도를 유지하는 일은 운전자의 신체에 생리적인 영향을 끼친다. 매 순간 운전자들이 경계하고 있거나 명료한 정신을 유지하고 있어야 한다는 사실은 의문의 여지가 없다. 당신이 버스를 타면, 그들의 긴장은 더욱 눈에 띈다. 우리는 전세계적으로 이런 스트레스가 많은 버스 운전과 고혈압의 높은 발생률에 대해 연구해 왔다.

이 절에서는 연방정부 차원에서 진행된 건강검진의 간략한 서술과 진행되고 있는 샌프란시스코 도시철도회사 스트레스-고혈압 연구의 시작에 대해 언급할 것이다. 상충되는 결과들도 있으나, 버스 운전자의 직무스트레스와 고혈압에 관련이 있다는 관찰 결과에 중점을 둘 것이다. 마지막으로 이 장에서는 안토니오가 앞서 언급한, 운전자들이 마주치게 되는 어려운 근로환경을 개선하기 위한 샌프란시스코의 독특한 프로그램인 앰배서더 프로그램(Ambassador Program)에 대해 설명할 것이다. 이 프로그램은 장기간의 노학협력(labor-research collaboration)의 결과이며, 지속 가능한 개선과 정책적 차원에서의 변화를 위한 노조의 조직적 노력이 결합된 연구결과이다.

공공안전과 영리적 격년제 운전면허 건강검진

연방정부교통국에서는 공공안전을 위해 대중교통 운전자들이 의무적으로 2년마다 건강검진을 받도록 하고 있다. 영리적 운전면허를 가진 사람들을 대상으로 한 비슷한 제도가 다른 나라에서도 시행되고 있다. 이런 검진의 존재는 "건강 노동자 효과", 즉 노동자들이 일하지 않는 사람보다 평균적으로 더 건강할 가능성이 높은 현상을 일으킨다. 검진을 통해 건강에 문제가 있는 사람들이 점차 배제되기 때문이다. 빈자리는 건강한 신규 직원들로 채워지고, 그래서 버스 운전사들은 경찰, 소방관 등의 잘 알려진 직업들과 함께 건강한 사람일 확률이 높다. 그러나 이런 건강검진들은 직업적 요인이 운전자들의 건강과 안전에 끼치는 영향에 대해서는 무시하고 있으며, 교통국은 운전자들에서의 고혈압에 대해서 조사하지 않았다. 수백만 건의 건강검진이 해마다 시행되지만 이는 운전자들의 작업환경에 의한 건강조사에 이용되지 않았다.

버스 운전자들에게 있어서, "건강 노동자 효과"와 격년제 건강검진은 직업이 건강에 미치는 영향을 평가하는 데 중요한 요소이다. 버스 운전자들은 다른 대부분의 직업 노동자보다 좋은 건강상태로 일을 시작한다. 5년 정도가 지나면, 운전자들은 고혈압과 심혈관계 질환을 비롯하여 우려할 만한 심각한 건강상의 징후들을 보이게 된다. 이런 부정적 건강상태와, 그들이 근로를 시작한 시점에서부터의 만성적 직무 긴장이 진행되는 시간적 틀의 관점에서 보면 5~6년 정도 높은 직무스트레스가 지속되면 우울증이나 신경쇠약을 유발할 수 있다. 간단히 말해서, 매우 건강한 상태였던 버스 운전자들이 직업 종사 5년 만에 만성적이고 심한 직무 긴장으로 인해 나쁜 건강상태로 변한다는 것이다. 버스를 운전하는 일은 운전자에게 수입을 얻게 하지만 그 대신 상대적으로 단기간 내에 건강을 희생하게 된다.

샌프란시스코 도시철도회사 스트레스-고혈압 연구

1976년, 안토니오와 운송노동자노조(Transport Workers' Union, TWU)는 도시철도회사와 건강검진을 일원화할 것을 협의했다. 그 시점으로부터 샌프란시스코 종합병원의 연구팀은 수천개의 검진자료들을 검토하고 평균 이상의 고혈압을 보인 케이스들을 찾아냈다. 운송노동자노조 Local 250A, 도시철도회사, 캘리포니아대학의 연구자들은 직무스트레스원이 고혈압과 그 외의 질병의 원인이 될 수 있는지에 대해 연구를 시작했다.

이 합의로 우리 모두는 교육을 받아야 했다. 노조와 경영자 측은 좋은, 그리고 효과적인 검진의 필요성과 목적에 대해 알아야 했다. 우리는 우리의 연구대상이 각 개인에 대한 것이라기보다 집단을 대상으로 한, "역학적"인 것이라는 것을 인지하고 복잡한 데이터 수집, 확률적 분석 등이 중요하다는 것을 알았다. 가장 어려웠던 부분은 좋은 연구에 드는 많은 비용, 그리고 직업과 관련한 건강 연구 지원에 관한 예산이 없다는 것이었다. 연구원들도 도시철도회사의 운용, 교통시스템이 작동하는 방식, 운전자들의 작업과, 그리고 작업에 대한 그들의 인지에 대해 배웠다[1].

우리가 노조와 함께 연구를 시작했을 때에는 버스 운전과 심혈관계 질환에 관련된 연구는 2개밖에 없었다. 모리스, 헤디, 라플[4, 5]에 의한 유명한 연구는 영국의 31,000명의 남성 버스 운전자들을 대상으로, 관상동맥질환의 발생률이 일년에 천 명당 2.7명이고 이는 버스 차장의 1.9명에 비해 높다는 것을 밝혔다. 저자들은 이 두 그룹 사이에 육체적 활동의 차이가 있다는 것을 밝혔다. 차장들은 2층 버스의 계단을 오르내리나, 운전자들은 대개 계속 앉아 있었다. 다른 연구는 러시아 문헌에서 요약본을 찾을 수 있던 연구로, 고혈압이 있는 소규모의 버스운전자에 대한 연구였다[6]. 그 이후, 전세계적으로 60개 이상의 연구가 진행되었다[3]. 라그란드 등[7]은 버스 운전자들은 다른 직종에서 무작위로 추출한 표본에 비해 고혈압 유병률이 높다는 것을 밝혔다. 1991년 스웨덴의 연구는 관상동맥질환의 발생률이 버스와 전차 운전자에서 18%이나, 대조군에서는 6%라는 것을 보였다[8]. 왕과 린의 최근 연구에서[9], 타이완 남성 버스 운전자들은 같은 회사의 숙련공들에 비해 고혈압 유병률이 유의하게 높았다(56% vs 31%).

수 개의 연구들이 버스 운전자들이 근골격계 질환 유병률, 전반적 건강문제, 가족문제, 건강 위험행동이 일반 인구집단에 비해 높다는 사실을 규명했다[10~12]. 입원율을 연구한 덴마크의 연구는, 다른 어떤 직업보다 운송담당자들의 입원율이 가장 높다고 보고했으며, 심혈관계 질환이 가장 흔한 원인이었다. 결과적으로, 덴마크 입법부는 체계적인 개선을 위한 예산을 배정했고, 이는 매우 드문 경우이다[13].

고혈압, 버스 운전자, 스트레스가 심한 직무

버스 운전자들에게서 관찰된 심혈관계 질환의 높은 발병률은 놀라운 것이었다. 우리의 목표 중 하나는 노조와 사용자측과 협력해 버스 운전과 심혈관계 질환의 위험 증가 간의 관련성의 본질에 대해 밝히는 것이었다. 운전자와 동승하여 관찰하면서, 연구자들은 이 직업이 다음 요소들을 포함해 매우 스트레스가 심한 일이라는 것을 알아냈다 : 예정된 시간에 맞추기 위한 지속적인 페이스 유지, 앞서 언급했던 교통상황이나 승객을 돕는 과정에서 손실된 시간을 보충하는 것, 중간의 보수 없는 강제적 2시간의 휴식을 포함한 12시간의 분할 교대, 정적인 앉은 자세와 반복적 움직임으로 인한 인간공학적 위험, 도시 교통의 유해 물질에의 노출, 감독자, 경영자, 승객들과의 적대적인 상황에 마주하는 것들이다.

물리적인 요소 외에도, 정신적인 스트레스 요인들이 버스 운전자들의 혈압 상승에 중대하게 기여하는 것으로 나타났다. 직무 긴장 즉 낮은 직무 통제력과 동반된 높은 직무요구가 나이, 인종, 콜레스테롤, 흡연 등의 위험인자를 보정한 후에도 관상동맥질환의 유병률과 발생률의 증가와 유의한 관련성이 있었으며〔14~16〕, 고혈압과도 관련성이 있었다〔17〕. 우리가 시행한 버스 운전자에 대한 연구 중 하나는, 평균적으로 높은 고혈압 발병이 증명되었으나, 스스로 보고한 직무 긴장(높은 직무요구와 낮은 의사결정 권한으로 정의된다)과 고혈압 유병률 사이에는 관계가 없었다〔18〕. 그러나 그레이너, 크라우제, 라그란드〔19〕에 의한 최신 연구는 스트레스 요인에 대한 개인의 자가 보고와 함께 객관적인 평가를 포함시켜야 고혈압을 예측하는 데에 도움이 될 수 있을 것이라고 하였다.

관찰적 인터뷰를 통해 조사한 직무 장애와 시간에 대한 압박을 나타내는 객관적인 지표는, 나이, 성별, 고령 정도를 보정한 후에도 고혈압을 예측할 수 있는 인자로 작용했다. 그러나 스트레스의 강도와 빈도에 대한 자가 보고서에 의존한 대부분의 주관적인 지표들은 고혈압과 양의 상관관계를 보였으나 유의하지 않았다〔19〕.

두 연구의 불일치에 대해 가능한 두 가지의 설명이 있다. 첫번째, 한 직업군 내에서는 직무요구나 의사결정권한의 객관적인 편차가 충분히 크지 않을 수 있다[20]. 두번째, 직무요구, 의사결정권한, 직무긴장도는 대개 카라섹의 직무내용 설문조사표(JCQ)에 의해 주로 측정된다. 이 설문에는 일반적으로 모든 직업들에 적용될 수 있는 질문들이 포함되어 있다. 그러나 한 직업 내에서 연구를 진행할 경우, 직업 특수 문항(예 : 버스 운전자의 시간 제약)이 더 편차를 크게 할 수 있으며, 건강상태를 더 잘 예측할 수 있다.

대중교통 운전자들의 작업환경이 높은 고혈압 유병률과 관련이 있는지 탐색하기 위해서는, 인종, 낮은 사회경제적 상태, 근무시간, 대처능력 등 알려진 위험인자들을 고려해야만 한다. 고령의 아프리카계 미국인 운전자들은 백인종 운전자들에 비해 고혈압 유병률이 높아 인종적 영향이 있음을 시사한다. 40~49세 연령대를 제외하고는, 도시철도회사 운전자들은 다른 모든 비교그룹에 비해 높은 유병률을 보였다.

고혈압이 있는 운전자와 없는 운전자를 비교했을 때, 고혈압이 있는 군이 높은 퇴직률을 보였고 결과적으로 교통시스템에 추가적으로 수백만 달러가 들게 된다. 또한 운전자들은 체중이 늘고, 흡연량과, 비번일 때 음주량이 늘어나는 것을 보였다. 음식섭취, 음주, 흡연 증가는 얼마간은 마음을 편히 하고자 흔히 이용되는 부적절한 대응 행동이다. 어떤 버스 운전자들은 정기적으로 6캔의 맥주를 마신다고 보고되고 있다. 기사들은 근무시간 때문에 집에 자주 가지 못하고 가더라도 아이들이 깨어 있는 시간에 가기 어렵다. 버스 운전은 노동자들뿐 아니라 그 가족들까지도 직업에 대해 값비싼 대가를 지불하고 있다.

개입과 사회심리학적 스트레스 : 학계, 노동계, 경영계

도시철도회사 안전보건사업은 연구사업을 촉진시키기 위해 노동자, 경영계, 연구자들로 이루어진 실행위원회를 통해 시행된다. 이 사업은 작업자 개인의 행동보다 작업환경을 생각하게 되었다. 이 사업의 시행으로 결의안 49,[a] 노사계약 변경, 다른 운송노조를 위한 국가적인 모델 개발 등을 포함한 여러 긍정적인 결과를 이끌었다.

상업용 트럭 운전사들에서 일(work)이 심혈관계 질환과 피로에 영향을 준다는 여러 문헌에도 불구하고 고혈압과 피로에 관한 연방정부교통국의 최근 활동은 오직 개인의 행동에만 초점이 맞추어져 있다. 고혈압, 흡연, 음주 등 개인의 건강행태가 고혈압 유병률에 기여하기는 하지만, 일의 부담으로 인한 부적절한 대응 기전도 존재한다. 면밀한 연구에 따르면 객관적인 직무스트레스와 고혈압 유병률과는 강한 양의 상관관계가 존재한다.

최근 장시간 근무, 초과근무, 피로의 영향을 공동으로 연구하는 국제적인 네트워크가 있다. 〔그림 1〕은 '국제운송노동자'의 "피로감소" 캠페인에 사용되는 로고이다. 해마다 시행되는 피로감소 캠페인은 세계 수백만 운송노동자들의 근로 조건을 개선하도록 유도하고 있다. 불행하게도 미국의 운송노동자들은 이 캠페인에 참가하고 있지 않다. 그 이유는 이 캠페인의 참여하면 생계에 중요한 초과근무 수당 지급에 영향을 줄 수도 있다는 불안 때문이다. 이는 미국의 운송노동자들이 직면하는 딜레마이다. 장시간의 노동이 고혈압과 심혈관계 질환을 증가시킨다는 연구〔3, 21〕가 있지만 한편으로 경제적으로 생계를 유지하기 위하여 초과근무를 포함하여 장시간 일하도록 강요받고 있다. 도시철도회사 운전자들이 어떻게 급여를 받고 있는지에 대한 예를 보면 미국에 왜 이런 딜레마가 존재하는지 명확해진다.

도시철도회사 운전자들의 급여는 상위 2개 운송시스템의 평균에 기반하고 있다. 이 시스템에 의하면 도시철도회사 운전자의 급여는 그 평균을 초과할 수 없으며 이는 도시철도회사 운전자들의 급여를 효과적으로 벤치마킹되는 다른 두 시스템의 경제적 성과로 제한할 수 있다. 이는 다른 운송시스템이 잘

a) 결의안 49는 버스 기사들을 위한 국가보건센터 건립에 대하여 다루고 있다. 이는 2000년 전국운송노동자공회(Transport Workers' National Convention)에서 통과되었으나 센터 설립에 필요한 예산이 책정되지 않았다.

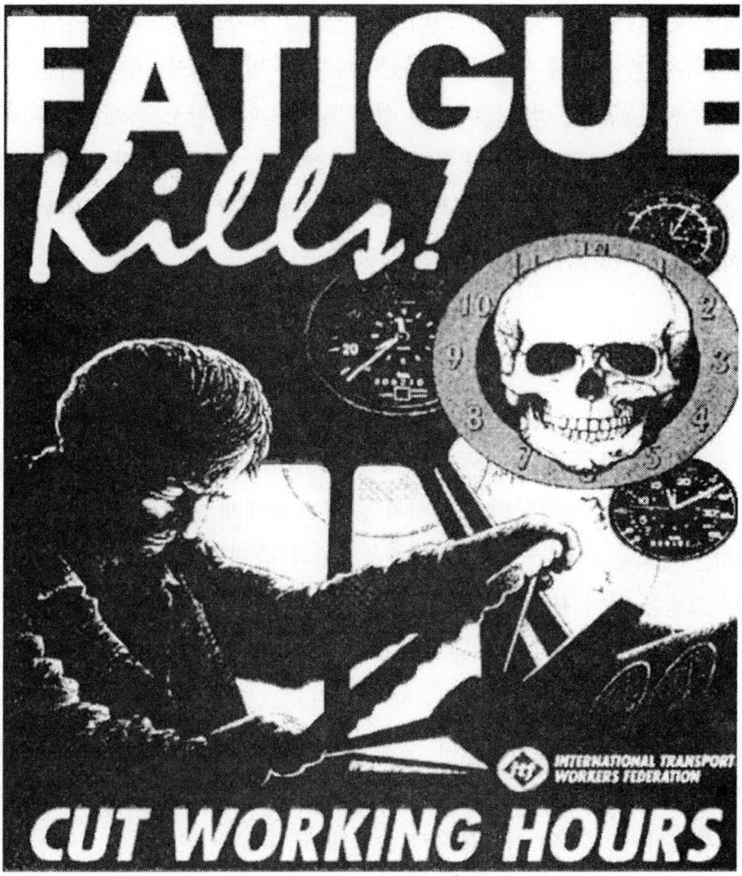

〈그림 1〉 피로와 죽음

작동하지 않는다면 도시철도회사 운전자들의 급여도 삭감되는 것을 의미한다. 전반적으로 협상의 여지가 있다 하더라도 도시철도회사 운전자의 급여의 대부분은 고정적이다. 도시철도회사 운전자의 급여는 가족들의 생계를 잇기에도 부족하여 생존을 위해서는 맞벌이가 필요하다. 이런 운전자들의 급여체계 때문에 운전자들이 초과근무가 필요하다. 피로 감소 캠페인은 근무시간을 하루 8시간으로 제한하는데 목적이 있지만 이렇게 해서는 운전자 가족이 경제적으로 생존하지 못한다. 그러므로 운송노동자조합은 피로 감소 캠페인을 지지하지만 생존에 필요한 초과근무수당을 받지 못할 수 있다는 가능성 때문에 운전자들에게 받아들여지기 쉽지 않다. 피로 감소 캠페인이 미국에서 적용된다면 초과근무와 분할근무가 없어지겠지만, 노동자들의 임금에는 직접적으로 악영향을 준다. 초과근무를 하지 않고도 생계를 유지할만한 급여를 보장하는 것이 한가지 분명한 대안이 될 수 있다.

앰배서더 프로그램

크게 환영할 만한 노사 합동 활동으로 도시철도회사 앰배서더 프로그램이 있다. 이 활동은 도시철도회사 기사와 승객 모두에게 희망적이다. 프로그램의 전반적인 목적은 서비스, 작업환경, 운전자와 승객들의 관계의 개선에 있다. 이 프로그램은 지역 운송노동자조합, 샌프란시스코 자치 철도, 승객 대표의 동의와 공동 노력, 도시 운송노동자들의 건강과 안녕을 위한 의사와 연구자들의 전문 지식과 염려로 이루어졌다. 앰배서더 프로그램은 시범사업으로 처음에는 12개 노선에서 집중 실시되었다. 처음 이 프로그램이 고안되었을 때 시간이 지나면서 시스템이 작동하여 쉽게 진행될 것으로 예상되었으나 프로그램의 시범단계에서의 비용과 어려움으로 그렇게 되지 않았다.

이 프로그램의 핵심 안건은 다음과 같다.

- 운송담당자 수 최대한 늘리기
- 운전자들의 충분히 회복할 수 있는 시간을 확보하도록 근무시간표 현실적으로 개정
- 작업 차량에 제공되는 장비 개선
- 작업자들의 교육과 자질 향상, 단지 차량을 한 장소에서 다른 장소로 이동하는 작업이 아니라 운송서비스를 제공하도록 노력. 숙련된 작업자는 그의

기술을 동료들과 공유하고, 지도할 수 있는 "운행지도사(line trainer)"가 되는 기회를 제공한다.

- 어떻게 시스템이 작동하고 어떤 서비스를 기대할 수 있는지 승객들을 교육. 앰배서더 프로그램은 작업자들에게 승객에게 다가가는데 필요한 도구, 재료, 교육을 제공할 것이다.

이 프로그램은 22-필모 버스 라인에서 시작되었다. 모든 이들이 업무계획, 승객부담, 안전, 스트레스와 같은 문제들과 관계되었다. 이런 문제들을 해결하고 보다 나은 작업환경을 창출하기 위해 22-필모 라인에 3대의 버스를 추가 배치하였다.

불행하게도 한 문제를 해결하려고 하면 예상하지 못했던 새로운 문제가 다른 분야에서 나타났다. 예를 들면 22-필모 라인에 버스를 추가로 투여하면 다른 노선의 버스가 줄어들었다. 여분의 버스나 운전자가 없었기 때문이다. 따라서 22-필모 라인의 문제를 해결하려고 하면 버스가 줄어든 라인에(의) 새로운 문제가 발생하였다. 이런 시도들은 업무계획, 승객부담, 안전, 새로운 라인에서 일하는 운전자가 받게 되는 스트레스 등에서 문제를 일으켰다. 이는 앰배서더 프로그램을 성공시킬 지속가능한 해결책이 아니며 수용할 수 없는 개선책이었다.

22-필모 라인의 서비스를 개선하도록 다음 단계가 시행되었다. 이는 사용자, 작업자 모두 만족하였다. 다음 단계는 22-필모 라인 작업자들과 교육 수요와 아이디어에 대하여 토론하는 것이다. 총무가 작업자, 노조간부, 도시철도회사 스텝들을 만나서 사업의 모든 요소들을 종합한다.[b] 이 프로그램이 지속적으로 성공하기 위해서는 지원, 아이디어, 운송작업자들의 참여가 필요하다. 한정된 예산과 차량으로 작업을 해야 하는 현실 속에서 해결책을 찾는 것은 노조와 경영진의 협조가 있다 하더라도 단순하거나 간단치 않다.

---

b) The MUNI Ambassador(May 1998)의 논문, 샌프란시스코 철도, 운송노동자조합, 샌프란시스코시의 합동연구.

변화를 위한 권고

이제 변화를 위한 행동지향적인 안건을 이야기할 때가 왔다. 아래 권고들은 도시 운송노동자들이 직무스트레스의 영향으로 높은 고혈압 발생률을 보일 때 이를 해결하기 위해 적용되어야 한다.

- 작업자들과 연구자들이 좀 더 넓은 범위에서 서로 협조하도록 유도하라.
- 연방정부교통국에게 영향력을 행사하여 2년 주기로 시행하는 건강검진 자료를 건강감시자료로 이용하게 하라.
- 연방정부교통국에게 패러다임의 변화를 일으키도록 유도하여 개인의 생활습관과 건강행위에만 중점을 두지 말고 작업이 건강에 미치는 영향을 평가하도록 하라.
- 적절한 휴식을 제공하도록 보장하라.
- 급여 삭감 없이 작업시간을 줄여라.
- 운송노동자의 건강과 안전을 담당할 센터를 건립하라.(이 센터는 결의안 49에 언급되어 있다. 미국에는 국가운송학회(National Transportation Institute, NTI)가 있어서 운전작업자나 노동조합의 개입 없이 연구를 수행한다. 국가운송학회에서는 산업보건, 안전, 작업지침에 대해서는 다루지 않는다)
- "대중교통 우선(Transit First)"정책을 활성화한다.(샌프란시스코에는 "대중교통 우선"이라고 불리는 정책이 있다. 이는 대중 교통수단을 장려하는 것을 의미한다. 이 정책은 도로에서 버스와 기차에게 우선순위를 부여한다. 이 정책은 문서화되었으나 적용에는 비용이 들기 때문에 아직 시행되지 않고 있다. 예산문제 외에도 대중교통 우선 정책을 시행하면 자가용을 이용하는 시민들과 버스나 기차를 이용하는 시민들 간에 심한 갈등을 일으킬 수 있다. 이 정책이 시행되면 일부 도로에서는 자동차들

과 트럭들을 효과적으로 제한할 수 있을 것이다. 특히 상업용 운송부문에서 운송 능력을 저하시킬 것을 우려하여 모든 도로에 접근할 수 있는 권리를 잃지 않고자 이 정책을 반대하고 있다.)

운송노동자조합 250A 지부에 의해 마련된 청구권에 따라 운전자들이 가능하면 같은 노선을 운행할 수 있도록 노력하고 있다.c) 이는 작업자들이 승객들, 노선의 특성 등 환경에 익숙하게 한다. 무슨 일이 일어날 지 예측할 수 있는 것은 운송작업자의 통제 수준을 높여주고 이는 건강한 작업 행위의 핵심 요소이다.

결 론

우리의 과제는 안토니오가 대리한 운송노동자조합 250A 지부와 샌프란시스코 종합병원과 버클리 대학의 연구진들의 협력으로 이루어졌다. 이 과제는 스트레스가 많은 작업환경의 건강영향에 대하여 노동계와 학계가 공동으로 연구한 중요한 사례이다. 도시철도회사 운전자들은 건강한 상태에서 일을 시작하지만, 샌프란시스코 도시철도회사 스트레스-고혈압 연구에 의하면 장기간의 버스 운전 작업환경은 고혈압 발병에 영향을 준다. 노동계, 경영계, 학계가 위원회를 구성하여 이런 문제들을 다루기 시작하였고 버스 기사 개인의 행태보다 버스 운전작업의 객관적인 특성을 변화시키기 위해 노력하였다.

결의안 49, 피로 감소 캠페인, 앰배서더 프로그램 등 다양한 개선책이 고

c) 이 정책은 앰배서더 프로그램의 일부로 같은 기사가 같은 라인을 운행함으로써 승객들과 보다 나은 관계를 맺을 수 있다는 생각으로 시행된다. 이 정책에는 같은 기사들이 같은 라인에서 같은 승객들을 대하면 좋은 관계를 유지할 수 있고, 이는 기사들의 안전 향상에도 도움이 된다는 철학이 있다. 그러나 이 정책은 적용되지 못했다. 경력자들의 우대 때문이었다. 도시철도회사 기사들은 운행라인, 근무시간, 근무일자에 관하여 일년에 4번 선택하는데 최고 경력자들이 최선의 선택을 할 수 있도록 우대한다. 경력이 낮은 기사들은 남아있는 최악의 운행라인, 근무시간, 근무일자를 배정받는다. 같은 기사가 같은 라인에 항상 근무하는 것은 경력자 우대와 충돌한다.

안되고 적용되었지만 효과를 내기 위한 충분한 예산이 부족하여 상당한 제한점이 있었다. 도시 버스 운전자들이 당면한 문제들을 해결하기 위해서 해야 할 많은 일들이 남아 있다. 도시 운송노동자들은 도시의 눈과 귀를 대표한다.[d)] 도시 운송노동자들에게 문제가 있다면 이는 도시 전체 시민들에게 영향을 미친다. 도시 운송노동자들의 건강은 도시의 건강과 직결된다. 그러므로 이들의 건강을 증진시키는 것은 우리 모두의 문제이다.

참고문헌

1. Antonio, R., Worker-Researcher Collaboration with San Francisco Bus Drivers, *New Solutions: A Journal of Occupational and Environmental Health Policy*, 15:1, p. 40, 2005.
2. Deutsch, S., The Contributions and Challenge of Participatory Action Research, *New Solutions*, 15:1, pp. 29-35, 2005.
3. Tse, J. L. M., R. Flin, and K. Mearns, Bus Driver Well-Being Review:50 Years of Research, *Transportation Research*, 9, pp. 89-114, 2006.
4. Morris, J. N., J. A. Heady, P. A. B. Raffle, C. G. Roberts, and J. W. Parks, Coronary Heart Disease and Physical Activity of Work, *The Lancet*, 1953a:2, pp. 1053-1057, 1953.
5. Morris, J. N., J. A. Heady, P. A. B. Raffle, C. G. Roberts, and J. W. Parks, Coronary Heart Disease and Physical Activity of Work, *The Lancet*, 1953b:2, pp. 1111-1120, 1953.
6. Long, L. and J. L. Perry, Economic and Occupational Causes of Transit Operator Absenteeism: A Review of Research, *Transport Reviews*, 1985:5, pp. 247-267, 1975.
7. Ragland, D., M. A. Winkelby, J. Schwalbe, et al., Prevalence of Hypertension in Bus Drivers, *International Journal of Epidemiology*, 16, pp. 208-214, 1987.
8. Rosengren, A., K. Anderson, and L. Wilhelmsen, Risk of Coronary Heart Disease in Middle-Aged Male Bus and Tram Drivers Compared to Men in Other Occupations:A Prospective Study, *International Journal of Epidemiology*, 20, pp. 82-87, 1991.
9. Wang, P. D. and R. S. Lin, Coronary Heart Disease Risk Factors in Urban Bus Drivers, *Public Health*, 46, pp. 149-155, 2001.
10. Greiner, B. A., N. Krause, D. R. Ragland, and J. Fisher, Objective Stress Factors, Accidents and Absenteeism in Transit Operators:A Theoretical Framework and Empirical Evidence, *Journal of Occupational Health Psychology*, 3, pp. 130-146, 1998.
11. Krause, N., D. R. Ragland, B. A. Greiner, S. L. Syme, and J. Fisher, Psychosocial Job Factors Associated with Back and Neck Pain in Public Transit Operators, *Scandinavian Journal of Work Environment and Health*, 23:3, pp. 179-186, 1997.

d) 이는 1978년 운송노동자조합이 연구를 시작할 때 안토니오가 인용하였다.

12. Grosswald, B., I Raised My Kids on the Bus: Transit Shift Workers' Coping Strategies for Parenting, *Journal of Sociology and Social Welfare*, 29:3, pp. 29-49, 2002.
13. Tuchsen, F. and L. A. Endahl, Increasing Inequality in Ischaemic Heart Disease Morbidity among Employed Men in Denmark 1981-1993: The Need for a New Preventive Policy, *International Journal of Epidemiology*, 28, pp. 640-644, 1999.
14. Karasek, R. A., T. Theorell, J. E. Schwartz, P. L. Schnall, C. F. Pieper, and J. L. Michela, Job Characteristics in Relation to the Prevalence of Myocardial Infarction in the US Health Examination Survey (HES) and the Health and Nutrition Examination Survey (HANES), *American Journal of Public Health*, 78:8, pp. 910-918, 1988.
15. Karasek, R., D. Baker, F. Marxer, A. Ahlbom, and T. Theorell, Job Decision Latitude, Job Demands, and Cardiovascular Disease: A Prospective Study of Swedish Men, *American Journal of Public Health*, 71:7, pp. 694-705, 1981.
16. Karasek, R. A., K. P. Triantis, and S. S. Chaudry, Coworker and Supervisor Support as Moderators of Associations between Task Characteristics and Mental Strain, *Journal of Occupational Behavior*, 3, pp. 181-200, 1982.
17. Schnall, P. L., C. Pieper, J. E. Schwartz, et al., The Relationship between "Job Strain," Workplace Diastolic Blood Pressure, and Left Ventricular Mass Index. Results of a Case-Control Study [published Erratum appears in JAMA 1992 Mar 4;267(9): 1209], *Journal of the American Medical Association*, 263: 14, pp. 1929-1935, 1990.
18. Albright, C. L., M. A. Winkleby, D. R. Ragland, J. Fisher, and S. L. Syme, Job Strain and Prevalence of Hypertension in a Biracial Population of Urban Bus Drivers, *American Journal of Public Health*, 82:7, pp. 984-989, 1992.
19. Greiner, B., N. Krause, D. Ragland, and J. Fisher, Occupational Stressors and Hypertension: A Multi-Method Study Using Observer-Based Job Analysis and Self-Reports in Urban Transit Operators, *Social Science and Medicine*, 59, pp. 1081-1094, 2004.
20. Schnall, P. L., P. Landsbergis, J. E. Schwarts, and T. G. Pickering, Job Strain and Hypertension, *American Journal of Public Health*, 82:2, pp. 320-321, 1994.
21. Yang, H., P. Schnall, M. Jauregui, T. Su, and D. Baker, Work Hours and Self-Reported Hypertension among Working People in California, *Hypertension*, 48:4, pp. 744-750, 2006.

제14장

호텔 노동자들의 손상을 줄이기 위한 조직화와 협력

Organizing and Collaborating to Reduce Hotel Workers' Injuries

윤 숙 희

Mike Casey and Ellen Rosskam

호텔 노동자들은 일반적인 서비스 분야의 노동자들에 비해서 높은 비율의 직업적 손상과 질병을 가지고 있으며, 호텔 객실 청소부들은 일반 미국 국민들에 비해 전반적으로 건강이 좋지 않은 것으로 나타났다[1]. 2002년, 호텔 노동자들은 정규직 100명 당 6.7명 꼴로 직업적 손상과 질병을 가지고 있어 전체 서비스 분야에서 4.6명인 것과 비교가 된다. 또한 호텔 노동자들은 직업적 손상과 질병으로 인한 손실일수 결과에서도 높은 비율을 보인다(정규직 100명 기준으로 전체 서비스 분야 1.3일에 비해 호텔업은 1.8일임)[1].

지난 25년간, 호텔산업의 변화는 샌프란시스코에 있는 호텔 노동자의 업무 내용과 샌프란시스코와 산마테오 지역의 호텔 노동자 노조연합(Local 2 of UNITE HERE)에 의한 조직화 노력에 영향을 미쳤다. 이번 장에서는 샌프란시스코 조합원들의 조직화 노력 뿐만 아니라, 인력감축과 비용 절감의 결과, 그리고 호텔 노동자들의 건강에 미치는 업무량의 증대 결과에 대한 윤곽을 보여준다. 호텔 객실관리 업무량 연구를 수행하면서, 캘리포니아 대학(University of California, San Francisco) 연구원들과의 협력은, 1999/2000년 협약 교섭에서 노동자들이 성공하도록 도왔으며, 그것은 객실 청소부들의 업무량을 줄여주는 방향으로 중요한 발전을 하는데 영향을 미쳤다.

호텔산업에서 9/11 테러의 부정적 영향은 그 비극적인 날 이후 첫 해부터 18개월 동안 호텔 이용률 저하와 수익 감소를 나타내었다. 이것은 일시 해고와 직원 감축으로 이어졌고, 결과적으로 남아 있는 객실 청소부, 주방 직원, 그리고 기타 분야별 노동자들의 업무량이 증가되었다. 향후 협약교섭에서 객실과 주방 노동자들의 손상율을 경감시키기 위한 작업환경 변화 노력을 위해 연구자들과 국민 모두의 지속적인 도움이 요구될 것이다.

호텔산업의 역동적 변화

요리사, 식사 서비스하는 사람, 객실 청소부, 그리고 관련 직업들은 모두 통틀어서 접객업인력의 절반 이상을 구성한다. 전국적으로 접객업은 청소와 빌딩서비스 분야에서 고용된 총 인력의 13%, 그리고 식음료서비스 분야의 모든 직업에서 6%를 차지한다. 이 두 직업 군(청소와 빌딩서비스, 식음료서비스)는 미국에서 약 110만 7천 명의 노동자들이 일을 하고 있거나 혹은 열 명 중 한 명꼴로 이 직업에 종사하며, 고용에 있어 최저 임금수준의 직업들 중 매우 큰 부분을 차지한다.

접객업에서 비관리직의 질은 최근 몇 십 년간 여러 분야에서 악화되었다. 1960년대와 70년대 동안 노동시간은 거의 25%까지 줄어들었다. 시간제 근무가 성행하면서 근무시간은 지난 20년 동안 대략 주당 30시간으로 낮아졌다. 실제 시간 당 수당은 1970년대에 서서히 증가했고 1980년대에 감소했다(그림 1)〔2〕. 평균 주급은 한 세대 동안 침체기에 있었다〔2〕. 연간 생산성 증가율이 1960년대에서 1970년대까지 큰 폭으로 감소하면서, 시간 당 수당 증가율 역시 해마다 큰 폭으로 줄었다. 그러나 1990년대 이후 노동자들은 적은 수입을 얻었던 것에 비해 사업주들은 생산성 증가율을 제2차 세계대전 직후의 수준으로 회복시켰다. 1990년과 1995년 사이에 생산성은 임금에 비해

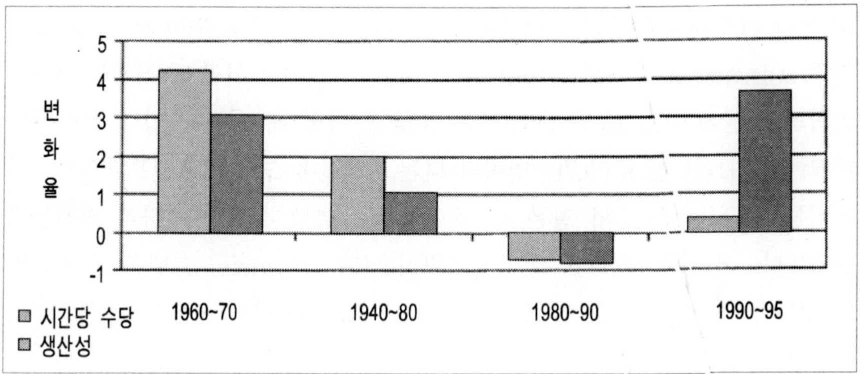

〔그림 1〕 1960~1995년대 임금 및 생산성 증가율

12배 빠른 속도로 현저히 증가했다〔2〕. 최근의 임금과 생산성 이익 간의 차이는 산업계에서 수익성 증가에 이바지하고 있다. 세전(pre-tax) 이익은 지난 몇 년전의 두 배인 170억 달러였다. 이전보다 경영진은 더욱더 단기재무수익에 집중했다.

임금의 실제 감소 외에도, 접객업 산업 내 고용의 질 또한 지난 20~30년 전에 비해 상당히 낮아졌다. 접객업종 내 다수의 직업에서 낮은 임금과 이익, 불안정한 업무 스케줄 그리고 경력개발 기회가 제한되고 있다. 고용은 아직도 인종과 성별에 의해 차별되고 있다. 비관리직 노동자들의 대다수는 유색인종, 특히 대체로 고객과 많은 대화가 필요하지 않은, 일반 고객에게는 공개되지 않는 장소에서 근무하는 이민자들이다〔2〕.

1970년대와 1980년대, 샌프란시스코의 호텔들은 아직 대체로 가족 소유이거나 가족 운영기업이었다. 그러나 호텔산업은 1990년대에 들어 메리어트(Marriott), 하이아트(Hyatt), 힐튼(Hilton), 스타우드(Starwood) 그리고 인터콘티넨탈(Intercontinental)과 같은 다수의 호텔을 소유한 몇몇 기업들로 통합되었다. 점점 더 기업가들이 지방 호텔업자들을 대체하고 있었다.

늘어난 원격기업 경영과 산업통합의 결과로 인해, 특히 1980년대와 1990년대 동안 처참한 직원들의 인력감축이 있었다. 과도한 인력감축(downsizing), 외주(outsourcing), 하도급(subcontracting) 그리고 서열 및 직종을 파괴한 인력의 군살빼기(lean staffing)는 오늘날 미국 내 모든 산업의 트레이드 마크이다. 15년 전 무려 700명이나 되는 직원들을 고용했던 샌프란시스코의 페어몬트(Fairmont)와 같은 큰 호텔들은 오늘날 450명 이하의 직원들로 운영된다. 샌프란시스코의 세인트 프란시스(St. Francis) 호텔은 700여 명의 직원을 가지고 있었지만 오늘날 단지 550~600명의 노동자로 운영된다. 역설적이게도 호텔들이 직원들의 규모를 줄이는 동안, 그들은 편의시설의 양과 질을 증가시키고 있다. 인력감축의 결과는 작업량의 증가로 인해 직업 관련 손상의 증가 원인이 되었다. 1999년 Local 2의 협약이 갱신 될 때, 특히 객실 청소 분야의 조합원들은 충분했었다.

슬픈 진실은 현대 호텔기업들의 노동자들이 성취감은 말할 것도 없이 만족을 느낄 이유가 거의 없다는 것이다. 회사에서는 그들의 말을 들을 시간이 없거나 흥미가 없고, 그들을 발전시키기 위해 훈련할 자원이나 의향이 부족하다. 이러한 회사들은 노동자들에게 일련의 요구사항이 늘어나게 하며, 그것에 대해 충분하지 못한 급여를 지급한다. 게다가 회사들은 직원이 나이를 먹거나 성과면에서 일시적인 침체를 겪을 때 그들을 해고하는 경향들이 있고, 종업원들이 누군가 원하는 것보다 훨씬 더 많은 기여를 할 수 있다고 생각하는 것과는 별개로 그들을 일찍 조기퇴직 시킨다[3].

Local 2는 1999/2000년도에 매우 좋은 협약을 성사시켰다. 하지만 2000년과 2003년 사이 9/11 테러의 충격은 여행과 호텔산업에 심각한 영향을 주는 타격을 입혔다. 9/11 테러 이후 초기에 호텔산업은 급격한 객실점유율 감소로 상당한 고통을 겪었다. 이에 대한 반응으로 객실 요금을 낮추었다. 인터넷에 의한 호텔예약의 증가로 역시 점유율은 증가하는 와중에 객실요금은 인하되었고, 따라서 사업주들은 완전히 새로운 비용절감 정책을 다시 수립하였다. 15년 전에는 64%의 호텔 점유율은 그 64%를 넘는 몇몇 순이익 수입으로 인해 손익분기를 맞출 것이라는 것이 일반적이었다. 오늘날에는 47% 점유율이 호텔의 손익분기점에 이르게 한다(4). 이런 이윤 창출 시점의 하락은 노동력 인력감축과 업무의 강도와 속도 증가로 인해 발생했으며, 이러한 것들은 심지어 수익을 방해하지 않을 정도의 의료비용 증가 시점까지 노동비용을 감소시켰다.

객실 청소부들은 업무량 감소를 요구하기 위해 1999/2000 협약교섭에 앞서 한 해 동안 조합을 만들었다. 샌프란시스코의 객실 청소부들이 산업계에서 더 나은 협약을 맺는 동안, 노동자들은 여전히 하루 15개의 객실을 청소할 것이 요구되었다. 다른 말로 나타내면 대부분의 킹사이즈 침대 15개에서 20개를 청소하고 적어도 15개의 욕실과 화장실을 문질러 씻어야 하며 15개의 객실에 청소기를 돌리고 쓸어야 한다는 것이다. 청소부들은 25분 간격으로 무려 120여 개나 되는 물품들이 객실에 구비되어 있는지를 체계적으로 살펴야만 하는 체크리스트를 가지고 있었다. 거듭되는 시간적 압박과 더불어 이러한 과도한 업무량의 결과로 객실 청소부들은 관리상 강요되는 업무환경을 받아들이기가 어려웠다. 호텔산업에서 경영에 심각한 문제로 대두되었다.

호텔 객실관리 업무량 연구에 대한 조합 반응

샌프란시스코의 Local 2 of UNITE HERE는 호텔, 사설 클럽, 경기장 그리고 컨벤션 노동자들을 대표하며, 약 9,000명의 조합원을 가지고 있다. 추가된 3,000명의 조합원들은 산 마테오시 소유지에서 근무하고 있다. 'Local'은 1970년대 중반 하나의 통합된 조합을 만든 바텐더, 요리사, 웨이터, 객실 청소부 그리고 벨보이들로부터 여러 번 합병을 이룬 결과였다. Local 2의 조합원들은 다양한 배경을 가지고 있다. 미국 내 대다수의 호텔 조합이 그러하듯 Local 2는 중국, 동남아시아, 필리핀, 중남미, 멕시코, 아프리카 그리고 동유럽에서 온 노동자들로 인해 국제적인 대표성을 가지고 있다. 여성 노동자들은 Local 2 조합원의 과반수 이상을 차지하고 있으며, 이민자들이 90% 이상을 차지하는 호텔 객실 청소부의 99%를 대표하고 있다.

샌프란시스코의 레스토랑과 호텔 노동자조합은 샌프란시스코의 최고급 호텔 노동자의 약 89%를 대표하며 중요한 대의권을 행사하고 있다. 좋은 협약은 구성원들의 단합에 의한 결과이다. 샌프란시스코와 전국 호텔산업의 환경은 지난 20년 간 크게 바뀌었지만, 업무의 지속적인 강화와 객실 노동자 업무량의 상당한 증가가 동반되었다. 이러한 변화들은 호텔산업 조합원들의 건강과 안전을 위기에 처하도록 했다.

샌프란시스코에서 Local 2는 노동자의 지분을 만들고, 그에 따라 비관리직 노동자들의 교섭력과 정치적 영향력을 보호하고 확장하는 전략을 전개했다. Local 2는 한편으로는 12개의 주요 최고급 호텔과 함께 1994년과 2004년 사이에 산업 내 고용과 고객 서비스의 질을 높이겠다는 독특한 파트너쉽을 맺었다. 또 다른 한편으로는 시로부터 경제적 개발보조금을 받던 사업주들에게 노조운동에 중립을 유지할 것을 요구하는 조례 모델을 만들었다. 사실상 이 두 가지 전략은 조합 프리미엄을 위한 협약하에 있는 사업주들을 보상하고, 아직 경영활동을 하는 비조합 사업주들을 공격적으로 정리한다[1].

1990년대 말 더 좋은 방향으로 협약이 진행되는 동안, 악화되는 건강으로 인해 부담을 갖는 호텔 노동자들의 관심이 늘어났다.

> 오랜 기간 동안 이러한 노동자들은 ……높은 손상율과 근골격계 질환을 호소했다. 조합은 많은 사람들이 수술을 받고 몇몇은 영구적 장애를 입었다는 것을 알게 되었다[1].

1990년대 높은 직무요구와 낮은 직무자율간의 부조화(직무 긴장), 그리고 많은 노력과 낮은 보상간의 부조화(노력－보상 불균형) 등의 사회심리학적 스트레스와 연관된 다양한 직업들이 심장 질환과 근골격계 질환의 가능성을 높인다는 것이 잘 알려졌다[5~15]. 그러나 이러한 관계를 입증하는 연구의 대부분은 공장 노동자들과 민간 고용인들에게 행해졌다. 따라서 빠르게 증가하고 있는 저임금 노동자와 불안정한 서비스업 노동자들의 직무스트레스 충격에 대해서는 소수에게만 알려졌다.

> 이러한 손상들이 직업과 연관된다는 믿음에서, 조합 지도부는 버클리대학교(UC Berkeley)의 직업건강프로그램(LOHP)과 연락을 취하여, 업무량, 건강 그리고 사업주와 노동자간의 관계를 보는 연구수행을 돕는것에 흥미가 있는지를 평가하였다. 조합은 연구협력자의 역할로서 호텔 객실 청소부들 스스로가 참여행동조사(PAR)에 참여하는 연구를 목표로 했다〔1〕.

증가하는 건강문제에 대한 Local 2의 관심을 바탕으로, 1998년 Local 2는 호텔 객실 청소부들의 직무스트레스와 신체적·정신적 건강결과간의 연관성에 대한 연구를 시작하였다〔16〕. 지역조합과 직접적으로 작업을 하면서, LOHP는 버클리대학교 보건대학 연구원들과 함께 연구 수행에 중재자로 나섰다. 조합은 가용한 최대한의 시간을 헌신하는 것에 더해, 인력을 배치하고 상당한 자금을 프로젝트에 쏟아 부었다. 조합은 록펠러재단의 초기 보조금 30,000달러에 추가로 프로젝트 완성을 위해 필요했던 100,000달러의 대부분을 보충했다.

LOHP는 프로젝트의 방향, 조합과 보건대학 간의 조정, 프로젝트에 참여하는 객실 청소부 집단의 활성화와 교육에 대해 책임지고 있었다. LOHP는 관련 지식과 참여행동조사방법 사용에 능숙한 공중보건 연구원들을 잠재적 협력자로 인식했다. 조합과 경영자의 조력자로 경험이 풍부한 내과의사이자 캘리포니아대학교 직업환경의학의 역학전문가인 크라우제가 프로젝트의 책임자였다. LOHP의 노동 서비스 프로그램 코디네이터는 프로젝트의 공동연구자 역할을 수행했고, 객실 청소부로서의 개인적 경험을 그녀의 전문적 배경으로 가져왔다. 노동자들과 연구원들은 참여행동조사의 목표와 일치하도록 연구의 모든 측면이 설계되고 실행되도록 협력했다.

객실관리의 최근 변화와 객실 청소부들의 다른 의견을 적용하고자, 연구는 샌프란시스코의 조합 관련의 4개 최고급 호텔 소속의 객실 청소부들의 설문을 포함시켰다. 설문은 낮번 근무조 객실 청소부 373명 중에서 258명이 참가했다(참여율 69%).

포커스 그룹과 설문지

객실 청소부들 중 포커스 그룹은 정보수집, 신뢰성 확립, 위험요인 확인 그리고 설문지 내에 포함될 우선순위의 영역 등에 대한 주요 수단으로 이용되었다. 설문지는 긴밀한 협력하에 데이터를 입력하고 분석하는 동시에 설문지 제작에 광범위한 조언을 제공했던 객실 청소부들에 의해 만들어졌다.

> 팀은 노동자들의 지식과 최고로 유용한 과학을 결합하는 접근법에 동의했다. 25명의 객실 청소부로 된 핵심 그룹은 작업장에서의 인종적/민족적 구성을 반영하는 사람들로 확인되었다 전체에서 둘(미국 흑인과 백인)을 제외하고는 라틴계, 필리핀계, 중국계였다. 모든 핵심 그룹의 구성원들은 여자였고, 직무관련 중대사건에서 조합의 대표성을 찾아내는 성향과 동료들이 선출한 높은 평가를 바탕으로 선발되었다. 다양한 근속 연수를 가진 여성들을 포함하려는 노력도 있었다…[1]

핵심 그룹의 멤버들은 매 2주마다 근무 후 3시간씩 여섯 개의 포커스 그룹 세션에 참석했다. LOHP는 업무량, 신체적 긴장, 경영자와의 관계 그리고 노동자의 손상에 대한 그룹 토의를 진행했다. 토론에서 드러난 정보는 연구팀에게 심층협동연구를 바탕으로 형성된 구체적인 이슈들을 제공했다. 지역 생산능력 구축(capacity-building)과 임파워먼트, 인체공학과 통제조치 훈련에 중점을 두는 동안 포커스 그룹 토론으로 알아낸 것은 포커스 그룹 세션에 통합되었다. 성인교육과 상호작용 활동들이 이용되었는데, 질병 및 손상 보고서, 직업병을 위한 인체지도, 브레인스토밍, 그리고 위기지도(risk maps)들이 포함되었다. 참가자들은 그들이 정기적으로 노출되는 신체적, 화학적, 인체공학적 그리고 다른 스트레스들이 확인되는 업무현장의 상황을 그림으로 그렸다. 위기 지도는 그룹 내 토론을 바탕으로 사용되었다. 팀은 그룹 토론 시모의 호텔 객실을 소품처럼 사용했다. 모의 호텔 객실은 침대 2개, 욕조, 세면대, 가구, 그리고 기타 시설 등을 갖추었다. 참여자들이 인체공학적 위험 요인들에 대한 짤막한 소개를 받은 후, '지원자'들은 나머지 참여자들이 손상 관련 위험 요인들을 확인하는 동안 방을 청소하는 동작을 취했다. 이 과정은 린넨 카트와 진공청소기의 무게와 불편함, 반복적인 걸레질을 요구하는 효과 없는 청소물품과 같은 요인들이 인체공학적 또는 다른 형태의 스트레스의 원인이 된다는 것을 연구팀에서 발견할 수 있도록 했다[1].

이러한 대학연구원들과 LOHP, 객실청소부, 조합들 사이의 공동작업을 통해 권력의 분배를 위한 토대가 만들어졌고, 조합과 연구원 사이의 가교가 생겨났다. 한 조합 대변인은 '제3자'기관인 LOHP 역할의 중요성에 대해 다음과 같이 요약했다.

> 우리는 적정 범위 내에서 우리(조합)를 지켜줄 제3자가 필요했다. 우리는 절차에 오점을 남기지 않고 공동연구를 해야만 하고 어떻게 참여할지 배워야만 한다. 제3자는 우리가 우리의 중대사건들을 분류해내도록 도왔고, 연구원들이 이해할 수 있는 방식으로 우리가 나타내도록 도왔다. 우리는 학술 세계에 대해 알지 못하며, 우리와 연구원들을 이해하는 사람들의 도움 없이는 무엇을 해야 할지 이해할 수 없었을 것이다[1].

연구에서 밝혀진 것들

공동연구 프로젝트의 결과는 심각한 우려를 불러 일으켰다. 90%의 객실청소부들은 그들의 직업에 대해 '육체적인 요구가 높음'으로 묘사했으며, 거의 90%가 지난 몇 년간 '더 요구됨'으로 기술하였다. 83%는 거듭되는 시간적 압박으로 인해 매우 빠르게 일할 것이 요구된다고 말했으며, 거의 40%는 장기적인 건강문제를 야기시킬 수 있는 직업 관련 스트레스의 고전적 예측변수인, 자신의 업무를 수행하고 조직하는데 작업에 대한 높은 수준의 요구와 낮은 수준의 직무자율성을 경험한다고 보고했다. 그것은 호텔산업에서 비정규적이고, 간혹 예측할 수 없는 근무시간, 호텔 점유의 변화의 책임을 노동자들에게 효과적으로 떠넘기는 교대근무와 결합하여 일반적인 관행이 되었다. 많은 노동자들이 근본적으로 '대기상태(on-call)'에 있는데, 이는 계획되었거나 혹은 기대하지 않았든 간에, 호텔 점유율이 높을 때는 연장근무를 하였고 사업이 완만할 때는 집으로 보내지는 것을 의미한다.

> 객실 청소부들은 일반적으로 오전 7시 30분에 직장에 도착해 담당 객실과 열쇠를 받는다. 그것은 종종 샌프란시스코에서 먼 외곽지역으로부터 대중교통을 이용하는 많은 노동자들이 근무시간에 늦지 않도록 매우 일찍(오전 5시와 같은) 일어나야 한다는 것을 의미한다. 청소부의 업무는 카트에 침대시트 싣기, 어느 객실이 아직 이용 중인지 또는 '방해하지 마시오' 표시가 되어있는지 확인하면서 담당구역 돌아다니기, 침실에서 더러운 침대시트 제거하기, 클린저를 이용해 욕조, 변기, 세면대 닦기, 휴지통 비우기, 침대시트 벗기기, 침대, 옷장, 서랍장 밑 확인하기, 욕조 청소하고 채우기 등을 포함한다. 그러면서 객실 청소부들은 침대를 정리하고, 가구의 먼지를 없애고, 객실 내 편의시설, 전구 그리고 다른 물품들을 확인하고, 옷장을 정돈하고, 카펫에 진공청소기를 돌리고 창문과 차양을 닫는다[2].

샌프란시스코의 객실 청소부는 스위트룸과 특실을 포함해 하루 14시간 동안 이 일을 한다.

객실 내 쓰레기는 심각한 업무량의 문제가 있는 것으로 밝혀졌다. 객실 청소부들은 컨벤션과 미팅 참가자들이 모은 브로셔, 종이, 그 밖의 자질구레한 것들로 인해 오늘날 지난 몇 십 년에 비해 자주 더 많은 양의 쓰레기를 버린다. 객실에 남겨진 컨벤션 카탈로그와 브로셔들은 10 파운드 혹은 그 이상의 무게가 될 수 있다. 투숙객들은 테이크아웃 음식을 가져와서 종종 용기, 캔, 그리고 봉투들을 테이블 위나 쓰레기통 안에 남긴다. 더 많은 쓰레기는 추가로 쓰레기가 처리되는 것과 관계없이 모두 할당된 같은 시간 내에서 쓰레기와 더 무거운 쓰레기통을 집어 들어야 하는 더 많은 동선이동을 의미한다[1]. 노동자들은 하루 내내 자신의 객실 할당량을 안전하고 건강한 방식으로 처리하면서 그들 스스로 보조를 맞추며 문제를 해결해야만 한다. 이것이 잘 이루어지도록, 객실관리는 실제 교육자격인증서는 없지만, 경험과 기술이 요구된다. 다수의 객실을 청소하는 것은 도움 없이, 빠르게 처리해야만 하는 예측되지 않은 문제들과 직면하는 것을 포함한다.

업무 강도는 특실, 투숙객, 편의시설 등등의 수와 같은, 요인들의 다양함과 관련이 있다. 시장 구분에 따라 이러한 요인들이 다르다 하더라도, 그것들의 영향은 각 호텔의 정책적, 관례적 경향에 따라 결정된다. 예를 들어, 비즈니스 여행 군(business travel segment)에서 체크아웃의 수는 컨벤션, 회의 또는 다른 장기투숙을 위해 투숙객이 올 때 더 낮은 경향이 있다. 왜냐하면 체크아웃된 객실은 청소에 더 많은 시간이 쓰이기 때문에, 매 7~8개의 체크아웃 중 한 객실은 제외된다. 그러나 감독자들은 할당량에서 빠진 객실의 수를 최소화하기 위해 전체 객실 청소부들에게 체크아웃의 수를 넓히려는 반응을 자주 보인다. 결과적으로 그것은 빈번한 객실 간 이동과 층 간 이동, 카트와 침대시트 수납실, 또는 둘 다 채우는 것에서 수급 문제의 잠재력을 증가시켰다.

최근 호텔산업의 세 가지 경향은 몇 년 동안 단체교섭을 통해 객실 할당제가 만들어진 조합 소속 호텔에서까지도 객실 청소부들의 업무량 증가에 영향을 미쳤다. 사업주들은 1) 객실 당 두 개의 더블 침대(일반적으로 화려하지 않은 호텔에서) 또는 관리하기 훨씬 어려운 많은 고급 침대를 포함해 시설을 개선했다. 2) 편의시설(커피 포트, 미니 바, 팩스 등)을 늘렸다. 3) 보조하는 직원(특히 여성사찰자와 심부름꾼)을 줄였다.

화려한 비즈니스 호텔 객실들은 주로 객실 청소부들에게 직무스트레스와 손상을 유발하는 한 개의 킹사이즈 침대를 가지고 있다. 린넨들은 보통 무거워서 침대정리가 더 힘들고 카트는 더 자주 채워져야 한다. 객실 청소부들은 주로 그들의 엉덩이와 무릎을 사용하여 제한된 공간에서 침대를 옮기도록 한다. 노동자들은 객실을 배치하는 일, 가구나 혹은 자신들의 청소도구를 선택하거나 혹은 이런 문제들을 예방할 수 있는 다른 활동들을 선택하는 일에 참여하지 않았었다. 연구에 따르면 침대 린넨 또한, 많은 호텔들이 현재 한 침대당 3개의 시트와 과거보다 많은 베개를 사용하기 때문에, 주요한 문제로 대두됐다. 한 개의 킹사이즈 침대는 최대 6개나 8개의 베개를 필요로 하는데, 이는 호텔 객실 디자인의 유의미한 변화에도 불구하고 노동자를 위한 추가적인 시간 배정 없이 또다시 린넨실에서 린넨실로 이리저리 더 많은 동선 이동을 하도록 요구하고 있다.

객실관리 업무량은 호텔 내 체크아웃 수의 증가에 따라 계속해서 증가한다. '체크아웃된 객실 청소'는 '체류하는 객실 청소'보다 더 많은 업무를 필요로 한다. 급하게 필요한 객실이나 VIP고객을 위해 배정된 객실 역시 업무량을 증가시킨다. 경영진은 호텔에 숙박하는 모든 사람이 VIP라고 이야기 하곤 한다. 하지만, 사실상 많은 고객들이 마케팅을 목적으로 VIP라고 언급되는 반면에, 몇몇의 고객은 실제 VIP이다. 지역무역조합(trade union local)으로서, HERE Local 2는 실제 VIP객실이 다른 객실과 비교하여 추가적인 업무인 것에 대해 VIP 문제에 대해 경영진과 대치해왔다. 경영진은 모든 고객이 "매우 중요하다"는 것을 바탕으로 모든 객실들이 VIP 상태라고 주장할 것이다. 이 주장은 "보통" 객실과 비정상적으로 더러운 객실 사이의 업무량의 차이를 구별하는 데에 어려움을 줄 것이다. 특히, 예를 들어, 락 밴드나 고등학생 투어그룹이 머물렀던 더러운 객실을 청소하는 데는 더 많은 시간이 든다.

조합이 경영진과 대치하는 또 다른 이유는 층 간 동선이동 시간이다. 호텔 객실관리 노동자는 층 사이를 오가기 위해 큰 청소 카트를 사용한다. 층 사이를 이동하기 위해서, 그들은 서비스 엘리베이터를 이용해야 하며 그 엘리베이터들은 룸서비스 노동자들과 벨보이, 그리고 다른 종류의 노동자들과 동시간에 이용된다. 서비스 엘리베이터는 호텔내에서 가장 느린 엘리베이터이다. 엘리베이터를 기다리는 데에 소비되는 시간들은 업무요구량을 충족시키는데 할당된 시간에 불리하게 작용한다. 이러한 하나의 요인만도 고려되지 않기 때문에 경영진의 업무량에 대한 과소평가를 초래한다. 호텔 객실관리 노동자들은 이러한 고려되지 않은 시간이나 할당된 업무요구량을 보충해야 하기 때문에, 이들 사이에서 쉬는 시간을 놓치는 경우가 많다.

만연한 통증과 고통

근골격계 장애

샌프란시스코 호텔 객실관리 노동자들의 공동연구 프로젝트는 객실 청소부의 활력 및 에너지 수준이 미국 전체 평균보다 낮다는 점을 발견했다. 노동자들은 또한 높은 수준의 피로도를 보였다. 각자의 건강상태에 대한 자가보고서에서, 연구 내 거의 40%의 노동자들이 건강이 보통이거나 나쁜 것으로 범주화하였다.

심지어 조합을 통해 근무지에서 독립적인 목소리를 내는 샌프란시스코 노동자에서조차 거의 모든 객실 청소부들은 업무 관련 통증을 보고하였다. 노동자의 약 75%는 업무 관련 통증이 의사에게 꼭 보여야 할 정도로 심각하다고 말했다. 〔그림 2〕에서 볼 수 있듯이, 네 명 중 한 명은 통증으로 인해 일을 쉬어야 할 정도이며, 24%의 객실 청소부들은 보통 척추 하부에 심각한 통증을 겪었다고 말했고, 84%의 노동자들은 약물을 복용한다고 말했다. 객실 청소부들의 일반 건강에 대한 자가진단율은 미국의 일반 국민에 비해 유의하게 낮았다. 업무 관련 통증이나 불편감을 호소한 객실 청소부의 4분의 3 중에서 73%는 의사를 찾을 정도로 심각했고, 53%는 집에서 쉬어야 할 정도였다〔17〕. 병에 걸린 노동자의 절반 만이 손상에 대해 관리자에게 말했으며, 심지어 적은 수만이 보상을 받은 것으로 기록되었다. 많은 매니저들은 과도한 업무량에 대해 널리 퍼진 인식이 주로 노화에 기인한다고 믿는다. 그러나 신규

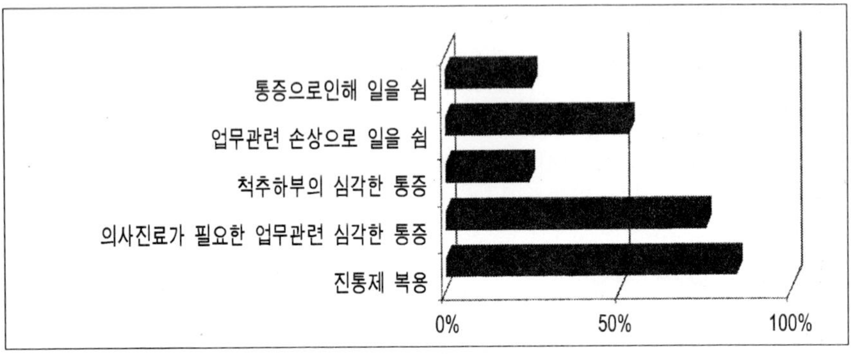

〔그림 2〕 샌프란시스코호텔 객실 청소부의 통증, 손상, 결근 보고〔19〕

채용자의 높은 연간 이직률과 젊은 노동자와 나이 든 노동자 모두에서 높게 나타나는 근골격계 장애는 노화가 노동자들 사이에서 만연한 이런 지각의 일차적인 원인이 아니라는 것을 보여준다〔18〕.

개인적인 특성, 누적된 업무요구, 가정에서의 책임 그리고 심리사회적인 업무요인 외에도 보다 높은 직무요구를 가진 노동자들은 등과 목 통증으로 고통 받을 가능성이 더 높다.

호텔 객실 청소부들의 늘어난 업무부담은 상당한 수준의 업무 관련 스트레스와 손상의 결과를 초래하였다. 이들 문제의 본질이 만연하고 있고 그들이 특수 지역적인 면이 아니라는 점을 보여주듯, 라스베가스에서 진행된 유사한 연구에서 객실 청소부의 4분의 3 이상이 일과 관련된 업무 관련 통증을 경험했으며, 그로 인해 휴직할 수밖에 없었음이 보고되었다. 목 통증에 대해 40%, 척추 상부 통증에 대해 60% 그리고 척추 하부 통증에 대해서는 60% 이상이 한 달간 심각한 신체적 통증이 있었다〔18〕.

스트레스의 소모와 직무 긴장

근골격계 장애의 높은 비율에 더해, 샌프란시스코와 라스베가스의 호텔 객실관리 노동자들은 높은 수준의 직업 관련 스트레스와 더불어 살고 있는 것으로 나타났다. 샌프란시스코 호텔 노동자 연구는 높은 유병율과 신체적, 정신적 불건강과 연관된 노력-보상 불균형과 직무 긴장을 찾아냈다[16]. 거의 40%의 객실 청소부들은 척추 하부 통증, 정신적 탈진과 관련된다고 밝혀진 높은 수준의 직무 긴장을 경험하였다[16]. 이 결과는 전체 객실 청소부의 3분의 1이 높은 수준의 직무스트레스를 겪었지만 직무스트레스의 정도는 호텔에 따라 상당히 다양함을 시사하며, 이는 직무 재설계를 통해 직무스트레스의 예방이 가능함을 암시한다[18]. 게다가, 이 연구에서 샌프란시스코 객실 청소부의 30%는, 역시 직무스트레스의 중요한 지표인, 업무 노력과 그들이 받은 물질적·비물질적 보상 사이의 불균형을 경험했다[19].

실제 이하의 보고와 노동자의 보상

라스베가스와 샌프란시스코의 호텔 객실관리 노동자 연구 간에 추가되는 결과의 유사점들이 주목을 받았다. 샌프란시스코 객실 청소부 노동자들은 비록 병가일이 항상 업무와 관련되어 보고된 것은 아니지만, 100명 당 총 1,600일로서 평균 1년에 16일간 병가였다. 통증과 고통의 상당한 부담에도 불구하고, 샌프란시스코 노동자의 단지 23% 만이 업무 관련 손상이나 질병에 대한 근로보상을 신청했다[2]. 이 결과와 일치하게, 라스베가스에서는 단지 27%의 노동자들만이 그들의 손상과 질병에 대한 근로보상신청을 제기했었다고 말했다[18].

> 우리의 연구에서, 지난 12개월 간 손상에 대해 노동자 보상을 청구했던 자가보고율은 전일제 노동자 100명 당 26.9명이었다. 이 수치는 호텔과 숙박산업에서 국가 발생율인 전일제 노동자 100명 당 6.6명과 네바다 주의 6.6명보다 네 배 높은 것이다. 그것은 전국 모든 서비스업에서 100명 당 4.6명 인 것에 비해 거의 여섯 배 높다. 우리 연구에서 나타난 유의하게 높은 자가보고 손상 발생율은 노동자가 사업주에게 또는 사업주가

OSHA에 한 보고가 제대로 보고되지 않았음을 보여준다[18].

손상은 직무의 일시적이고 불확실한 본질 때문에 심지어 조합소속 노동자 사이에서도 실제 이하로 보고되었을 것이다. 경영진으로부터의 미묘하거나 더 명확한 메시지들은 노동자들이 그들 스스로 그들의 손상이나 내면적 고통에 대해 비난하도록 만들어, 그들은 "직업적인 고통의 문화"라고 불릴 수 있는 것으로 운영하면서 일을 계속하고 소득을 얻는다. 환경의 경우, 함께 일하는 사람 모두 비슷한 고통을 받지만, 통증이나 손상으로 인해 정상적인 생활을 할 수 없지 않는 한 아무도 그것에 대해 많이 이야기하지 않는다[20, 21].

노동자들은 소득의 손실, 의료비용적 손해, 또는 경영자로부터의 적대적이고 처벌적인 반응 등의 위험보다는 업무 관련 통증을 참고 견디는 것을 선호하는 것으로 나타난다. 손상의 보고미비, 불충분하고 미뤄진 건강관리, 그리고 유해한 근로환경을 인식하고 강조하지 못하면 업무 관련 건강 상태를 나쁘게 만들고 만성적으로 만들 수 있다[22].

업무에서 발생된 손상에 대한 보고미비는 사업주들의 책임보험에서 소송비용의 증가로 바뀌고, 노동자들의 건강보험의 전반적인 비용 증가로 이어질 수 있고, 이것은 결과적으로 건강보험의 늘어난 비용을 나누려는 조합원 협약교섭 동안에 사업주들로부터의 압력을 증가시킬 수 있게 된다. 건강관리 비용은 협약교섭 동안 조합 노동자들에게 계속해서 논란의 쟁점이 되고, 저임금 노동자들이 사업주의 건강계획에 포함되는데 주요 장벽이다.

'인력의 군살빼기' 기계의 결과

호텔산업은 객실 청소부의 정상적인 업무량에서조차 인력의 군살빼기로 최소인력 방식을 채택했다. 호텔들은 문제의 과업 또는 특정한 상황에서 대리업무를 하면서 객실 청소부들을 보조할 수 있는 여성보조인력들과 심부름꾼의 수를 줄였다. 심부름꾼은 건물 유지와 관련된 문제의 과업들을 수행한다.

객실 청소부들의 늘어난 업무부담은 불충분한 여성보조인력과 심부름꾼에 의한 결과이고, 더하여 객실 청소부들의 "시간 짜내기", 그리고 늘어난 정신적 스트레스와 육체적 긴장에 의한 결과이다. 샌프란시스코 연구에서, 객실 청소부의 절반 정도는 여성보조인력의 감소가 그들의 중대한 문제라고 밝혔다[2].

조합 조직화에 관한 연구와 변화를 위한 연구의 이용

샌프란시스코 호텔 객실관리 노동자연구는 Local 2가 이러한 종류의 체계적이고 참여적인 행동연구를 했던 첫 번째 시도였다. 그 결과는 조합의 요구와 단체교섭 협의를 다루는 문제에 대한 인식을 구하는 것에 믿을 수 있고 실증적인 무게를 주었다. 연구 파트너십으로 사업주와의 교섭에 설문결과 사용을 제공했다. 연구결과를 사용함으로써 노동자들은 더 강력한 교섭단위의 목표달성을 돕도록 동업조합의 구분을 넘어서서 조직되었다.

> 학술적 파트너들과 객실 청소부 양측은 교섭 테이블에서 비판적인 역할을 수행했다. 조합의 요구에서, 캘리포니아 대학 수석연구원은 조합과 경영자 간의 공동협약 교섭 세션에서 연구결과를 알렸다. 45분 간의 프레젠테이션은 많은 일반 조직원 교섭가들, 23명의 호텔 일반관리자들, 변호사들, 그리고 인적자원 직원과 더불어 조직 지도부를 포함해 100명이 넘는 전체 교섭위원회를 만들었다. 대략 200명이 넘는 객실 청소부들은 와서 프레젠테이션을 듣고 그들의 지지를 표명했다[1].

객실 청소부들의 적극적인 참여는 교섭 테이블에서 그들 스스로 대단히 중요한 존재임을 증명하였다. 노사협상 동안, 여섯 명의 여성 객실 청소부들은 위원회에 말했다.

> 위원회가 시작되었을 때, 여성 각자는 자신의 조국과 여기 미국에서 가졌던 직업의 종류들, 객실 청소부로 일하면서 입은 손상들, 또한 심각한

> 통증, 손목과 어깨 수술, 매일매일의 약물, 그리고 브레이스를 해야 하는 손상들과 같은 결과들을 포함해서 그녀의 인생 이야기를 말했다. 여성들은 또한 업무상의 육체적, 정신적 직무요구에 대해 말했고, 손상으로 인한 그들과 그들의 가족들의 곤경에 대해 설명했다(예를 들어, 아이들과 놀아주거나 숙제를 도와줄 에너지가 없음). 객실 청소가 그들이 해왔던 것 보다 훨씬 더 어려운 일임을 덧붙였으며, 두 명은 증언 도중 드러내놓고 울었다. 그들이 이 연구에 참여했기 때문에 그들은 자신의 상황, 자신이 경험한 업무량의 증가, 그리고 자신들의 건강을 지키기 위해 조합이 만든 제안에 대해 어느 정도는 열정과 명쾌함을 가지고 말할 수 있었다[1].

객실관리는 호텔에서 가장 큰 파트이며 조직력이 강하다. 다른 부서는 더 나누어져 있고, 어떤 것은 전통적으로 서로 마찰을 빚었다. 그러나 객실 청소부들은 전 영역을 넘어서 조직될 수 있고, 친화적인 지원을 얻을 수 있다. 무수한 활동들이 계속해서 뒤를 이었고, 1999년 노동절 주말에 정점에 달했는데 거의 1,500여명이 샌프란시스코 거리에서 데모를 할 때 150명의 시민들이 불복종의 행동을 하였다. 언론은 공동연구의 데이터를 보도했다. 방송 보도는 커다란 자산임이 증명되었다.

조합의 연구결과와 결합된 1999년의 행동들은 지역조합에 의해 성취되었던 것보다 가장 의미있는 업무량 감소를 가져왔다. 하루 당 15개 객실에서 14개 객실로 업무량이 감소하는 결과를 가져왔다. 조합은 여전히 체크아웃의 감소가 필요한 것을 경영진에게 납득시킬 수 있었다. 만약 객실 청소부가 7개의 체크아웃을 처리한다면, 하나의 객실이 그들의 하루 할당량에서 빠질 수 있게 되었다. 만일 객실 청소부가 10개의 체크아웃을 처리한다면, 그들은 두 객실을 할당량에서 뺄 수 있게 되었다. 거기에 더해서, 층 사이를 이동하거나 간이침대와 아기침대를 옮기는 것에 대해 객실 할당량이 감소되게 되었다. 다량의 린넨을 이동하는 것에 대한 업무량 감소 역시 달성되었다.

연구결과에서 접객업 산업의 업무구조와 노동자 관여, 경력개발을 향상시키는 기회를 가질 것을 제안했다. 객실관리 직무의 질을 높이는 한가지 전략은 고용과 업무체계를 재설계하는 것이다. 인력의 군살빼기 방식의 채택은 짧게 보면 비용을 절약하지만, 그 기법은 경쟁자들이 따라 하기 쉬워서 경주에서 밑바닥에 이르게 한다. 과중한 업무량은 장기적으로 고객 서비스의 하락과 건강 및 안전비용의 상승(문서화된 잦은 결근과 노동자 보상과 같은)을 가져온다. 객실 청소부가 여성보조인력에 의해 수행되던 많은 책임들을 갖는 새로운 업무체계로의 이행은 보다 오래가는 장점이 될 수 있다. 그러나 새로운 업무체계로의 이행은 고객 서비스와 건강 및 안전에서의 이점에 의해 동의된 현재의 객실 할당량의 수정을 요한다. 실제로 인력의 군살빼기는 객실 청소부들의 업무의 질 인식에 상당히 부정적인 영향을 끼치는 것으로 보인다.

낮은 손상율과 임파워먼트 간에, 건강과 안전에서 적극적인 관리와 같은 다른 요인들 간에 일관된 연관성이 확립되었다. 노동자들이 경영진의 지시에 따르는 것이 아닌, 그들의 주도권을 갖도록 관리되는 것이 기대될 때, 노동자들에 의해 장기간의 몰입을 관리하는 것이 격려될 때, 노사관계가 좋은 곳에서 낮은 손상율이 발견되었다. 더욱이 장기간의 안전 훈련이 제공되고 정기적으로 안전 훈련을 지속한 회사와 긴 연공서열을 가지는 노동자들이 있는 회사는 더 적은 손상율과 낮은 이직률을 보인다[23].

놀라울 것 없이, 그리고 한결 같은 근거로, 호텔 객실 청소부들의 직무의 질에 관한 인식은 청소부들과 관리자들의 관계와 복잡하게 연결되어있다. 샌프란시스코 연구는 호텔의 좋은 노사관계는 관리자로부터 자신들이 존중과 지지를 받는다고 보고하는 청소부들과 긍정적인 연관성이 있음을 밝히고 있다.

조합과의 협력으로, 한 호화로운 호텔의 경영진은 관리자들이 객실 청소부와 함께 팀워크 강좌에 참석할 것을 요구했다. 결과에 따르면 호화로운 호텔의 91%의 객실 청소부들은 노사가 함께 일하며 문제를 해결한다고 생각한다고 하여 다른 세 호텔의 72% 혹은 73%와 비교되었다[2].

객실관리의 질을 높이는 중요한 방법은 노동자들을 그들의 일상업무에서의 문제해결과 의사결정에 더욱 포함시키는 것이다. 다른 모든 노동자들과 같이, 호텔 객실 청소부들은 그들의 업무와 관련되어있는 가장 좋은 문제점과 해결방안을 알고 있다[24~30].

> 노동자 참여, 노동자 의견의 효율적인 반영, 참여적 인체공학, 혹은 노동자와 관리자 모두가 참여하는 참여적 접근을 통한 업무환경의 변화 확립은 근골격계 질환을 감소시키고 전반적인 작업장의 건강과 안전을 향상시키는 데 중심이 제시되었다[21].

근거들에 의하면 긍정적인 경영진의 지원은 근골격계 질환을 감소하고, 심지어 육체적 긴장과 정신적 스트레스의 위험 요인에 맞서는 완충제로 작용함으로써 근골격계 질환에 대응하는 방어적 영향을 행사한다[21].

> … 조직 정책(Organization Policies)은 넓은 범위의 회사 차원의 결정에서 노동자 참여의 가능성을 결정할 것이다. 이러한 참여 가능성은 생산성과 노동자의 웰빙(무력감 감소와 같은)에 공헌한다. 노동조합 조합원과 영향력 있는 작업집단에 속한 멤버는 노동자의 자유재량권에 관한 큰 그림에 틀림없이 영향을 미친다. 이러한 거시적 사회 요인들은 개인 차원에서 업무통제의 가능성의 변화를 통한 간접적인 효과뿐만 아니라 건강과 생산성에 대한 직접적인 효과도 나타낼 것이다. 이들과 유사한 요인들은 정신적인 웰빙에 공헌을 한다고 밝혀져 왔다[32].

Local 2의 객실 청소부 연구에서는 객실 청소부의 힘을 구축하고, 그들의 문제해결 능력을 증가시키고, 그들의 목소리를 사용하여 중대사건과 이슈들을 분명히 말하는 기회를 제공하는 것을 크게 강조했다[1].

결국, 객실관리에서 업무의 질과 고용을 향상시키는 추가적인 중요한 전략은 훈련과 진급의 기회를 개선하는 것이다. 인력의 군살빼기로의 이행과 함께, 서로 다른 부서간의 교량을 잇는 업무 사다리를 구축하는 것은 객실 청소부를 포함하여 다양한 접객업 분야의 노동자들에게 더 많고 다양한 기회를 제공함으로써 유용한 관리 접근법이 될 수 있다.

열정으로 내다보기

새로운 협약들이 호텔 객실 노동자의 업무환경에 중요한 방해물을 저지하고 있는 한편에서, 인력감축 추세에 있는 산업계의 영향은 주방에서 감지되고 있었는데, 그 곳은 노동자들이 새로운 거대한 어려움에 직면하고 있었다. 객실관리 노동자들이 했던 것과 유사하게, 노동자들이 협동적인 과학적 연구를 하는 한편, 주방 내에서 Local 2가 조직되고 있다. 이러한 행동들은 최근 샌프란시스코에서의 협약 교섭을 준비하는 것에 도움이 되었다. 주방 노동자들에 의해 수행된 연구를 통하여 수많은 경고성의 결과들이 얻어졌다. 예를 들어, 일반적으로 미국 작업장에서의 노동자 손상율은 100명당 7.1건 이다. 그러나 샌프란시스코 호텔 주방에서의 손상율은 노동자 100명당 53.6건이다. 이러한 상당수의 손상들이 보고되지 않았다. 요리 전문가가 되는 것은 남성과 여성 모두에게 여러 측면에서 다소 거칠고 남자다운 기술을 요하기 때문에, 만약 요리사가 무언가에 베이거나 화상을 입는다면 이것은 간단히 '업무의 한 부분'으로 보여 종종 보고되지 않는다.

호텔 주방에서의 또 하나의 문제는 외주의 증가이다. 외주의 확산은 호텔 주방 운영에서 대부분의 관례적인 특징까지도 바꾸어 놓았다. 메뉴상의 많은 아이템들은 외부에 위탁 될 것이다. 예를 들어, 호텔 주방에서는 더 이상 특선 수프를 만들지 않는다. 그것들은 대신에 캔이나 가포장된 수프이다. 이러한 만연한 외주 추세는 주방 내에서 가포장된 상품들을 옮기는 것과 관련하여 무거운 것을 들어올리는 작업들로 인한 손상의 증가를 초래하였다.

결 론

접객업에 대한 커뮤니티와 노동인력개발 잠재력은 그 분야의 업무의 질과 고용에 달려있다. 지역조합은 높은 임금과 이익뿐만 아니라, 업무구조의 혁신, 노동자 참여, 그리고 경력개발을 옹호해왔다. 전국 노동조합 센터(National union centers)는 미국내 수십 개의 시장에서 조합의 힘을 다시 구축하기 위한 포괄적 프로그램에 자원을 쓰기 시작했다.

샌프란시스코에서의 1999/2000년 도시순회교섭은 샌프란시스코 만에 위치한 저소득층 지역 주민의 고용과 발전 기회를 향상시켰다. 교섭안은 객실 청소부의 임금을 25%까지 올렸으며, 그것은 5년이래 시간당 $12에서 $15이다. 2009년 8월에 만료될 새로운 협약에서, 객실 청소부와 다른 팁을 받지 않는 노동자들은 2006년 8월부터, 2007년, 2008년에 시간당 $1을 더 받을 것이며 이는 객실 청소부의 임금을 협약이 끝날 때까지 시간당 $18.09로 만든다. 또한, 1999년 협약은 객실 청소부의 건강관리와 자녀관리, 노인관리, 그리고 다른 혜택들을 개선하는 조항들을 포함하였고, 하루 15개의 객실에서 14개로 표준 할당량을 감소시켰다. 협약은 업무체계와 고용구조, 교육훈련, 승진기회 등에서 객실 청소부의 목소리를 높였다. 이 협약은 샌프란시스코 호텔 파트너쉽 프로젝트(San Francisco Hotel Partnership Project)에 참가하는 A급 호텔들에게 조합을 조성하여 객실 청소부가 직면하는 문제점을 강조하고, 노동자들의 다른 직종으로 승진할 수 있는 가능성을 높이며, 수익성이 좋은 연회(Banquet)와 다른 특별 이벤트로의 파견을 향상시킬 것을 요구했다. Local 2는 저소득층 주민이 접객업 분야에서 더 나은 경력을 얻을 수 있도록, 그리고 동시에 신입사원의 채용과 이직 방지를 위해 고용관련 프로그램(employment-linked training program)을 만들고 계속해서 고용자들과 함께 노력하고 있다.

2006년 9월, HERE Local 2 교섭위원회는 2009년까지 시행될 새로운 공동교섭 협약을 위해, Multi-Employer Group(MEG)과 다른 샌프란시스코의 호텔들과 합의했다. 협약은 접객업의 다수 분야에 있는 노동자들을 위한 많은 개선을 포함하고 있다. 객실 청소부에게는 이 잠정적인 협약이 현재 하루 최대 14개의 객실이 청소되어야 하는 업무량에서 더 삭감되는 것을 포함한다. 14개의 객실 중 6개가 "체크아웃"일 때, 청소부는 오직 13개의 객실만 맡을 것이다. 하루 9개의 체크아웃이 있을 때에는, 2개의 객실은 청소 요구량에서 제외 될 것이다. 또한 호텔은 늘어난 베개와 시트, 이불의 수와 더 커진 침대, 더 많은 편의시설 때문에 청소부가 직면한 손상의 특별한 중요성으로 인한 추가의 업무량 수정에 동의했다.

새로운 협약은 노동자의 의약품 혜택과 Vision Care plan의 수혜범위의 상당한 개선을 포함하고 있다. 이것은 다양한 분야의 노동자를 위한 퇴직연금과 임금 상승의 개선 역시 포함하고 있다. 가장 중요하게, 조합은 노동자들이 샌프란시스코나 산 마테오 자치주에서 호텔이 건립되거나 구입되었을 때 경영진의 방해 없이 노조를 조직할 수 있도록 허락하는 MEG와의 협약과 더 강력한 고용보장의 보호를 달성했고, 업무량 권리 향상 및, 더 나은 이민과 고용협약안을 향상시켰다.

업무량과 손상에 관한, 특히 건강관리 문제에 관한 협약은 어렵게 채결되었다. 조합은 특히 호텔 주방 업무와 관련된 업무량 문제에 관한 방법을 찾아야 했다. Local 2의 공동조치(Collaborative Action)에서 우리는 업무환경에서 긍정적인 변화를 얻기 위해, 첫째로, 또한 가장 중요하게, 노동자가 선두에 서야 한다는 것을 배웠다. 노동자들은 조합을 구성하고, 일어서서 말하고 행동을 취해야 한다. 또한, 경영진이 종종 조합의 요구를 노동자들이 다만 "움켜잡기(griping)"하는 것이라고 무시하기 때문에, 요구를 지지하는 신뢰할 수 있는 실증적인 근거 역시 매우 필요하다. 대학에서의 실증적 지지 혹은 학술기관의 지원과 함께, 지역사회의 지지와 미디어 전략과 법적인 전략을 갖는 것은 노동자들이 성공적으로 근로환경을 변화시킬 수 있도록 돕는다.

참고문헌

1. Lee, P. T., N. Krause, and C. Goetchius, Participatory Action Research with Hotel Room Cleaners: From Collaborative Study to the Bargaining Table, in *Community Based Participatory Research for Health*, Minkler, M. and N. Wallerstein (eds.), Jossey-Bass, New York, pp. 390-404, 2002.
2. Parker, E. and N. Krause, Job Quality in the Hospitality Industry: Findings from the San Francisco Housekeeping Study, in *Report to the Rockefeller Foundation*, Center on Wisconsin Strategy, University of Wisconsin School of Public Health, University of California Madison, Berkeley, p. 23, 1999.
3. Semler, R., *Maverick: The Success Story Behind the World's Most Unusual Workplace*, Warner, New York, p. 107, 1993.
4. Bear Stearns, *Global Hotels*, 2, p. 12, September 2003.
5. Tuchsen, F. and L. A. Endahl, Increasing Inequality in Ischemic Heart Disease Morbidity among Employed Men in Denmark 1981-1993: The Need for a New Preventive Policy, *International Journal of Epidemiology*, 28, pp. 640-644, 1999.
6. Karasek, R. A., T. Theorell, J. E. Schwartz, P. L. Schnall, C. F. Pieper, and J. L. Michela, Job Characteristics in Relation to the Prevalence of Myocardial Infarction in the US Health Examination Survey (HES) and the Health and Nutrition Examination Survey (HANES), *American Journal of Public Health*, 78: 8, pp. 910-918, 1988.
7. Karasek, R., D. Baker, F. Marxer, A. Ahlbom, and T. Theorell, Job Decision Latitude, Job Demands, and Cardiovascular Disease: A Prospective Study of Swedish Men, *American Journal of Public Health*, 71: 7, pp. 694-705, 1981.
8. Karasek, R. A., K. P. Triantis, and S. S. Chaudry, Coworker and Supervisor Support as Moderators of Associations between Task Characteristics and Mental Strain, *Journal of Occupational Behavior*, 3, pp. 181-200, 1982.
9. Schnall, P. L., C. Pieper, J. E. Schwartz, et al., The Relationship between "Job Strain," Workplace Diastolic Blood Pressure, and Left Ventricular Mass Index. Results of a Case-Control Study [published Erratum appears in JAMA 1992 Mar 4;267(9): 1209], *Journal of the American Medical Association*, 263: 14, pp. 1929-1935, 1990.
10. Albright, C. L., M. A. Winkleby, D. R. Ragland, J. Fisher, and S. L. Syme, Job Strain and Prevalence of Hypertension in a Biracial Population of Urban Bus Drivers, *American Journal of Public Health*, 82: 7, pp. 984-989, 1992.
11. Greiner, B., N. Krause, D. Ragland, and J. Fisher, Occupational Stressors and Hypertension: A Multi-Method Study Using Observer-Based Job Analysis and Self-Reports in Urban Transit Operators, *Social Science and Medicine*, 59, pp. 1081-1094, 2004. 12. Siegrist, J., Adverse Health Effects of High-Effort/Low-Reward Conditions, Journal of Occupational Health

Psychology, 1, pp. 27-43, 1996.
13. Siegrist, J., Place, Social Exchange and Health: Proposed Sociological Framework, *Social Science and Medicine*, 51, pp. 1283-1293, 2000.
14. Siegrist, J., Effort-Reward Imbalance at Work and Health, in *Research in Occupational Stress and Well-Being*, Perrewé, P. L. and D. Ganster (eds.), JAI Elsevier, New York, pp. 261-291, 2002.
15. Siegrist, J. and M. G. Marmot, Health Inequalities and the Psychosocial Environment—Two Scientific Challenges, *Social Science & Medicine*, 58: 8, pp. 1463-1473, 2004.
16. Rugulies, R. and N. Krause, *The Impact of Job Stress on Musculoskeletal Disorders, Psychological Exhaustion, and Subjective Health (SF-36) in Hotel Room Cleaners*, Congress of the International Society of BehavioralMedicine,Melbourne, Australia, 2000.
17. Lee, P. and N. Krause, The Impact of a Worker Health Study on Working Conditions, *Journal of Public Health Policy*, 23, pp. 268-285, 2002.
18. Krause, N., T. Scherzer, and R. Rugulies, Physical Workload, Work Intensification, and Prevalence of Pain in Low Wage Workers: Results from a Participatory Research Project with Hotel Room Cleaners in Las Vegas, *American Journal of Industrial Medicine*, 48, pp. 326-337, 2005.
19. Krause, N., P. T. Lee, R. Thompson, R. Rugulies, and R. L. Baker, Working Conditions and Health of San Francisco Hotel-Room Cleaners, in *Report to the Hotel Employees and Restaurant Employees International Union*, Berkeley, CA, 78 pp., 1999 (unpublished).
20. International Labour Office, *Economic Security for a Better World*, Geneva, Switzerland, 2004.
21. Rosskam, E., *Excess Baggage: Leveling the Load and Changing the Workplace*, Baywood, Amityville, NY, 2007.
22. Scherzer, T., R. Rugulies, and N. Krause, Work-Related Pain and Injury and Barriers to Workers' Compensation among Las Vegas Hotel Room Cleaners, *American Journal of Public Health*, 95: 3, pp. 483-488, 2005.
23. Shannon, H., J. Mayr, and T. Haines, Overview of the Relationship between Organizational and Workplace Factors and Injury Rates, *Safety Science*, 26: 3, pp. 201-217, 1997.
24. Smith, M., Psychosocial Aspects of Working with Video Display Terminals (VDTs) and Employee Physical and Mental Health, *Ergonomics*, 40: 10, pp. 1002-1015, 1997.
25. National Institute for Occupational Safety and Health, *Participatory Ergonomic Interventions in Meatpacking Plants*, NIOSH, Department of Health and Human Services, 1994.
26. National Academy of Sciences, *Work-Related Musculoskeletal Disorders: A Review of the Evidence*, Washington, DC, 1998.
27. Bohr, P. C., B. A. Evanoff, and L. D. Wolf, Implementing Participatory Ergonomics Teams among Health Care Workers, *American Journal of Industrial Medicine*, 32, pp. 190-196, 1997.
28. Nagamachi, M., Participatory Ergonomics: A Unique Technology of Ergonomics Science, in *The Ergonomics of Manual Work: Manual Handling and Information Processing at Work*, Taylor and Francis, London, UK, pp. 41-48, 1993.
29. Jensen, P., Can Participatory Ergonomics Become the Way We Do Things in This Firm—The Scandinavian Approach to Participatory Ergonomics, *Ergonomics*, 40: 10, pp. 1078-1087, 1997.
30. EU Advisory Committee on Safety Hygiene and Health at Work, May 2001.
31. Faucett, J. and D. Rempel, VDT-Related Musculoskeletal Symptoms: Interactions between Work

Posture and Psychosocial Work Factors, *American Journal of Industrial Medicine*, 26, pp. 597-612, 1994.

32. Karasek, R. A., Control in the Workplace and Its Health-Related Aspects, in *Job Control and Work Health*, Sauter, S. L., J. J. Hurrell, and C. L. Cooper (eds.), Wiley, New York, pp. 129-159, 1989.

제15장

책임 있는 사업주들의 협력적 행동으로 노동자 착취와 불공정 경쟁에 맞서기*

The Maintenance Cooperation Trust Fund : Combating Worker Exploitation and Unfair Competition through Collective Action with Responsible Employers*

최 봉 규

Lilia García

정비협동신용기금(Maintenance Cooperation Trust Fund, MCFC)은 서비스 노동자 국제노동조합지부 1,877과 그들의 계약 당사자들에 의해 1999년 설립된 청소업무 감시기구이다. 이 기금은 태프트-하틀리 신용기금의 하나로 청소산업에서 점증하고 있는 약탈적(predatory) 경제 활동에 대처하기 위한 기금이다. 태프트-하틀리 신용기금의 재정은 사업주에 의해 충당되며 운영은 돈을 낸 사업주들과 해당 노동조합에 의해 이뤄지며 특별한 목적을 가지고 설립되었다. 정비협동신용기금의 설립목적은 청소산업 현장에서 점증하는 불공정 경쟁과 싸우기 위한 것이다. 정비협동신용기금은 청소산업 현장에서 벌어지는 불법적이고 불공정한 경쟁을 조사하고 문제점을 드러내는 일을 하며 궁극적인 목표는 그런 행위들을 청소산업 현장에서 없애는 것이다.a)

---

* 이 글을 내가 지금 알고 있는 모든 것을 가르쳐주었던 나의 은사이신 Edward Tchakalian에게 바친다. 이 글에 많은 도움을 준 Ellen Rosskam에 특별한 감사의 마음을 전한다. 정비협동신용기금의 설립목적은 청소산업 현장에서 점증하는 불공정 경쟁과 싸우기 위한 것이다. 정비협동신용기금은 청소산업 현장에서 벌어지는 불법적이고 불공정한 경쟁을 조사하고 문제점을 드러내는 일을 하며 궁극적인 목표는 그런 행위들을 청소산업 현장에서 없애는 것이다.

지난 40년 동안 청소산업은 의도적인 몸값 낮추기 계약의 도입으로 상당한 구조조정을 겪어왔다. 1960년대 중반이나 1970년대 초반까지만 해도 청소업무의 하청은 제한적이었다. 대부분 중대형 업체인 청소산업은 법률적으로 파렴치한 계약자들로부터 보호를 받고 있었다. 1970년대 중반에 건물 소유주들은 청소업무의 하청을 늘리기로 결정했다. 오늘날은 77퍼센트에 달하는 건물 소유주들이 비용 절감을 위해 청소업무를 하청업자에 맡기고 있다. 이런 결정과 그 결정 뒤에 숨어있는 동기는 청소산업 전체를 점점 악화시켰다. 비용 절감을 위해 건물주들은 법률적 제한을 완화하고 하청업자들의 탈법적인 영업행위를 부추겼다. 노동자들은 노동착취의 환경에 처하게 되었고 책임있는 사업주들은 공정한 시장경쟁을 할 수 없게 되었다. 한편 시민은 매년 보험이 적용되지 않는 산업재해 때문에 수백만 달러를 지불해야 했으며 수억 달러의 세금 손실로 감수해야만 했다. 이런 상황에서는 원래부터 부유한 일부 사업가들만 더 많은 수익을 낼 수 있다.

청소산업에서 책임 있는 계약자들은 매일 매일 입찰경쟁에서 고객 회사들(client companies, 건물 소유자나 소매업자들)에게 더 낮은 단가를 제공하기 위해 법을 위반하고 있는 경쟁자들에 밀리고 있다. 파렴치한 사업주들은 노동자들에게 최소임금 및 초과수당을 지불하지 않으며 산업안전보건법을 지키지 않으며 산업재해보험도 제공하지 않는다. 이런 불법적인 행위들은 어떤 계약자들로 하여금 심한 경우 60%나 낮은 가격으로 청소 서비스를 제공할 수 있게 되었다. 이런 현실 속에서 정비협동신용기금은 법을 지키고, 노동조

---

a) 태플리-하틀리 법안(또는 1947년 노사관계법 — 1978년에 노사협력법안으로 수정됨 — 으로 알려진)은 노사협력위원회의 설립을 허락했다. 정비협동신용기금은 일종의 노사협력위원회이다. 1978년 수정안은 계약에 참여한 사업주와 해당 노동조합이 기금을 조성해 공동으로 관리할 수 있도록 했다. 태플리-하틀리 법안에 의해 만들어진 기구들은 해당 임무에 따라 할 수 있는 일과 할 수 없는 일에 대한 구체적인 기준들을 가지고 있다. 예를 들어, 정비협동신용기금은 노동조합을 만들 수 없으며 노사협상을 진행할 수 없다. 해당 기금의 임무가 위반되었을 때 사업주는 기금에 들어가는 비용을 철회할 수 있다. 태플리-하틀리 법안에 의해 만들어진 기구들은 자체 구성원을 가지지 않는다. 그것들은 하나의 법적 조직들이고 단체노사협약과 비교될 수 없다.

합과 함께 행동계획을 집행할 수 있는 구조를 만드는 것을 두려워 하지 않는 사업주들을 위한 일종의 전략적인 사업투자였다.

상대적으로 낮은 시장진입 자본을 가진 경쟁자들이 우세한 산업에서 불공정 경쟁을 다루는 것은 복잡한 일이다. 일반적으로 불공정 경쟁이 더 커지는 이유는 노동자 착취, 낮은 단가 경쟁, 그리고 미비한 법 집행 때문이다. 이런 기본적인 문제점을 인식한 채 정비협동신용기금은 청소산업의 고약한 현실을 고치기 위한 장기적인 네가지 접근법을 개발했다.

1. 노동법 조사와 지지에 영향력 미치기
2. 서비스 대행업체(agency) 개혁
3. 법률 개혁
4. 교육과 외연 확대(outreach)

청소산업의 지하경제

1960년대 청소산업의 대부분 노동자들은 아프리카계의 미국인들이었다. 대부분 노동자들은 노동조합에 가입되어 있었고 복지 후생(benefits)과 함께 시간당 12 달러를 받았다. 하지만 1970년에 고객 회사들은 비용 절감을 목적으로 청소업무를 적극적으로 하청으로 돌리기 시작했다. 고층건물의 고용주는 대부분 노동조합으로 조직화된 노동자들과 계약을 했지만, 청소산업 전반이 노동비용 절감을 목표로 움직이면서 조직화되지 않은 노동자들과 계약을 하기 시작했다. 이런 청소산업 전체의 결정은 조직화된 노동자들이 받는 수준의 임금과 복리 후생을 제공하지 않는 작은 규모의 회사들을 양산하였다. 그런 회사들은 물리적인 사무실을 가지고 있지 않는 경우가 많다. 대체로 그런 회사들에 고용된 노동자들은 수당을 받는 날만 만나는 상사의 성은 모르고 그냥 이름만 알 뿐이다. 야반도주형 계약자들은 자신들에 대한 아무런 흔적도 없이 사라질 수 있는 방안들을 마련해 놓았다. 그들은 노동자들이 자신들의 권리를 깨닫고 그 권리를 행사할 경우에 언제든지 떠날 수 있기를 원했다. 하청으로의 전환과 함께 청소산업 노동자들의 인적 구성에 큰 변화가 왔다.

인적 구성 변화가 가져온 영향

1980년대 초반에 이르러 외국에서 태어난 라틴계열의 남성과 여성들이 청소산업 노동자들의 대부분을 차지하게 된다. 이들은 스페인어를 사용하지만 글을 썩 잘 읽지는 못한다. 오늘날 캘리포니아에서 일하는 청소산업 노동자들은 대부분이 그렇다. 많은 경우에 여러 개의 일자리를 갖고 있고, 건강보험이 없으며, 가장 기초적인 보건의료서비스에 접근할 수 도 없고, 개인적인 교통수단(승용차)도 없다. 많은 사람들이 노동법과 노동법상 열려있는 각종 노동자 보호 메커니즘들에 익숙하지 않다.

많은 이들이 다양한 나라에서 경제적 궁핍에 직면해 생활 임금을 찾아 미국으로 오고 있다. 다른 서비스산업과 마찬가지로, 청소산업의 노동자들의 인적 구성은 이민 노동자들이 대다수를 차지하고 있으며, 이들은 대부분 일자리를 절박하게 원하는 사람들이다. 이들의 이민 관련 지위(immigration status)가 아마도 그 사람들의 고용관계를 결정하는 가장 중요한 요소일 것이다. 협박과 착취에 취약한 노동자들을 찾는 약탈적인 계약자들이 많아 지면서 청소산업 전체에서 노동조합으로 조직되지 않은 노동자들이 대세가 되었다. 청소 이민 노동자들의 노동은 미국 경제에 상당한 기여를 하고 있다. 이런 현실과 많은 미등록된 계약자들의 존재는 아주 위험한 노동환경으로 귀결되었다. 청소 노동자들이 임금을 못 받거나 산업재해를 당해도 저렴하게 치료받을 곳이 없거나, 사업주가 의료서비스 비용을 제공하지 않는 경우가 자주 있다. 또한 청소 노동자들은 노동과정에서 자신들이 깨닫지 못하는 사이에 각종 노동 관련 위험 요인들에 노출되고 있어 건강이 악화되고 있다. 청소 노동자들은 법을 어긴 사업주에 대한 어떤 조치도 취해지지 않을 것이라는 것을 알고 있으며 매일 매일 언제든지 부당하게 해고될 수 있는 현실에 놓여있다.

레푸지오 모랄레스씨의 하루

레푸지오 모랄레스씨를 소개합니다. 레푸지오는 멕시코 푸에브라 지역에서 온 이민자입니다. 그는 결혼을 해서 두 명의 자녀가 있고 그의 노모를 부양하고 있습니다. 그는 일자리를 찾아서 고향을 떠났습니다. 푸에브라 지역은 오랫동안 경제적인 빈곤 상태로 어려움을 겪고 있습니다. 레푸지오는 가족을 부양할 수 있는 일자리를 찾을 수 없어서 일자리를 찾아 미국으로 갔습니다. "푸에브라에서 저는 정말 개처럼 열심히 일했습니다. 하지만 아무 것도 얻지 못했습니다. 최소한 여기에서는 비록 충분하지는 않지만 우리가 먹고 살 수 있을 정도는 얻을 수 있습니다." 많은 푸에브라 사람들처럼 레푸지오는 대형 식료품 체인점들을 청소하는 일자리를 얻었습니다. "많은 내 사촌들과 삼촌들이 그 체인점들에서 일합니다." 레푸지오는 아주 오랫동안 일합니다. 저녁 11시부터 그 다음날 아침 11시까지. 1주일에 7일 동안. "그 가게에 언제 물건이 들어오는지에 달려 있습니다. 그런 날들은 더 오랫동안 일을 합니다. 물론 휴가를 낼 수도 없습니다. 만약 그런 날 나타나지 않으면 일자리를 잃게 됩니다." 레푸지오는 개인 수표로 수당을 받지만 은행에서(수표발행자의 잔고부족으로 — 역자 첨언) 그 수표를 돈으로 바꿀 수가 없는 경우가 자주 있습니다. 그는 15일마다 정해진 550불을 받습니다. 그는 자신이 일했던 하청업자가 7주 동안이나 임금을 주지 않아서 조업중단을 조직했던 일을 회상합니다. "우리가 무슨 일을 할 수 있었겠습니까? 옳지 않지요. 하지만 우리는 조업중단 말고 우리가 할 수 있는 일이 있다고 생각하지 않았습니다. 사실 우리 모두는 일을 하고 돈을 받고 싶었습니다." 그 하청업자는 결국 노동자들에게 임금을 지불하지 않았습니다. 그 하청업자는 야반도주를 해서 사라졌고 찾을 수 없었습니다.

제가 건강과 안전에 대해 그가 일하면서 건강과 안전에 대해 교육을 받았는지 보호기구를 제공 받았는지, 일하다 다치면 어떻게 되는지를 물었을 때 레푸지오는 그냥 웃었습니다.

우리는 언제나 다칩니다. 그런데 우리가 뭘 할 수 있겠습니까? 왜 상사에게 보고하지 않았냐고요? 그래서 그가 날 해고 시키라고요? 자신의 동료 한 명이 어느 날 바닥에

왁스칠을 하다가 미끄러져서 이를 상사에게 보고를 했지만 상사는 그에게 아스피린을 먹고 계속 일하라고 말했답니다. 다른 날 히포리토는 청소통에 뾰족하게 나와 있는 주사바늘에 찔렸습니다. 그 상사는 그에게 가서 비누와 물로 손 씻고 계속 일하라고 했답니다. 우리는 아무런 보호를 받지 못하고 있습니다. 우리가 의지할 수 있는 사람은 당신뿐입니다. 그러니 제발 조심하십시오. 당신을 챙겨줄 사람은 아무도 없었습니다. 다행히도 나는 아직 다치지 않았습니다. 하지만 우리가 사용하는 화학물질이 우리를 해치지 않을 것이라고 말할 수 없을 것입니다. 우리를 해칩니다. 나는 이 일을 11년 동안이나 해왔습니다. 그리고 나는 내가 쉼 쉴 때 힘들다는 것을 알고 있습니다. 많은 사람들이 우리가 사용하는 화학물질들이 나쁘다는 것을 모릅니다. 하지만 나쁩니다.

그가 캘리포니아 벤투라 지구에서 조업중단을 조직한 후에 그는 멕시코 푸에브라에 살고 있는 어머니로부터 전화 한 통화를 받았습니다. 어머니는 그가 사람들을 뭉치고 노동자들의 권리를 위해 싸우게 만들어서 삼촌(하청업자)을 힘들게 만들었다고 그를 나무랐습니다. 레푸지오의 삼촌은 남부 캘리포나아 지역에 있는 문제 있는 하청업자들 중의 한 명이었습니다. 레푸지오 어머니는 그에게 화를 냈고 그는 진짜로 자신이 무슨 짓을 했는지 자신의 조직화로 무슨 일이 진짜로 벌어지고 있는지 진지하게 다시 생각하기 시작했습니다. 그러던 중 어느 날 정비협동신용기금에 들렀습니다. 그는 심각할 정도로 슬퍼했고 조용했습니다. 그는 의자에 앉아 야구 모자를 얼굴 쪽으로 푹 내려쓰고 벽에 몸을 기댄 채 이리 저리 빙빙 돌면서 나에게 말했습니다. "언젠가 당신은 우리는 가족과 같다고 말했습니다." 나는 "예"라고 고개를 끄덕였습니다.

그래요 당신이 나의 가족이라면 당신에게 나는 더 이상 이 일을 할 수 없다고 말할 필요가 있습니다. 아무것도 되는 게 없습니다. 아무것도 바뀐 게 없습니다. 그런데 뭘 위해 이런 짓을 합니까? 나는 여기에 나의 가족들을 부양하기 위해 돈을 벌기 위해 왔습니다. 내가 원해서 온 것도 아니고 푸레브라 지역에서 먹고 살 수 있는 일자리가 없어서. 그게 내가 하려고 하는 일입니다. 나는 더 이상 나에게 화를 내고 나를 걱정하는 엄마 문제로 골치 아플 필요가 없습니다. 언제나 그랬듯이 은행에서(지급불능으로) 돌아온 수표 때문에 나는 그녀에게 그녀가 필요로 하는 것을 보낼 수 없었습니다.

그의 모습은 내가 2년 동안이나 알고 지내던 레푸지오의 것이 아니었기 때문에 나는 몇 시간동안이나 그의 말들 속에 숨어있는 동기가 무엇인지를 알기 위해 노력했습니다. 그가 옳았습니다. 그의 세계에서는, 그의 당장 처한 현실 조건에서는 그의 노동자 조직화 노력은 그의 일상의 욕구를 채우는데 방해가 되었습니다. "내가 받은 체크는 은행에서 계속 지급불능으로 되돌아 왔습니다. 그렇지 않습니까?" 레푸지오는 종종 관념적으로 이해되던 것을 구체화할 수 있도록 도와주었습니다. 다행히도 그 싸움은 아주 긴 법정 싸움이었습니다. 그의 부당함을 근절시켜야 한다는 열정이 두려움보다 컸기 때문에 시간이 지나면서 그는 다시 활동을 하게 되었습니다. 레푸지오는 저에게 용기란 두려움에도 불구하고 두려움에 맞서 행동하는 것이라는 것을 일깨워주었습니다.

청소산업의 하청업자들은 이민 노동자들이 직면하고 있는 각종 어려움들을 아주 잘 알고 있다. 약탈적인 하청업자들은 바로 그런 이민 노동자를 찾고 있다. 왜냐하면 그런 노동자들은 노동자 권리에 익숙하지 않을 뿐만 아니라 권리를 주장하기를 극히 꺼려하기 때문이다. 이런 하청업자들은 상대적으로 노동법을 무시하면서 착취하기 쉬운 노동자층이 존재하는 것으로부터 이익을 보고 있다. 예를 들어, 비등록업자들은 대체로 비공식적인 방식으로 업무를 처리한다. 공식적인 취업신청서도 없고 일을 시작할 때 적절한 훈련을 제공하지도 않는다. 그들은 그들 밑에서 일하는 노동자들의 숫자나 노동자들의 임금을 낮게 보고하거나 아니면 아예 누락시킨다. 그리고 노동자들이 조용히 있도록 각종 협박수단을 사용한다. 이런 모진 현실속에서 정비협동신용기금의 주요 전략 중 하나는 청소 노동자들에게 노동현장에서의 노동자 권리에 대해 교육하는 것이다. 교육을 통해 모든 노동자들은 이민 관련 지위와 상관없이 동일한 권리를 갖는다는 것을 인식할 수 있도록 한다. 이런 현실("폭탄")의 문제점을 완화하기 위한 노력은 노동자들뿐만 아니라 시장경쟁에서 이민관련 요소를 제거할 수 있음으로 책임 있는 계약자들에게 도움이 된다.

교육과 외연 확대

전통적으로 노동자들은 교육과 외연 확대의 대상으로 간주된다. 하지만, 청소산업과 같은 서비스산업에서는 우리 경험에 비추어 볼 때 약탈적인 계약자와 싸우려면 모든 의사결정자들—고객 회사, 계약자, 규제기관, 선출된 대표자, 청소 노동자—에게 다가가야 한다. 정비협동신용기금은 주로 고객 회사들과 계약자들, 청소 노동자들에 초점을 맞췄다. 정비협동신용기금은 개인적인 만남을 통해 이들 의사결정자들에게 다가서는 것뿐만 아니라 청소산업 전반에 걸쳐 벌어지고 있는 노동법 위반 사례를 드러내고 이를 개선하기 위한 방안들을 담은 보고서를 만들었다.

그럼에도 불구하고 가장 중요하고 어려웠던 만남은 청소 노동자들과의 만남이었다. 오전 8시부터 오후 5시까지 정상적인 낮 근무를 하는 노동자들로 구성된 다른 산업들과는 다르게 청소산업 노동자들은 일종의 "보이지 않는" 노동자들이다. 즉 오후 5시에 일을 시작해서 꼬박 밤을 새우고 어떤 경우에는 그 다음 날 오전 10시까지 일을 한다. 청소 노동자들이 일을 하러 건물에 들어설 때 대부분 사무직 노동자들은 퇴근하고 없다. 주 정부를 대표해서 노동자에게 다가가 교육을 시켜야 할 규제기관들은 밤 시간대를 놓치기 쉽기 때문에 청소 노동자들은 정부가 주도하는 노동자 외연 확대 노력의 사각지대에 놓여있다.

노동자들이 특정 지역에 몰려 있는 로스앤젤레스의 의류산업과는 다르게 청소 노동자들은 건물이 있는 곳이면 어디서나 볼 수 있다. 따라서 정비협동신용기금 조사자들은 청소 노동자들과 처음으로 만나기 위해서 사업장을 직접 방문한다. 이 방법이 다른 사람—가족, 친구, 또는 계약자들—을 거치지 않고 노동자들을 만날 수 있는 유일한 방법이다. 이런 노력은 노동자들에게 노동자들은 법적 권리가 있으며, 사업주들은 노동자들에게 법에 정해진 근무환경을 제공할 의무가 있으며, 만약 사업주가 법 규정을 따르지 않으면 노동자들은 그에 상응하는 행동을 취할 수 있으며, 정비협동신용기금은 사업주들과 의사결정자들이 서로 책임 있게 행동할 수 있도록 함으로써 청소산업의 현행 사업방식을 바꾸기 위해 노력한다는 것들을 설명하기 위함이다.

많은 청소 노동자들이 이곳 저곳을 돌아다니고 때때로 두세 개의 일을 동시에 하고 있으며, 집 전화번호가 없는 현실을 생각할 때 청소 노동자들의 집을 직접 방문하는 것은 그들과의 관계를 만들어 가는데 아주 중요하다. 정비협동신용기금 대표자들은 노동자들과 그들의 집에서 심층 인터뷰를 한다. 인터뷰는 정비협동신용기금 대표자와 노동자들 사이의 신뢰형성에 결정적이다. 이런 사전 노력이 없다면 청소 노동자와 정비협동신용기금이 터놓고 이야기하기 어렵기 때문이다. 이런 종류의 외연 확대 노력은 청소산업에서의 효과적인 법 집행과 장기적인 변화를 가져오는데 필수적이다.

우리는 청소 노동자들에게 법률 서비스를 제공하지는 않는다. 하지만 우리는 그들에게 그들이 우리와 함께 협력하고 자신들의 힘을 행사하면 이길 수 있는 계획을 제시한다. 소송이 있는 모든 청소 노동자들은 그들의 위험한 노동환경이 어떻게 청소산업의 구조적인 문제점과 연결되어 있는지, 정비협동신용기금의 전략이 어떻게 이런 현실을 다루고 있는지를 명확히 알 수 있도록 하는 상호 리더십 훈련 과정에 참가해야 한다. 시작 단계에서부터 청소 노동자들은 싸움에서 이기기 위해서는 모든 사람들이 특히 자신들이 중요한 역할을 해야한다는 것을 이해할 필요가 있다. 우리가 움직여야 하는 법률 체계는 부당하고 심각한 한계들을 갖고 있기 때문에 노동자들의 싸움은 어려운 일이다. 우리가 제공하는 훈련 프로그램은 청소 노동자들에게 자신들의 권리를 주장할 수 있는 수단을 제공하는 것, 청소 노동자들이 사업주들이 지켜야 하는 법률에 익숙해지는 것, 청소산업 전체 구조를 아는 것, 법률 체계가 어떻게 작동하는지에 대해서 익숙해지는 것, 어떻게 청소산업을 바꿀 수 있을 것인지에 대한 실질적인 대화에 참여하는 것 등을 목표로 한다. 이런 맥락에서 우리는 청소 노동자들에게 그들이 직면해야 할지도 모르는 매우 부당한 현실을 드러낸다. 비록 법이 있어도 분별 있는 대표자와 지지자가 없으면 사업주들이 노동법을 위반하고도 도망갈 수 있는 확률이 높다. 사실 사안에 필요한 모든 법률적인 근거와 지지 노력이 있음에도 불구하고 청소 노동자가 소송에서 질 수 있다. 이것이 우리가 왜 청소 노동자들에게 법률적 접근은 많은 심각한 제한점들이 있고 그것 만으로는 청소산업 전체에 제도적인 변화를 가져올 수 없다는 점을 강조하는 이유이다.

청소 노동자들 사이에 만연해 있는 엄청난 두려움의 장벽을 없애기 위한 하나의 방법은 정부와 같이 일을 하는 것이다. 우리는 정부 대표자들이 청소 노동자들과 나란히 한 방에 앉게 만든다. 그래서 노동자들은 정부 대표자들로부터 직접적으로 노동자들은 권리가 있으며 정부기관의 역할은 노동자들을 도와주는 것이다라는 말을 직접 듣을 수 있다. 청소 노동자들의 노동법에 대한 지식을 높이기 위한 정비협동신용기금의 노력으로 캘리포니아 주립대학 로스앤젤레스에 있는 노동산업안전보건(Labor Occupational Safety and Health) 프로그램과 협력하여 청소 노동자들에 맞는 법률교육훈련 프로그램을 개발하였다. 14개월에 걸쳐 300명이 넘는 청소 노동자들이 캘리포니아 산업안전보건청과 안전 보건 지지자들부터 교육훈련을 받았다. 교육을 담당했던 전문가들은 청소 노동자들이 좀 더 안전하게 일을 할 수 있도록 그리고 작업장에서 잘못된 것을 목격했을 때 무엇을 해야 하는지를 알 수 있도록 도움을 주는데 초점을 맞췄다. 이러한 노력은 성공적인 출발점이 되었지만 앞으로 좀 더 많은 노력이 필요하다. 그리고 정비협동신용기금은 계속해서 청소 노동자들에 대한 외연 확대 노력을 기울이는 단체들을 돕기 위해 문호를 열어 놓을 것이다.

캘리포니아 주립 정부는 청소 사업자들로 하여금 다음과 같은 사항을 게시하도록 규정하고 있다

- 산업복지위원회 임금규정(5－2001)
- 산업복지위원회 최저임금규정
- 임금 지급 날짜
- 캘리포니아 산업안전보건청 서식 200
- 노동자 산재보험 포스터
- 고용 관련 괴롭힘 또는 차별 금지 포스터

- 장애보상과 실업자보험에 관한 공지

청소 노동자들이 필요하고 적절한 시기에 캘리포니아 산업안전보건청에 고충을 접수하는 것은 아주 중요하다. 그렇지만 고충을 접수하기에 앞서 노동자들은 정보를 제공받을 필요가 있고 노동자들은 공식적인 기관들을 상대할 때 필요한 확신을 가지려면 기술과 지식으로 무장되어 있어야 한다. 공식적인 기관들의 입장에서는 그들이 노동자들이 이해할 수 있는 언어로 노동자들을 상대하고 있다는 점을 확실히 할 필요가 있다. 만약 노동자들이 우편으로 받은 서식에 적혀있는 내용들을 이해할 수 없다면 그들이 고충을 접수할 가능성은 거의 없다. 따라서 편지는 고충을 접수하는 사람들의 언어(스페인어)로 쓰여 있어야 하고 캘리포니아 규제기관들에 스페인어와 영어를 동시에 사용할 줄 아는 감시관들이 많아져야 한다. 또한 규제기관들은 일시적 고충처리에 대응하는 방식으로 일을 할 것이 아니라 정보수집의 수단으로 그리고 예방차원으로 항상 청소 노동자들에 다가가려고 노력해야 한다.

산업의 추이와 캘리포니아가 부담하는 비용 – 불공정한 경쟁의 성장

세금과 노동자 재해 보상관련 사기

체계적인 임금규정 위반은 말할 것도 없고, 청소산업의 약탈적인 부문은 세금과 보험관련 사기를 비롯한 아주 많은 심각한 문제점들을 안고 있다. 청소업무를 담당하고 있는 많은 소규모 계약자들은 사회연금, 산재, 복지관련 비용을 지불하지 않기 위해 청소 노동자들을 노동자가 아닌 독립 계약자로 고용한다. 이 계약자들은 대체로 청소 노동자에게 현금으로 임금을 지급하는데, 이는 노동자들의 급료 지급수표에서 주정부나 연방정부 공제액 등을 원천징수하지 않음으로 해서 약 8%의 세금을 절약할 수 있기 때문이다. 노동자가 있다는 것을 신고하지 않고 노동자 재해보험에 가입하지 않는 사업주는 세금을 내고 노동자 재해보험에 가입한 사업주에 비해 상대적으로 60%에 가까운 이익을 아주 쉽게 얻을 수 있다.

청소 노동자를 독립 계약자들로 고용하는 것은 지속적으로 청소 노동자를 착취하는데 있어 아주 핵심적인 사안이다. 법률적인 규정에 따라, 청소 노동자들은 독립 계약자들에 해당하는 분류 기준들에 맞지 않는다. 국세청에 따르면 청소 노동자들이 계약자들과 맺는 계약의 성격상 청소 노동자들은 "고용인"으로 규정된다. 사업주는 고용한 노동자가 어떻게 업무를 수행할 지에 대해 (언제 어디서 어떤 일을 해야 하는지, 어떤 도구와 장비들이 사용되어야 하는지, 어디서 필요한 물품들과 서비스를 구입해야 하는지, 어떤 일은 어떤 사람에 의해 수행되어야 하는지, 주어진 일을 수행할 때 반드시 지켜야할 절차 등) 지도하고 감시할 권리가 있다. 이런 기준들이 고용인과 독립 계약자를 가르는 기준들로 사용된다. 고용인은 법에 따라 고용인의 임금과 사업주가 부담해야 하는 금액으로부터 각종 공제액을 원천징수하는 사업주에 의해 고용인으로 신고되어야 한다. 대부분 청소 노동자들은 독립 계약자의 지위에 해당하지 않는다. 청소 노동자들에 대해 지속적으로 사용되는 세금의 허위지위는 사업주에게만 이로운 것이고 이를 통해 청소 노동자들은 착취당하고 있다.

노동자를 신고하지 않음으로 해서 노동자 임금이 신고 되지 않을 경우 사업주의 재해보험료는 엄청나게 낮아진다. 이런 법률적인 조작은 보험사기에 해당한다. 계약자들은 보험이 적용되는 항목이 적은 보험을 사거나 산업재해 사실을 보고하지 않는다. 왜냐하면 재해보고가 재해보상시스템이 재해 노동자측에 우호적으로 될 수 있는 계기가 되어 결국 사업주의 재해보험료를 높일 수 있기 때문이다.

노동자 대상의 외연 확대 노력과 관련된 또 하나의 문제는 노동자들 스스로 자주 산업재해를 신고하지 않는다는 점이다. 노동자들이 산업재해를 신고하지 않는 주요한 이유들은 해고에 대한 두려움, 어떻게 누구에게 어떤 절차를 거쳐서 신고해야 하는지에 대한 지식 부족, 자신들의 권리에 대한 지식 부족, 자신들이 다루고 있는 화학 물질에 대한 인식 부족, 그리고 일을 하면서 다른 질병을 얻고 재해를 당할 수 있다는 것에 대한 인식 부족 등이다. 정비협동신용기금의 경험에 비추어 볼 때, 노동자들의 인식이 향상되고 교육과 지지(advocacy)가 결합되어 노동자들이 자신들의 법에 보장된 권리를 이해하고 그들이 그들의 권리를 행사할 수 있도록 도와주는 주정부와 연방정부의 메커니즘과 절차를 이해하게 되면 처음에는 두려워하고 약했던 노동자들조차도 산업재해나 질병을 신고할 것이다.

산업재해를 보고하지 않는 것은 아주 많은 문제점들을 영속화시킨다. 예를 들어, 노동자들의 질병과 재해 발병률이 심각하게 낮게 예측되어 청소산업의 위험도에 대한 자료들이 믿을 수 없게 된다. 그런 낮은 예측은 청소산업에 대한 규제와 연구의 관심도에 영향을 마치고 주정부나 연방정부 차원의 청소산업에서의 노동자 재해보상보험금 책정을 왜곡시킨다. 이는 국가 차원의 산업재해 및 질병 자료들이 심각하게 위험도를 낮게 평가하고 있고 믿을 수 없게 되었다는 것을 보여주는 산업차원의 예이다.

청소산업의 계약자들에 의해 자행되는 사기들로 인해 캘리포니아 세금 납부자들은 심각한 부담을 안게 되었다. 2003년에 캘리포니아 주정부 고용창출부서는 단지 39곳을 감사했고 그 결과 7백만 달러에 해당하는 세금이 누락되었다고 보고했다. 캘리포니아 주정부가 심각한 재정위기 상황에 놓여있는 지금 심각하게 사업부문, 지하경제, 그리고 책임 있는 사업주뿐만 아니라 캘리포니아 세금 납부자들에게 직접적이고 심각한 부담을 안기고 있는 그런 (약탈적인-역자 첨언) 사업주들을 주목할 필요가 있다. 결국 그들의 불법적인 행위와 관련된 비용을 부담하는 것은 바로 세금 납부자들이다. 보험부서는 캘리포니아 주정부는 비보험 산업재해와 관련해 해마다 대략 30억 달러를 쓰고 있다고 한다. 만약 산업재해가 심각할 경우, 노동자들은 지역 공공병원의 응급실로 갈 것이고 결국 소요된 치료비용은 주정부가 감당하게 된다.

건강과 안전에 관련된 위험들

대부분 청소 노동자들은 청소산업에서 일을 시작했을 때나 그 이후에도 어떤 종류의 건강과 안전에 관한 교육훈련도 받지 못한다. 많은 이들이 장갑, 마스크, 보안경 같은 개인보호장비들을 지급받지 못한다. 많은 노동자들이 현장에서 화학물질을 혼합하는데 이로 인해 위험한 화학물질에 노출될 수 있다. 계약자들은 종종 청소할 때 사용되는 화학물질은 해롭지 않다라고 말하면서 이 문제를 하찮게 여긴다. 캘리포니아 산업안전보건청은 노동자들이 각종 유해위험요소에 노출되지 않도록 아주 열심히 일은 한다. 하지만 현실적으로 그들 노력은 사지 절단, 사망과 같은 갑작스럽고 심각한 재해들이 일어나는 건설업종에 집중되어왔다. 또한 건설업종은 산업재해 발생시 노동자들의 재해보상시스템이 좀 더 쉽게 작동될 수 있는 업종이다. 따라서 이로 인해 사업주나 보험회사들의 비용이 증가한다. 특히 사망사건이 났을 때 산업재해로 인한 문제점들이 좀 더 잘 보이고 좀 더 사회적인 해결 압력을 받게 된다.

유해 화학물질들에의 노출

청소 노동자들은 직업상 다양한 화학물질들에 노출되어 심각한 건강장애를 겪을 위험성이 아주 높다. 청소에 쓰이는 제품은 자주 독성물질을 함유하고 있다. 집안 청소용품은 소비자들에게 눈과 피부자극의 위험성에 대해 경고하고 있고 제품이 눈, 피부, 옷 등에 닿지 않도록 충고하고 있다. 소비자들이 쓰는 청소용품에 붙어 있는 다음과 같은 경고는 아주 흔하다.

> 위험 : 부식시킬 수 있음. 눈과 피부에 화상을 입힐 수 있음. 눈, 피부, 옷 등에 닿는 것을 피해야 함. 증기 흡입을 피할 것. 적절한 환기장치가 갖춰진 곳에서 사용할 것.

거의 모든 소비자들이 사용하는 청소용품은 해당 제품에 들어 있는 유해한 화학물질에 노출되는 것을 막기 위해 사용자는 글러브와 마스크, 보안경을 착용하도록 권고하는 경고표시를 갖고 있다. 다음과 같은 내용이 소비자들이 사용하는 제품에 붙어있는 경고표시의 내용으로 포함될 수 있다.

> 피부와 눈에 아주 심각한 화상을 입힐 수 있음. 먼지나 미스트(mist) 흡입을 피할 것. 눈 보호구, 화학물질을 견딜 수 있는 장갑, 피부를 보호할 옷과 신발을 착용할 것. 피부에 닿지 않도록 할 것. 장시간 피부 노출을 방지하기 위해 보안경이나 옆에 차단막이가 된 안전 안경, 옷, 또는 고무 장갑을 착용할 것.

하지만 경고표시에도 불구하고 대부분이 영어로 쓰여 있어 많은 노동자들이 그들이 앓고 있는 건강상의 문제들로 정비협동신용기금에 문의를 한다. 그 건강상의 문제점들은 노동자들이 사용하는 화학물질에 노출되어서 발생한다고 알려져 있는 것들이다. 노동자들은 매일 현장에서 아주 다양한 화학물질을 사용한 후에 숨 쉬기가 힘들어지고 손과 발의 피부가 따갑다고 한다. 많은 사람들이 심각한 두통을 앓게 되었고 눈이 흐리게 보이고 한참 동안 눈에 다이아몬드 같은 것들이 보인다는 증세를 호소한다. 때때로 청소 노동자들은 아무런 표시도 없는 병에 담긴 화학물질들을 혼합하는 경우가 있는데 아주 위험한 조합일 수 있다. 많은 계약자들은 적절한 보호장치를 제공하지 않고 정기적인 월별 교육훈련을 하지 않으며 노동자들에게 산업재해, 사고, 질병에 대한 대처방안들을 노동자들에게 효과적으로 전하지도 않는다. 노동자들은 그들이 매일 사용하고 있는 화학물질들의 위험성, 알려진 건강상 영향과 화학물질 혼합에 따른 위험성에 대해 심각할 정도로 정보를 제공받지 못하고 있다. 결과적으로 건강이 서서히 오랜 시간에 걸쳐 나빠지는 경우가 청소 노동자들 사이에서 흔하다. 건강과 관련된 문제점들은 호흡기 질환—청소 노동자들의 높은(점증하는) 천식 유병률—, 피부자극, 비출혈, 두통, 요통, 눈이 흐리게 보임, 임신 합병증 등이다. 이 문제점들 중 많은 것들이 유해 화학물질 노출과 관련이 있는데 이는 극심한 불안정에 따른 만성적인 육체적 감정적 긴장과 결합될 때 더 심해진다.

청소 노동자들은 환기장치가 없는 곳에서 바닥을 닦는데 이 때 사용하는 기계에서 나오는 일산화탄소에 노출되어 고통을 받는다. 이런 행위는 일종의 밀폐공간에서의 일산화탄소 폭로에 해당한다. 일산화탄소 폭로가 태아 사망과 자연유산을 포함한 좋지 않은 임신 결과들에 대한 위험 요인이라는 것 뿐만 아니라 여성의 생식 건강 장애와 연관되어 있다는 것은 잘 입증된 사실이다[1].

일 하는 도중에 유해 화학물질에 노출된 후 급하게 병원으로 후송되는 청소 노동자들에 대한 방송매체들의 보도가 이어지면서 청소 노동자들 사이에서 일산화탄소 노출의 위험성에 대한 인식이 증가했다. 하지만 일산화탄소 노출에 따른 위험성은 청소 노동자들에게만 국한된 문제는 아니다. 청소 노동자들이 일을 마치고 그 다음날까지, 주말일 경우에는 월요일까지, 건물이 닫혀 있으면 공기 중에 위험한 수준의 화학물질이 지속적으로 남아 있을 수 있다. 사무직 노동자, 학생, 어린이, 노인, 그리고 그 건물에서 활동하는 사람들 모두 일산화탄소 노출에 따른 심각한 건강 장애를 겪을 가능성이 있다. 예를 들어 2002년 미시시피 걸포트 시에 있는 탁아소에서 60여 명의 어린이와 3명의 어른이 일산화탄소 연무(fume)에 노출되어 실신하는 사건이 벌어졌다. 그들 중 많은 사람들이 입원을 해야 했다. 그 연무는 그 전날 청소 노동자가 부적절한 환기장치를 가진 프로판 바닥 청소기를 돌리는 도중에 발생한 것이다. 그 연무는 사건이 발생한 그 다음 날 월요일 내내 계속 건물에 남아있었다. 연합뉴스는 청소 노동자들이 일요일 저녁에 탁아소 바닥 청소를 했는데, 소방관계자에 따르면 일산화탄소 연무는 프로판 바닥 청소기에서 발생했고 월요일 아침 그리고 그날 상당 기간 동안 그 건물 안에 남아있어 소방대원들이 그 건물을 환기했다고 보도했다[1].

부적절한 환기는 상업용 건물에서도 흔한 문제점이다. 상업용 고층건물들은 안에서 열 수 있는 창문이 없는 경우(흔히 "차단된 건물"로 알려진)가 많거나 보안상의 이유로 항상 출입문을 닫아 놓아서 청소 노동자들이나 건물에서 일하는 사람들이 환기를 시킬 수 없다. 불충분한 환기로 인해 가장 먼저 고통받는 사람들은 청소 노동자들이다. 불충분한 환기가 문제가 되는 두 번째 곳은 소매업 관련 건물들이다. 백화점이나 슈퍼마켓의 경우 창문이 아예 없거나 안에서 잠겨있다. 그리고 보안상의 이유로 청소 노동자들은 창문을 열도록 허락되지 않는다. 결과적으로 청소 노동자들은 유해 화학물질이나 바닥을 청소하는 프로판 청소기를 가지고 일을 하기 때문에 8시간이나 그 이상에 걸친 화학물질 폭로는 아주 심각한 수준이 될 수 있다.

직업관련 천식 유병률이 청소 노동자들에게서 높다는 것은 밀폐된 공간에서의 화학물질 노출에 대한 많은 연구결과와 일치한다. 한 연구에 따르면, 캘리포니아 노동자들의 평균적인 천식 유병률은 노동자들이 실제보다 낮게 보고하는 것을 감안하더라도 노동자 백만 명당 75명이었는데 청소 노동자들의 경우 백만 명당 625명 이었다〔2〕. 이는 소방대원들의 천식 유병률인 백만명당 300명보다도 높은 수치이다. 청소 노동자들과 관련된 최근 문헌 조사에 따르면 청소 노동자들의 노동이 어떻게 건강에 미치는지를 조사한 연구는 상대적으로 적었으며 대부분이 지역사회에 바탕을 둔 사망률 연구였다〔3〕. 청소 노동자들의 노동과 높은 석면폐증—흡입된 석면 섬유에 의해 섬유화되는 폐병—간에 연관성이 있었다. 한 신경교종—흔한 악성 뇌종양의 하나—을 가진 성인을 대상으로 하는 샌프란시스코 연구에서 청소 노동자들은 소방대원이나 섬유 노동자들과 같이 유해 화학물질에 노출될 수 있는 노동자들과 함께 신경교종이 걸린 확률이 대조군에 비해 높았다〔4〕.

근골격계 질환, 스트레스, 긴장, 폭력

청소 노동자들은 신선한 공기나 적절한 환기장치가 없는 닫힌 건물에서 유해 화학물질과 함께 일해야 하는 것뿐만 아니라 아주 심각한 근골격계 질환을 잃을 수 있는 높은 위험에 처해 있다. 그들은 기계를 다룰 때 반복적인 동작에 노출되며 무거운 장비나 불편하고 부피가 큰 장비들을 밀거나 날라야 한다. 그들은 자신들의 머리 위나 닿기 힘든 곳을 청소하기 위해 팔과 어깨를 과도하게 뻗어야 한다. 전기 콘센트를 찾기 위해 무릎을 과도하게 굽히거나 자세를 비틀어야 한다. 청소 노동자로 일 하는 내내 매일 반복적인 동작을 해야 한다. 이런 불편하고 반복적인 움직임들 때문에 청소 노동자들의 허리, 목, 어깨가 다칠 위험성이 크다.

청소 노동자들은 특이한 근무 스케줄을 자기고 있다. 청소 노동자들은 자주 연속적으로(back-to-back multiple) 장시간 근무 노동을 한다. 밤에 일을 하고 낮 근무 노동자들이 떠난 장소에 혼자 일하는 경우가 많아 특히 여성 청소 노동자들은 폭력을 당할 위험성이 있다. 교대근무는 만성 피로와 스트레스의 한 원인이며 이는 노동자들이 자신의 근무 스케줄에 대해서 아무런 영향력이 없을 때 더 심해진다.

많은 청소 노동자들이 공공 화장실이나 싱크대를 청소한다. 적절한 보호장비나 교육훈련이 없는 경우 청소 노동자들은 변기에 묻어 있는 세균들(간염, 장티푸스, 살모넬라를 일으키는 균들)에 감염되어 병에 걸릴 수 있는 위험성이 있다. 보호장갑은 필수적인데 특히 불법이민자 신분의 청소 노동자들은 언제나 사업주들로부터 보호장갑을 지급받지 못한다. 화장실은 사용된 화학물질들을 고려할 때 형편없는 환기시설들이 설치되어 있는 닫힌 공간이다. 이런 상황 때문에 노동자들이 너무 많은 유해 화학물질 연무(fume)을 흡입할 위험성이 있다. 적절한 교육훈련이 없는 경우, 청소 노동자들은 피부에 변(fecal matter)이 묻어 있지 않도록 확실히 손을 씻어야 하는 것의 중요성을 알지 못할 수 있다. 변이 묻은 손으로 음식을 먹거나 담배를 피우면 변이 몸 안으로 들어갈 수 있다. 변을 통해 걸린 질병들이 쉽게 다른 가족 구성원들에 퍼질 수 있다. 그들이 아플 경우, 해당 노동자의 삶의 어려움은 더 커진다.

청소 노동자들은 직업성 긴장으로 고통받고 있다. 청소 노동자의 일은 육체적으로 요구하는 게 상대적으로 많은 편이며 자신들의 일을 수행하는데 있어서 발언권이 거의 없거나 아예 없다. 요구가 많으나 노동자의 통제가 낮은 일은 우울증이나 탈진 등의 다양한 정신관련 질환뿐만 아니라 심혈관계 질환과 고혈압을 일으킨다고 알려져 있다[5~9]. 청소 노동자들은 계약자나 소비자들의 의사결정과정에서 배제되어있다. 그들의 노동속도는 엄청난 시간압박과 함께 자신들과 무관한 외부에서 정해진다. 노동자들은 호텔 청소 노동자들처럼 주어진 시간에 정해진 공간의 청소를 마쳐야 한다. 청소 노동자들에게 할당되는 청소공간은 주어진 시간에 비해 너무 넓은 경우가 자주 있다. 때문에 청소 노동자들은 항상적인 육체적 감정적 긴장상태에 처하게 되고 불충분한 시간에 미리 정해진 기준을 맞춰야 하는 직무 긴장에 시달리며 일을 끝마쳐야 한다.

청소 노동자들이 수행하는 일은 생산라인에서의 일과 동일시 될 수 있다. 일은 평범하고, 반복적이고, 지루하고, 일을 통해서 성장하거나 배우거나 기술을 습득하거나 경력을 쌓을 기회가 거의 없거나 아예 없다. 의사결정권은 낮은데 항상 시간압박을 받으며 많은 양의 일을 해야 한다. 과학적인 문헌에 따르면 이런 노동조건들은 심혈관계 질환과 만성 건강장애를 일으킬 수 있고 특히 아주 극심한 직무 불안정에 시달리지만 의료서비스를 이용할 수 있는 경제적인 여유가 없는 사람들의 경우에는 사망에 이르게까지 할 수 있다[10~13]. 최저임금에도 못 미치는 임금, 의료보험이나 연금의 결여, 고용 불안정, 그리고 업무성과에 대한 조직내 인정 부족은 해당 일을 수행하는데 드는 노력과 그 일을 통해서 얻는 보상간의 명백한 불균형으로 이어진다. 노력과 보상간의 불균형은 심각한 건강장애로 이어질 수 있는 높은 스트레스로 이어질 수 있다고 보고되었다[14, 15].

청소 노동자들이 직면하고 있는 또 하나의 문제점은 계약자들이 산업안전보건법을 지키지 않는다는 것이다. 청소 노동자들이 일하면서 아주 다양한 위험 요인들에 노출되고 있는 현실을 감안하면 이런 행위는 계약자들의 심각한 과실에 해당한다.

저임금 노동의 영향

청소 노동자들은 자신에게 손상을 입히거나 고통을 주는 노동 조직상의 많은 위험 요인들에 직면하고 있지만, 저임금 노동의 영향도 무시할 수 없는 문제이다. 계약자들이 가장 낮은 임금을 받아들이는 노동자들을 두고 경쟁하기 때문에 약탈적인 계약자들에 고용된 청소 노동자들은 최저임금보다도 낮은 임금을 받고 있다. 이러한 노동시장 접근방식은 개인과 사회 모두에 아주 큰 영향을 미친다. 이 반향의 하나로 임금이 현재 생계, 의료, 교육, 연금 등의 비용을 충족하지 못하게 된다. 이는 약탈적인 계약자들 밑에서 일하는 청소 노동자들이 가난으로부터 벗어난 자신들의 노년을 상상하기 어렵다는 것을 의미한다.

청소 노동자가 살아 남기 위해서 어쩔 수 없이 동시에 두세 개의 일자리를 뛰는 경우가 많다. 여러 개의 일자리를 뛰는 것은 만성적인 수면 부족을 달고 살아야 하는 것뿐만 아니라 극심한 장시간 노동시간에 시달려야 한다는 것을 의미한다. (임금)노동시간에 통근시간(자가용을 이용하는 것보다 대중교통 수단을 이용할 때 몇 시간이 더 걸리는 경우가 자주 있다), 육아시간, 시장 볼 시간, 음식을 준비할 시간, 그리고 필요한 다른 집안 일들을 처리할 시간들을 모두 다 더하면 하루에 잠 잘 시간은 4시간이나 5시간 밖에 남지 않는다. 이런 삶에서는 수면이나 음식만큼이나 건강과 안녕에 중요한 휴식(수면을 제외한) 이나 긴장을 풀 시간이 하나도 없다. 더욱이 정기적으로 밤이나 주말에 일을 해야 하기 때문에 가족의 일원으로서 요구받는 책임을 다하기가 힘들어지는 상황에서 노동자들의 영구적인 시간 쥐어짜기는 매우 명확해 보인다. 시간을 쥐어 짜는 것은 노동자들로 하여금 항상 육체적 심리적 스트레스 상태로 살도록 만든다.

교대근무(특히 야간근무), 잦은 연장근무, 여러 개의 일자리를 뛰는 것,

주7일 근무로 인한 수면부족과 형편없는 영양공급(양질의 음식을 구입하기에 임금이 불충분하고 음식을 준비하고 적절한 음식을 먹을 시간이 부족하기 때문에), 불안정성으로부터 비롯되는 만성적인 스트레스는 면역체계에 부정적인 영향을 미치고 결국 전체적으로 개인 건강이 위협받게 된다. 만성적인 긴장, 피로, 심각하게 약해진 면역체계 때문에 청소 노동자들이 작업 관련 위해요인들(가장 잘 알려진 것으로는 화학물질과 근골격계 질환 위험 요인들)에 노출되어 더 쉽게 건강이 악화될 수 있다.

만성적으로 탈진된 노동자들은 또한 바이러스나 세균 감염에 더 걸리기 쉽다. 불안정 고용에 시달리는 미국 임금노동자들은 대부분 아팠을 때 유급휴가를 받지 못한다. 최저임금보다 낮은 돈을 받고 있는 청소 노동자들의 경우, 아파서 하루를 쉬는 것은 재정적으로 한 달을 버티기 힘들거나 먹을 음식이 없다는 것을 의미할 수도 있다. 청소 노동자들과 같은 저임금 노동자들은 단 하루도 쉴 수 없다. 청소 노동자들의 경우 아무리 아프고 다쳤어도 심지어 집에서 몸 회복을 위해 더 쉬어야 할 때 조차도 일을 하러 가야 한다. 이럴 경우에 청소 노동자들 대부분은 프리젠티즘(출근은 한 상태지만 정상적인 업무수행력이 현저히 떨어지는 현상)에 시달린다. 아플 때 일을 하면 질병이 나아지는 것이 아니라 악화된다. 자주 프리젠티즘을 보이는 노동자들은 결국 더 많은 날들을 일을 못나가고 쉬어야 할지도 모른다(결국 임금도 낮아진다). 만약 아픈 몸을 이끌고 계속 일을 하면 질병이 악화되고 더 많은 회복기간이 필요할 수 있기 때문이다.

재해사건이 벌어졌을 때 자주 계약자들은 노동자의 잘못을 찾는데 아주 신속하며 결국 재해사건의 원인으로 노동자의 부주의를 꼽는다. 하지만 재해를 자세히 들여다볼 경우 다른 직업군에서와 마찬가지로 청소 노동자들의 산업재해는 보다 더 큰 맥락에서 발생하는 하나의 결과에 불과하다는 것을 알 수 있다. 많은 사업주들이 노동자들을 보호하는 프로그램은 너무 비용이 많이 들거나 든 비용에 비해 얻는 게 적다고 말한다. 그러나 사실은 정확히 그 반대의 경우를 입증하는 많은 숨은 비용들이 있다. 만약 청소 노동자들이 한 일자리에서 충분한 임금을 받을 경우 그들은 좀 더 자고 좀 더 적절한 음식을 섭취할 수 있고 영원히 아주 극심한 불안정성속에서 살지 않음으로써 스트레스 수준을 낮출 수 있는 가능성이 많을 것이다(불건강한 직무구조로 인해 발생하는 비용은 9장에서 다뤄졌다). 이런 기본적인 것들은 어떤 사람에게도 건강을 유지하고 일에 집중할 수 있게 하는데 필수적이다. 마찬가지로 노동자들이 자신들의 권리와 필요할 경우 자신들의 권리를 주장할 수 있는 이용 가능한 메커니즘에 대해 충분히 정보를 제공 받는다면 노동자들은 자신들의 위치를 덜 취약하다고 느낄 것이다. 지식, 정보, 그리고 자신의 권리 행사를 위한 메커니즘의 존재는 인간의 불안정성을 줄인다. 청소 노동자들이 낮이나 밤이나 달고 사는 고용 불안정과 낮은 임금은 그 어떤 청소 노동자들의 직무 위해 요인들에 대한 토론에서도 제외되어서는 안 된다.

대부분의 청소 노동자들은 스페인어만을 할 줄 알고 스페인어도 제한적으로만 읽을 수 있다. 만약 노동자가 만성적인 과도한 노동으로 영어를 배울 시간이 하루에 한 시간도 없으면, 그 노동자는 단지 영어를 모른다는 이유로 영원히 체제 밖에 남아 있어야 할 것이다. 체제 밖에 있는 노동자들이 일반 대중들에게 열려있는 중요한 정보나 자원들에 접근해서 이를 얻기란 대단히 어려운 일이다. 청소 노동자들은 그들 삶의 모든 것을 비공식적인 네트워크를 통해 처리하도록 강요된다. 하지만 그런 비공식적인 네트워크가 항상 믿을 만 하지는 않다. 특히 그런 네트워크에 있는 모든 사람들이 동일하게 취약할 때는 더욱 그러하다. 소득 불안정, 고용 불안정, 집단적인 목소리를 대표할 조직의 불안정과 그리고 형편없는 노동환경이 지속하는 한 모든 청소 노동자들의 건강은 나아지기 어렵다.

결 론

정비협동신용기금은 장기적인 4단계 전략을 통해 캘리포니아 지역에 있는 청소 노동자들의 삶, 건강, 그리고 안녕에 지대한 악영향을 미치는 많은 근본적인 요인들을 다룬다. 정비협동신용기금은 청소 노동자들이 임금을 받지 못했을 때, 그들이 법에 보장된 그들의 권리를 행사 못하도록 위협받을 때, 그들이 일하면서 물리적인 위험요인들에 노출되었을 때와 같은 청소 노동자들에 대한 받아들이기 힘든 대우들을 변화시키려고 한다.

그럼에도 정비협동신용기금은 조직의 전략을 구성하는 모든 요인들이 청소 노동자들이 착취당하는 가장 근본적인 원인을 다루는데 실패하고 있다는 것을 인정한다 : 자본주의적 헤게모니, 그 지배적인 경제적, 정치적, 그리고 구조적 힘 때문에 청소산업은 계속해서 단지 수익을 늘리기 위해 가장 약한 고리를 먹이로 삼을 것이다. 그럼에도 불구하고 정비협동신용기금은 자본주의 체제가 하나의 현실적인 틀 안에서 움직이도록 함으로써, 자본주의 체제를 좀 더 책임지도록 만들고 정부가 좀 더 효과적이 될 수 있도록 하며, 청소 노동자들의 역량이 강화될 수 있도록 시도하고 있다.

참고문헌

1. Frazer, L. M. and M. L. Hage, *Reproductive Hazards of the Workplace*, Van Nostrand Reinhold, New York, 1997.
2. Reinisch, F., R. J. Harrison, S. Cussler, et al., Physician Reports of Work-Related Asthma in California, 1993-1996, *American Journal of Industrial Medicine*, 39 : 72, pp. 72-83, 2001.
3. Wagner, G. R., Asbestosis and Silicosis, *The Lancet*, 349(9061), pp. 1311-1315, 1997.
4. Krishnan, G., M. Felini, S. E. Carozza, R. Miike, T. Chew, and M. Wrensch, Occupation and Adult Gliomas in the San Francisco Bay Area, *Journal of Occupational and Environmental Medicine*, 45 : 6, pp. 639-647, 2003.
5. Karasek, R., D. Baker, F. Marxer, A. Ahlbom, and T. Theorell, Job Decision Latitude, Job

Demands, and Cardiovascular Disease: A Prospective Study of Swedish Men, *American Journal of Public Health*, 71:7, pp. 694-705, 1981.

6. Karasek, R. and T. Theorell, *Healthy Work: Stress, Productivity, and the Reconstruction of Working Life*, Basic Books, New York, 1990.
7. Karasek, R., Job Demands, Job Decision Latitude and Mental Strain: Implications for Job Redesign, *Administrative Science Quarterly*, 24, pp. 285-308, 1979.
8. Belkic, K., P. L. Schnall, P. Landsbergis, and D. Baker, The Workplace and CV Health: Conclusions and Thoughts for a Future Agenda, *Occupational Medicine: State of the Art Reviews*, 15:1, pp. 307-322, 2000.
9. Landsbergis, P., P. L. Schnall, T. G. Pickering, K. Warren, and J. E. Schwartz, Life Course Exposure to Job Strain and Ambulatory Blood Pressure among Men, *American Journal of Epidemiology*, 157:11, pp. 998-1006, 2003.
10. Landsbergis, P. A., J. Cahill, and P. L. Schnall, The Impact of Lean Production and Related New Systems of Work Organization on Worker Health, *Journal of Occupational Health Psychology*, 4:2, pp. 108-130, 1999.
11. Landsbergis, P. A., P. L. Schnall, D. Deitz, R. Friedman, and T. Pickering, The Patterning of Psychological Attributes and Distress By "Job Strain" and Social Support in a Sample of Working Men, *Journal of Behavioral Medicine*, 15:4, pp. 379-405, 1992.
12. Landsbergis, P. A., P. L. Schnall, J. E. Schwartz, K. Warren, and T. G. Pickering, Job Strain, Hypertension and Cardiovascular Disease: A Review of the Empirical Evidence and Suggestions for Further Research, in *Job Stress 2000: Emerging Issues*, Sauter, S. and G. P. Keita (eds.), American Psychological Association, Washington, DC, 1993.
13. Landsbergis, P. A., S. J. Schurman, B. A. Israel, et al., Job Stress and Heart Disease: Evidence and Strategies for Prevention, *New Solutions*, 3:3, pp. 42-58, 1993.
14. Siegrist, J. and M. G. Marmot, Health Inequalities and the Psychosocial Environment—Two Scientific Challenges, *Social Science and Medicine*, 58:8, pp. 1463-1473, 2004.
15. Siegrist, J., Adverse Health Effects of High-Effort/Low-Reward Conditions, *Journal of Occupational Health Psychology*, 1, pp. 27-43, 1996.

제16장

21세기의 직업환경의학

Occupational and Environmental Medicine in the Twenty-First Century

오 성 수

Dean Baker, Marnie Dobson and Peter L. Schnall

직업성 질환과 손상을 치료하고 있는 직업의학 전문의에게 있어서 건강한 작업을 조장하고, 건강에 해로운 영향을 감소시키는 등의 예방적인 노력을 한다는 것은 도전적인 측면이 있다. 많은 면에서, 직업의학의 업무는 일로 인한 해로운 영향이 의학적으로 진단할 만한 단계에 이른 이후에 사람의 몸을 종합적으로 평가하는 "최후의 수단"이 되었다. 이렇게 직업의학이 치료와 재활에 초점을 두고 있는 사실은 노동자들의 건강과 예방을 강조하는 예방의학의 특별한 한 분야로서의 초창기 직업의학의 이상적인 개념과 명백한 대조를 나타낸다. 현재, 직업환경의학은 여러 전문의학 분야에서 가장 작은 분야 중 하나이다. 활동영역이 사업장 기반의 예방프로그램에 대한 관심이 감소되는 것과 함께, 노동자보상체계가 작아지면서 서서히 축소되고 있다. 오늘날 대부분의 직업의학 전문가들은 환자들의 작업상태와 사업장에 대한 인식이 약한 상태에서, 전적으로 전통적인 임상적인 배경하에서 업무를 수행하고 있다. 이론적으로 이들 임상 의사들은 작업상태에 대한 정보(작업환경과 직업력 등)를 얻는 것이 가능하지만, 거의 직업의학 전공과정 프로그램에서 작업과 관련된 정신사회학적 스트레스와 사업장 조직에 대해서 문진을 할 것인지에 대한 공식적인 훈련을 제공하는 곳은 없다.

또한 직업의학 전문가들은 예방에 방향성을 둔 업무를 하는데 있어서 방해를 받는다. 사업주는 좀처럼 직업의학 전문가들이 사업장을 방문해 줄 것을 요청하지 않는다. 많은 경우 허락조차 하지 않는다. 보험업자는 직업의학 전문의들이 예방에 방향성을 둔 프로그램에 참여하거나, 작업관련성 질환에 대해 평가하기 위해 사업장을 방문하는데 있어서는 비용을 제공하지 않는다. 미국의 노동자 보상체계가 사업장에서 발생하는 급성 손상에 대한 치료에 있어서는 상대적으로 기능을 잘 한다고 할지라도, 작업관련성 만성질환에 대해서는 기능을 잘 하지 못한다. 왜냐하면 사업주는 만성적 질환이 작업관련성이 있는지를 증명하는 과정을 방해할 수 있는 많은 전략들을 사용할 수 있기 때문이다. 많은 주에서 손상을 받은 노동자들은 노동자 보상소송이 해결되기 전까지는 노동자 스스로 의료비용을 지불할 책임을 가지고 있다. 그래서 사업주에 의해서 이러한 방해들이 있게 되면 보상 지불이 늦어질 수 있어서 결국 손상을 받은 노동자들은 소송을 빨리 해결하기 위해서 혜택이 더 작은 협상안에 동의하도록 압박을 받는다. 더군다나 많은 주에서 노동자 보상제도가 보험업자와 사업주가 만성적인 작업관련 스트레스로부터 생긴 건강영향에 대해서는 보상을 금지하는 법률이 통과되도록 입법부를 압박하는데 성공적이었다. 직업의학 전문가가 이러한 이슈에 대해서 별 관심이 없을 때, 작업체계와 작업관련 정신사회학적 스트레스요인에 의한 건강영향을 다루고, 진단하고, 예방하는데 많은 힘을 들이기에는 현실적으로 어렵다. 이러한 이슈에 대해서 평가와 예방전략을 수립하는 것에 대한 어떤 공식적인 훈련이 없었다는 사실도 전문가들이 사업장에 접근하는 것을 제한하게 한다. 그리고 재정적이고 법적인 방해도 사업장 접근을 제한하게 한다.

우리는 사업장에서 직업의학의 변화하는 역할에 대해서 탐구할 것이다. 직업의학 활동에 있어서 현 흐름과 증가하고 있는 건강비용의 맥락을 포함하여 직업의학 활동의 변화하는 성상에 대한 이유들에 대해서 기술할 것이고, 직업의학에 대한 산업계의 조절, 노동자 보상체계의 약화, 직업의학 활동의 경제적 생존능력의 감소 등에 대해서 기술할 것이다. 마지막으로 우리는 더 건강한 작업환경을 고취하기 위한 직업의학의 더 큰 역할과 일차 예방분야로 재 초점을 두도록 할 수 있는 가능한 몇 가지 방향들을 제안하고자 한다.

미국 직업환경의학의 역사적 배경

미국산업의사협회(AAIP)는 1915년 제1차 세계대전이 끝난 후에 결성되었다. 전쟁에의 참여로 부분적으로 명성을 얻었던 산업 의사들을 대표하기 위한 첫 번째 전문적 단체로서 이 단체는 후에 산업의학협회로 개명하였다. 그리고 현재는 미국직업환경의학회(ACOEM)로 알려져 있다. 협회의 대부분의 구성원들은 직업의학 분야에서 풀타임으로 활동하지 않는 의사들로 구성되어있고, 협회의 리더급은 대기업에 고용된 풀타임으로 회사에 고용된 의사들로 구성되었다고 라두박사는 말한다. 이들 회사에 고용된 의사들은 사업장 스스로 조절해야 한다는 것을 지지하는 보수적인 관점과 연결되어있다. 그리고 공중보건에 영향을 주는 과학적 발견에 있어서 산업계의 이익을 대변하는 것과 연결되어있다[1, 2]. 비판 또한 역시 개개인의 직업의학 전문의들에 의해 형성되어왔다. 많은 산업분야에서 회사에 의해 고용된 직업의학 전문의들은 상충된 충성심이 있게 되는데 즉, 한편으론 그들에게 월급을 주고 해고할 권한을 가지는 회사에 대한 충성과 또 한편으로는 환자들에 대해서 윤리적이고 도덕적인 책무를 다해야한다는 충성이 있다는 것이다.

1970년대는 의회가 1970년에 산업안전보건법(OSHA Act)을 통과시키고 산업안전보건연구원을 설립하면서 직업의학이 의학의 한 전문분야로서 싹트는 시기였다. 경력으로서 직업의학에 관심을 갖는 의학도들과 일차진료 의사가 많아졌다. 직업의학 프로그램들과 단기과정들이 만들어졌고, 많은 미국 의과대학에서 직업의학 분야가 성장했다. 1972년도에 미국산업안전보건연구원(NIOSH)은 산업안전보건법을 이행하는데 필요한 인적자원이 매우 부족하다고 보고하였다. 약 3,000명의 의사들이 부족하며, 1,000명의 산업위생사, 1만 명의 산업보건간호사가 부족하다는 보고서를 발표하였다[3, 4]. 1978년도에, NIOSH는 추가적으로 단기적으로 양질의 훈련을 받은 2만 명의 의사들을 파트타임 직업의학 전문의들로 보충되어야 한다고 추정하였다[2, 3]. 협회 구성원들은 6,500명까지 성장했다. 하지만 이후 점차 감소하여 5,000명까지 감소하였다[2, 3]. 돌이켜볼 때 이들 기관들의 발전은 1970년대에 공중보건 전문가와 조직화된 노동조합에 의한 직업 보건 노력들이 남겨놓은 흔적으로 보인다.

1970년대 이래로 직업의학은 지난 수십 년간 미국 산업의 크기가 증가하였음에도 불구하고, 훈련된 전문의의 수에 있어서나, 산업의학외래의 생존가능성에 있어서나, 노동자보상으로부터 받는 보상의 양에 있어서나 급격히 감소하는 것에 직면하게 되었다. 서유럽과 북유럽 그리고 스칸디나비아 국가들 같은 다른 나라들에서는 직업의학 전문의들이 산업계 안에서 더 중요한 역할을 하고 있다. 왜냐하면 환자들을 돌봄에 있어서 그 영역을 사업장 자체로까지 확장하도록 산업의학 의사들에게 큰 권한을 부여한 정부의 정책 때문이었다(즉, 그 나라들에서는 직업의학 전문의들은 환자들의 작업복귀, 작업전환, 작업제한 등에 대해 권고하게 된다).

현재 직업의학 전문의들의 훈련

미국직업환경의학회에 따르면, 직업의학 분야의 임무로서 "직업 및 환경 손상, 질병 그리고 장애의 예방과 관리 그리고 노동자와 그들의 가족과 모임의 생산성 증진과 건강증진에 전념하는 것이다".라고 하였다.[a] 그러나, 실제적으로 가장 중요한 훈련의 초점은 임상적인 것에 맞추어져 있다. 즉, 예방이

a) ACOEM vision and mission statement http://www.acoem.org/Vision.aspx[Accessed 9/14/2007].

아니라 치료에 중점을 두고 있다.

직업의학 전문의들은 크게 두 카테고리로 나누어질 수 있다. 1) 단기과정을 통한 독립적인 학습을 통해서 훈련되어, 임상 외래에 근거를 둔 일반의들, 2) 공식적인 직업의학 전공의 프로그램을 통해 훈련된 전문가들인데, 이들은 추가적으로 임상 외래뿐만 아니라 "공중보건, 예방의학, 역학, 독성학, 연구방법론" 등에 대해서 역량을 갖추도록 기대된다.[b] 전문가를 위한 훈련은 종종 사업장 실습과정이 포함된다. 사업장에서 의사들은 임상뿐만 아니라 위해물질의 인식과 관리 등에 대해서도 배우게 된다.

직업의학은 예방의학회의 중요한 핵심요소이다. 임상수련을 받은 후에, 직업의학 전공의들은 예방의학과 감시체계를 강조하는 훈련을 받게 된다. 이 훈련은 안녕을 증진시키고 질병에 대한 위험요인을 확인하는 선별(스크리닝) 프로그램의 검토와 이행, 개발을 포함하고 있다. 또한 직업의학 전문의들은 환경오염을 발견하기 위한 그리고 노출을 확인하기 위한 노출지표를 사용하는 등 사업장에서 또는 지역사회에서 감시체계 프로그램을 디자인하고 실행하도록 준비된다. 그리고 노출을 감소시키기 위해서 또는 건강결과를 향상시키고자 하는 목적이 있을 때 개인적인 또는 지역사회 기반의 개입을 적용하도록 준비된다. 그러나 사업장 감시체계와 선별(스크리닝)에서 직업의학 전문의의 참여는 실제적으로 매우 제한된다.

선별(스크리닝)과 노출과 노출로 인한 건강영향을 입증하는, 그리고 평가와 진단에 대한 이차예방 등과 같은 직업의학 전문의의 역량에 대해서 지도하는 일반적인 수련 목록[c]이 있다. 직업의학 전문의들은 업무 적합성평가와 업무 복귀평가뿐만 아니라 노동자들의 보상사례를 다룬다. 전형적으로, 다음과 같은 직무가 직업의학 전문의의 업무로서 기능한 부분이다. 1) 결핵, 근골격계 질환들 또는 화학물질 노출들에 대한 기관 기반의 선별(스크리닝) 프

---

b) ACOEM, Preamble to Competencies www.acoem.org/oem.aspx

c) ACOEM competencies http://www.acoem.org/oem.aspx〔Accessed 9/14/2007〕.

로그램 같은 선별(스크리닝), 2) 사업장 위험요인들, 개인적인 위험요인들, 전 임상적 영향 그리고 임상적 영향의 진단과 평가, 3) 현존하는 작업관련 건강상태의 치료와 처리, 노동자가 업무와 관련하여 어떤 상태로부터 고통을 받고 있는지 결정하는 것, 치료를 시행하는 것과 장기간의 장애를 다루는 것들, 4) 업무 적합성평가와 업무 복귀, 5) 예방, 금연, 운동 등과 같은 개인 생활습관 위험요인들을 줄이는 데 초점을 둔 사업장 건강증진, 6) 개개인들에 대한 상담과 관리.

예방이 직업의학 역량의 중요한 부분일지라도, 직업병으로서 노동자 보상으로 다루어지는 건강문제에(특별히 제조업 사업장에서 화학적 또는 물리적 노출과 연관된 건강문제) 대한 치료가 우위를 차지할 수 있다. 그러나 ACOEM에 의해 목록화된 역량은 공중보건과 감시체계에서부터 피부과학과 감염성질환에 이르기까지 광범위하고, 또 그것을 관리하고 정책하는 부분까지 범위가 넓다. ACOEM에 의해 기술된 것처럼, 직업의학의 역량에는 심장내과의 역량 또한 포함되는 등 그 범위가 광범위하다.

심혈관질환의 내재된 위험요인들 또는 심혈관질환을 가진 개인들이 일하는 주변에 어떤 화학적 요인들이 있는 상황이라든지, 힘에 벅찬 작업(과로)을 수행할 때처럼 안전에 매우 민감한 경우에 특별한 염려를 기울여야 할 상황에 직면할 수 있기 때문이다. 직업의학 전문의들은 심혈관에 문제가 있는 노동자들이 사업장에 잘 적응할 수 있도록 할 뿐만 아니라, 환자들과 사업주 그리고 일차진료 의사들과 심혈관질환의 이삼차 예방을 하는 심장전문의들을 도와준다. 직업의학 전문의의 시각은 응급상황에 대한 대처, 위험한 폐기물, 지게차 그리고 호흡보호구 같은 것을 고려함으로, 노동자들을 어떤 특별한 임무(위해요인이 있는 업무)에 적절히 배치하는데 있어서 특히 유용하다. 직업의학 전문의들은 사업장에서 심근경색증이 발생할 때처럼 심장 응급상황에 반응해야 할 첫 번째 공급자일 수 있다.[d]

d) ACOEM cardiology clinical competency http://www.acoem.org/oem.aspx[Accessed 9/14/2007].

심혈관질환에 관한 직업환경적 요인에 대한 역량이 화학물질노출과 물리적인 작업능력에 제한된다는 사실은 직업의학의 분야가 넓고, 고혈압과 심혈관질환이 진행하는 데에 있어서 정신사회학적 스트레스요인과 사업장 조직의 역할에 대해서 잘 인식하지 못하는 즉, 직업의학 안에 스스로 제한된 인식을 가지고 있기 때문이다. 심혈관에 해로운(예 직업성 긴장 같은 정신사회학적 스트레스요인이 존재하는 사업장 환경) 환경으로 작업복귀하는 이슈들은 아직도 직업의학 전문의들이 훈련받는 과정의 한부분이 아니다. 이전에 심근경색증이 있는 사람들이 첫 번째 심근경색증이 발발했던, 스트레스가 많은 동일한 작업환경으로 복귀가 된다면, 심근경색증 재발의 위험이 매우 높아진다는 사실에 대한 인식이 없다. 또한 앞서 언급한데로, 노동자들이 직업의학 전문의들에게 진료를 받을 때 직업의학 전문의들은 심혈관질환을 비롯하여 많은 건강문제들의 원인으로 작용하는 정신사회적 작업환경의 측면을 발견하기 위한 통합적인 직업력을 확보하려는 훈련이 되어있지 않다. 공중보건 기반의 원인과정의 최신의 지식을 반영하는 예방중심 역량을 더 많이 포함하도록 하는 직업의학 전문의들의 수련에 있어서 원인과정의(역학적인) 최신 지식을 반영한 예방중심 역량에 대한 내용이 더 많이 포함되고, 훈련될 수 있도록 하는 큰 요구가 남아있다.

현대의 직업의학 활동

역사적으로, 직업의학의 활동은 사업장과 밀접하게 묶여져 왔었다. 과거에 회사들은 직접적으로 의사들과 보건전문가들을 고용해서 그들의 사업 생산성과 복지를 명확히 보증하고자 했다. 제너럴모터스(GM) 같은 회사들은 수십년 동안 현장 클리닉(진료소)을 운영하면서, 노동자들에 대해서 일차적인 또는 긴급한 치료를 제공했다. 또는 노동자들을 그들의 가정의학 의사 또는 다른 전문의에게 의뢰하였다. 1970년대에 병원들과 전문 클리닉에서 직업의학과를 개설하였다. 이처럼 대기업들은 회사 내 클리닉을 운영하기도 하지만 중소기업들은 결코 사업장 건강 프로그램을 스스로 운영할 수 없었다[4]. 오늘날 많은 다수의 직업의학 전공의들은 상기 기술된 사업장 기반의 활동이 감소되면서, 전통적인 의료기관들에서 활동을 하는 경향이 있다.

직업의학 전문의들을 고용하는 의료기관들은 "파트너십 모델"보다는 "레스토랑 모델"로 불릴 수 있는 서비스를 사용하는 것 같다. 즉, "레스토랑 모델"이란 서비스에 대한 메뉴판을 제공하고 고객(일반적으로 사업주)이 그들이 구매하고자 하는 서비스를 선택하도록 하는 것이다. 아래에는 Partners Occupational Medical Services Ltd.[e]에 의해 인터넷상에서 홍보되는 직업의학 서비스 목록을 예로 제시하고 있다.

- 알코올/마약 검사 그리고 그와 관련된 서비스
- 24시간 사고 후 서비스
- 배치전후검사(ADA 의무사항)
- 배치전후 인간공학평가
- 의료서비스
- 하루 24시간 전화를 통한 사례에 대한 의사 상담
- 해외여행 예방접종(황열 포함)
- 직접적인 의사들의 회사 방문(접근)

어떤 사람은 상기 서비스목록은 어떠한 사업장 기반의 건강 감시체계 또는 어떠한 예방활동을 수행한다는 내용이 없다는 것을 지적한다. "레스토랑 모델"에서 사업주는 단지 "청력보존" 또는 "마약검사" 등에 대해서만 요구할지 모른다. 그것은 잠재적으로 중요한 서비스인 것은 맞지만, 직업의학 전문의들이 다른 선별(스크리닝)을 추천하거나, 사업장 안에 존재하는 위험에 대한

e) http://www.partnersoccupationalmedicalserviceds.com/how_can_we_help.htm

선별(스크리닝)을 추천하는 것을 부적당하게 할 지 모른다. "레스토랑 모델"에서 직업보건전문가들의 역할은 제한되고 조종받게 된다. 그런 상황들에서, 사업주는 일반적으로 직업보건전문가들과 노동자들 간의 넓은 파트너십 관계에 대해서 관심이 없다.

업무관련성 건강문제들을 예방하기 위한 활동으로 조직의 변화에 대해서 주문하려고 할 때, 사업주와 노동자 그리고 직업의학 전문의들 사이의 관계는 협력관계로 세워져야 함에 틀림없다. 사업주가 직업의학 업무로 제공된 목록으로부터 단지 특이한, 제한된 서비스만 선택할 때, 직업의학전문가들은 의학적 판단, 선별(스크리닝), 또는 감시체계에 기반을 둔 서비스를 제공할 수 없고, 직업의학 전문가들의 역할은 줄어든다.

직업의학 전문의, 사업주, 노동조합 사이의 협력적인 파트너십에 대한 많은 예들이 있다(13, 14장 참조). 협력적 파트너십에 대한 한 가지 예로서, 샌프란시스코 MUNI 시스템은 노동조합, 직업의학 전문의들과 함께 버스 운전기사들의 높은 고혈압 율에 대한 업무관련성 원인들을 확인하기 위한 노력을 하였다(13장 참조).

직업의학에 있어서 현재의 흐름과 제한

1970년대에 직업의학의 붐이 있은 이래로, 직업의학의 영역은 두드러진 감소를 보였다. 미국직업환경의학회에 따르면, 회사를 위해 일하는 의사들의 비율은 10년에 걸쳐 80%에서 20%까지 떨어졌다. 노동자보상보험 수행기관들은 보상의 증가를 늦췄다. 의료요양급여와 실업급여는 인플레이션을 따라잡지 못했다. 주 보상 프로그램들은 멈추어 버리거나 또는 비용지급 스케줄에 있어서 오히려 늦추어버렸다. 직업의학 전문의들은 심각한 재정적 어려움으로 인하여 전문성을 떠나도록 압력을 받았다. 사업주와 보험업자 그리고 주 법으로부터 정치적인 그리고 경제적인 압박은 노동자들에게 노동자보상혜택을 제한시켰다. 다른 주에서처럼 캘리포니아주는 법에서 "스트레스 또는 정신질환을 위한 소송을 제한 또는 제거"를 추구해왔다[3].

미국 사업주들은 직업의학의 비용을 포함해서, 노동자들의 건강요양비용을 지불할 책임이 있기 때문에, 직업의학 전문의들은 산업계와 밀접한 협력의 긴 역사를 가져왔다. 노동계가 산업안전보건법을 지지했고, 진보적인 노동운동이 직업의학 안에서 진화했을지라도, 미국직업환경의학회는 노동자-환자들의 이익에 대해서 별로 대변을 해 오지 않았던 회사에 고용된 의사들에 의해서 오랜 시간동안 지배되어왔다[1]. 회사에 고용된 의사들이 그들이 일하는 사업주에 의해 임명되었는지에 대한 의문은 복잡한 문제이고 쉽게 증명될 수 없다. 과거에 많은 노동분쟁이 이러한 전제로 시작되었다. 예를 들면, 이러한 시각이 연합광산노동자조합의 의장이었던 죤 루이스에 의해 표현되었다. "회사에 고용된 의사들"의 역할을 다음과 같이 정리하였다 :

> 회사에 고용된 의사는 아프고 다친 환자들을 처치하는 것보다 더 많은 일을 한다. 의사는 보상사례들에서 회사대변자로서 역할을 한다. 의사는 보험소송에서 회사대리인이다. 의사는 취업 지원자에 대한 업무적합을 결정한다. 회사는 자신들의 선택기준에 의해 의사들을 뽑는다. 의사들의 봉급이 광산노동자들의 봉급에서 공제되어 지불될지라도, 의사는 노동자보다는 회사를 위해 일한다. 따라서 회사에 의해 선택된 의사는 노동자의 손상의 범위에 대해 논쟁이 되는 보상사례에 있어서 노동자에 반한 증언을 하게 된다. 의사는 취업 지원자에 대한 업무적합 통과여부에 있어 회사의 명령을 따른다[5, p.20].

많은 직업의학 전문의들이 경제적으로 사업주라는 고객에 의해 요청된 서비스에 의존하기 때문에 그들은 그들의 업무를 사업주의 "근본방침"시각에 기초를 두기가 쉽다. 직업의학 전문의들은 성공적인 회사가 사업을 지속하고, 노동자들을 위해 일을 계속해서 제공하기 때문에 회사의 "근본방침"이 직접적으로 노동자의 이익과 직접적으로 연관되어 있다는 것을 판단할 수 있다.

약간의 "회사에 고용된 의사들"이 과거 불규칙한 직업력이 있다고 가정하면, 사업주를 위해 직접적으로 일하거나 사업주라는 고객에게 일차적으로 서비스하는 직업의사들의 독립성에 대해서 염려가 있을 수 있다. 그러나 미국직업환경의학회의 윤리문에 의해 증명된 데로, 모든 부분에서 직업의학 전문의들은 의학의 원리들을 따라야 하며, 즉 환자의 최고의 이익을 위해서 행동해야 한다는 것은 명백하다.

현재, 더 많은 사업주들은 직업보건 전문서비스를 외부기관에 의뢰하고 있다. 그래서 전보다 사업장 기반의 전문적 위치가 약해졌다. 의사집단은 기술적으로 사업주에 대해서 독립적일지라도, 계약을 위해서 그룹들 간에 상당한 경쟁이 있고, 사업주의 필요와 부합하는 그룹이 최고의 위치를 가지게 될 확률이 높다.

직업보건전문가들은 사업주 또는 의료기관 안에서 계약되어 고용된 구조 때문에 영향력이 거의 없거나 작업환경에 대한 권위가 없다. 그 대신 일차적으로 증상, 장애치료 또는 관리에 초점을 맞추는 경향이 있다. 결과적으로, 직업의학의 제도적인 문화는 일차적으로 회사의 요청으로 직업병 또는 장애를 가진 사람들을 치료하는 임상적 환경에서의 일하는 의사들에게 관심을 갖도록 발전되었다. 그리고 직업병 소송을 관리하려고 하는, 다시 말해서 소송들이 아주 소수만이 작업관련성이 인정될 수 있도록 하는 의사들에게 관심을 갖도록 발전되었다. 그런 것처럼, 공중보건의 패러다임은 산업의학 활동에서 많이 축소되어왔다. 왜냐하면 기본적인 의료서비스와 노동자의 보상 소송사례를 관리 이외의 것은 사업주의 관심을 넘어선 것으로 여겨지기 때문이었다. 또는 많은 직업의학 전문가들이 고용되어있는 대부분의 전통적인 의료조직들에서 공중보건으로서의 산업의학 활동이 강하게 표현되지 않았기 때문이었다. 이것이 현재 산업의학이 활동하는 데에 있어서의 일차적인 제한점이다. 즉, 의사들이 좀처럼 사업장을 방문하지 않거나 일차예방을 격려하도록 조직 안에서 다른 사람들과의 관계를 발전시키지 않고 있다(왜냐하면 그들은 그렇게 함으로 금전적으로 보상이 되지 않기 때문에)는 것을 의미한다.

미국직업환경의학회 구성원의 감소와 필드에서 참여가 감소 될 때(노동자 보상업무에 대한 금전적 보상에 있어서 지속적인 감소와 공중보건예방으로 패러다임이 성장하는데 있어서 부적절함), 직업의학 필드에 대한 미래의 전망이 무엇인가? 과연 어떠한가? 직업의학 전문가의 수가 감소하고 타당성에 있어서 감소하고 있는데, 사업주의 관심을 대변하는 일을 지속할 것인가? 전문성의 타당성을 증가시킬 수 있는 그리고 공중보건의 활약무대에서 직업의학의 근본으로 되돌아올 수 있는 확실히 다른 가능성들이 있다. 다음 두 섹션은 미국에서 직업보건과 안전의 본질과 범위를 결정하는데 있어서 산업계가 지배력을 가지고 있기 때문에 존재할 수밖에 없는 구조적인 장애물들을 극복할 수 있는 가능성 뿐 아니라 가능한 한 직업의학 필드에 대한 향후 방향을 평가할 것이다.

예방은 치료보다 낫다 : 직업의학을 위한 향후 가능성들

작업방법이 어떻게 구성되어있는가에 따라(아직은 완전히 작업관련성이 있다고 인정되고 있지는 않지만) 정신적인, 육체적인 건강문제들의 범위에 영향을 준다는 증거들이 증가하고 있다. 이 증거는 작업 자체의 구조가 직무요구도의 강화로부터 그리고 다양한 작업들과 작업속도에 대한 조절의 부족(재량권 부족), 긴 작업시간과 휴식시간이 아예 없거나 부족한 것, 불규칙한 교대제, 그리고 증가하는 직무 불안정성으로부터 유도되는 정신사회학적 스트레스가 지속적으로 노출이 되면 노동자 개인들에게 이롭지 않을 수 있다는 것을 제안하고 있다. 사업장에서 정신사회학적 위험들은 노동자의 복지와 건강에, 산업계의 생산성에 비싼 비용으로 되돌아오며 사회에 의해 생산된 나쁜 건강에 대한 총체적인 비용에 지대하게 기여하게 된다. 노동자 개인들이 작업 중에 노출되는 정신사회학적 노출들이 고혈압, 심혈관질환[6], 소모 그리고 우울증[7, 8],

근골격계 질환과 손상[9] 같은 만성질환들에 영향을 끼친다는 증거들이 정신사회학적 스트레스요인들의 역할을 고려하고 있는 전 세계의 다른 나라들에서 행해지고 있는 것처럼 사업장을 향상시키는 것을 지지하고 있는 직업의학 전문의들에게 충분해야한다. 어느 곳에서든 직업의학 전문의들이 그들이 일하는 회사를 지지하고 있다고 하더라도 노동생산성의 관점에서 이들 사업장들에서 정신사회학적 노출로 인한 비용들은 일차 예방을 위해 노력하고, 노동자들을 격려하고 있는 직업의학 전문의들에게 충분한 인센티브로 돌려져야 한다.

그러나 사업장 조직수준에서 개입하는 것은 현재 대부분의 직업의학 전문의들이 초점을 맞추고 있는 치료와 재활과 맞서는 것이다. 그럼에도 불구하고, 미국 사업장에 만연하고 있는 많은 건강문제들을 예방하기 위해서 그리고 미국 회사들은 감소하고 있는 생산성을 예방하기 위해서, 필드로서 직업의학은 사업장 조직으로의 개입과 같은 그런 패러다임 이동을 추구해야한다. 직업의학 필드가 직면하는 도전들이 주어질 때, 직업의학 수련은 사업장에서 일차 예방을 강조함으로 노동자보상 질환과 손상의 치료에 맞추어있는 현 초점을 넘어서서 더 확장되어야 한다. 그것은 확실히 직업의학 전문의 자격을 주는 미국 예방의학회에 의해 정의된 기본적인 원칙들 중 하나이다. 이것이 소극적으로 다루어지고, 많은 장애물로 가득차 있을 때, 그리고 직업의학 필드의 힘과 권위 바깥에 있을 때, 거기에는 새로운 직업의학의 필드를 위한 미래의 방향에 대해서 토론을 시작할 수 있는 새로운 경향들과 구체적인 목표들이 있게된다.

회사 내 클리닉으로의 복귀

건강요양전문가가 2006년 뉴욕타임즈 기사에서 언급한 것에 따르면[4], 급상승하고 있는 의료비용이 노동자에게 더 빠르고 편리한 서비스를 제공하고, 더 낮은 자기부담금이 드는 회사 클리닉의 복귀를 장려하고 있다. 회사 클리닉은 병원 응급실과 전문가로의 의뢰를 감소시켜서 1,000명을 고용하는 회사에 대해서 1.5~2백만 달러의 절감효과가 있는 것으로 나타났다[4]. 대기업들은 증가하고 있는 건강비용으로 좌절하고 있다. 회사가 운영하고 있는 예방 초점의 "복지"클리닉은 미래의 방식일 수 있다. 회사들이 클리닉으로 2차 예방까지 흡수하려고 하는 것은 두 부분의 목적이 있는 것으로 나타났다. 1) 고용인의 건강을 향상시키기 위해서, 2) 증가하고 있는 건강비용을 억제하기 위해서 경제적인 본질로서, 회사들은 노동자들이 더욱 건강해져서 회사의 생산성 향상에 계속해서 기여한다면 그들의 건강비용을 기꺼이 지불하려 할 것이다.

다시 옛날과 같이 회사 클리닉 안에 직업의학 전문의들을 직접적으로 고용할 가능성은 없을 것 같다. 그리고 그것은 잠재적으로 큰 문제가 될 소지가 있다. 그러나 회사 내 클리닉은 직업의학을 예방에 방향성을 둔 건강 필드로서 직업의학을 다시 활성화시킬 수 있는 방법으로서 적절한 위치일 수 있다. 직업의학 전문의들은 사업장 클리닉을 예방 위주의 클리닉으로 발전시킴에 있어서 리더십을 제공할 수 있다(단지 파트타임일지라도). 사업장 직업의학 클리닉은 개입을 지지하는 회사 정책에 의해 강화된다면, 특별히 건강증진활동에 대한 훌륭한 의견을 제공할 수 있다. 그러나 사업장 정신사회학적 노출이 효과적으로 이야기된다면, 직업의학 전문의들은 미국에서 흔한 전통적인 건강증진 패러다임을 넘어서서 패러다임의 변화 운동을 반드시 대변해야 한다.

건강증진프로그램에 있어서 전통적인 초점은 운동, 영양, 체중관리 그리고 금연 등의 개인노동자의 건강행위에 있어왔다. 대체 모델들, 특히 유럽에서 그리고 미국에서 자라고 있는 대체 모델들은 개인적인 위험요인뿐만 아니라 작업환경을 포함한 것에 초점을 둔 프로그램들을 포함하고 있다. 작업환경상의 초점은 개인의 건강 행위, 물리적 환경, 그리고 사업장 사회환경 모두가 어떻게 노동자 건강에 영향을 주도록 합쳐지는지를 강조한다.

현장에 위치한 사업장 클리닉에 근무하는 직업의학 전문의들은 업무와 관련 있는 정신사회적 스트레스와 고혈압 등을 확인하기 위한 사업장 감시체계 프로그램을 확장하는 것을 지지하는 다른 직업보건전문가들과 함께 일함으로써 전통적인 건강증진을 넘어서 확장하도록 하는 위치에 있게 된다. 여러 전문 분야가 포함된 회사의 한 팀으로서, 직업의학 전문의들은 사업장 조직 이슈들을 효과적으로 그리고 적절히 다루는데 있어서 필수적일 수 있다. 공중보건전략으로서, 팀 접근은 직업의학 전문의들이 산업위생사, 보건교육사, 인간공학자, 직업보건 정신학자, 그리고 역학자 같은 다른 직업보건전문가들과 함께 일하도록 제안된다[10]. 그래서 고위험 사업장과 직업을 확인하고, 사업장 개입을 디자인하고 실행하도록 돕는다. 또한 직업의학 전문의들은 직무를 다시 새롭게 디자인한 프로그램의 영향을 평가하는 것을 돕기 위해서 그리고 사업주에게 노동자들의 복지와 생산성 향상을 위해서 이러한 프로그램들이 장기적으로는 이득이 된다는 것을 확신시키는 것을 돕기 위해서 사업장 기반의 노동관리위원회에 자문을 할 수 있다. 직업의학 전문의는 건강한 작업환경을 창조해내는데 있어서 잠재적으로 중추적인 리더십 역할을 가지고 있다. 회사 클리닉으로의 복귀는 그것을 현실화할 수 있는 장소가 될 수 있다.

건강한 작업환경에 대한 국가 정책

많은 유럽 나라들과 일본에서, 중요한 단계는 "건강한 일"을 국가 그리고 다국가수준에서 수행해왔다는 것이다[11]. 예를 들면, 사업장 건강증진 유럽네트워크(European Network for Workplace Health Promotion, ENWHP)는 직업보건안전기관들의 네트워크이며, 건강한 작업환경을 확실히 하기위해서 개인들과 기관들 그리고 국가수준에서 실행하고 발전시키고 있는 31개의 회원국가들의 네트워크이다.

웹사이트상의 ENWHP의 비전에 따르면 :

건강한 일은 다양한 요인들의 상호작용의 결과이다. 가장 중요한 요인들 또는 사업장 건강 결정요인들은 다음과 같은 것이 포함된다. : f)

- 조직들 안에 있는 결정권자들의 가치와 정책들(개인 회사들, 공공기관들, 건강요양시설들, 교육분야에서 기관들)과 외부의 사회보장수준에서의 정책 결정권자들
- 조직들 안과 밖에 있는 참여문화의 특이한 형태
- 리더십과 관리활동
- 일별 사업장 조직에 대한 생산개념과 원리들
- 직무안정성을 위한 대비
- 작업환경의 질
- 개인적인 건강활동 그리고 생활습관들

이것은 일하는 환경의 전반적인 질뿐 아니라 개인수준의 행동요인들을 포함하는 노동자의 건강을 확보하는 총체적인 접근을 나타낸다. 스웨덴, 노르웨이, 덴마크 그리고 네덜란드 같은 많은 유럽정부들은 공식적인 정책으로서 건강한 작업환경들을 제도화했다.

사업장 감시체계를 지지하는 것

현재의 개인치료기반의 접근에 대한 대체방안은 직업의학 전문의들이 미래에 직업보건 노동자의 종합적인 팀 관리자로서의 모습을 갖는 것과 같은 직업의학의 확장된 패러다임을 포함하고 있다 : 1) 작업환경 특성과 그로 인한 잠재적인 건강 영향을 문서화 하는 것 ; 2) 사업장 기반의 활동을 강조하고 파트너십을 발전시키는 것 ; 그리고 3) 더 큰 선별(스크리닝)과 감시체계를

f) The vision of the ENWHP, European Network for Workplace Health Promotion 2006 http://www.enwhp.org/index.php?id=16

적용하는 것. 감시체계는 체계적이고 지속적으로 자료를 수집하고, 조사하고, 분석하는 것이며, 어떤 행동(Action)을 취하기 위해서 필요가 있는 사람들에게 시의 적절하게 정보를 배포하는 것이다. 감시체계 과정의 마지막 단계는 수집된 자료를 예방과 조절에 적용하는 것이다.

세계적으로 건강한 작업 정책들은 고위험 작업환경과 나쁜 건강 결과와 연관된 해로운 정신사회적 위험요인들을 확인하는 사업장 감시체계를 세울 것을 권고하고 있다. 이것은 아직 미국에서 넓은 범위로 획득되지 않고 있다. 직업보건연구자들과 학자들 그리고 전문의들이 1988년 도쿄 선언에서 다음과 같이 제안했다. "…개인 사업장에서의 감시체계와 국가적인 지역적 수준에서의 감시활동들은, 작업관련 스트레스 건강문제들의 범위를 인식하기 위해서 그리고 여러 가지 노력들을 평가하기 위한 기초들을 제공하기 위해서 필요하다." 그들은 사업장들은 사업장 스트레스요인들과 그런 노출로 인한 결과로서 알려진 건강 결과 모두를 평가할 것을 제한했다(예를 들면, 반복작업 그리고 작업관련 근골격계 질환들).

사업장에 존재하는 심혈관질환들에 대한 위험요인들을 평가하기 위해 시작된 감시체계는 이러한 직업의학의 재 고안이 어떻게 작동하는지의 본보기가 된다. 특별히 높은 요구도와 낮은 조절 또는 자신의 직무에 대한 낮은 재량권을 가진 사업장에서(예를 들면 직업성 긴장). 어디서 개입해야 되는지를 아는 것, 심혈관질환의 사례들과 위험요인들일 수 있는 해로운 노출의 유병률을 지도로 만들 수 있음에 틀림없다—예를 들면 감시체계. 그런 지도는 다양한 위중도의 심혈관질환을 가진 노동자가 위해요인에 노출되는 것을 확인하고 관리하는 것을 촉진할 것이다. 그들은 사업장 개입으로부터(질병의 발생을 예방하기 위해서) 혜택을 받을 것이다. 또는 증상 발생 초기에 조기개입으로 혜택을 받을 것이다. 사업장 선별(스크리닝)은 작업관련 심혈관질환(감추어진 고혈압을 포함해서)과 심장에 해로운 노출들(예 ; 직업성 긴장도)에 대한 유병 데이터를 생산할 것이다.

건강에 있어서 사업장 정신사회학적 요인들의 역할에 대한 이해에서 자라고 있는 직업의학 전문의들이 직면하는 몇 가지 긴급한 임상적 문제들이 있다. 그것들 중에서 심근경색증후에 작업복귀와 진료실에서는 정상혈압인데 작업 중에는 높은 혈압을 보이는 것으로 정의되는 잠재적 고혈압에 대한 이슈가 있다. 최근 연구는 남녀 노동자의 15%이상이 진료실에서 발견될 만큼 혈압이 오르기 전단계인 "감추어진 고혈압"을 가지고 있는 것으로 제시하고 있다. 이러한 유행의 인식은 넓은 범위의 사업장 감시체계를 수행해야하는 증가하는 긴급성에 대한 이유들 중 하나가 된다.

사업장 개입과 의학적 권위

작업 재배치, 작업환경과 연관된 정신사회학적 스트레스요인을 감소시키는 것 그리고 더 건강한 사업장 조직을 창조해내는 것 등을 통해서 사업장 조직을 향상시키는 개입들이 논문으로 입증되어왔다[12~14]. 사업장 조직과 연관된 문제들을 집단적으로 협상하거나 조절하려는 노력들 또는 정신사회학적 스트레스요인들을 감소시키려는 노력들은 미국에서는 성공이 제한되어왔다[15, 16]. 그러한 어려움에 덧붙여서, 미국의 건강전문가들은 손상을 입은 노동자들에 대한 치료계획들의 부분으로서 사업장 개입을 처방하는 권위를 가지지 않는다. 그러나 스칸디나비안, 유럽연합 그리고 일본에서의 법률은 미국에게 사업장 조직과 직무스트레스를 조절하는 방법으로서 가치 있는 모델을 제공한다[17, 18]. 일본에서는, 산업의학 전문가들이 법적으로 변화조치들(개입)을 처방할 수 있다. 그리고 사업주는 그들의 제안을 고려해야 할 의무를 가진다.

장애물들을 통한 작업

직업의학에 대해서 현재 어려움이 있는 주는 산업의학의 활동을 결정하는 몇 가지 사회적 요인들에 의해 영향을 받는다. 건강비용들을 조절하고, 생산성을 유지하려는 대기업들의 필요들과 건강한 작업환경을 즐기려는 일하는 사람들의 필요들 사이에는 거대한 격차가 있다는 것을 인식하게 된다. 그러한 하나의 결과로서 많은 질병의 원인뿐만 아니라 공중보건사업으로서 의과학의 패러다임이 하나의 논쟁의 장이 되고 있다. 직업의학의 활동에서 정신사회학적 역할에 대해 최근에 획득되어진 지식을 합체하는 데 있어서 지연되는 이유는 업무관련성이라는 원인관계의 개념이 현실적으로 경제적 위협 때문에 많은 단체들에 의해서 강하게 거부되기 때문이다. 결과로서 심혈관질환이 대부분의 주에서 현재 경찰과 소방공무원들에 대해서 그런 것처럼 모든 직업들에서 작업관련질환으로 인식되어지는지 그렇지 않은지를 단지 상상해 보라. 따라서 직업의학의 활동은 사업장 수준에 반대되는 것으로서 개인적 수준에서의 인과성에 초점을 맞추려고 하고, 인과성의 개념을 제한하려는 거대한 사회적 압력에 의해 위축된다.

생산비용의 구성요소로서 건강비용이 증가되고, 건강요양에 의해 소비되는 GDP의 분담이 증가한다고 가정할 때, 미국회사들은 외국 경쟁자와 비교할 때 심각한 불이익에 있게 된다. 예를 들면, 미국 자동차 산업의 쇠태에 대한 한 가지 큰 이유는 미국 회사들에 건강요양의 소용돌이치는 비용 때문이다. 즉, 국가건강보장시스템의 부분으로서 사회에 의해 생산되는 건강비용에 대한 이점을 가지는 외국의 다른 자동차 제조업체와는 달리 미국 내 회사들은 그러한 건강비용을 회사가 져야한다는 것이다. 사실, 기능을 하지 못하는 미국건강보장시스템은 일차예방을 실천하고 사업장으로 뻗어나가려는 직업의학의 발전에 큰 장애물이다. 원인의 새로운 발견들이 현 시스템 하에서 사업장에 묶여있는 한, 노동자들은 경제적 불이익의 위협 때문에 직업병 발견을 인식하는 것에 대해 반대하는 쪽으로 기울어질 것이다. 이러한 구조적인 장애물들이 주어진다고 한다면, 우리는 직업의학의 필드가 이러한 장애물을 극복하기 위해서 집중할, 공중보건운동 안에서 위대한 타당성을 얻고 자라기 위해서 집중할 약간의 가능한 영역을 제안한다.

새로운 훈련 : 정신사회학적 위험을 인식하는 것

직업의학은 사업장 조직과 정신사회학적 요인들이 정신과적 문제들, 근골격계 질환들 그리고 심혈관계 질환들을 포함한 만성질환들이 발전하는데 있어서 중요한 역할을 한다는 것을 인식할 필요가 있다. 다시 말하자면, 이러한 인식 또는 재개념화는 직업의학 전문의들이 사업장 조직 요인들, 개인적 위험요인들 그리고 잠재적인 건강과 행동결과의 역할을 평가하고 관리하는 지식과 기술을 향상시킬 필요가 있다는 결론으로 귀결된다. 미국에서 직업의학이 현재처럼 활동이 계속해서 이루어진다면, 직업의학 전문의들의 역량은 주로 노동자들의 보상사례들에 대한 치료와 관리에만 여전히 초점을 맞추고 있을 것이다. 건강 전문가들은 특별히 정신사회학적 노출들을 발생시키는 사업장 조직 이슈를 평가하는데 있어서 적당히 훈련되지 못한다. 직업력과 정신사회학적 스트레스 요인을 평가하는 표준화된 도구들을 통해서 문서화를 향상시키는 것이 직업의학 활동에 있어서 중요한 확장부분이 될 수 있다.

공중보건운동으로의 성공적인 패러다임 변환은 일반의들을 직업의학 훈련 프로그램으로 모집하고 일차예방과 작업구조, 그리고 정신사회학적 작업노출의 해로운 건강영향과 이데올로기적인 초점 등이 서로 협력하도록 하는 노력을 필요로 할 것이다. 사업장 재배치에 대한 개입, 연구방법론, 산업위생가, 간호사 그리고 직업보건 정신학자를 포함한 다전문가팀의 협력 훈련뿐만 아니라 감시체계 프로그램의 관리에 대한 훈련이 직업의학 훈련 프로그램에서 충분히 다루어지는 것이 필수적이다. 추가적으로, 예방에 초점을 두고 사업장을 실제로 방문하여 활동하는 것 같은 클리닉 외부의 활동들에 대해서 추가적인 보상과 인센티브가 제공될 수 있도록 직업의학 전문의들이 고용계약을 할 때 이러한 내용들이 포함될 수 있도록 하는 등 예방에 초점을 둔 패러

다임을 더욱 더 강조하는 것이 필요하다

산업연맹 또는 제3자 : 정부규제에 대한 사례

많은 직업의학 전문의들이 경제적으로 사업주와 계약함으로 지배를 받고 또는 회사에 직접적으로 고용되어있기 때문에 직업의학 전문의들은 일차예방 활동이 부족하다고 할지라도 그들의 업무를 사업주의 "기본방침"에 기초를 두고 있는 것 같다.

업무관련성 질환과 손상에 대한 보상시스템으로서 노동자보상의 효과가 감소된다고 가정하면, 사업주들은 직업의학 전문의가 직업성 질환사례를 거부하도록 압력을 받지 않도록 하고도, 미국의 직업의학 보상시스템을 통해서 거대 수준의 구조적 변화로부터 혜택을 받을 것이다.

약간의 사업주들은 의미 있고 건강한 작업을 제공해야 한다는 사회적 가치에 의해 자극을 받는다. 그러나 자본주의 사회에서 산업은 본질적으로 국제적인 시장경쟁하에서 회사의 이익-추구와 위험감소라는 가치에 기반을 두고 구조화 될 수밖에 없다. 정부규제와 "현명한 이기주의" 때문에 건강과 안전에 대한 조치를 제정하는 사업주들이 있다. 사업주와 적은 수의 노동자들 사이에 오랫동안 쌓여온 개인적 관계들이 형성되어 있는 약간의 소규모 회사들에서 조차도, 사업주가 노동자들과 근로관계를 유지함에 있어서 건강한 작업환경을 제공하는 것과 수지타산 및 성장사이의 균형을 맞추는 데 더 큰 동기가 있을 것이다. 그러나 미국에서 거의 대부분의 사업장에서, 회사들이 정말로 작업환경의 구조를 결정하는 것은 회사의 생존가능성과 수지타산이다.

노동자들의 건강과 안전을 도모하기 위해서 회사의 "기본방침"을 무시하는 대기업 또는 중소기업이 있을 것 같지는 않으며, 권고되지도 않는다. 대신에, 직업의학 전문가들은 사업주들이 건강한 사업장을 가짐으로 건강과 생산성에서 이득이 있다는 것을 인식하도록 격려하는 것이 필요하다. 잘 훈련된 노동자들이 가치 있는 자원으로서 인식되는 자본 보존에 초점을 두는 관점과 주장이 있다. 궁극적으로, 직업보건 전문가들과 "건강한 일"에 헌신하는 사람들에게 진정한 도전은 건강한 작업 프로그램을 받아들이는 조직의 변화가 비용-효과가 있다는 사실을 보이는 것이다. 그럼에도 불구하고, 단기간에 조직을 변화시키는 비용이 사업주의 "기본방침"을 흔들기에는 약할 것이나, 장기적으로는 매우 크게 비용-효과적이라는 것을 강조하는 것이 중요하다.

덧붙여서, 정신사회학적 사업장 조직 요인들의 일부 비용은 사업주에 의해 생산되지 않는다. 지속적인 작업과 관련된 정신사회학적 스트레스 노출로부터 발생하는 고혈압과 같은 많은 질병들은 노동자들이 나이가 들고 직장을 떠나지 전까지 가시화되지 않는 경우가 많기 때문이다. 노화의 효과로서 다루어지고 의료 비용화 되는 것으로 끝나버리는 그런 질병들의 비용들은 "외부화"되는 것이다. 따라서 회사들에 별로 중요하지 않게 된다. 궁극적인 비용은 사업주가 그들 조직의 활동을 변화시키는데 인센티브를 주지 않음으로 이환된 개인들에 의해, 납세자에 의해, 그리고 전반적인 사회에 의해서 양산되고 있다.

어떻게 하면 사업주로 하여금 정신사회학적 노출들은 말할 것도 없고, 물리적 또는 화학적 위해요인에 대한 감시체계를 운영하는 산업의학의사들을 중심으로 직업보건전문가와의 지속적인 파트너십을 형성하도록 확신시킬 수 있는 좋은 아이디어가 없을까? 대부분의 주들이 노동자의 보상 혜택을 감소시키고, 많은 잠재적인 업무관련성 질환들이 보상되지 않는다고 가정한다면, 새로운 업무관련성 질환들을 발견하는 데 목적을 둔 감시체계는 사업주에 의해 또는 노동자보상시스템에 의해서 환영받지 못할 것이다.

회사를 위해 일하거나 자문가로서 계약된 또는 전문가 집단 안에서 서비스를 위해 일하는 직업의학 전문의들은 감시체계 프로그램을 시행하거나 사업장 개입활동을 제안하는데 있어서 아직 사업주와 협력하는 권위와 힘을 가지고 있지 못하다. 그러나 다른 나라들은 국가정책에 의해 뒷받침되면서 직업의학 전문의들이 그런 권위를 가지고 있는 모델들을 제공한다. 직업의학의 패러다임 변화에 있어서 사업주가 건강한 작업환경들을 생산하도록 요구하는 정부규제가 동반된다면 효과적인 변화를 양산할 수 있을 것이다.

우리는 이러한 모델이 직업의학의 패러다임 변화를 위해서 결집하게 하는 꼭짓점 역할을 한다고 제안한다. 예를 들면, 미국직업환경의학회 또는 다른 전문적인 직업보건기관들은 직업의학 전문의들이 미국 산업계 속으로 들어와서 상기 언급한 역할들을 할 수 있도록 하는 모델들을 지지해야 한다. 그렇게 하려면 사업장 조직과 건강결과들 사이의 명백한 연결들이 있다는 것을 보이는 많은 과학적인 증거에 친숙해지는 것을 요구할 것이다. 미국 법률가들을 설득할 수 있는 주장은 불건강한 작업환경에 대한 궁극적인 비용이 산업체들이 아니라 납세자들에 의해 생산된다는 것을 보여주는 증거일 것이다. 예방은 비용이 들지만 심장질환, 고혈압 그리고 우울증을 치료하는 데 드는 비용들에 대한 고통을 완화함으로 만들어지는 거대한 절약효과가 있게 된다(9장 참조).

국가보건시스템 또는 국가보험프로그램에 적용시키는 것이 예방에 기반을 둔 사업장에 대한 공중보건학적 접근을 발전시키거나 급진적인 직업의학 아젠다(의제)를 실행하기 위해서 극복해야 할 중요한 방해물이 된다. 국가보건시스템 또는 국가보험프로그램 없이는, 많은 사업장들은 사업장 변화에 목적을 둔 개입들을 계속해서 반대할 것이다. 그러나 적당한 기회에 그런 시스템으로, 경제적인 방해들이 상당히 감소되면서 보건관련 노동자들이 사업주와 노동자들 모두와 협력적으로 일하는 것이 가능하게 될 것이다. 가장 중요한 것은, 건강비용에 대한 지불 자원을—직업의학 서비스 비용을 포함하여—국가적으로 또는 정부차원에서 마련하는 것이 직업의학 분야의 사람들이 두 주인(사업주와 노동자)을 섬기는 불편한 역할로부터 끄집어내는 것일 것이다.

참고문헌

1. LaDou, J., D. Teitelbaum, D. Egilman, A. Frank, S. Kramer, and J. Huff, American College of Occupational and Environmental Medicine(ACOEM): A Professional Association with a Dubious History of Service to Industry, Journal of Occupational and Environmental Medicine, 13:4, pp. 404-426, 2007.
2. La Dou, J., The Rise and Fall of Occupational Medicine in the United States, American Journal of Preventive Medicine, 22:4, pp. 285-295, 2002.
3. LaDou, J., The Rise and Fall of Occupational Medicine, cited 9/14/2007, available from: http://www.sfms.org/AM/Template.cfm?Section=Home&TEMPLATE=/CM/ HTML Display.cfm & SECTION=Article_Archives&CONTENTID=1523
4. Freudenheim, M., Company Clinics Cut Health Costs, New York Times, January 14, 2007.
5. Krajcinovic, I., From Company Doctors to Managed Care, Cornell University Press, New York, 1997.
6. Belkic, K., P. A. Landsbergis, P. Schnall, et al., Psychosocial Factors: Review of the Empirical Data among Men, in The Workplace and Cardiovascular Disease Occupational Medicine: State of the Art Reviews, Schnall, P., K. Belkic, P. A. Landsbergis, and D. Baker (eds.), Hanley and Belfus, Philadelphia, PA, pp. 24-46, 2000.
7. Ahola, K., T. Honkonen, M. Kivimaki, et al., Contribution of Burnout to the Association between Job Strain and Depression: The Health 2000 Study, Journal of Occupational and Environmental Medicine, 48:10, pp. 1023-1030, 2006
8. Van Der Doef, M. and S. Maes, The Job Demand-Control(-Support) Model and Psychological Well-Being: A Review of 20 Years of Empirical Research, Work & Stress, 13:2, pp. 87-114, 1999.
9. Krause, N., D. R. Ragland, J. M. Fisher, and S. L. Syne, Psychosocial Job Factors, Physical Workload, and Incidence of Work-Related Spinal Injury: A 5-Year Prospective Study of Urban Transit Operators, Spine, 23:2507, p. 16, 1998.
10. Herbert, R., B. Plattus, L. Kellogg, et al., The Union Health Center: A Working Model of Clinical Care Linked to Preventive Occupational Health Services, American Journal of Industrial Medicine, 31, pp. 263-273, 1997.
11. The Tokyo Declaration, Journal of the Tokyo Medical University, 56:6, pp. 760-767, 1998.
12. Murphy, L., J. Hurrell, S. Sauter, and G. E. Keita, Job Stress Interventions, American Psychological Association, Washington, DC, 1995.
13. International Labor Office, Conditions of Work Digest: Preventing Stress at Work, International Labor Office, Geneva, Switzerland, 1992.
14. Landsbergis, P. A., S. J. Schurman, B. A. Israel, et al., Job Stress and Heart Disease: Evidence and Strategies for Prevention, New Solutions, 3:4, pp. 42-58, 1993.
15. Warren, N., U.S. Regulations for Work Organization, Occupational Medicine: State-of the-Art Reviews, 15:1, pp. 275-280, 2000.

16. Landsbergis, P., Collective Bargaining to Reduce CVD Risk Factors in the Work Environment, Occupational Medicine: State-of-the-Art Reviews, 15:1, pp. 287-292, 2000.
17. Levi, L., Legislation to Protect Worker CV Health in Europe, Occupational Medicine: State of the Art Reviews, 15:1, pp. 269-273, 2000.
18. Shimomitsu, T. and Y. Odagiri, Working Life in Japan, Occupational Medicine: State of the Art Reviews, 15:1, pp. 280-281, 2000.

제17장

감정 노동과 행복 추구

Emotional Labor and the Pursuit of Happiness

채 정 호

Stephen Lloyd Smith

우리가 기운을 낼 수 있는 이유

요즈음 신문 지상을 장식하는 기아, 질병, 범죄, 폭력적 갈등과 학대와 같은 기사 내용과 함께 매스컴에는 간간히 우리의 세속적인 감정들을 말끔히 씻어내주고, 왜 우리가 행복해야 할 권리가 있는가에 대한 답을 알려주는 기사가 등장한다. 어떤 면에서 세상은 형편없다고 할 수 있지만, 또 그만큼 세상에는 더 나아질 수 있다는 개선의 여지가 존재한다. 전쟁은 평화적으로 종결될 수도 있을 것이고, 노인에 대한 복지는 향상될 수 있을 것이고, 간호사를 향한 폭력도 줄어들 수 있을 것이다. 만약 우리가 정말 인간으로서의 품위와 개선에 대한 믿음을 잃었다면, 뉴올리언스의 끔찍한 뉴스는 뉴스 취급도 받지 못했을 것이다. 우리는 그저 어깨를 으쓱하며 "그래서 뭘? 어차피 아무것도 해줄 수 없었던 일이잖아"라고 생각했었을 것이다. 즉, 나쁜 소식은 그 자체로 끝나는 것이 아니라, 역설적으로 우리가 절망과 우울에서 벗어나 기운을 낼 수 있는 이유도 포함한다. 또 밀턴의 '잃어버린 천국'에서 악마가 이야기 한 것처럼 우리는 우리가 직접 만든 지옥이나 천국에서 사는 것이 아니다. 우리의 기분은 주변 사람들에 의해 좌우된다. 이런 이유로 뉴올리언스는 정말로 끔찍했다. 경찰관들은 공포의 대상이 되어버리고, 그들이 보호해야만 했던 거주민들은 서로를 믿지 못했기 때문이다.

수백만의 일선에서 일하는 노동자들이 우리의 하루가 한층 수월하게 지나갈 수 있게 돕는 일을 하고 있다. 응급상황에서, 출발하는 지점에서, 여행을 하고 도착할 때, 아니면 환대나 친절함을 찾고 있을 때 말이다. 대부분(전부는 아니지만)의 노동자들이 우리의 세상을 나아지게 만들지만, 이는 그들도 어떤 면에서 다른 사람들의 보살핌을 받고 있을 때 이루어진다. 독자들은 아마도 인정 있는 경찰관, 걱정해주는 간호사, 과도하게 열렬하게 환대하는 웨이터, 무심한 배우, 친절한 치과의사, 쾌활한 운전강사, 까다로운 공항 탑승수속 직원 등 수많은 다른 조건에서 고객의 입장이 되어본 적이 있었을 것이다. 아마도 친구 같은 목사나 지쳐버린 영사를 만나본 적이 있는지도 모르겠다. 이 중 얼마나 많은 만남들이 법적으로 인정받은 것이었는가? 노동자들의 노동시간은 어땠는가? 그 직업의 수요와 어울리는 노동조건이었는가? 어떤 일들이 처리되었는가? 일의 처리속도는 어땠는가? 각 만남에 주어진 시간은 어땠는가? 괜찮았는가? 도움이 되었는가 손해가 되었는가?

서양의 고용산업은 점점 "사람들의 감정"을 다루는 일들을 포함하는 직업이 많아지는 쪽으로 이행하고 있고, 실제로 우리 자신 외에도 우리의 감정을 설계하는 사람들이 많다. 혹실드(Hochschild)는 이들을 감정 노동자들이라 지칭했다[1]. 이들은 콜센터, 리셉션 데스크, 방송국, 교육시설, 국경, 피서지, 경매소, 유적센터, 화장터, 판매층, 병원 병실, 요양시설, 공항, 감옥, 극장, 경찰서, 크루즈, 레저센터, 결혼등록소, 가정법원, 영화관, 호텔, 바, 암석축제, 의회, 클럽, 정치 컨퍼런스, 판매 컨벤션, 전쟁 각료, 진실과 화해 심의, 사회복귀센터 등등에서 일한다. 위의 장소는 사람의 감정을 다루는 일이 산업화된 적법한 장소들이고, 이 산업화는 제철업보다 더 큰 규모로 이루어지기도 한다.

이것은 거대한 노동력인데 혹실드는 미국 여성 노동자의 절반, 남성 노동자의 1/4이 사람의 감정을 다루는 일에 종사하고 있다고 추정한다. 여기엔 경찰관, 간호사, 승무원, 선생님, 바 종업원, 공연가, DJ, MC, 청부인, 카운셀러, 채무상환업, 미용사, 보모, 여행 가이드, 치료자, 부동산 중개업, 기차 차장, 수양부모, 사회노동자 등이 포함된다. 톰 팩스톤이 "10년 안에 백만 명의 변호사가 생길 것"이라 했었다. 실제로 그렇게 되었다. 의뢰인, 판사, 그리고 배심원들의 감정을 들었다 놓았다 하는 100만이 넘는 사람들이 있다.

엄청난 감정 노동자들의 수, 우리가 그들의 고객이라는 사실과 그들의 업무환경이 우리의 감정을 다루는 그들의 업무능력에 영향을 미친다는 사실은 감정 노동자들은 아주 중요한 역할을 한다는 것을 시사한다. 그들이 좋은 일을 위해 일할 수 있는 잠재성도 크지만, 그만큼 그들의 위치를 남용할 수 있는 잠재성도 크다(목표물도 확인 안하고 쉽게 방아쇠를 당겨버리는 경찰관, 잔악한 교도관, 그리고 잔인한 의사). 그렇다면 때로는 지쳐있기도 하고, 때로는 두려움에 사로잡혀 있기도 하고 때로는 반복된 일로 어떤 감동도 느끼지 못하는, 우리의 웰빙을 보증한다는 우리의 감정 노동자들의 업무환경은 어떨까? 감정 노동자들은 우리의 감정을 다루는 대가로 돈을 받는다. 따라서 감정 노동자들은 사물(석탄광산에서 일하는 광부)이나 건축(설계기획하는 건축가)과 접하는 다른 노동자들에 비해 더 역동적이고, 부담이 크고, 강렬한(고객과의) 관계에 봉착할 수 있다.

동시에 존재

감정 노동자들은 다른 사람들이 같이 존재하는 상황에서 이루어진다. 고객과 판매직원, 고객과 카운셀러, 환자와 간호사, 수감자와 간수, 청중과 연기자, 학생과 교사, 놀란 시민과 911 전화응답자, 유족과 청부인, 구역의 신도들과 목사. 육체노동과 정신노동과 비교해서 감정 노동의 특성은 이것의 "대상"이 평범한 사물(석탄 등)이나 추상적 개념(기획 등)이 아니라는 것이다. 혹실드

(Hochschild)가 지적했듯이, 우리의 감정이 그 대상이다. 따라서 우리 같은 고객은 감정 노동자의 '업무환경'에 큰 부분을 차지하고 있다. 이는 감정 노동자들이 우리를 변화시킬 수 있는 만큼 우리도 그들을 변화시킬 수 있는 영향력이 있다는 의미가 된다. 또 고객과 감정 노동자간의 만남이 이루어지는 상황은 좋든 싫든 제3자에 의해(조합, 경영층, 산업협회, 전문가들, 정부, 실행 지침들, 의견의 차이 등) 영향을 받을 수 있다. 그 상황을 지배하고 있는 기분도 전염성이 있어 한 고객과의 만남이 다음 고객과의 만남에 영향을 미치는 것이다.

"지옥은 곧 다른 사람들"

학대의 장이 되어버린 감옥, 과도하게 확대되는 사회사업, 공항 혼란, 강압 판매, 버려진 도시 등처럼 일선 작업환경에서는 감정 노동자, 고객 양측 모두에게 해를 끼치는 상황이 생길 수 있다. 사르트르는 "지옥은 곧 다른 사람들"이라고 주창했고, 일선의 감정 노동자와 고객은 이런 지옥 같은 조건 속에서 지옥 같은 행동들에 상처받기 쉽다. 특히 양쪽 모두 자기만 아는 이기적 "심장"을 갖고 있는 경우이라면 더욱 그렇다. 감정 노동자들은 그들의[2] "소중한 심장"을 지키기 위해 방어적인 태도의 일환으로 가면을 쓴 채로 마음에도 없는 서비스를 제공할 수 있다. 저자는 자신의 행복과 불행은 자신의 책임이라는 "악마의" 자조(自助)이론은 빼놓고 생각하고자 한다. 감정은 사람간의 관계에 영향을 받고 주변 정황에 영향을 받는 것이기 때문에 개개인이 홀로 행복해지리라 기대하는 것은 잘못된 것이다.

주변 사람들을 제멋대로이고 짜증스러우며 당신의 영혼을 훔쳐서 당신의 심장을 갈기갈기 찢어놓는, 당신을 이용하여 당신의 인생을 망치는 사람들로 보기보다는 감정 노동자와 고객은 서로의 공동이익을 추구하여 서로에게 도움이 되는 상황을 만드는 것이 가능하다(감옥에서조차도 가능하다). 공동의 이익을 추구하는 정치적 지지층들이 수감자집단과 정치가들, 환자집단과 간호

집단, 학생회와 교사회 사이에 존재할 수 있다. 이런 현상은 19세기에 유럽과 북미의 한창 발전하고 확장되던 도시들에서 나타났다. 도시의 복음에서 '밝고 더 아름다운' 도시를 주창하면서 '최대 다수를 위한 최대의 행복'이란 이름으로, 개개인에게 삶의 질을 향상시킬 수 있도록 주어진 기회들을 공동의 이익을 위한 것, 더 나은 도시를 위한 것으로 바꾸어 놓았다〔3〕. 감정 노동자들에서의 경우 이런 변화는 더 쉽고 저렴하게 이루어질 수 있을 듯 하다.

왜 이루어내기 쉬운가? 어린이 노동자들이 만든 옷의 경우를 생각해보자. 어린이 노동은 의류의 따뜻함에는 영향을 미치지 않지만, 어린이 노동 자체가 충분히 꺼림칙한 것이었기 때문에 유럽과 미국에서는 금방 금지되었다. 우리의 감정을 다루는 산업의 변화는 쉽게 지지를 얻을 수 있는데, 그 이유는 그 산업에 종사하는 사람들의 업무환경이 나쁘다면 이로 인해 즉시 모든 사람들이 영향을 받게 되고, 다시 한번 이야기 하지만 우리는 모두 광범위한 서비스 산업에 포진되어 있는 감정 노동의 고객들이다. 이는 "당신에게 직면된 문제"라는 의미가 된다. 악몽같은 요양소에서의 노인 학대는 대부분의 사람들에게는 마음속으로 걱정하고 있는 부모님이 있기 때문에 중요한 문제가 된다. 법적인 근무시간이 지난 안전요원은 무분별하게 돌아다니는 파티 매니아들을 제지하기 보다는 오히려 그들을 부추기는 사람으로 바뀔 수 있고 그렇게 되면 쉽게 치명적인 위험 신호를 간과할 수 있다. 이와 같이, 공포의 대상이 되어버린 경찰은 겁에 질린 시민들에게 문제가 될 수 있는데, 이는 서로간에 폭력 행사가 있을 수 있는 위험이 있기 때문이다. 위와 같은 문제들은 모두 "지금 즉시 무언가 행해질 필요가 있다"라는 내용의 머릿기사로 등장한다. 반면에 공장에서 일하는 어린이들은 쉽게 감추어지고 지면상에 오르지 않는다.

고객과 제공자의 공통관심사

1845년 이래로 이루어진 개혁을 돌아보자면, 노동운동에 의해 힘입은 직접적인 정부의 개입으로 근무환경과 삶의 환경이 좀더 나아졌다. 그렇다면 감정 노동이라고 이렇게 변화하지 못할 이유는 없지 않은가? 우리는 더 이상 죽음의 위험 속에서 매일 살아가지는 않는다. 마실 물도 깨끗해졌고, 기차사고를 걱정하지 않아도 되고 노동자들은 안전 업무지침을 지키지 않았을 경우 강등될 수 있다.

오늘날 감정 노동의 개혁과 웰빙에 대해 이야기 하자면, 우리는 고도의 자본주의 사회에서 공공보건과 보안의 막대한 개선을 이루어낸 몇 가지 복잡하지 않은 19세기 연구방법들과 도덕적 이론을 신뢰해볼 만하다. 이 원칙들과 방법론에는 다음과 같은 것이 포함된다 : 1) 공리주의 : "최대한 많은 사람들에게 최고의 행복을", 2) "깨끗한 물"과 전염병의 감소, 짧은 근무시간 긴 수명, 아니면 평등과 행복 같은 단순한 상관관계, 3) 대중의 총동원 이 바로 그것이다. 우리는 역학자들, 보건분야 관리들, 임상의학자들, 구호봉사자들, 노동조합회원들이 전형적으로 가지고 있는, 어떤 문제에 대해 분개하고 문제 해결의 긴급성을 자각하고 또 해결되리라는 희망을 가지는 태도가 아직 필요하다.

감정 노동의 현장에서 고려해야 할 사항이 하나 더 있는데, 그것은 우리가 고객으로서 감정 노동자들로부터 신중하고 친절한 대우를 받을만한 자격이 있다면, 우리도 이 감정 노동자들에게 빚지고 있는 그 무언가가 있다는 것이다. 감정 노동자들과 고객 양측 모두 감정 노동의 좋은 근무조건에 대한 객관적이고 공통적인 관심이 있다. 왜냐하면 돌보는 사람쪽이 지속적으로 상처를 받아 감정적으로 손상받고 취약해져 있는 상태라면, 그들은 고객에게 도움을 줄만한 상태가 아닐 것이기 때문이다. 걸핏하면 총질을 하려는 경찰, 지쳐있는 임상의사, 불만을 품은 교사, 과거에는 배려심 깊었던 전화교환원이 그 예이다. 위에서 이야기했던 세가지 원칙에 더해서 이 단순하고 이해하기 쉬운, 고객과 제공자의 공공의 이익 이라는 네번째 원칙은 우리에게 분명 유용할 것이다. 과거를 돌아볼 때 이 네가지 원칙을 이용하여 개선을 이뤄내는데 50년이 걸렸다. 감정 노동도 변화하기 시작하고 있지만 우리의 위대한 프로젝트는 과거의 개혁들이 직면했던 같은 반대쪽 논리에 의해 위협받고 있다.

대학들은 감정에 대해 토론하기에 바쁘고 많은 TV쇼와 가벼운 서적들은 행복을 추구하는 것에 대해 이야기 하지만, 그것은 흔히 상호 배려에 대해 강조하기 보다는 "자기 자신을 돕기"와 자기만의 "천국"을 만드는 것을 강조한다. 영국의 한 리얼리티 TV쇼에서도 이와 비슷한 개념을 보여줬는데, 여성들이 나쁜 감정들을 해묵은 옷과 연관지어 그 옷들을 버리고 새로운 옷을 사입어 "새로운 나"로 살아가며 새로운 인생을 살 수 있다는 것이다. 이는 시장경제에 의해 가능해진, 일종의 주술적 의식 안에서 악마를 떨쳐 보내는 것과 같은 행위라고 생각해 볼 수 있다.

이것은 함께 진보할 수 있다는 개념을 항상 신뢰하지 못했던 자조/시장이론이 확산되면서 일어난 현상이라고 볼 수 있다. 불결함과 질병, 휴식시간, 법적 기차정지시스템, 지방자치학교, 경찰, 소방관 등에 대한 공공의 대책이 있어야 한다는 점에 대해서는 사회개혁가들의 주장이 옳았다. "경제학적인 비용 대비 효율을 주장하는 사람들"은 업무시간 줄이기, 공중위생, 깨끗한 물, 그리고 안전한 철로를 위해 심하게 반대하였지만, 감정 노동의 개혁은 상호이행의 원칙만 명백해진다면 확실히 이뤄낼 수 있다. 이와 같이, 감정 노동자들과 고객이 만나는 현장에서는 자조 이론, 자기 구원, 자유방임주의의 실패를 목격하기 쉬운데, 이는 이런 만남들이 대부분 일방적인 것이 아니라 쌍방향으로 이루어지는 것이고 다음과 같은 상황에 의존적이기 때문이다.

$$\frac{(\text{제공자의 상태} \leftrightarrow \text{고객의 상태})}{\text{시 간}}$$

감정 노동 특유의 쌍방향(대개는 다중방향)적 측면은 일상 언어에서도 찾아볼 수 있다. 사람들은 "너무 직접적이고", "너무 강렬하고" 아니면 "너무 과할 수도" 있다. 우리는 그들에게 "당신 진짜예요?" "당신 사기 아니에요?" "당신 정신 나갔나요?" "나를 놀리는 거에요, 뭐예요?", "지긋지긋해요?", "당신 바보요?", "당신이 최고예요"라고 한다. 남아프리카인들은 시간이 경과함에 따라서 완벽하게 개별적인 개인이 되기보다는 "타인을 통해서 사람이 되어가는" 더 광대한 원칙을 이해하고 있다. 철학자 레비나스는 자율성 대신에 "다른 사람을 먼저"와 사람과 직접 접촉하면서 타인에 대한 의무가 생긴다는 타율성을 주창하였다〔4〕. 고객이 거칠거나, 여건이 좋지 않으면 감정 노동자는 불편함을 느낄 수 있고 생명을 위협받을 수도 있다는 점도 쉽게 이해할 수 있을 것이다. — 예를 들어 뉴올리언스의 경찰들 — 따라서 경찰서 안의 근로조건은 그 어느 곳보다 최고 수준의 복지와 안전을 보장받아야 한다.

상호의존성이 꽤 복잡함에도 불구하고, 우리의 일상적 표출 방법들은 각 상황을 이해하는데 도움이 된다. 이런 감정 노동자와 고객간의 즉각적이고 실시간으로 이루어지는 관계의 묘미는 대화에 기반을 둔 개선을 가능케 하는, 위대한 잠재성을 내포하고 있다는 것이다. 만약 양편 모두가 "상대를 먼저 생각한다면", 그 즉시 그 자리에서가 아니더라도 세금을 더 많이 냄으로써, 더 좋은 서비스를 얻는다면 최악의 상황에서도 우리는 멋있는 반전을 만들어낼 수 있다.

- 환자와 의사가 우리 모두 사람이고 실패할 수도 있는 취약한 존재이며, 언제나 "나쁜 일은 일어날 수 있다"라는 것을 인정하고 "서로에 대해 여유"를 가진다. 환자들은 의사들에게 만약 의사들이 환자가 되는 상황이 온다면 어떻게 하면 더 나은 환자 역할을 할 수 있는지 일깨워준다. 불안 대신 용기가 자리한다〔5〕.
- 재무책임자는 한번의 투자를 감행하여 장기적으로 간호수준 증진을 시키는데 이는 일상적으로 들어가는 간호예산을 절약하고 환자를 돌보는 것을 향상시키는 효과를 볼 수 있다.
- 희극연기자들은 무대 뒤로 들어갔다가 다시 나와 시작하면서 두 번째 기회를 얻는다. 청중들은 "기다리고 있다". 기획자는 순회공연을 그만두고, 연기자는 쉬지만 다음 시즌에는 수익이 좋다. 연기자들은 무대 뒤편에서 경찰관들이나 자살 상담가들이 하는 것처럼 서로를 돌봐준다.

- 학생들은 스스로 끝까지 노력하고, 교수들은 여러 해 전에 그들이 극복했던 위기의 순간에서 받았던 도움을 갚는 생각으로 행복해한다. 여기는 좋은 대학임이 소문이 나고 악순환의 고리가 끊어지는 계기를 마련한다.

해답은 계속 우리에게 손을 흔들고 있다. 어떻게 알아차릴 것인가? 그나마 가장 다행인 것은, 뛰어난 장례식 책임자, 관리 하사관, 간호사, 아니면 가정교사 등은 서로의 다른 영역에서 최선을 다하고 있다. 나의 경찰동료들은 나의 간호사 동료들에게 많은 것을 제공하고, 반대로 경찰동료들은 간호사 동료들에게 많은 것을 제공받는다. 내가 가장 좋아하는 장의사(런던남부 투팅 출신의 길만드)는 시체 앞에서 어쩔 줄 몰라하는 검시관에게 죽음, 침착함, 그리고 "살아 있다는 것"에 대하여 많은 것을 가르칠 수 있다. 학생은 "어떻게 참된 인간이 될 수 있는가"(겸손)에 대해 교사를 도리어 가르칠 수 있다. 고객들, 경찰관들, 간호사들, 버스 운전사들, 장의사들 그리고 검시관들 모두 "시스템에 대해 논하는 회의"에서 만나 "바보처럼 행동하는 것"을 멈출 수 있다.

미국에서 여행객들은 경쟁적인 개인주의가 친절함을 파괴하지는 않는다는 사실을 알고 있으며, 일반적으로 서비스는 좋거나 오히려 과할 때도 있다는 것도 알고 있다. 상대방을 엿먹이려 드는 태도는 "고객을 이용하려 드는 노동자들"이나 "노동자들을 이용하려 드는 고객들"에게 불리하게 작용할 수 있다. "남을 이용하려 드는 사람들"은 결국 다른 사람들이 자신을 믿지 못하는 불신을 경험해야 한다(그 예로 방문판매원들을 생각해보라). 우리는 그들의 교묘한 수법들을 읽는 법을 알게 되고 과도한 공손함과 함께 숨막히는 속도로 "어서 내 업무 달성률을 높이기 위해 다음 전화로 넘어가야지"라고 설정하는 것을 알 수 있게 된다. 우리가 그들을 덜 신뢰할수록, 그들은 더 많이 전화를 해야 한다. 그들의 비효율성을 눈여겨보고 있던 이기적인 관리자들은 그들을 없애 버리고 마는 것이다.

그러나 지금까지 누적된 교훈을 비추어볼 때 만남에는 조정이 필요하다는 것이다. 그렇다면, 어떠한 조정을 말하는가? "시장원칙"은 "고객중심" "신비 고객"a), "성과측정" "관계 마케팅"b) "수행지표" 그리고 "성과급제"를 만들어 냈다. 이런 것들은 표면적일지라도 노동자들이 고객들에게 0.2초간의 미소나 어색한 친절함을 베풀도록 채찍질하고 있는 것이다. 물론 불티나게 팔리는 팝콘 사는 줄에서는 이런 표면적인 친절함조차도 찾아볼 수 없기는 하지만 말이다. 영업사원이 "안녕하세요"라고 말할 때 특별한 친구나 가족에게 이야기 하는 것처럼 말한다면 그것은 괴상하고 잘못된 것으로 취급된다.(혹실드의 "반복 도주 훈련"을 참고) 역겹다고 느껴지는 것이다. 성과를 측정하다 보면 측정 가능한 것에만 몰두한 나머지 결과를 간과하게 마련이다[6]. 하지만 이 측정 가능한 것들은 자주 쓸데없고 좋은 결과들을 망치는 것들이다. 결국 모든 겉치레를 통해 일어나고 있는 현상은 고객들이 그저 시장확보를 위해 이용되고 있는 것이고 그렇다 할만한 "관계"성립은 되지 않고 있는 것이다.c) "고객중심"이라는 말 안에서 수단이 무엇이고 목적이 무엇인지 혼동된다 : 우리 모두 "기업은 고객을 배려합니다"라는 말을 들으면 농담인 줄 안다. 배려라는 것은 이렇게 겉치레 형식으로 흉내만 내고 있는 것이 아니라 "솔직하고 개인적인" 시스템 안에서 이루어지는 것이다.

시장은 자체적으로 조정될 것이라는 생각에서 연관되어 나오는 오류는 시장원칙을 잘못 적용하면서 "타인"을 잘못된 위치에 두고 생각하는 것이다. 36,000피트 상공에서 날고 있을 때, 나는 선택의 자유가 있는 자율적 고객이 아닌 안전시스템을 믿어야 하는, 타율적인 승객이다. 만약 대학생들이 정

---

a) 접객 직원의 행동을 은밀히 보고하는 요원

b). 관계시장은 소비자의 구매양상에 맞추어서 집으로 광고자료를 보내는 것을 포함한다. 이 필요한 자료는 "충성도 카드" 양식을 통해서 얻어지는데, 소규모의 할인을 제공함으로 해서, 구매자는 이 구매에 대해서 완전한 기록을 제공하게 된다. 이런 자료는 제3자에게 팔리고 그래서 그들은 유사한 "관계"를 만들 수 있게 된다.

c) 이익과 개혁 사이의 연결을 논의할 공간은 없다. 그러나 19세기의 증거는 그들 사이에 강한 긍정적 연관이 있다는 것이다. 큰 재산을 소유하고 있는 사람들은 그들의 사회적 지위와 "책임들"을 정부관리들에게 위임하는 것에 불만을 가지지 않았고 이런 방식은 높은 세율이 있지만 수준 높은 복지가 있고, 평등하며 가난 없는 북유럽 국가들에서 아직까지 유지되고 있다. 이는 더 나은 건강과 행복, 그리고 다른 부유한 나라들보다 낮은 범죄발생률로 이어지고 있다.

말 "고객"이었다면, 학위가 인터넷에서 사는 물품이나 과제가 될 것이다(반면에 학생들은 그들 자신의 역할이 중요한, 표절하는 행위는 금지되어 있는 진정한 "배우는 사람"이다). 교수들과 학생들이 "제공자"와 "구매자"로서 만나게 되면 서로 불편한 관계 속에 놓이게 되는 위험에 처하게 된다. "사랑과 돈"을 연관시켜 시장경제가 만들어 낸 배려〔7~9〕—결핍은 최근 영국에서 아동에 대한 항우울제 처방이 4배나 늘어서 지금 한 살에서 19세까지의 처방이 630,000건에 달하는 것과, 아이들 방에 부모로부터 받은 비싼 전기장치 선물이 가득 차 있는 것에서도 엿볼 수 있다.

규제에서 벗어난 자유시장 속 제조업이 그랬던 것과 같이, 서비스 시장이 계속 좋은 결과물을 내놓을 것이라고 기대할 수 없다. 왜냐하면 많은 경쟁자들이 "끝을 볼 때까지 경쟁하여" 가격을 낮추려 들것이기 때문이다. 저가 항공사, 패스트푸드, "동물원—텔레비전"은 어디까지 저렴해 질 수 있는지 그 한계를 시험한다. 또 다른 경쟁자들은 "최고를 위해 경쟁하여" 오성급 호텔을 더 높은 수준으로 올리고 진중한 서비스를 갖춰 부유한 고객을 즐겁게 하려들 것이다. 결국 감정 노동자에게는 능률, 자신을 낮추면서 베푸는 친절함, 그 둘 중 어느 것도 유리하게 작용하지 않는다.

악몽속에서 사는 것

감정 노동은 그 노동에 관련된 사람들이 상호적으로 풍요롭게 느낄 수 있게 함과 동시에(돌보는 간호사와 그에 따르는 환자 ; 설득력 있는 배우와 열광적인 청중들 ; 배려하는 경찰관과 자중하는 범인), 노동자가 고객을, 고객이 노동자를 남용할 수 있는 잠재성이 크다. 남을 엿먹인다는 그 논리는 비대칭적인 힘의 관계에 있을 때 우리의 웰빙에 독이 된다. 살해된 성 매매자, 직장내 따돌림, 성직자에 의한 어린이 학대, 신병훈련소의 추종적 자살, 사형폭도, "용의자 인도", "극도의 편견에 의한 파국" 또는 갈취, 횡령, 납치, 테러,

고문을 통해 두려움을 시장화 하는 것같이 힘의 관계에 있어 비대칭이 심할수록, 더 큰 피해가 온다. 모두가 "감정을 앞세운 것"이며 헤드라인을 장식하곤 한다. 이 극단적 예는 인간은 구속받지 않고 자유를 최대로 보장해줄 때 가장 큰 선을 행하고, 극도의 불평등한 상황에서도 개인의 자유를 극대화 시켜주면 행복의 극대화를 불러 올 수 있다고 주장하는 자유론자들이 얼마나 바보 같은지 알 수 있게 해준다.

제도적으로 "후방지원"이 확실하다는 가정이 있다면, 각자 다른 사람에게 어느 정도 구속되어있는 것이 더 나을 수 있다. 만약 어느 한 사람이 불리한 상황에 처하게 된다면 그럴 땐 "후방지원"이 더 중요해진다. 따라서 영국의 경찰과 범죄증거법에서는 배려와 정의의 의무가 꽤 소중하게 지켜지고 있다. 고객과 노동자의 증언을 모두 비교하면서 그 어느 쪽도 무관심하게 대접받거나 이용당하거나 매장당하는 일이 없도록 한다.

제도적으로 불안 관리를 한 흥미로운 초기의 예는 가톨릭의 고해성사이다. 고해는 영혼에 좋은 것으로 여겨진다. — 참회자의 현세적 및 영적 웰빙을 유지해준다. 저자의 학부 학생 중 하나가 신부는 고해를 들을 수 있는 허가를 받은 사람이기에 신자가 고해하는 것을 들어도 스트레스를 받지 않는다는 점을 발견했다. "성베드로의 열쇠"의 권한에 의해 서품받은 성직자가 하는 어떤 충고도 "즉시 성베드로가 보증하므로", 신부는 충고를 하면서 해를 줄 수 있다는 두려움을 최소화한다. 비교해볼 때, 사회복지 일은 더 스트레스를 받을 수 있는데 이는 그 어떤 결정도 논란이 될 수 있기 때문이다. 보안관의 스트레스 수치는 사회복지 일을 하는 이들과 성직자들의 중간 정도 된다. 왜냐하면 보안관에게는 어떠한 법적 결정도 내릴 수 있는 보장된 권위가 있다. 하지만 동시에 그 법적 결정들은 그들의 지서장들이 법적으로 유지시켜야 할 의무가 있는 것들이다. 신부들처럼 그들은 법 안에서 훈련에 의해 올바른 판단을 할 수 있도록 된 것이다. 법적으로 허가된 결정이 보호받을 수 있는 한 지서장은(성 베드로처럼) 그것을 지켜야할 의무가 있다. 따라서 허가 받은 감정 노동자를 "후방지원" 하는 것은 큰 변화를 만들 수 있다. 우리는 신앙 고해와 조언, 허가받은 경비원, 허가받은 장의사 등과 유사한 "허가받은" 상담 사례를 볼 수 있다.

이러한 사례들은 "스트레스"는 직업이 요구하는 것과 노동자의 감정 제어 정도를 반영하는 함수임을 주창하는 문헌을 뒷받침해준다〔10〕. 그리고 이런 사실은 이미 바티칸에서 알고 있던 사실이다. 얼마나 많은 허가가 필요한지는 각종 설문, 개인적 증언, 관찰의 결과로 확인할 수 있지만 자율성, 면허증, 허가는 한 세트라고 볼 수 있다. 이것이 궁극적으로 사적으로 고용되는 '용병' 대신 권위 있고 힘을 다중측면적으로 사용하는 국제연합이 필요한 이유이다.

시간 여행자들에게 명백한 개선의 현장 : 사고 실험

추상적 경제, 정치, 사회 그리고 심지어 신학이론이 우리가 관심 있는 많은 것들을 설명하기는 했지만, 개혁자들이 감정 노동의 업무환경 변화를 이끄는 더 간단하고 덜 복잡한 방법들이 있다. "합리적인 사람"이라면 그 누구도 쉽게 인정할 수 있는 접근법이다. 19세기와 20세기 초 앵글로색슨계 미국인 개혁가들은 일반 대중의 가난함과 비위생적인 생활을 알리는 데 "상식"적으로 접근하는 방법을 택했고, 이는 영국 그리고 미국에서 가난에 대한 자각과 함께 정치적 양심을 일깨우는데 일조했다. 우리가 이런 과거를 되돌아본다면, 비슷한 방법을 통해 감정 노동자의 업무환경을 개선해 낼 수 있지 않을까 생각해 볼 수 있다.

19세기 초 이래의 선진 자본주의 사회에서 우리의 신체적 웰빙과 교육분야의 발전은 그야말로 눈부시게 향상되었다. 중년의 정신노동자에게 있어 업무환경에서의 위험은 찾아볼 수 없게 되었고, 남아 있는 것이라고는 테러리스트의 위협과 기후변화 정도이다. 런던 히드로 공항에 다가가는 비행기를 지시하는 항공교통관제사와 같은 다른 정신노동자들은 1880년대 이래 공학의 눈부신 발전을 이룩했고, 이 비행기들에서 나오는 쓰레기를 치우고 이 비행기에서 나오는 가방들을 관리하는 육체 노동을 하는 사람들은 건강, 안전관리기준에 따라 어느 정도 보호를 받게 되었다. 보편적 건강기준, 건축기준, 식품안전기준, 차별금지법, 비합리적인 해고와 직업 내 협박에 대한 법과 근로 일수 제한(유럽대륙과 비교했을 때 영국이나 미국에서는 아직 잘 이루어지지 않고 있다)이 있을 것이다. 정신노동자들에게는 이런 기준들이 자동으로 따라붙어 보호해준다.

비행기에 탄 여행자들은 세번째 형태의 노동자에 의해 보살핌을 받는데, 그들은 다른 사람들의 감정을 다루면서 돈을 받는 감정 노동자들이다. 승무원은 승객들이 불안감을 가지지 않도록 하고, 칭얼대고 보채는 아이들의 주의를 딴 데로 돌리도록 하고, 비즈니스 클래스 고객에게는 친절한 웃음과 경의를 표한다. 그들은 날뛰는 승객을 달래고 화를 내는 승객들을 달래어 기내 안전을 지킨다. 승무원들은 또 그들의 눈길을 끄는 "최고의 승객"(승무원끼리의 용어로, 수려한 외모를 지닌 승객을 의미한다)을 찾아내 마음에서 우러나오는 관심을 줄 수 있을 것이다. 승무원들은 또 착륙사고 상황에서는 용기있게 대처하도록 훈련을 받는다.

도착하자마자, 여행자들은 감정 노동과 바로 대면한다. 여권심사, 입국허가, 그리고 감금 가능성. 대부분의 여행객들이 다음으로 만나게 될 사람은 즐거운 런던 택시 운전사, 부드럽게 손님을 맞는 예약 전담직원, 자기일에 자부심을 가지고 있는 웨이터, "술을 퍼마시는 헛간"의 빠르게 돌아가는 주문을 맞추려고 강한 압박을 받는 바의 직원일지도 모르겠다. 좋은 시간을 보내고 싶다면, 방문객들은 옥스포드 거리의 코미디 가게에서 전염성 높은 웃음을 사 볼 수도 있겠다. 아플 때는 응급 의료진이 곧 올 것이다. 조용한 한밤중 날씨예보는 긍정적인 힌트를 준다. "때때로 비가 오겠으며 간간히 맑을 때가 있겠습니다." 모두 감정 노동의 단면들이다.

사고-실험에서는 1830년대의 육체 노동자들이 콜레라 시대의 하루에 14시간 일하는 소호의 다락방보다 오늘날의 집, 일터 그리고 갖추어진 환경을 선호할 것이라고 말한다. 1830년대의 정신노동자들 또한 육체노동자들과 같이 오늘날의 환경을 선호했을 것이다. 그리고 1830년대의 여행객들 또한 오늘날 여행 다니는 것이 더 안전할 것이다. 유치장에 감금되는 횟수 자체가 오늘날에 많이 줄어들었고 감금이 되더라도 1830년대보다는 좀더 잘 조정되고 좀더 정의로운 방법으로 이루어지고 있어 구금된 상태에서 수감자들이 사망하는 비율도 많이 줄어들었다. 1830년대의 수감자는 감옥에서도 정의와 배려를 지켜야 한다는 법적 의무를 알고 있는 교관, 법의학 간호사가 있는 감옥에 구금된 오늘날의 "수감자"가 되기를 원했을 것이다. 과거의 노예들도 월급이 지급되는 노동을 선택했을 것이다. 모든 사람들이 진척되는 것을 보고자 했을 것이다.

하지만 감정 노동에 있어서는 이야기가 조금 다를 수 있다. 과거로부터 온 평균적 수준의 시간 여행자가 오늘날의 감정 노동을 보고 과거보다 더 낫다고 느낄 것이냐에 대해서는 확신하기 어렵다. 오늘날의 코미디는 그들이 이해하는 것 자체가 어려울 수 있는 것이 우리의 유머감각을 만들어내는 사회적 상황이 예전과는 많이 달라졌기 때문이다. 그들은 오늘날의 호텔 근무자들이 덜 공손하다고 느낄지도 모른다. 하지만 그렇다고 19세기의 런던이 더 친절하고 따뜻한 곳이었느냐에 대해서는 의문이다. 미치지 않은 사람이라면 생명을 위협하는 전염병과 위험이 도사리고 접근금지구역이 있는 그 과거로 돌아가려 하지는 않을 것이다. 법적 중재가 초기 개혁가들이 희망했던 것 이상으로 효과가 있었다는 것을 증명하는 방법들이 많다. 우리가 공공보건을 책임지는 전문가들처럼 열심히 일해서 일선의 업무조건 향상을 위해 힘쓴다면 우리는 백년 후 분명 오늘날보다 더 행복하고 성취감을 느끼는 사람들을 만날 수 있을 것이다.

그렇다면 이제 어찌할 것인가? 개혁자는 수천명의 노동자들의 증언을 엄청나게 자세하게 기록했고 소규모 지역의 총 사망 비율을 모았는데, 이는 원인과 결과를 추측할 수 있게 하는 질적, 양적 비교를 가능케 했다. 공장시스템의 역학, 유해한 물, 잔인한 거주자들, 질퍽한 구역, 메트로폴리스, 가난한 살림살이, 도덕적 해이, 그리고 탈진의 이유들이 명백해졌다. 수백만의 생명이 단순한 의도에 의해 구원되었다.

감정 노동의 업무조건을 개혁하는 방법의 일환으로 고객과 노동자 양측 모두 비교조사 하면서 감정 노동에서 "보편적인 예절 상식"이 무엇을 의미하는 지 알아낼 수 있을 것이다 ; 비단 뉴올리언스, 아부 그라입(Abu Graib), 관타나모(Guantanamo), 기자들의 어깨 너머로 보여지는 전쟁지역에서뿐만이 아니라 어떤 감정 노동의 현장에서든지 말이다. 이는 당신이 버스를 타는 상황에 대한 것일 수도 있다. 당신과 버스 스케줄이 버스기사에게 어떤 영향을 미치는지〔11〕, 그리고 버스 기사와 버스 스케줄이 당신에게 어떤 영향을 미치는가에 대해서 말이다. 고객들(탑승자들)은 항상 자기들이 맞다고 주장해서는 안된다. 그들은 감정 노동자에게 그들이 무엇을 필요로 하는지 요구해 볼 수 있고 이는 결국 고객의 이익으로 돌아온다. 교수에 대한 학생의 비판은 교수에게 뿐만 아니라 학생들에게도 뭐가 옳은 것인지 가르쳐 준다. 마찬가지로 교수들이 학생들에 대해 이야기 하는 것은 서로에게 무엇이 옳은 것인지 어떤 것이 옳은 방향으로 가는 것인지 가르쳐 준다.

감정 노동 조건에 대한 위원회

열악한 조건들을 확인하고 좋은 실천안을 퍼뜨리는데 가장 좋은 방책은 준사법적인 감정 노동 조건에 대한 탐구는 노동자와 고객간의 비대칭적인 관계가 가장 두드러지는 상황에서부터 시작되어야 한다. 경찰서에 잡혀가는 경우 이 비대칭적인 관계가 나타나는데 이는 경찰이 감금시킬 수 있는 막강한 권력이 있기 때문이다. 하지만 이는 감금된 사람의 법적 권리와 정의로운 사법

체계로 균형을 이룰 수 있다. 좋은 실천의 사례는 다른 유사한 감정 노동의 현장에서 찾아볼 수 있는 경우가 있는데 이런 좋은 실천의 사례를 잘 퍼뜨리는 가장 좋은 방법은 노동자 집단은 노동자 집단끼리, 고객 집단은 고객 집단끼리 직접적으로 대화를 나눠보는 것이다. 예를 들면 경찰서에서 일하는 경찰관들은 응급실에서 근무하는 사람들과, 수감자들은 환자들과 대화를 나누어 볼 수 있을 것이다. 이런 대화를 통해 서로 연대감을 느낄 수도 있을 것이다.

감시를 당하고 있더라도 수감자들은 "자기 방식으로 행동하고" 경찰관들의 가식적인 모습을 간파하기도 한다. 감정 노동을 대본 읽듯이 한다면 로보트와 같은 딱딱함에, "뼈속까지 연기[1]"를 해야만 할 것이다. 따라서 위원회를 통한 개개인의 증언이 중요하다.

감정 노동자, 고객, 그리고 관리자와 긴 이야기를 나누면서 감정 노동자의 업무조건에 대해 논의하는 위원회는 기차와 역 스탭, 스탭/학생 비율, 각각의 의료서비스 종류에 따른 간호사/환자 비율(기준은 이미 존재함), 캠퍼스 카운셀링 제공, 정신건강 간호에 대한 기준, 큰 스케일의 행사 등과 같은 서비스의 최소한의 수준을 정할 수 있을 것이다. 19세기 모델에 따르면, 어떤 기준이란 것은 처음에는 실천 사례를 통한 건의사항으로 시작하지만 그것을 허심탄회하게 점검할 때 곧 필수의 요건이 되어버린다. 비용은 좀 들겠지만, 우리는 더 행복해질 것이다.

위와 같은 사례가 영국에서는 공공 허가증 제도를 만들어 이를 통해 각 단체를 "사람에 투자하는 투자가"들로 선언하고 국립직업자격(General National Vocational Qualifications)을 통해 최고 가치의 훈련을 받고 서비스 기술을 연마하도록 했다. 여기에 "인생과 일의 균형을 이루는" 허가증, "시간을 제대로 맞추는 스피드" 허가증을 추가하는 것은 어떨까? 이런 일들이 현실화되면 극단적인 고객의 행동들도 좀 덜해지지 않을까? 꽤 괜찮은 경찰서에서 그렇듯 말이다.

예상치 못한 장애물

그러나, 일상적인 직업환경에서 행복을 추구하는 과정에서 특이한 결과들이 나타났다. 혹실드[8]는 이미 직장에서 "부드러운" 인사 관리, 인간적인 관계를 중심으로 한 접근, 계급없는 평등한 직원들간의 관계가 미국의 직원들에게 좋은 영향을 미친 것은 사실이지만 그 과정에서 잃은 것이 있었다고 하였다. 노동이라는 과정이 좀더 친근한 것으로 변해가고 있다면 집은 반대로 차갑고 스트레스 쌓이는 노동의 현장처럼 변화하여 예상치 못했던 불균형을 이루게 하였다. 이런 "배려 결여"는 소위 "모든 것을 다 해낼 수 있는 여성"이라고 생각되어지는 하녀나 보모들을 동원하여 어느 정도 감소되어 있기는 하다. 자신이 해야 할 일을 친절하게도 대행해주는 회사들도 한몫 하고 있고 전문 상담가들은 우리네 아버지들을 상담하고 인간관계에 있어 큰 영향력을 가질만한 방법들을 가르치고 훈련시켜 중요한 인간관계 유지에 있어 그들이 최대한 능력을 발휘할 수 있도록 돕고 있다[12~14]. 감정 노동 업무조건 개선위원회에 부치는 혹실드의 충고는, 19세기의 개혁가들의 충고와 다를 것이 없을 것이다. "직장뿐 아니라 가정도 돌보며 인간관계에 대해 깊이 생각해보라"는 것이다. 업무환경에서 데이터를 수집하는 방법과, 그렇게 수집된 데이터를 통해 확인할 수 있는 노동자의 필요를 건의하는 것에 대해서는, 최근 논문에서 자세하게 잘 설명되어 있다[6, 15].

노동자가 필요로하는 것들에도 계급이 존재한다. : 제3의 산업혁명

건축가 프랭크 로이드 라이트는 "내게 인생의 기쁨과 행복만 있다면 생활필수품 없이도 살아 갈 수 있다"라고 농담을 했다. 이런 농담을 내뱉을 수 있는 그의 여유와 감정 노동의 해방을 주창하는 나는 우리의 신체적 안녕과 교육적 발전은 이미 확보된 것이라 간주한다. 건축, 회계, 기술, 약학, 사회학, 법 분야에 걸친 교육의 확대로 "떠오르는 중산계급"을 위해 유년기, 청소년기, 초기 장년기는 뒷전이 되고 이런 교육의 확대는 성공적인 공장처럼 중산계급을 생산해냈다. 교육의 확대는 또한 공공보건에서의 필요조건들이 모두 충족되었다고 간주하였다. 해외에서도 중간계급이 생산되는 것이 지속적인 공장관리를 어렵게 하고 있기는 하다. 하지만 매슬로우는 "기초적인 생활조건"들과 "위생조건"들이 충족시켜지고 다음으로 "동기부여가 되는 조건"들이 충족되어지고 끝에는 자아실현이 이루어지는 "체계"에 대해 이야기 했고 이는 다음과 같은 단계적인 순서를 따른다. 첫째로, 공장체계의 개혁과 신체적 웰빙, 둘째로 교육을 통한 성과물, 세번째는 감정 노동을 통한 행복이다.

영국 문헌들에서 그려지는 1500년대의 생활은 아주 위태로운 것이어서 인간관계는 아주 차갑고 계산적으로 나타난다〔16〕. 육체적, 정신적, 감정적 향상은 처음에는 육체노동, 다음은 정신노동, 그리고는 감정 노동에서 이루어지고 우리가 그 세번째, 감정 노동이 중심이 되는 제3차 산업혁명의 시대에 살고 있다는 것은 정말 행운이다.

심지어는 경제학자들(본능적으로 자유시장 경제주의자들인 그들)도 마음을 고쳐먹기 시작했다〔17〕. 프랭크는 경험이 단순히 고객들에게 팔아야 하는 제품들보다 지속적인 행복을 주고, 따라서 조금 손해를 본다 하더라도 근무시간을 줄이면서까지도 경험을 늘리는 쪽으로 근무환경을 바꿔야 한다고 주장한다. 비슷한 개념으로 라야드〔18〕는 행복감이 경제발전과 비례하게 증가하지 못했다고 지적한다. 어느 선까지는 물질적 풍요로움과 행복감은 비례적으로 증가하지만 국민 1인당 소득이 15,000 달러를 넘어서게 되면 돈이 더 이상 큰 의미를 가지지 못하고, 여러 국가들에서 이루어진 대부분의 연구들에서 오히려 우울증을 증가시킨다는 결과가 나왔다. 라야드는 노동과 인생의 균형을 바로잡으려는 정부의 움직임, 인지행동치료〔19〕를 제공하는 "웰빙 기관들"을 지지한다. 그 어떤 노력이라도 직장에서의 안정성(성과급을 지불하는 방식을 지양하는 것을 포함해서)을 향상시키고 사람간의 신뢰를 키워주는 것이라면 그는 모두 지지한다는 것이다. 그는 공리주의와 조세제도도 포용한다[18]. 하지만 감정 노동이자-고객간의 관계에서 양측 모두가 당면한 과제는 웰빙인데 이에 대해서는 프랭크도 라야드도 언급하고 있지 않다. 내가 도움을 요청하는 위원회의 멤버들은 프랭크와 라야드의 "새로운 행복의 기술[20]"에 찬성할지도 모르지만, 감정 노동자들이 설 자리는? 라야드는 정작 그가 도움을 청하고 있는 인지행동 치료 전문가들의 근무조건에 대해서는 거의 이야기 하지 않고 있다.

위원회 회원들은 고객들의 경험, 그리고 자신들의 경험을 공유하면서 답을 얻을 수 있을 것이다. 물론 우리가 해야 할 일들이 산더미 이지만 그만큼 우리가 희망을 가질 수 있는 이유도 많다.

참고문헌

1. Hochschild, A., *The Managed Heart: The Commercialization of Human Feeling*, University of California Press, Berkeley, 1983.
2. Smith, S. L., Theology of Emotion, *Soundings*, 11, pp. 152-158, Spring 1999.
3. Mill, J. S., *Utilitarianism*, Hackett, Indianapolis, 1863/2001.
4. Hand, S. (ed.), *The Levinas Reader*, Blackwell, Oxford, 1989.
5. Menzies-Lyth, I. E. P., A Case Study in the Functioning of a Social System as a Defence against Anxiety, *Human Relations*, 13, pp. 95-121, 1960.
6. Rosskam, E., *Excess Baggage: Leveling the Load and Changing the Workplace*, Baywood, Amityville, NY, 2007.
7. Hochschild, A. R., The Politics of Culture: Traditional, Postmodern, Cold-Modern, and Warm-Modern Ideals of Care, *Social Politics: International Studies in Gender, State, and Society*, 2:2, pp. 331-346, 1995.
8. Hochschild, A., *The Time Bind: When Work Becomes Home and Home Becomes Work*, Metropolitan Books, New York, 1997.
9. Ehrenreich, B. and A. R. Hochschild, *The Global Woman: Nannies, Maids, and Sex Workers in the New Economy*, Metropolitan Books, New York, 2002.
10. Karasek, R. and T. Theorell, *Healthy Work: Stress, Productivity, and the Reconstruction of*

Working Life, Basic Books, New York, 1990.
11. ITF, *Urban Transport : A Periodic Bulletin*, 1st March ed, International Transport Workers' Federation, London, UK, 1995.
12. Hochschild, A. R., "Rent a Mom" And Other Services : Markets, Meanings and Emotions, *The International Journal of Work Organization and Emotion*, 1 : 1, pp. 74-86, 2005.
13. Hochschild, A. R., On the Edge of the Time Bind : Time and Market Culture, *Social Research*, 72 : 2, pp. 339-354, 2005.
14. Tough, P., The Year in Ideas, *New York Times Magazine*, December 15, 2002.
15. Keith, M., J. Brophy, P. Kirby, and E. Rosskam, *Barefoot Research : A Workers' Manual for Organizing on Work Security*, International Labour Office, Geneva, Switzerland, 2002.
16. Stone, L., *Family, Sex, and Marriage in England 1500-1800*, Penguin Books, London, UK, 1990.
17. Frank, R., *Luxury Fever : Why Money Fails to Satisfy in an Era of Excess*, Free Press, New York, 1999.
18. Layard, R., Happiness : Has Social Science a Clue?, in *Lionel Robbins Memorial Lecture London*, London School of Economics, London, UK, 2003.
19. Layard, R., *The Depression Report : A New Deal for Depression and Anxiety Disorders*, LSE/CEP Mental Health Policy Group, London, UK, 2006.
20. Layard, R., *Happiness : Lessons from a New Science*, Penguin Books, London, UK, 2005.

제18장

노동자의 건강 보호 수준 측정 : 국가 노동 안전 지수

Measuring the Protection of Workers" Health : A National Work Security Index

박 신 구

Ellen Rosskam

세계화 및 경제 자유화와 더불어 노동조건의 변화가 이루어져 왔다. 이러한 변화에는 무엇보다도 자동화의 증대와 정보기술의 신속한 구현이 포함되어 있다. 점점 더 많은 노동자들이 다운사이징, 불안정 고용, 업무량 증대, 시간제 노동, 임시직과 계약직, 재택근무, 아웃소싱 등을 포함하는 새로운 조직구조 및 과정에 직면하고 있다. 세계 경제생산의 대규모 재편은 저숙련 또는 미숙련 노동자 등과 같은 다양한 취약 집단에 부정적인 효과를 미쳐 왔다. 이와 같은 변화의 규모와 특성은 그 영향을 조절하기 어려워 새로운 접근방식이 필요함을 시사한다. 즉, 산업안전보건의 전통적 정의를 넘어서서 기본권과 보편주의 원칙에 기반을 둔 관점을 지향하는 접근방식이 필요하다.

오늘날의 "유연한" 노동구조는 고용보장, 노동자의 건강보호, 복리후생, 노동조합 대표성, 적절한 생활임금 등의 부재가 특징을 이룬다. 동시에, 단체교섭의 분권화와 노사관계 및 노동조건의 탈규제화는 고용주가 노동자의 복리후생을 크게 희생시키면서, 세계시장에서의 경쟁력을 높일 수 있는 여지를 증대시키고 있다.

유연한 노동시장, 특히 다운사이징과 하도급이 특징을 이루는 노동시장이 노동조건의 악화와 연관되어 있다는 많은 경험적 증거들이 있다. 일부 사람들에게 있어서 노동시간은 건강 악화를 유발하는 주요인이 되고 있다. 주당 근무시간 연장과 장시간 "교대근무"의 재출현은 사무직에서도 나타나는 현상으로, 미국과 중국, 그리고 영국에서 가장 크게 늘어나고 있지만, 다른 여러 나라에서도 볼 수 있는 노동의 특징적인 추세인 듯하다. 직장을 잃을까봐 두려워서, 혹은 유급 병가를 내는 것이 거의 불가능하기 때문에 아파도 일을 하러 가야 하는 노동자들이 점점 더 늘어나고 있다.

"적기 생산(Just-In-Time)", "린 생산(Lean Production)", "신속한 방향전환(Quick Turnaround)" 등과 같은 새로운 경영방법과 정보기술이 주도하는 생산시스템과 연관된 노동 강도의 증가는 노동자의 자율성과 노동에 대한 개인의 통제권을 약화시킨다. 따라서 생산성 증가는 노동자들의 건강 악화라는 대가를 치르고서 이루어지게 된다[1, 2]. 직무스트레스원, 그리고 높은 직무요구와 낮은 직무자율성이 초래하는 "직무 긴장"과 같은 업무 관련 심리적 스트레스원과 연관된 만성적 건강문제의 확산은 미국에서도 여전히 간과되고 있지만, 새로운 생산시스템 및 경영방법의 보급과 더불어 "세계로 뻗어나갈" 것으로 예상된다(본 책의 Ⅰ부와 Ⅱ부에 직무 긴장과 연관된 만성적 건강문제를 보여주는 증거가 논의되어 있으므로 참조하기 바란다).

대부분의 국가에서, 노동자 건강 동향에 대해 이용 가능한 정보는 한정되어 있을뿐더러 신뢰할 수 없는 경우가 많다. 이것은 결과적으로 직업성 질병 및 손상의 대부분이 체계적으로 과소평가되는 결과를 초래하게 된다. 정보가 이용 가능한 나라라고 할지라도, 여성 노동자 또는 비공식 경제부문의 노동자들 사이에서 발생하는 노동에 의한 질병은 대개 반영되지 못하고 있다.

인권에 기초한 접근

이러한 변화에 부응하여, "산업안전보건"이 그동안 이해되고 정의되는 방식에 관해 좀더 확장된 개념이 제안되었다. 확장된 개념은 건강이나 복지에 악영향을 미치지 않는 노동을 할 노동자의 기본권에 기초한 것으로, 이러한 권리는 보편적으로 보장되어야 한다는 것을 골자로 한다. "산업안전보건"의 수정된 개념으로서 "노동안전"이라는 개념이 여기서 제안되는데, 이는 모든 노동자가 갖는 기본권으로 간주된다. 이 개념은 산업안전보건에 대한 전통적인 공학적, 의학적, 기술 관료적 정의 및 접근방식을 뛰어넘어, 보편적인 인권기반 접근에 기초한 확장된 관점을 지향하고자 한다.

가장 엄밀한 정의에서 말하자면, 노동안전이란 산업보건, 안전, 노동환경을 아우르는, 위험이 없고 충분히 안전한 노동조건을 지칭한다. 이는 노동자의 건강과 복지의 보호를 확실히 하는 데 필요한 규정들을 포괄하며, 직장 내 산업안전보건위원회 또는 부서와 노동자의 산재보상제공은 물론이고 노동시간, 유급출산휴가, 유급휴가제공, 유급병가제공, 차별로부터의 장애인 노동자 보호, 야근 제한 등도 다룬다.

보다 광범위한 정의에서 보자면, 노동안전은 모든 노동자의 기본권이며, 다음과 같은 다수의 보호규정을 포함한다. 건강, 안전, 환경규제를 통한 직장에서의 사고와 질병에 대한 보호, 업무 관련 또는 기타 장애, 성, 인종, 종교, 민족성 등에 근거한 차별로부터의 보호, 폭력, 괴롭힘, 스트레스, 시간외 근무 등으로부터의 보호, 고용 및 소득 보장, 유급출산휴가, 유급휴가, 유급병가, 합리적 노동일정 및 업무조직 등에 대한 권리, 의료, 교육, 육아 서비스에 대한 접근권과 같은 사회적 지원을 받을 권리 등이다.[a] 이러한 맥락에서 볼 때, 노동안전은 유엔의 경제적·사회적 및 문화적 권리에 관한 국제규약이 정하는 노동조건에 관한 규정인 제7조의 확장이라고 할 수 있다[3].[b]

---

a) 추가적인 노동 안전권에는 노동시간 및 야근 제한, 노동연령 제한, 보상 및 복리후생, 연금보장, 결근 보호, 장기 간병 등에 대한 권리, 입법 · 감독 및 집행을 통한 보호, 결사권, 단체교섭권, 위험한 업무를 거부할 권리, 노사합동산업안전보건위원회 또는 목소리를 대변해 줄 기타 형식기구를 통해 참여할 권리, 작업 관련 위험에 대해 알 권리, "내부고발자" 보호권리 등이 포함될 것이다.

b) http://www.unhchr.ch/html/menu3/b/a_cescr.htm

이러한 확장된 개념을 따르자면, 개별 사업장의 수준을 넘어선 노동자의 건강보호 성과를 모니터링하기 위한 시스템이 필요하다. 개별 사업장은 사업장에서의 산업보건을 모니터링하는 과업을 적절히 수행할 수 없다. 왜냐하면 감시 시스템은 대체로 사업장 수준에서 존재하지 않으며, 직장 수준에서 이루어지는 자체 모니터링은 노동자 보호에 대한 국가적 수준의 측정에 기여하지 못하기 때문이다. 미국의 경우, 모니터링은 지역과 주와 국가의 수준에서 이루어지는 것이 이상적이다. 노동자 건강감시의 효과적인 방법은 이와 같은 거시적 수준의 모니터링 시스템에 기여해야 한다. 노동자 건강보호에서 이루어진 성과에 대한 정보를 국가 또는 주 수준의 정부가 수집하고 제공하는 일을 확실히 보증하기 위해서이다. 모니터링 시스템은 노동자 건강보호가 취약한 영역을 확인하고, 취약성이 개선될 수 있는 방법에 대한 지표를 식별하는 데 도움이 될 수 있다.

노동안전지수(WSI)가 개발되었고, 여기에 제시되어 있다. 이 지수는 한 국가가 자국의 고용인구에 대해 노동안전을 제공함에 있어서, 다른 국가들과 비교하여 국가적 수준에서 얼마나 좋은 성과를 나타내고 있는가를 식별하기 위한 벤치마킹 시스템을 만들려는 시도이다.[c] WSI는 95개국에 대한 정보에서 도출된 것이다.

지수는 누가, 어떤 목적으로 사용할 수 있을까?

WSI는 국제적인 비교 맥락 안에서 미국이 어느 정도인가를 알아보는 데 사용될 수 있다. 유사한 조건을 가진 나라들이 성취한 결과가 있으나 미국에

c) 지표에 대한 데이터의 이용가능성에 의해 지수에 남아있는 국가가 결정되었다. 국가는 두 개의 군—선진국과 개발도상국—으로 분류되어 사용되었는데, 양자 간에는 사회 및 경제 구조의 차이가 크고, 데이터의 이용가능성도 큰 차이가 있었기 때문이다. 선진국의 지수는 보다 정교하고 완전한 반면, 개발도상국의 경우에는 보다 제한된 숫자의 지표와 대리 측정치가 사용되었다. 최종 단계에서는, 이 두 국가군이 결합되었다.

는 그와 같은 결과가 이미 존재하고 있지 않는 경우, 다른 나라들의 결과를 검토해보면 미국에서 얼마나 유사한 결과가 성취될 수 있는가에 대한 조언을 얻을 수 있다. 미국 내에서, 각 주는 이 지수를 이용하여 해당 주가 노동자의 건강보호에서 나타내고 있는 성과를 평가하고, 우세 및 취약 영역을 식별하며, 노동안전의 제공으로 이룩한 성공에 대하여 다른 주들과 비교해볼 수 있다.[d] 정책 주도 집단은 물론이고 지역, 주, 연방정부 또한 WSI를 사용하여 노동안전을 개선하기 위한 노력을 지향하는 최선의 방법을 확인할 수 있다. WSI는 희소자원의 할당이 최대의 효과를 거둘 수 있는 부분을 확인함으로써 그러한 자원의 이용을 합리화하는 데 유용하게 사용될 수 있다. 주어진 주 내에서는 지역 단위로 동일한 유형의 평가가 수행될 수 있다. 그러한 평가의 결과는 다양한 수준의 의사결정자들에게 유용할 것이다.

노동조합, 기업, 비영리단체 등은 유사한 조건을 가진 동일지역의 국가들에 대한 결과를 검토해봄으로써, 노동안전에 관한 스스로의 성과를 크게 개선시킬 수 있는 방법에 대한 유용한 정보를 얻는 데 도움을 받을 수 있다. 지수는 자원 할당에 관한 결정이 요구에 근거하여 이루어지도록 하고, 또 그와 같은 결정이 가장 합리적인 것인지를 알 수 있다. 여러 국가의 지표와 데이터를 토대로 구성된 지수는 노동안전과 관련된 신뢰할 수 있는 데이터를 수집할 수 없는 국가, 특히 개발도상국에게 매우 쓸모가 있을 수 있다. 예를 들어, 한 지역에서 한 국가의 데이터가 이용가능하다면, 사회경제적 조건이 유사한 동일지역의 다른 국가들은 노동안전지수에 의거하여 자국의 노동자보호 성취수준을 추정해볼 수 있다. 또한, 노동자 보호에 대한 신뢰할 만한 데이터와 기구가 없는 국가들은 지수를 이용하여, 자국의 자원으로 최대의 효과를 낼 가능성이 높은 부분을 파악하는 데 도움을 얻을 수 있다.

WSI는 선구적인 도구, 말하자면 노동자의 산업안전보건의 보호수준을 근거로 국가들을 분류하고 순위를 매기는 최초의 도구이다〔4〕. WSI와 그 구성,

---

d) 지표는 미국의 지역, 주, 국가 수준의 요구에 따라 변경될 수 있다.

그리고 그에 대한 미국의 성과와 관련된 몇 가지 핵심 연구결과가 아래에 제시되어 있다.e)

노동안전지수에서 도출된 세 가지 핵심 연구결과 :

- 노동안전지수에 포함된 95개국 중 2/3 이상은 불만족스러운 노동자 보호수준을 보여준다.
- 가장 위태로운 국가 중에는 아프리카, 아시아, 동유럽의 경제적으로 가장 궁핍한 국가들이 포함되어 있다.
- 노동자 보호를 확실히 실행시키려는 의도로 만들어진 법과 기구가 있다고 해도, 그것만으로는 노동자의 건강보호를 위해 충분치 않다.f)

방법론g)

지표 설명

지수를 만들기 위한 지표는 세 개의 군으로 나누어졌다. 지표군은 투입, 과정, 결과지표들로 구성되었다. 투입지표는 노동안전에 필요한 제도적 또는 법적 요소, 즉 노동자의 건강을 보호하는 데 필요한 기본적인 법이다. 그러나 법은 중요하기는 하지만, 그 자체가 노동자를 보호하는 것은 아니다. 그러한 법이 확실히 실행되도록 하기 위해서는 구조와 기구가 필요하기 때문이다. 따라서 두 번째 지표군은 과정지표들로 이루어지게 된다. 과정지표는 법이

---

e) WSI 및 기타 사회경제적 안전에 대한 유사한 지수의 개발은 국제노동기구(International Labour Office)의 승인과 국제자유노동조합연맹(ICFTU) 가맹국들의 승인을 받았다. ICFTU 가맹국들의 산업안전보건 전문가들은 이 지수들을 이용하여 자국의 노동을 그와 같은 데이터가 없을 때 가능했던 것보다 더욱 일관성 있는 방식으로 설명하는데 도움이 되기를 기대하고 있다.

f) 집단적 의사표시, 기본적 고용보장, 일정한 형태의 기본적 소득보장 등을 포함한 노동자의 건강보호를 확실히 보증하기 위해서는 기타 다수의 근본적 요소들이 필수적이다.

g) 노동안전지수와 기타 여섯 가지의 사회경제적 안전지수를 계산하는 방법론에 관한 보다 상세한 설명이 참고문헌〔5〕에 제시되어 있다.

확실히 실행되고 기능하도록 하기 위해 시행되어야 할 기구 또는 구조이다. 세 번째 지표군은 결과지표들로 이루어진다. 결과지표는 투입 및 과정지표가 실제로 효과가 있는 것으로 나타나는지에 대한 측정치를 제공해주고, 해당 국가에서 효과적인 노동자 보호가 실지로 이루어지고 있는지를 증명해주는 요소이다. 궁극적으로, 이는 한 국가의 노동자 건강보호 성과를 평가함에 있어서 가장 비중이 큰 측정치이다.

투입지표 : 법과 규제

노동안전지수에는 11개의 투입지표가 포함되어 있다. 이는 관련된 국제노동협약(국가의 정부가 비준을 하고 나면 법적 구속력을 갖게 됨) 및 관련 위험 요소들로 구성되어 있다. 임신한 노동자 보호, 노동시간 제한, 야근 제한, 유급휴가(휴가 기간)제공, 장애인 노동자 보호. 정부가 관련된 협약을 비준했는지의 여부에 따라 국가의 점수가 매겨지게 된다.

나머지 네 개의 투입지표는 관련된 국법으로 구성된다. 즉, 산업안전보건에 대한 법, 산업보건서비스의 확립을 요구하는 법(보다 높은 수준의 노동자 보호를 나타내는 지표가 됨), 장애인 노동자를 차별로부터 보호하는 법, 노동시간을 제한하는 법(노동시간에 대한 법적 제한은 시민사회의 근본적 척도이며, 노동자를 극단적 형태의 착취로부터 보호하는 데 도움이 됨), 야근을 제한하는 법(야간 노동은 주간 노동보다 건강에 더 좋지 않은 것으로 입증된 바 있음), 모성보호를 제공하는 법, 유급휴가를 보장하는 법(유급휴가에 대한 권리를 보장하는 법은 노동자를 과로로부터 보호하는 데 도움이 됨) 등이다. 국제노동표준은 최소한으로 규정된 보호의 수준을 명시하는 것이기 때문에, 그러한 표준을 근거로 삼은 국법은 그 보호 수준이 필요한 정도에 미치지 못하는 경우가 종종 있다. 상응하는 국제협약을 비준하지 않은 국가라고 하더라도, 상기 지표에 대한 국법은 보유하고 있을 것이다.

과정지표 : 법과 규제의 기능을 확실히 하기 위한 기구

노동안전지표는 세 개의 과정지표를 포함한다. 이 지표들은 각 국가에서 위에 설명된 기본적인 법과 규제가 확실히 실행되도록 하기 위해 필수적인 기구나 구조로 여겨진다. 과정지표 중의 하나는 노동자의 산재보상에 대한 정부지출 수준이다. 일인당 및 손상 또는 질병 건당 제공되는 복리후생의 수준은 국가마다 천차만별이기는 하지만, 노동자의 산재보상에 대한 정부지출 수준은 GDP가 높은 국가일수록 높다. 노동자의 산재보상에 대한 정부지출이 높다는 것이 꼭 사고, 손상, 질병의 발생률이 높다거나, 혹은 노동자들이 약하거나 상대적으로 건강하지 못함을 나타내는 것은 아니다. 그것은 오히려 노동자들이 권리를 주장할 수 있는 수단이 되는 실효성 있는 구조가 존재한다는 것, 그리고 보상 가능한 손상 및 질병의 목록이 국가적 차원에서 확립되어 있다는 것을 보여주는 지표인 경우가 더 흔하다. 반대로, 노동자의 산재보상에 대한 정부지출 수준이 낮다는 것이 사고, 손상, 질병의 수준이 낮음을 나타내는 것은 아닌 경우가 일반적이다. 그것은 오히려 낮은 GDP 수준을 나타내는 지표가 되는데, 이는 손상을 입은 노동자에 대한 정부의 혜택 지급을 가로막는 장애물로 작용한다. 그것은 또한 모니터링, 감시, 보고, 통지구조의 부족을 가리키는 지표가 될 수도 있다. 더 나아가, 노동자의 산재보상에 대한 지출수준이 낮은 것은 노동조합 또는 노동자들이 목소리를 낼 수 있는 기타 조직의 부재를 나타내는 것일 수 있다. 그러한 조직이 없으면 노동자들은 산재보상제도가 존재한다는 사실 자체, 혹은 그러한 제도를 이용하는 방법을 알지 못할 수도 있기 때문이다. 마지막으로, 노동자의 산재보상에 대한 정부지출 수준이 낮은 것은 가령 가내농업과 같이 위험한 기계나 화학물질의 사용이 흔치 않은 저위험 활동의 우세를 반영하는 것일 수도 있다.

또 하나의 지표는 작업 관련 사고로 다치게 된 노동자에게 제공하는 장해 또는 상병 수당의 존재이다.[h] 세 번째 과정지표는 이자(노사) 혹은 삼자(노사정)로 구성된 산업안전보건 이사회 또는 위원회의 존재이다. 법이 노동자의 건강보호로 이어지기 위해서는 사업장 수준에서 사업주와 노동자에게 도달해야 하는데, 이를 확실히 하려면 기구가 필요하다. 이러한 기구는 노사 또는 노사정 이사회나 노사 산업안전보건위원회로 이루어져 있는 경우가 가장 일반적이다. 이와 같은 기구가 존재하는 경우, 대개 법적 명령을 요하는 협의가 이루어지는데, 이러한 협의는 지역적·국가적으로 문제를 다루고 해결하는 수단으로 사용된다. 노동자들은 의사결정에 참여할 수 있는 경우에 더 건강한 것으로 알려져 있다. 반대로, 노동자들이 업무가 조직되고 수행되는 방식에 관한 의사결정에서 배제되는 경우, 좋지 않은 건강과 낮은 생산성이라는 결과가 초래되곤 한다. 노사합동 또는 노사정 삼자 산업안전보건기구는 국가의 법과 규제의 실행을 감시하는 효과적인 수단이다.

결과지표 : 실제로 발생하는 노동자 보호 수준의 측정치

노동안전지수에는 다섯 개의 결과지표가 있다. 이 지표들은 각 국가가 노동자를 보호하기 위한 관련 법 및 규제를 실제로 효과가 있게끔 실행하고 있는지, 그리고 기구와 구조가 해야 할 기능을 제대로 수행하고 있는지를 측정하는 데 사용된다. 궁극적으로, 한 국가의 노동자 건강보호 성과를 평가하는 가장 좋은 방법은 일어나기로 되어 있는 것이 실제로 일어나는가를 검토하는 것이다. 첫 번째 결과지표는 노동 관련 재해 치사율이다.[i)][j)] 두 번째 결과지표는 축소 보고된 재해치사 수준의 추정치에 해당하는 다섯 개의 코드를 가진 범주 변수로 이루어져 있다. 축소보고는 심각한 문제인데, 비공식 경제부분이 큰 국가의 경

h) 이는 노동자들이 일을 하다가 다쳤거나 앓게 된 경우에 보호를 받는지의 여부를 측정하는 척도이다. 그러나 수당이 제공된다는 사실 자체가 그 수당이 충분한지의 여부, 혹은 해당 사고에 대해 적절한 액수인지의 여부를 나타내는 것은 아니다.

i) 이는 100,000명의 노동자당 발생하는 재해치사 건수를 가리킨다.

j) 다수의 국가가 보고한 노동 관련 사망자수의 데이터가 사용되었다. 그러한 데이터가 없는 국가의 경우, 재해 치사율은 주어진 지역 내 규모와 조건이 유사한 인접 국가의 데이터를 근거로 추정되었다.

우 특히 그러하다. 왜냐하면 그러한 국가는 손상이 노동과 관련된 것인지의 여부에 대한 조사를 수행할 능력이 부족하기 때문이다. 작업 관련 사망자수가 축소보고되는 범위가 넓다고 가정하고, 예상된 개별 국가의 축소보고 정도를 보정하기 위한 추정치가 개발되었다. 세 번째 지표는 국가의 총 고용에서 임금고용이 차지하는 부분이다. 이는 직업성 손상에 대한 보상을 보장받는 인구의 비율에 대한 대리 측정치로 사용된다.[k)][l)] 네 번째 지표는 보고된 노동시간의 평균으로 구성된다.[m)] 평균 노동시간은 노동자들이 과로와 착취를 당하고 있는 정도를 나타낸다. 주당 노동시간이 45시간을 초과하는 경우 육체적 · 심리적 건강의 손상이 발생하는 것으로 알려져 있다[6~8]. 마지막 결과지표는 임금고용의 상대적 규모에 따라 보정이 이루어진 국가의 연간 평균 유급 휴가(휴가일수)로 구성되어 있다. 노동자들이 제공받을 권리를 갖는 평균 유급휴가일수는 정부가 노동자의 육체적 · 심리적 복지를 얼마나 중시하는지를 측정하는 척도가 된다. 사회적 편익에 대한 지향성이 보다 강한 국가의 노동자일수록 노동의 누적 효과에서 회복되기 위한 유급휴가일수를 더 많이 제공받을 권리를 가지며, 또 그러한 휴가를 실제로 누린다.

국가 군집화

노동안전지수는 다양한 지표에 대한 국가별 성과 정도에 따른 국가 군집화

---

k) 데이터의 제한으로 인해, "임금노동의 백분율"이 "노동 손상에 대한 노동자의 산재보상을 보장 받는 인구의 백분율"에 대한 대리 측정치로 사용되었다. 일부 국가의 경우 상관관계가 있는 데이터를 입수할 수 있었기 때문에, 이를 이용하여 대리 측정치 사용의 정확성이 검증되었다. 강한 관련성은 대리 측정치의 신뢰성을 확증해 주었다.

l) 국가의 적극적 노동력 전반에 걸쳐 노동자의 산재보상범위가 넓을수록, 더 높은 수준의 보호와 안전이 노동자들에게 제공된다. 이 지표는 그러한 보상이 필요한 경우, 사회 일반에 두루 퍼져 있는 보호의 정도를 측정하는 척도이다.

m) 평균 노동시간은 노동자들이 과로와 착취를 당하고 있는 정도를 나타낸다. 주당 노동 시간이 45시간을 초과하는 경우 육체적 · 심리적 건강의 손상이 발생하는 것으로 알려져 있다[6~8]. (장시간의 노동이 건강에 미치는 영향은 6, 7, 8장에 논의되어 있다. 노동시간 표현식의 조합이 이용되었다.)

에 기반을 둔다. 국가들의 개발수준이 서로 매우 다르지만, 이 지수를 통해 모든 국가를 서로 비교해보지 않고서도 노동안전에 대한 개별 국가의 성과를 검토해보는 것이 가능하다. 개별 국가의 성과는 동일지역의 국가군에 의거하여 더욱 잘 평가될 수 있다. 그러한 국가들 중 일부는 구조, 법, 인구 및 개발수준이 유사할 것이기 때문이다. 군집화는 또한 개별 국가의 성과를 산업화와 개발과 부의 수준이 유사한 국가군에 의거한 평가를 가능케 해준다. 이는 국가들이 동일지역에 위치해 있지 않은 경우에도 가능하다. 이 방법은 국가들에게 자국만의 목표를 설정할 수단을 제공해 주기도 한다. 각 국가는 이를 통해 특히 동일한 지역 내에 속해 있지만 더 높은 수준을 성취한 다른 나라들을 확인하고, 장기적으로 목표로 삼을 표준을 설정할 수 있다.

국제적 비교가능성을 위해 노동안전지수 점수n)에 따라 국가별 순위를 매기는 것은 투입, 과정, 결과에 대한 성과의 국가들 간 중요한 격차를 덮어 가리는 것으로 밝혀졌다. 지수에만 근거를 둔 국가의 순위는 오도의 여지가 있다. 왜냐하면 그것은 해당 국가가 노동안전의 개별 측정치에 대해 얼마나 좋은 혹은 나쁜 성과를 나타내고 있는지를 반드시 반영하는 것은 아니기 때문이다. 노동안전측정치에 대한 성과가 유사한 국가군을 식별하는 것은 종합지수의 순위가 낮은 국가라고 할지라도, 그러한 국가가 행한 노력을 인지하는 수단을 제공해 준다. 반대로, 어떤 국가는 종합지수의 순위가 상당히 높을 수 있지만, 좀 더 면밀히 검토해보면 노동자 보호에 있어서 실제로 올린 성과(좋지 않은 결과 성과에 의해 반영됨)가 약하다는 사실이 드러날 수 있다. 국가 내 관점에서 보나 국가 간 관점에서 보나, 국가 군집은 모든 개별 국가의 노동 보호조건에 대해 훨씬 더 많은 것을 드러내주는 것으로 밝혀져 있다.

국가들은 네 개의 별개 군집으로 나뉘어졌다.

• 선두국(Pacesetters) : 이 군집에는 세 개의 지표군 모두에서 좋은 성과

---

n) 95개국의 노동안전지수 순위는 참고문헌〔4, p. 418〕에 나와 있다〔4〕.

를 나타내는 것으로 밝혀진 국가들이 포함된다. 이 군집에 속하는 국가들은 노동자 건강 및 안전 영역에서 강한 보호가 이루어지고 있음을 보여주는 모범으로 간주될 수 있다.

- 실용국(Pragmatists) : 이 군집에는 결과지표에서 좋은 성과를 나타내지만, 투입(법)과 과정(기구)지표들 중 어떤 것에서도 좋은 성과를 보이지 못하는 국가들이 포함된다. 이 군집에 속하는 국가들은 노동자의 건강을 보호하는 법과 구조가 취약하거나 존재하지 않을 수 있지만, 실제로는 노동자에 대해 비교적 강력한 보호를 어떻게든 그럭저럭 제공하고 있다.
- 전통국(Conventionals) : 이 군집에는 결과지표에서 좋은 성과를 내지 못하는 것으로 밝혀졌으나 투입지표나 과정지표에서는 좋은 성과를 나타내는 국가들이 포함된다. 이 군집에 속하는 국가들은 노동자의 건강을 보호하는 강력한 법과 규제와 구조를 보유하고 있는 경향이 있지만, 그러한 것은 그저 서류에 그치는 경향이 있다. 실제에 있어서, 그러한 법과 기구가 보증하기로 되어 있는 보호는 실행으로 옮겨지지 못하고 있다.
- 취약국(Much to be Done Group) : 이 군집에는 세 개의 지표군 모두에 대해 성과가 좋지 못한 것으로 드러난 국가들이 포함된다. 이 군집에 속하는 국가들(전체 국가의 2/3가 이 군집으로 분류됨)은 노동자의 건강보호와 관련된 보호법과 규제와 구조가 부족하며, 국가의 노동인구 보호에 대한 좋은 기록이 없다. 이 군집에 속하는 국가들은 노동자 건강보호의 현저한 부족에 기인하는 개인적·사회적 부담을 줄이기 위해 심각한 조치를 취할 필요가 있다.

지역별로 표시된 다양한 군집이 〔그림 1〕에 제시되어 있다.

지수 구축

노동안전지수의 구축은 다음의 원칙을 지침으로 삼아 이루어졌다. 1) 단순성,

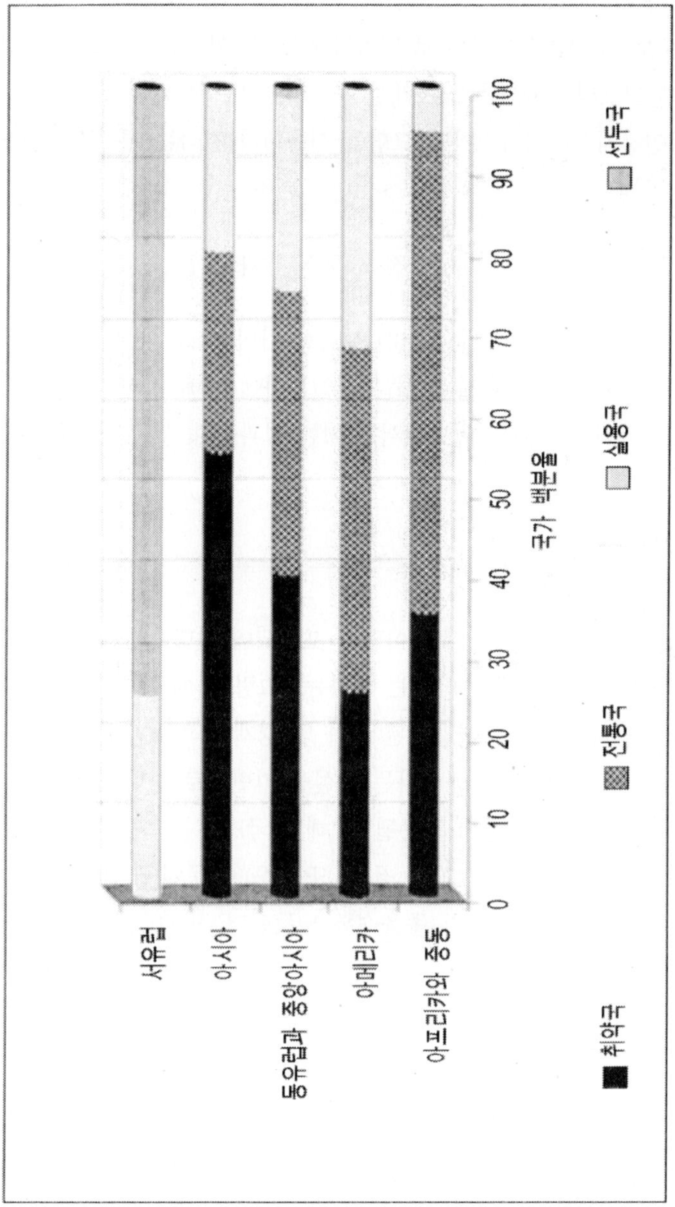

〔그림 1〕 노동안전지수 : 지역에 따른 군집, 분포 출처 : [4]

투명성, 기타 가장 근본적인 요소들. 어떤 사회에서든 이러한 요소들이 없다면 노동자들은 보호를 받지 못한 채로 남아있게 되며, 이러한 상황은 실업과 빈곤과 만성적인 고도의 스트레스를 초래할 수 있다. 2) 데이터의 이용가능성과 신뢰성. 노동안전지수는 단순 가법 모형을 사용한다(결과는 투입+과정과 같아지도록 가중치를 부여함).

WSI = 투입 + 과정 + 2 X 결과

국가가 투입 및 과정지표에서 어떤 성과를 나타내느냐와 상관없이, 국가가 자국의 인력보호를 얼마나 잘 수행하고 있는가에 대해 가장 많은 것을 밝혀주는 것은 궁극적으로 결과 척도에서 보이는 성과이다.

연구결과

노동안전지수에는 95개국의 데이터가 포함되어 있다. 이 국가들이 노동자의 건강 및 복지 보호에서 나타내는 성과는 〔그림 2〕에 제시되어 있다. 지수의 분석은 산업국가들이 비산업화된 국가 및 경제가 과도기에 있는 국가들에 비해 더 나은 노동안전을 제공한다는 가설을 기반으로 한다. 국가의 노동 손상 프로그램이 다음의 대상에 적용될 때 해당 국가는 "우수한 적용범위"를 제공하는 것으로 간주된다. 1) 인구 전체, 또는 2) 노동인구 전체, 또는 3) 예외를 둔 노동인구. 적용범위가 좁을수록 노동안전 적용범위는 불만족스러운 것으로 간주된다.

"선두국" 군집은 전체가 서구유럽 국가들로 구성되어 있다. 여기에 속하는 모든 국가는 강력한 입법, 효과적인 기구, 우수한 결과 측정치 등을 보유하고 있다. 다른 지역에는 "선두국" 국가가 한 곳도 없다. 룩셈부르크, 스웨덴, 핀란드는 가장 강력한 노동안전을 제공하는 것으로 나타났다. 강력한 법과 규제, 그러한 법이 확실히 실행되도록 하기 위한 효과적 기구, 그리고 우수한 결과

결과 고득점				
	투입/과정 고득점		투입/과정 저득점	
	선두국		실용국	
지역	국가		국가	
아프리카 및 중동			이스라엘	
아메리카			아르헨티나 바베이도스 캐나다	칠레 미국
아시아			호주 일본	뉴질랜드
동유럽 및 중앙아시아	슬로베니아		체코공화국 에스토니아 헝가리	라트비아 리투아니아 폴란드 슬로바키아
서유럽	벨기에 덴마크 스페인 핀란드 프랑스 독일 아이슬란드	이탈리아 룩셈부르크 네덜란드 노르웨이 포르투갈 스위스 스웨덴	오스트리아 그리스	아일랜드 영국

결과 저득점				
	투입/과정 고득점		투입/과정 저득점	
	전통국		취약국	
지역	국가		국가	
아프리카 및 중동	알제리 베닌 부르키나파소 부룬디 콩고 코트디부아르 이집트 에디오피아	가나 레바논 마다가스카르 모로코 나이지리아 세네갈 시에라이온	기니비사우 모리타니아 모리셔스 르완다	남아프리카공화국 튀니지 터키 짐바브웨
아메리카	브라질 콜롬비아 코스타리카 에콰도르	멕시코 페루 베네수엘라	도미니카공화국 온두라스	파나마 세인트키츠네비스
아시아	방글라데시 대한민국	파키스탄	중국 인도 인도네시아 네팔	필리핀 스리랑카 태국
동유럽 및 중앙아시아	아제르바이잔 벨라루스 크로아티아 키르기즈스탄	러시아연방 타지크공화국 우크라이나	알바니아 아르메니아 불가리아 그루지야 카자흐스탄	몰도바공화국 루마니아 투르크메니스탄 우즈베키스탄
서유럽				

〔그림 2〕 95개국 노동안전지수. 출처 : 〔4〕.

측정치는 이 국가들의 공통점이다. 이와 같은 연구결과는 북유럽 국가들과 룩셈부르크에서 사회보장을 중요시한 결과이다.

〔그림 3〕은 미국이 노동안전지수에서 어떤 성과를 나타냈는지를 보여준다. 미국의 성과에 대한 분석은 미국이 법과 기구에서는 낮은 점수를 받았지만, 결과에서는 중간 정도의 성적을 올렸음을 보여준다. 미국이 법과 기구에서 낮은 점수를 받은 것은 어느 정도 인위적인 결과인 것처럼 보이는데, 필시 국제노동표준의 비준이 부족한 것에 의해 설명될 것이다. 한편, 투입지표 하에 열거된 대부분의 영역에 대한 국법은 존재한다. 미국이 과정지표에서 낮은 점수를 받은 이유는 산업안전보건위원회 이용을 확실히 하기 위해 연방차원에서 의무화하는 기구가 존재하지 않기 때문이다.

결과지표에 대한 미국의 성과는 상대적으로 저조해 보이는데, 미국에는 법적으로 의무화된 최소 유급휴가가 없기 때문이다. 선두국 국가들이 보장하는 권리와 유사하게, 유급휴가를 최소한의 권리로 연방차원에서 의무화함으로써 이러한 결점은 다시 다루어져야 할 것이다. 모범 국가들에서 배울 점을 참고하자면, 미국은 노동시간을 단축하고 고혈압과 같은 만성질환의 예방을 돕기 위한 모니터링에 신경을 써야 할 필요가 있다. 미국의 지수 성과에 대한 분석은, 국법은 보유하고 있지만 국제노동조약은 비준하지 않아 "불리한 입장에 놓이는" 국가가 되는 일을 피하기 위해 통계적 조정을 하거나, 투입군과 같은 지표군 내에서 가중치를 적용할 필요가 있음을 보여준다. 그러한 조정이 이루어지지 않는다면, 미국의 지수 순위는 실제보다 낮게 매겨진 것처럼 보일 것이다.

출산휴가 영역을 보자면, 미국은 유급출산휴가의 지급을 보장하는 연방법을 보유하고 있지 않다. 무급출산휴가만이 보장되어 있다. 지급되는 휴가의 양은 대부분의 동서유럽 국가들에 뒤진다. 동서유럽 국가들의 출산휴가는 유급일 뿐만 아니라 기간도 더 길다.

종합적으로, 미국의 지수는 95개국 중 29위를 차지하였다. 노동자의 건강

순위 : 국가 :	26 헝가리	27 리투아니아	28 슬로바키아	29 미국	30 크로아티아	31 라트비아	32 아르헨티나
노동안전지수	0.665	0.665	0.660	0.656	0.646	0.633	0.628
규정1 : 근로시간 제한	없음	있음	있음	없음	없음	없음	있음
규정103 : 여성노동자 보호	있음	없음	없음	없음	있음	없음	없음
규정132 : 유급연차휴가	있음	없음	없음	없음	있음	있음	없음
규정155 : 산업안전보건법 존재	있음	없음	있음	없음	있음	있음	없음
규정159 : 장애인노동자 비차별	있음	있음	있음	없음	있음	없음	있음
규정161 : 산업보건서비스제도	있음	없음	있음	없음	있음	없음	없음
규정171 : 야간근무 제한	없음	있음	없음	없음	없음	없음	없음
산업안전보건법	있음	있음	있음	있음	있음	있음	있음
유급휴가법	있음	있음	있음	없음	있음	있음	있음
장애인법	있음	있음	있음	있음	있음	있음	있음
유급출산휴가법	있음	있음	있음	없음	있음	있음	있음
노동자산재보상에 대한 정부 지출	0.13	0.09	0.12	0.49	0.12	0.09	0.17
산업안전보건위원회	있음	있음	있음	있음	있음	있음	있음
부상 노동자에 대한 현금급여	63.0	80.0	76.0	66.7	85.0	80.0	70.0
치명적 업무상 부상 – ILO 추정	11.4	6.0	8.4	4.5	9.1	7.4	11.1
부상 과소신고 수준	중	상	상	저	상	상	중
임금노동자%(부상노동자 대체%)	84.8	79.2	53.9	92.6	75.2	84.7	72.1
평균유급휴가(임금노동자%로 정정)	21.2	15.8	13.5	9.3	13.5	17.0	17.3
신고된 평균 근로시간	44.0	36.4	36.5	34.5	41.9	41.2	42.2
투입	0.944	0.833	0.888	0.222	0.944	0.805	0.777
과정	0.553	0.599	0.600	0.761	0.635	0.599	0.603
결과	0.582	0.614	0.576	0.820	0.503	0.564	0.567

〔그림 3〕 미국의 노동안전지수

보호수준이 미국보다 앞서가는 국가가 28개라는 뜻이다. 미국이 의료제도에 지출하는 금액을 가정하면, 물론 더 잘할 수 있다. 대체적으로 보아, 미국보다 성과가 좋은 국가들은 의료제도에 더 적은 금액을 지출하지만 성과 측정치는 더 우수하다. 선두국 국가들은 공히 전국민 의료보험제도를 실시하고 있다는 사실은 주목할 만하다. 미국의 경우, 노동인구 건강결과의 개선과 정부 및 기업의 비용통제를 위해서는 치료보다 예방에 초점을 맞추는 전국적 의료제도의 실행이 요구되어진다.

미국 내 개별주의 WSI 사용에 대한 찬성론은 연방법 제도와 주 기반법 제도 간의 분할에 근거를 둔 것이다. 예를 들어, 연방법은 일정한 정도의 최소한으로 필요한 노동자 보호를 위해 존재하는 한편, 그러한 법이 확실하게 존중되고 실행되도록 하는 책임은 각 개별주에게 남겨져 있다. 50개주의 노동과 건강에 대한 정보를 연결시키는 전국적인 데이터 수집 시스템이 존재하지 않기 때문에, 그러한 연방법이 나라 전역에서 실제로 얼마나 잘 실행되고 있는지는 파악하기가 어렵다. 그러므로 연방 수준만을 반영하는 WSI 데이터는 미국의 경우에 가장 잘 들어맞는 것이 아닐 수 있다.

동유럽과 아메리카 대륙은 산업화가 진행 중이거나 경제가 과도기에 있는 국가들(실용국으로 분류됨)이 최상의 성과를 보여주는 지역이다. 이 국가들은 노동안전과 관련이 있는 입법이나 그러한 법의 적용을 보증하기 위한 기구가 상대적으로 취약하지만, 그럼에도 불구하고 결과 측정치에서는 우수한 결과를 성취하고 있다. 반면, 지수에 포함된 국가 전체의 2/3 이상은 불만족스러운 노동안전 수준을 나타내고 있다. 전통국 또는 취약국으로 분류된 이 국가들은 숫자 면에서 엇비슷하다. 정체 국가들은 만족스러운 법 또는 규제 및 그러한 법을 실행하기 위한 만족스러운 기구를 보유하고 있음에도 불구하고, 결과 측정치에서 다소 저조한 성과를 나타낸다는 점에서 "보통"이라고 볼 수 있다. 가장 위태로운 국가는 취약국 범주로, 아프리카와 아시아와 동유럽의 최빈국들이 포함된다. 중앙 및 동유럽 국가들과 구소련 이후의 공화국들은 노동안전의 다양한 측면에 대한 강력한 입법의 역사를 가지고 있다. 이를테면, 공산주의가 몰락하기 전까지 노동조합 가입률은 거의 100%에 이르렀다. 나머지 국가들 중 일부, 특히 아시아 국가들은 식민지 시대에서부터 이어져 내려온 기본적인 공장법을 보다 최근에 이르러 업그레이드하면서 노동안전에 관한 기타 법률을 포함시키게 되었다. 그럼에도 불구하고, 결과는 법과 기구가 존재한다 할지라도, 그것만으로는 노동자의 건강보호를 위해 충분치 않음을 보여준다.

삭제된 지표와 미래의 고려사항

데이터의 부족으로 인해 다수의 지표들이 포함되지 못했다. 예컨대, 사업장 위험요소들의 예방 및 제거보다는 노동법의 실행에 주로 초점을 맞추는 노동감독기관을 비교해 볼 때, 산업안전보건은 국가의 노동감독기관이 관심을 가지는 중요한 초점인가의 여부 등과 같은 지표를 들 수 있다. 미국의 "노동감독청"은 연방 OSHA 또는 각 주(state)의 산업안전보건관리국이다. 미국의 OSHA 감독관의 숫자는 전국의 노동인구의 규모와 사업장 수에 비해 턱없이 부족하다. 연방 OSHA에 대한 자금제공이 몇 십 년에 걸쳐 축소된 이후, 정부는 사업주들에게 "자발적 행동"을 통해 OSHA 규제에 대한 준법감시를 자체 모니터링하고, 본질적으로 자체적인 규제를 실시할 것을 권장하는 접근방식을 채택하였다. "자발적 행동" 접근방식이 채택되고, OSHA의 초점은 준법감시—예방이 아님—에 맞추어져 있으며, 미국의 조직노동자 숫자가 크게 감소함에 따라, 노동자의 건강보호수준은 1980년대 이래 현격히 떨어지게 되었다.

데이터의 이용 불가능성으로 인해 노동안전 확보에 대한 국가의 헌신 수준도 지표로 포함되지 못했다. 이는 작업 관련 사고, 건강 악화, 장해의 예방에 대한 정부지출의 백분율에 의해 증명될 수 있다. 다양한 긍정적 결과는 예방에 대한 지출수준이 높은 것과 연관이 있을 가능성이 높다. 반면, 작업 관련 사고의 발생 및 유병율이 보고되고 측정된다고 하면, 낮은 지출은 이러한 수준이 높은 것과 연관이 있을 것이다. 미국의 경우, 예방에 대해 충분한 주의를 기울이지 않는 것은 널리 확산된 사회악이 된 듯하다. 부분적으로 이는 예방보다는 치료에 초점이 맞추어진 탓인데, 이는 미국의 의료제도에서 지배적인 경향이다. 열악한 업무조직이 야기하는 질병을 포함하여, 미국의 의료제도 하에서 이윤이 발생하는 것은 질병의 예방을 통해서가 아니라, 질병이 발생했을 때 치료하는 행위를 통해서이다.

제한된 데이터로 인해 고위험 활동(특히 광업, 건설업, 농업)에 대해 회사가 지불하는 보험의 백분율도 지표로 포함되지 못했다. 미국의 사측에게서 가장 흔히 들을 수 있는 불평 중의 하나는 고비용의 산재보상보험과 관계가 있다. 보험금은 급등해 왔지만, 노동자 보호수준은 아래로 추락해 왔다. "손익"에 초점을 맞추는 것과 관련된 도전과제는 본 책의 다른 부분에 상세히 논의되어 있다(제9장 참조).

데이터 문제로 인해 여러 기타 지표들의 삭제가 요구되어진다. 가령, 유급출산휴가법이 얼마나 잘 실행되고 있는지를 추정하기 위한 국법 하에 지급되는 출산 휴가양의 평균이라든가, 노동 관련 장해를 입은 노동자의 총 비율 대비 매년 직장으로 복귀하는 장해 노동자의 백분율 등을 들 수 있다. 미국의 경우, 장해 노동자가 매년 유급고용에 재통합되는 백분율은 노동자의 건강이 갖는 중요성의 종합적 수준, 그리고 노동자가 장해수당을 받을 자격이 되기 위해 필요한 노동 불능(incapacity)의 수준을 측정하는 유용한 척도가 될 것이다. 미국의 장해수당은 몇몇 질병에 대해서만 지급되며, 대부분의 서유럽 국가들보다 지급 기간도 짧다. 노동자가 노동능력을 상실한 경우라도 마찬가지이다. 미국에서 직무 긴장과 같은 심리적 스트레스원이 유발하는 장해의 범위를 고려한다면, 업무조직에 대한 더 많은 주의가 필요할 것이다.

각국의 광업과 건설업 종사 노동자의 백분율 또한, 고용비율 대비 노동 관련 사고로 인한 노동손실시간과 더불어 삭제되었다. 노동손실시간의 비율이 높은 것은 노동자 보호수준이 낮고, 노동 관련 건강 악화를 겪고 있는 노동자의 비율이 상당히 큼을 나타내는 지표가 될 수 있다. 책의 전반에 걸쳐 논의되는 바와 같이, 미국에서의 노동손실시간은 관련 비용 때문에 경영자 측의 주된 우려사항이 되고 있다. 하지만 많은 노동손실시간을 초래하는 미국의 만성 질병 유행의 대부분이 열악한 업무조직 및 그에 따른 심리적 스트레스원과 같은 노동 요인과 연관을 이룬다는 사실에 대한 이해는 거의 없는 듯하다. 사실 미국에서는, 노동손실시간의 높은 비율이 노동자 보호의 낮은 수준을 나타내는 지표인 것처럼 보인다. 노동손실시간에 관한 데이터는 빙산의 일각에 불과한 것으로 간주되어야 하는데, 왜냐하면 그것은 프리젠티즘(presenteeism)의 형태로 "은폐되어 있는" 생산성 손실을 포함하지 않기 때문이다.

주당 45시간 이상을 근무하는 남성 노동자의 백분율(여성 노동자에 대한 유사 데이터는 훨씬 더 희귀할 것임) 또한 신뢰성 있는 데이터의 부족 때문에 배제되었다. 미국에서, 과도한 노동시간(주당 45시간 이상)은 건강을 위험에 처하게 하는 것으로 증명된 바 있다. 그럼에도 불구하고, 미국 노동인구의 연간 평균 노동시간은 세계의 산업국가들 중 최고 수준이다. 향후의 WSI 개발은 과도한 노동시간을 하나의 요인으로 포함시켜야 할 것이다.

결 론

산업보건 분야의 기초를 이루는 개념을 재정의하기 위한 인권기반접근이 산업보건에 대한 의학적, 공학적, 기술 관료적 접근방식으로부터 벗어나기 위한 출발점으로서 여기에 제안되었다. 제안된 접근방식은 보편주의 원칙과 모든 시민이 마땅히 누려야 할 기본권에 기반을 둔다. 노동안전지수는 지역, 주, 국가 수준의 정부가 노동과 건강에 대한 인권기반접근을 기초로 삼아, 노동자의 건강보호에 있어서 얼마나 좋은 성과를 나타내고 있는지를 평가하기 위한 벤치마킹 시스템으로서 제시된 것이다. 노동안전에 대한 인권기반 접근방식의 핵심 요소는 의료보험에 대한 보편적 접근권이다.

미국에는 정책결정자들이 개별주가 노동자의 건강과 복지보호를 얼마나 잘 수행하고 있는지를 파악할 수 있는 시스템이나 방법론이 존재하지 않는다. 서로 다른 주들이 나타내는 성과의 강점과 약점은 정책결정자와 목소리를 내는 집단 양측 모두에게 강력한 도구가 될 수 있다. 그러한 정보는 미국에서 일상적으로 수집되고 공유되지는 않지만, 큰 어려움 없이 널리 보급될 수 있다.

노동자의 건강 및 복지보호는 너무나도 먼 일처럼 보인다. 산업화가 진행중인 국가들에서는 자유화, 민영화, 세계화의 기타 측면들이 지금까지 직면해 보지 못한 새로운 도전과제를 가져왔다. 부유한 국가들에서는 노동 특성의 변화가 노동에 의한 스트레스의 위기를 유발하였다. 그러한 스트레스는 종종 우울증, 탈진, 고혈압, 심혈관질환 등으로 나타난다. 세계의 최빈 지역에서는 사람들이 일상적으로 마주치는 재해와 가난이 만성적 불안과 노동 및 비노동 생활에서의 만성적 스트레스에 영향을 미친다.

노동이 필요한 영역을 확인함에 있어서는, 노동이 여성의 건강에 미치는 영향과 여성이 수행하는 직무가 건강에 미치는 결과에 관한 지식의 틀이 필요하다. 미국은 이 중요한 영역에서 선두에 설 수 있다. 노동안전과 관련된 쟁점에 대한 성별 데이터, 특히 여성 노동자에 대한 데이터는 대다수 국가들의 경우 입수하기가 불가능하지는 않다고 해도 극히 어렵다. 미국에서는 노동자 산재보상제도의 조건으로써, 산업보건에 대한 연구와 실천이 이루어져왔다. 노동자 1인당 업무상 사고를 보상받는 수준은 남성이 여성의 세 배에서 열 배에 달했다〔9〕. 이러한 통계는 여성의 직무가 남성의 직무보다 더 안전함을 의미하는 것으로 종종 해석되기도 하지만, 실상은 여성이 수행하는 많은 직무에 내재되어 있는 위험이 “안전하고” “깨끗한” 일이라는 환상 뒤에 가려져온 것이다〔10〕. 그러나 여성이 수행하는 직무의 대다수에 대한 연구,

특히 노동이 건강에 미치는 효과와 관련된 연구가 부족하기 때문에, 정책은 남성이 수행하는 노동에서 잘못 도출한 결론을 기반으로 삼는 경우가 흔하다. 전 세계 대부분의 국가에서, 여성은 특정 경제부문에 집중되어 있다. 서비스직, 제조업의 선별된 영역, 그리고 농업이 그러한 부문이다. 이 각각의 노동 영역 내에서도, 여성은 급여와 지위가 가장 낮은 직무에 집중되어 있다[11]. 결과적으로, 공식 및 비공식 경제부문에 종사하는 수백만 여성의 임금노동이 갖는 효과는 계속해서 기록되지 않고 규제되지 않게 된다. 하지만 여성만이 수행하거나 여성이 지배적인 많은 직무를 구성하는 요소 중에는 중요한 육체적 요소가 존재하며, 이는 통증과 장애까지도 일으킬 수 있다.

많은 노동자들은 전적으로 예방이 가능한 사업장 위험요소들로부터 보호를 받지 못하고 있다. 특히 노동에 의한 스트레스 및 직무 긴장과 연관된 불리한 건강 결과를 예방하기 위해서는 효과적인 모니터링과 감시가 필요하다. 노동에 의한 스트레스와 직무 긴장은 미국에서 좀처럼 다루어지지 않는다. 동시에, 위험 물질, 기계, 도구, 수작업 등에서 비롯되는 잘 알려진 위험 또한 여전히 많은 주의를 요한다. 전 세계 대부분의 국가들은 선두국 국가로 확인된 국가들이 수행해온 상대적으로나마 성공적인 전략들을 충실히 따르는 일을 훨씬 더 잘 할 수 있을 것이다. 따라서 노동안전지수와 같은 경험 기반 벤치마킹 시스템의 응용은 국가들이 자국의 노동인구의 건강을 보호함에 있어서 어느 부분에 자원을 할당하면 가장 큰 효과를 나타낼 수 있을지를 확인하는 데 도움이 되는 척도로서 제안될 수 있다. 전 세계 대부분의 국가에서 이 영역에 대한 충분한 성공이 아직까지는 이루어지지 않았음을 고려하면, 기본권과 보편주의 원칙에 기초한 접근방식의 채택은 가장 현명한 대안이 될 수 있을 것이다.

참고문헌

1. Delbridge, R., P. Turnbull, and B. Wilkinson, Pushing Back the Frontiers : Management Control and Work Intensification under JIT/TQM Factory Regimes, *New Technology, Work and Employment*, 1 : 2, pp. 97-106, 1995.
2. Parker, M. and J. Slaughter, *Working Smart*, Labor Education and Research Project, Detroit, 1994.
3. Keith, M. I., J. Brophy, P. Kirby, and E. Rosskam, *Barefoot Research : A Workers' Manual for Organizing on Work Security*, International Labour Office, Geneva, Switzerland, 2002.
4. Annycke, P., F. Bonnet, S. Dasgupta, A. Khan, J. Figueiredo, E. Rosskam, G. Standing, and L. Zsoldos, *Economic Security for a Better World*. International Labour Office, Geneva, Switzerland, 2004.
5. Bonnet, F., J. B. Figueiredo, and G. Standing, A Family of Decent Work Indexes, *International Labor Review*, 142 : 2, pp. 213-238, 2003.
6. Kawakami, N., S. Araki, N. Takatsuka, H. Shimizu, and H. Ishibashi, Overtime, Psychosocial Working Conditions, and Occurrence of Non-Insulin Dependent Diabetes Mellitus in Japanese Men, *Journal of Epidemiology and Community Health*, 53 : 6, pp. 359-363, 1999.
7. Lee, S., G. A. Colditz, L. F. Berkman, and I. Kawachi, Prospective Study of Job Insecurity and Coronary Heart Disease in US Women, *American Journal of Epidemiology*, 14 : 1, pp. 24-30, 2004.
8. Kroenke, C. H., D. Spiegelman, J. Manson, E. S. Schernhammer, G. A. Colditz, and I. Kawachi, Work Characteristics and Incidence of Type 2 Diabetes in Women, *American Journal of Epidemiology*, 165 : 2, pp. 175-183, 2007.
9. Messing, K., *One-Eyed Science : Occupational Health and Women Workers*, Temple University Press, Philadelphia, PA, 1998.
10. Rosskam, E., *Excess Baggage : Leveling the Load and Changing the Workplace*, Baywood, Amityville, NY, 2007.
11. Doyal, L., *What Makes Women Sick?*, Macmillan Press, London, UK, 1995.

결 론

제19장

건강하지 못한 사업장의 치유

Conclusion : Curing Unhealthy Work

이 강 숙

Peter L. Schnall, Marnie Dobson,
Ellen Rosskam, and Paul Landsbergis

미국은 증가하는 실업률[a]과 빈부간의 소득격차, 사회적 안전망 해체 등 "대공황"이후 최대의 경제적 위기에 직면하고 있다. 동시에 대부분의 노동자들의 노동조건도 악화되고 있다. 미국 노동자들의 높은 수준의 스트레스에 노출되어 있으며, 정신적, 육체적 질병의 원인이 되는 직무스트레스의 중요성을 증명하는 조사와 연구에 대한 많은 뉴스기사가 보도되었다. 2007년 10월 미국정신과협회는 약 74%의 미국인들이 직무스트레스를 겪고 있다고 발표하였다〔1〕.[b] 또한 최근 연구보고서에 의하면 1) 직무스트레스는 우울증에 기여하고, 2) 이전에 심장 질환이 있었던 노동자가 스트레스가 높은 직무로 복귀하는 것은 심장 질환 재발의 위험을 높인다고 하였다〔3, 4〕. 특히 만성적인 높은 직무요구와 낮은 직무자율을 일컫는 고긴장 집단에 속한 노동자의 직무스트레스 요인이 건강에 영향을 미치고 있다는 근거를 제공하였다.

---

a) 공식적인 미국의 실업율은 높은 수준의 미국의 실업률과 아직 빈곤율을 벗어나지 못하는 일자리유형을 가진 인구율을 반영하지 못한다(최저임금을 받는 사람들을 "취업"은 했다고 간주하나 그런 사람들은 주택공급이나 건강보험을 제공받는다는 의미는 아니다). 많은 수의 노인층이 저임금 서비스 분야의 일자리에 취직하고 있으며 이는 미국 노인안전이 결여되었다는 것을 반영한다.

b) APA News Release〔1〕.

50세가 되면, 미국의 대다수의 노동자들은 최소한 한 가지 이상 업무관련성 질환으로 고통을 받는다. 1) 손상(예 : 등, 목 그리고 반복운동 손상), 2) 일과 관련된 정신 건강상태(탈진, 우울, 그리고 불안과 관련된 장애를 포함) (제7장 참조), 3) 고혈압과 관상동맥질환을 포함한 한 가지 이상 형태의 심혈관질환 (제6장 참조). 업무관련성질환으로 인한 과중한 부담은 노동자의 생산성과 건강비용에 영향을 미치고(제9장 참조) 사고, 결근, 업무성과 저하, 노동자의 이직 등 생산성을 감소시키는 형태로서 경영과 사회 양쪽에서 상당한 비용으로 전환된다. 직접 의료비, 법적 비용, 보험료 외에도 법정보상비를 포함하면 직무스트레스는 적어도 3,000억달러 정도의 비용이 들고 사회 전반적인 비용을 포함하면 연간 1조 달러에 이른다. 경제적 비용 뿐만 아니라, 직무스트레스는 가족과 지역사회 복지에 막대한 사회적 비용을 가져온다.

현대 산업사회에서 지속적인 기술혁신은, 시간당 결과물을 측정하는 생산성이 년간 2.5%이상 증가, 제조업분야에서 10년이상 년간 4% 증가하는 변화무쌍한 산업장으로 이끄는 새로운 경영관리와 얽혀 있다[5, 6]. 생산량의 증가는 미국 노동자들이 높은 임금을 받거나, 주간 업무시간이 짧아지는 것을 의미하는 것은 아니다. 대부분의 선진국, 특히 서유럽국가에서는 작업장의 생산량이 증가한 결과로 노동자들의 주간 업무시간은 상당히 감소하는 이점이 있으나[7], 미국 노동자들은 같은 이득을 누리지는 않는다. 그와는 반대로 미국은 현재 모든 산업국가(일본을 포함한)들 중에서 가장 연간 업무시간이 높다[8, 9]. 미국은 모든 노동자들이 최소한의 유급 휴가기간을 갖는 것에 대한 연방법[c]을 갖고 있지 않은 유일한 서방 산업국가이다. 게다가, 평균 업무시간은

---

c) 미국의 경우 연방법에서 개별적으로 사업주가 휴가기간을 정하도록 하였다. 많은 사업주들은 노동자에게 유급휴가 또는 유급 병가기간을 주지 않는다(전체 미국 노동자의 17%가 휴가기간이 없음). 많은 사업주가 노동자들에게 건강보험과 은퇴프로그램과 함께 기본 권리라고 생각하는 유급휴가를 제공하지 않는다. 사업주가 그를 통해 자신들을 매력적이고 경쟁력있는 사업주로 보이게 할 수 있는데도 불구하고 제공하지 않는다. 그와 대조적으로 모든 서유럽 산업국가에서는 사회보호프로그램 차원에서 최소 4주간의 유급 휴가기간, 연금, 건강보호 등을 제공한다[10].

두개의 반대경향을 은폐하는 경향이 있다. 즉, 미국에서 1970~2000년 사이 남녀의 주간 업무시간은 50시간보다 좀 더 많았지만(남자 26%, 여자 11% 2000), 주당 30시간이하로 근무하는 노동자들이 증가하였다[11]. 더군다나 최근 10년 사이 맞벌이를 하는 많은 여성 노동인력이 생겨[12]나 결과적으로 가족전체의 노동시간은 극적으로 증가하였다. 평균적으로 맞벌이 부부는 1989년에 비해 1996년에 년간 노동시간이 247시간 더 늘어났다. 이러한 노동강화의 영향으로(예 : 일과 가족의 갈등)[13] 아마도 개개인 그리고 가족간 복지에 지속적으로 부정적인 영향을 가져왔다.

장시간 업무외에 작업장의 변화는(제7장~제8장 참조) 부족한 직무자율성과 결합된 과도한 직무요구도, 사회적 지원의 부족, 사회적 고립, 노력과 보상사이의 불균형, 사회정의 결핍, 존중 받지 못하는 업무상태, 그리고 "감정노동"(제6~제7장 참조) 등과 같은 사회정신적인 스트레스 요인을 증가시켰고 이는 건강에 좋지 않은 영향을 미친다. 미국의 서비스분야가 확대되면서 각 기업에서 "고객과 대면하는" 노동자와, 회사의 "웃는 얼굴"(고객 서비스를 대표함) 등의 자기 감정을 숨기고 최상의 얼굴을 내세워야 하는(제7장, 제17장 참조) "감정노동"이 많은 스트레스를 야기했다. 작업장 스트레스 요인은 건강하지 않거나 "해로운" 작업환경이거나 "유해한" 업무에 기여한다. 인간 개인이 적응할 수 있는 수용능력을 초과한 직무요구나 사회정신적 스트레스의 증가는 만성 생물학적 각성(예 : 혈압, 맥박, 아드레날린의 상승)을 유도하고, 궁극적으로 개인의 신체적, 정신적 건강을 손상하게 된다.

일은 지위, 인종 그리고 성별에 사회적 계층에 따라 분류된다(제3장, 제8장 참조). 낮은 사회 계층, 백인이 아니거나 여성 노동자가 많은 경우 그들의 상황은 작은 직무권한, 낮은 숙련도, 그리고 성취감을 느낄 수 있는 일을 찾을 기회가 적은 것이 특징이다. 이러한 구분의 결과로 대부분 사회적 힘이 약한 그룹은 최악의 직업과 유해한 작업환경에 노출되고, 사회적 그룹간의 최종건강상태 차이에 기여한다(제3장, 제8장 참조). 낮은 사회경제적 계층에서 낮은 임금과 유해한 작업환경에 자주 노출되는 직종은 심장질환과 뇌졸중의 위험이 높아지는데 기여한다(제6장 참조).

작업환경에서 스트레스 요인에 노출로 인하여 많은 노동자들이 "직무스트레스"를 호소하는 것이 놀랄 일이 아니다. 다양한 조사에 의한 미국 노동자의 40~75%는 만성 스트레스를 느끼고[1, 14], 스트레스와 관련된 질병이 나타난다고 보고하였다. 50세 즈음, 미국 시내버스 기사의 60%가 혈압이 지속적으로 높아지고 있으며[15], 평생치료를 받아야 할 심혈관계 질환을 유도한다. 스트레스 요인은 건강상 질환이나 특별한 결과(대부분의 업무관련질환은 많은 원인을 갖고 있다)를 초래하는 유일한 원인은 아니나, 미국 노동자들에 있어서 정신적, 신체적 질환으로 인한 부담에 기여도는 대단히 크다. 6명의 노동자 중 1명은 우울증 또는 탈진으로 고통받고 있으며[16, 17], 3명 중 1명은 고혈압 또는 관상동맥질환을 가지고 있다[18]. 어떤 연구에 의하면 고혈압을 가진 노동자의 30%[20], 탈진 노동자의 70%는 직무긴장만으로 설명된다고 추정한다[17].

미국에서 기본적으로 개개인이 건강을 포함한 삶의 조건들에 책임이 있고 질병은 개개인의 취약점(예를 들면, 건강하지 못한 유전자) 또는 위험을 가지는 행동(흡연 또는 운동부족)의 부적절한 조합으로 발생한다는 설명이 지배적이다. 이 질병과정의 "의학적 모델"은 질병의 사회적 원인(사회적 계층과 업무조건과 같은 상류〈upstream〉 원인)을 간과하고[21], 개인적인 선호도를 강조한다(건강하지 못한 식사와 같은 근접원인〈downstream〉). 이것은 자가조절이나 항상성(신체의 생리적 지표가 미리 정해진 평형상태로 돌아가려는 능력)이 깨짐으로써 발생한다고 보는 기계적인 질병기전 설명으로 더 강화된다.

전체 미국의 60, 70세 인구에서 실제적인 고통을 주는 고혈압과 같은 만성적 건강문제가 비산업화 사회에는 존재하지 않으며, 나이를 먹는 과정 때문이 아니라는 설명은 믿기지 않을 것이다[22]. 우울증, 고혈압, 그리고 관상동맥질환 같은 만성질환은 "현대인의 유행병"[23]이며, 장시간에 걸친 만성적인 직무스트레스와 같은 과도한 환경부담이 인간에게 미치는 결과이다[24, 25].

노동자들 뿐만 아니라 그들의 가족들에게도 영향을 미치는 작업환경에서 오는 스트레스에 대하여 노동자들은 고용을 유지하고 가족을 부양해야 하기 때문에 문제 삼지 않거나 흔히 간과한다.

"직업을 가지고 있다는 것이 얼마나 좋으냐"라는 직업에 관한 흔한 표현은 스트레스에 관련된 불만을 표현하지 못하게 하고, 노동자들의 웰빙보다 생산성에 더 관심이 있는 지배적인 문화와 많은 경우 현재 직장생활의 절망감을 반영한다. 작업과 이를 지지하는 사회적 계약의 성격이—업무에서의 정직한 노력이 안전한 작업조건과 그에 해당하는 보상 또는 고용안정을 가져와 주는—논의나 투표과정없이 급격히 변화하고 있다. 이는 우리 사회의 민주주의를 훼손하는 것이다. 이러한 변화는 "좋은 사회"[d]의 중요한 측면을 위협한다(제1장 참조). 사람들은 안전한 상태에서 일하고, 그들의 건강에 해롭지 않으며, 그리고 그들의 일에 대해 정당하게 보상받을 권리가 있다.

지난 25년 동안, 선진국에서 사업주들이 조직의 생산성 및 품질과 이윤향상을 위한 새로운 시스템을 도입하였다. 그것이 직무스트레스를 증가시키는데 부분적인 책임이 있다. 그러한 노력은 일본의 생산관리라고 불리는 절약형 생산, 질관리, 빠른 회전, 단위생산, 주문생산, 높은 성과조직 등을 포함한 다양한 형태와 이름으로 수행되어 왔다. 이러한 새로운 관리 수행에 대하여 어떤 사람은 지지하고 또 다른 사람들은 관습적인 조립라인의 부적절한 재구성으로 설계되었다고 비판하였다[26]. 절약형 생산은 업무강도를 높인다. 새로이 나타나는 모든 관리방식은 보이지 않는 화학독성물질과 같이 업무조직과 사회 심리적 스트레스에 영향을 미쳐 노동자의 건강과 웰빙에 해로

d) 건강한 사업장이 "좋은 사회"의 일면이지만 우리가 가장 중요하다고 믿고 있는 다른 요소 즉 충분한 음식, 의복, 그리고 건강관리, 그리고 생활, 자유, 그리고 행복을 추구하는 권리를 포함한다. 무엇이 "좋은 사회"를 구성하는가에 대한 주제는 따로 조사할 필요가 있다. 여기서는 노동에만 초점을 둔다.

운 영향을 미친다. 모순되게도 이러한 새로운 관리방식은 노동자를 전반적으로 통제하는 고유의 과학적 관리법(Taylorism)의 원리와 수행과 거리가 멀다고 주장되고 있지만, 실제 대부분의 경우 이러한 관리방식은 경영측의 노동자에 대한 통제방식과 정도에 있어서 큰 차이가 없다. 이 책에서 보여주는 근거는 불건강(ill health)에 대해 일차적으로 노동자 개인을 비난할 것이 아니라 작업환경이 노동자 건강을 결정짓는다는 것을 우리가 고려해야만 한다는 것을 말해 주고 있다.

세계적인 경쟁으로 인하여 업무조건이 일부 악화되었고 따라 미국정부의 사회적 지원도 악화되었다. 미국 정부는 지난 30년 동안 미국 모든 사회구성원들에게 진정한 사회적 보호[27](예를 들어, 전국민 건강보험, 가족수당, 가족의 생계를 위한 최저임금에 대한 보장, 퇴직금 등)를 강화하기 위해 자원을 제공하자는 확실한 여론에도 불구하고 정책적 욕구나 의지가 없었으며, 정부는 이러한 사회적 지원이 보다 나은 사회나 더 좋은 건강, 사회적 안녕에 기여하고 근로생활을 얼마나 향상시키는지에 대한 비젼이 없었다.

스트레스가 건강에 미친 결과는 "개인적인 문제"가 아니고 사회적인 것이다. 특히 작업장과 관련된 문제는 그렇다. 건강에 대한 책임은 사회와 사회적 과정에 있다. "좋은 사회"는 좋지 않은 건강에 대해 오히려 개인과 그들의 가족에게 과중한 책임을 지우는 것보다, "거꾸로" 사회적 원인에 주의를 집중한다. 좋은 사회는 가장 취약한 사람들 특히 어린이, 노인, 가난한 사람들에게 건강관리를 제공하고, 노동자들의 건강을 포함하는 일반 대중의 건강을 보호하는데 헌신하는 자원을 결정하는 민주적인 과정이 있다. 그러나 오늘날 정치가들과 로비스트들은 일반 대중의 소망을 간과하고, 개인적인 이득을 위하여 법을 만들어 우리의 민주적인 체계를 무너뜨린다. 오늘날, 공적, 사적인 삶의 많은 영역에서 부와 권력을 가지거나 그들의 지지자들의 이해가 중산층, 노동자 계층, 빈곤층들의 이해보다 우선시 되었다. "직업을 가지는 것이 얼마나 좋은가"라고 말하는 로비스트, 정치인, 그리고 고소득 전문가들은 그들의 단기적 이해를 넘어서는 지금 당장 인식되지 않고 행동하지 않을 경우 경영측과 사회전체에 발생할 사회적, 조직적, 장기간의 비용이 있다는 것을 알지 못한다.

세계화 : 어떻게 "해로운 일"에 일조하는가

이 책은 전 세계에서 일어나고 있는 세계화의 과정과 직장에서 일어나는 변화가 먼 나라에서 일어나지만, 미국의 직장과 업무에 직접적인 변화를 가져온다고 전제하고 있다. 세계적인 경제적 경쟁은 건강에 해로운 일을 가중시키며, 개발도상국에서는 수백만명의 노동자들이 규제되지 못하고 보호받지 못하는 노동시장에 노출시키고 있다. 또한 유해한 작업환경에 그들을 노출시키고, 전 세계적으로 일할 사람들에게 건강한 작업환경을 보장하는 것이 필수적이라는 중요한 변화를 방해하고 있다. 남아메리카, 동남아시아, 최근에 중국, 인도는 빠른 작업화로 인하여 수백만의 노동자들이 농촌에서 도시로 이주하게 됨으로써 아무것도 보호받지 못하는 저임금 노무직노동자나 건설노동자가 된다(제2장 참조). 서방국가들의 회사들은 소위 "노동기준완화경쟁(race to the bottom)"이라 불리는 규제되지 않는 값싼 새로운 노동력을 구하기 위해 지속적으로 밖으로 나온다. 이러한 새로운 노동자들이 서방국가보다 훨씬 낮은 임금과 장기간 노동을 하는 조건의 "유해한" 경험을 하는 직종으로 들어온다. 개발도상국에 사무직 역시 외부 용역을 주고, 노동자들은 종종 유해한 환경에 노출되거나 고용안정이 되지 않는다.

아시아 및 그 외 국가에서의 빠른 경제적 변화를 보완하며 발전함에 따라, 그것으로 인한 동기가 되어 미국과 서방국가에서도 일련의 변화가 나타나고 있으며, 세계시장에서 경쟁을 하거나 생산성이나 소득을 높이기 위한 한 방법으로 조직의 모든 측면에서 비용절감을 위한 노력을 하고 있다. 그러한 변화는 다음과 같다 :

1. 그들 업무가 요구하는 자율성과 기술수준이 많이 줄어들고 있다.
2. 미국의 높은 수준의 급여가 좋은 생산직과 정보서비스 부문의 일로부터 사업주는 손실을 초래하기 때문에, 임금이 낮고 업무조건 규제는 최소화 하거나 존재하지 않는 개발도상국으로 노동자의 외주용역을 추진하고 있다.
3. 특히 저임금 업종에서 노동력의 "여성화"는 낮은 임금의 직종과 관련된 해로운 작업환경에 여성이 불평등하게 노출되는 결과를 초래하였다.
4. 미국은 임시직, 파트타임, 계약직의 증가와 더불어 과잉고용과 불안정 고용 및 고용불안이 증가되었다.
5. 최근 빈부간에 부와 소득수준 차이는 가파르게 증가하고 있다.

이러한 변화는 자유시장과 자유무역이 경제성장 뿐만 아니라 인간복지에도 가장좋은 결과를 가져온다는 경제적 사회적 이데올로기 즉 신자유주의의 지배를 반영하며 이것은 정부의 역할이 대폭 감소되는 것이다. 세계화가 가져온 많은 변화 뒤에는 이 이데올로기가 있다. 세계화는 단지 자유무역에 국한 된 것은 아니다. 신자유주의 정책과 실행은 일의 본질적인 변화뿐만 아니라 공공서비스(예를 들자면, 교육, 보건, 연금, 노동시장 훈련서비스, 어린이와 노인의 사회적 돌봄, 교도소)의 민영화도 반영하였다. 민영화는 시민의 권리와 평등원칙에 기초한 민주사회가 약속하는 사회안전망을 감소시키고, 부와 자원이 노동자에서 회사의 엘리트로 전환되는 또다른 방법을 표현한다.

미국과 전세계의 신자유주의 정책은 작업환경으로 인한 건강에 유해한 영향을 증폭시키고, 사회의 빈부간에 사회적 경제적 불평등이 증가하는 것에 대한 중요한 책임을 갖는다. 세계화와 신자유주의는 건강하지 못한 노동환경을 촉진시켰다. 왜냐하면 "적용면제할 수 있는 노동자"의 증가와 노동자와 사업주 사이의 힘의 불균형을 증가시키는데 본래의 철학과 실천이 기여하였기 때문이다.

자율성의 중심성

"린 생산(Lean production)"방식은 1980년 미국의 도요타 자동차회사에 소개되어 사무직 및 생산직 노동자에게 점차 적용되고 있으며, 조직에서 종종 건강하지 못한 변화를 유도했다. 테일러는 100년전에, 업무과정 전반에 걸쳐 제어의 중요성을 매우 솔직하게 드러내면서 "관리자는 노동자들이 갖고 있는 과거의 전통적인 지식을 모두 모아서 다시 그 지식을 분류하고 표로 만들고 정리하여 규칙과 법으로 만들고 양식화한다…"라고 말하며 숙련공의 재량을 없애기를 바랬다[28]. 테일러의 20세기 "과학적 관리"의 역사를 따라가보면, 브레이버만은 '과학적 관리'운동이 현대적인 주식회사를 만들어내는데 일차적으로 책임이 있다고 주장한다. 업무가 작업장에서 과학과 기술이 사용되고 고도의 집중이 요구되는 대량생산체계로 바뀜에 따라 노동자들은 말 그대로 언제든지 교체할 수 있게되고 작업공정에 대한 통제력을 거의 상실하게 된다[29].

만약 작업장의 스트레스 요인이 일반적으로 증가된다면(많은 업무에서 요구는 높아지고 조절이나 자율성은 감소되는 것), 건강한 노동의 가능성도 감소할 것이다. 제6장과 7장에서 설명한 사회심리적인 스트레스 측정도구들이 업무의 역사적이고 동시대적인 변환으로부터 초래된 일반적인 무력감을 다루는 것은 놀랄만한 것이 아니다. 실제로 건강에 영향을 미친다고 알려진 사회심리적 스트레스 요인은 카라섹 업무긴장모델에서 설명된 업무수준의 재량권과 지그리스트의 노력-보상 불균형 모델에서 설명된 삶의 방향에 대한 전체적인 재량권까지를 평가한다[30, 31]. 1994년 미국 노동부의 연구보고서에서는 "미국 노동자들의 80%이상이 그들의 직업에 영향을 주는 결정요인과 업무가 어떻게 수행되는지에 대하여 일정한 권한을 갖길 원한다고 하였다[32]. 높은 수준의 자율성을 가질수록 그들의 일에 대해 조절이 가능하고 좀 더 결정할 수 있고 더 행복하고 더 건강하고 더 생산적이라고 하였다[33]. 이러한 관찰결과는 다양한 업무변경을 시도하는 관리자들에 의해서 받아 들여졌다.

자율성에 대한 집단 투쟁

직장은 정부와 법원과 더불어, 회사와 경영자측이 노동자와 노동조합과 활발하게 접촉하는 주요 장소이다. 세 가지 사회적 기구 모두가 업무과정 내내 자율성에 대한 노사간의 투쟁이 지속되는 '경쟁 영역'이다. 이러한 투쟁의 결과에 따라 노동자의 업무의 자율성은 커졌다가 줄어들었다고 한다. 때때로 이러한 투쟁은 세계적 경제에서 날로 강화되는 노동의 강도를 제어하는 것으로 귀결되었고, 이는 노동조직과 회사는 생각하는 것보다 더 유연하고 가변적이라는 것을 시사한다.

볼보 우데발라 공장이나 브라질의 SEMCO와 같이 직장 민주화 원칙에 따라 운영된 작업환경이 좀더 자율적이고 건강한 작업환경 가능성을 제공하는 한편, 노동자가 직무스트레스 요인을 포함한 작업조건에 영향을 미쳐온 전통적 방식은 노동조합의 설립을 통해서이다[34]. 이것은 "집단관리[35]"의 예로서 이 전략은 개인적으로 업무조절을 기대할 수 없을 때 자주 활용된다. 관리자와 노동자 사이에 실제 이해의 차이가 직장에서 분쟁을 초래한다. 어떤 순간에도 업무조건은 회사와 노동자의 잠재적인 요구를 반영하면서 서로 분리된 아젠다를 추구한다. 전자는 노동자로부터 이윤을 극대화하여 부를 축척하는 것이다. 반면에 후자는 그것의 적절한 분배와 인간적인 업무조건에 대한 투쟁이다.

노동조합 가입의 쇠퇴와 부의 팽창 및 신자유주의

미국은 지난 40년 동안 노동조합에 가입한 노동자 비율이 급격하게 감소하였다. 노동조합의 약화는 감축, 저임금의 외주, 24시간 가동, 초과근무, 업무 압축, 계약직, 노동력 유연성 등의 "린 생산" 방식수행을 사업주로부터 막지 못하여 왔다. 감축, 초과근무, 장시간 근무는 극적으로 노동자 건강에 악영향을 미친다. 그러한 경향은 지난 30년 동안 미국이나 유럽의 조사에서 보고된 작업부담요구와 시간압박의 증가로 설명된다. 미국 노동운동은 북유럽과 다르게 사회정신적인 근무조건을 개선하도록 법률제정하는데 영향을 주지 못하였으며, 그와 유사하게 사회경제적 지위가 낮은 노동자의 실제 임금이 떨어지는 것을 막지 못했다[36, 37].

세계화가 진행됨에 따라 전세계적으로 막대한 부를 창출하였으며 이 대부분은 자본가들에게 집중되었다. 미국에서 지난 10여년동안 막대한 부는 노동자들로부터 미국에서 부자에게로 이동되었다. 미국인의 상위 1%가 부의 40%를 장악하고 있으며, 반면에 하위 40%는 1% 미만의 부를 조절한다[38]. 이것은 모든 사람이 평등하게 태어났으며, 생명과 자유, 행복을 추구하는 양보할 수 없는 권리를 부여받았었다는 미국 헌법과 독립선언문의 원칙에 맞지 않는다는 것은 틀림없다. 매우 적은 수의 사람손에 있는 부의 가시적인 불평등 집중은 미국의 산업장과 사회에 부정적인 변화에 기여한 계급들 간의 정치적 사회적 권력의 변화와 동반되었다(제3장 참조). 관찰된 변화는 다음과 같다 :

- 작업장의 점점 더 증가하는 유해성과 스트레스로 다양한 정신적, 육체적 질환 유도 ;
- 일 / 가족사이의 경계가 점점 흐려지고 개인의 사생활 침해 증가 경향 ;
- 지난 20년 동안 대부분의 노동자들의 실제 임금은 거의 증가하지 않음 ; (물가상승률을 감안하면)
- 사회적 불평등과 빈곤이 증대되면서(예를 들어, 미국 국민 전체의 약 20%는 어떠한 건강보험도 갖고 있지 않다) 점점 소수에 의해 부는 집중되고 점점 더 많은 사람들이 봉급이 적고 유해한 직업에 있게 된다 ;
- 사업주와 노동자 사이의 힘의 불균형은 특수이익집단과 법인에 의해 사회정책이 영향을 점점 더 받는다는 사실에서 명백해진다. 회사의 자금에 의해서 정책시스템의 붕괴가 증가할 뿐 만 아니라 직업의 쇠퇴가 조장된다. 이것은 노동자들의 직업안전과 건강 및 보건의료 이용, 연금보장을

감소시키고 노동조합을 구성하는 법적권리를 감소시키며, 사회보호의 약화를 유도한다.

이러한 그림은 19세기초 미국을 회고하게 한다. 높은 수준의 임금격차, 회사에 의한 정치적 지배, 노동착취, 소수 노동조합, 현장에서의 노동자권리 결여, "초호황시대"로 알려진 시기의 직업에 대한 권리의 결여 등 그러나 "대공황" 이후 뉴딜과 같은 정책적 재구성을 초래한 변화들이 뒤따랐다. 임금의 불평등이 감소되고 일하는 미국인들이 전례없는 이득을 보는 반면 부자들의 증가된 파이가 점점 작아졌다. 그 이유는 강력한 노동조합, 최저임금의 증가, 불평등을 제한하는 누진세 때문이다[39]. 1960년대 이르러 교육수준은 점점 높아져 최고조에 달했으며, 시민의 권리법과 의료보호제도의 통과와 마침내 1970년 OSHA가 통과되었다. 1970년대말 정치적 보수주의 증가와 회사의 힘의 성장으로 노동자들의 정치적인 힘은 상대적으로 끝나게 되었다. 소득불평등은 1930년대 이래 최대이며, 작업장 및 소비자의 규제결여, 그리고 환경규제는 당연하게 여겨지고, 노동조합은 1930년 이래 가장 취약한 수준이 되었다. 이러한 변화로 인해 "좋은 사회"와 "공정함"이 희생되었다는 점은 중요한 측면이다.—합리적인 임금과 안전하고 건강한 작업환경, 그리고 고용보장이 되는 좋은 직업을 기약하는 사업주와 노동자 사이의 "사회적 계약"이 점차 소멸되고 있다. 사회불평등에 대하여 대중매체가 말하는 대부분은 시장이 궁극적으로 모두에게 "좋다"는 신념 즉 신자유주의의 영향에 의해 만들어졌으며 이것은 시장에 대한 믿음 때문이다. 최근 미카엘 예츠(Michael Yates)의 발표에 의하면 "결코 말한적이 없는 것, 아니 말할 수 없는 것은 불평등은 자본주의 경제에서는 정상적인 특징이며, 불평등의 증가는 자본주의의 자연스런 결과라는 것이다[40]. 노동운동과 노동연맹은 1930년부터 1970년 초반까지 노동자들을 위해 많은 진전을 성취하였으며, 노동자들에게 이득이 되도록 하기 위해서 계속적으로 투쟁하고 있으나, 지난 1970년 후반이래 미국에서 지속적으로 설 자리를 잃고 있다.

정치적 힘이 약한 노동운동은 지난 50년 동안 미국의 노동조합원의 수가 감소하는 것으로 입증되었으며, 정치가 보수적으로 전환되며 신자유주의 경제와 정치적 정책의 영향이 커지면서 근무형태 악화와 불평등 증가를 더욱 유도하였다.

우리사회에서 정부는 경영진과 노동자 사이의 충돌을 최소화하고 사회적 선을 증진하는 중재자로서의 역할을 하도록 되어 있다. 법은 안전한 규칙, 최소한의 직원규모, 근무시간의 제한, 계약교섭의 성사여부, 그리고 노조대표의 가능성을 포함한 업무조직에 깊은 영향을 끼친다. 법률제도는 법과 규칙을 해석 할 수 있는 권한이 있다. 최근 수십년간 미국의 직장형태를 결정하는 법은 점점 더 신자유주의 이데올로기를 반영하여 왔다.

이것은 우리를 가장 중요한 결론으로 이끈다 : 사업장을 개선하려는 노력은 정치적 경제적 이데올로기로서 신자유주의 지배세력에 대한 도전뿐만 아니라 사회와 직장내에 존재하는 세력들 간의 힘의 불균형을 근본적으로 없애기 위한 광범위한 노력의 하나로 여겨져야 한다. 사업장에서의 투쟁은 조세개혁(예 : 부의 재분배), 건강보험, 환경(예 : 지속적인 성장), 그리고 지역간, 국가간, 그리고 세계적 수준에서의 사회와 환경의 공정성을 위한 투쟁과 보조를 맞출 필요가 있다. 노동자 건강을 향상시키는 산업장의 변화는 광범위한 사회 그리고 경제적인 노력의 중요한 부분이다.

어떤 변화가 근무환경과 노동자 건강에 가해질 필요가 있는가?

이 책의 대 전제는 세계화와 신자유주의가 현대적인 근무형태의 변화와 노동자들의 고된 업무경험 그리고 그들의 고용상황을 조절하기 거의 어려운 불안정한 고용증가 등의 유해한 작업환경을 증가시킨다는 것이다. 책의 Part III 에서는 개선된 근무형태를 만들기 위한 노력으로 여러 종류의 단상을 제공하고 있다. 노동조합이 쇠퇴하고 신자유주의 정책은 사회심리적인 근무형태의 개선을 위한 법률제정을 가로막고 있지만, 이는 Part Ⅲ은 다양한 조직에 의해 근무환경의 긍정적인 변화를 촉진하는 노력들을 잘 보여준다.

"유해한 작업"에 대한 지식의 부족, 처벌할 수 있는 규정의 결여, 법집행의 결여, 노동조합의 영향의 약화 등 직장에서의 변화의 중요한 장애물이 이슈가 되어 왔다. 추가적으로, 이 책을 위한 연구진행과정에서 드러난 놀라운 사실은 "사회심리적인 스트레스 요인"과 "업무조직"이 노동자 건강에 영향을 미쳤을 때 다양한 "이해관계자"(예 : 경영진, 노동조합 대표, 그리고 연구원)들 사이에 공감이 부족하다는 것이다. 이 영역에서 변화에 주요한 장애물은 당사자들간의 대화가 많이 부족하다는 것이다. 고돈은 다양한 이해관계자들이 같은 언어로 말하지만 실제로는 그렇지 않으며 오늘날 업무조직의 좋지 않은 영향에 대해(특히 직무스트레스에 관해서) 경험하고 접근하고 인식하는 용어를 똑같이 받아들이지 않기 때문이라고 하였다.

이러한 문제는, 제10장의 중심 내용이며, 업무관련 스트레스와 질병의 명칭과 인정을 둘러싼 정치적 이데올로기적 투쟁과 연관되어 있으며 이 책에서 소개하고자 하는 중요 전제이다. 서로 다른 이해당사자 그룹에서 어떻게 과학적 지식을 믿는지, 합법적인지 아닌지로 간주되고 있는 것은 노동자와 사업주 사이의 힘의 차이를 반영하는 정치적 그리고 경제적 추진과정이다. 기업은 개개인 노동자들의 질병원인을 알아내고 기업행위를 변화시키는 것보다 좀더 비용 효과적으로 초기에 방어하는데 관심이 있다. 우리는 다른 이해당사자 그룹(예 : 노동자, 경영진 그리고 연구원)사이에서 "사회심리적 스트레스 요인" 그리고 "업무조직"의 의미에 대한 의사소통에서의 개선을 장려하고, 업무조직을 개선하고자 심각하게 고려하는 것을 방해하는 구조적 장애물(예 : 세계적 경쟁)을 인식해야 한다.

그렇다면 건강한 일이란 무엇인가?

건강은 단순히 아프지 않는 것 이상이라는 세계보건기구의 건강의 정의에서와 같이 작업장과 건강한 업무는 유해한 작업장의 사회심리적인 스트레스 요인의 부재나 또는 짧은 주당 근무시간 이상을 의미한다. 사람들은 업무에서 자신의 기술이 사용되고 있다고 느낄 필요가 있다. 또한 그들의 업무에 대한 결정권이 있다고 느낄 필요가 있다. 그리고 그들에게 부과된 업무요구가 합리적인지 인지하는 것이 필요하다. 그러나 직업 특성에 따른 특별한 요구외에도 건강한 일의 성취는 그들의 관심과 요구가 업무와 작업장에 관한 의사결정에 반영되며 일하는 사람들이 물건으로 간주되지 않고 존경으로 대접받을 것이 요구된다. 우리는 업무에서 서로 존경심을 갖고 대우해주고 존중받는 업무개념이 필요하며, 그것은 역할에 대한 확실한 이해와 업무에 대해 서로 책임감을 갖는 것을 요구한다. 의사결정과정에 노동자를 참여시키지 않는 것은 그들을 어린이처럼 대우하거나 그들이 가진 지식, 능력 그리고 경험을 존중하지 않는 것이다〔41〕.

우리의 업무가 존중받고 있다는 느낌 외에도 우리는 또한 합리적으로 안전하다고 느끼고 경고나 주의 없이 해고될 것이라는 불안감에 있지 않아야 한다. 가장 중요한 것은, 우리는 사업주가 노동자들의 건강과 안전을 보호하기 위해 합리적인 사전 대책을 수립한다는 것과 노동자들의 복지에 대해 진심으로 관심을 갖고 있다는 것을 믿어야만 한다. 궁극적으로, “좋은 사회”에서는, 우리가 우리의 업무가 가치가 있으며, 목적을 가지고, 좀 더 좋은 사회를 위해 기여한다고 느끼는 것이다.

직장을 기반으로 한 개입조치는 성공할 수 있는가?

작업조건을 향상시키기 위한 개입조치의 수행에 관한 접근에서 모든 이해관계자들과 공유되지는 않지만 위에서 정의한 건강한 일의 비전을 알고 있다. 어떤 사업주들은 노동자의 건강이 생산성과 재정적 이윤을 극대화하는데 비용적 방해물로 보기도 한다. 반면에 다른 사람들은 건강한 작업장까지는 아니지만 건강한 노동자에 대한 책무를 갖고 있다고 하였다. 많은 사업주들은 생산성에 대한 요구에 건강한 노동자가 필요하다는 것과 노동자들의 건강에 부정적인 영향을 미치는 좀 더 효율적인 근무환경과 비용절감에 대한 요구사이에 모순을 갖고 있다. 사람들은 육체적 정신적 둘다 건강하기 위해, 그들은 고용보장과 업무과정 및 조건을 제어하는 알맞은 근무조건을 누려야만 하는데 이것은 사업과 관련되어 비용이 들고 노동자들로부터 경제적 가치를 뽑아내는 경영주와 관리자를 위한 기회부족을 의미할 수 있다. 반면에, 우리는 많은 노동자들과 몇몇 노동조합이 건강한 작업장을 고용안정과 임금과 같은 이슈를 우선순위의 아래에 둔다는 것을 알고 있다(제10장 참조).

미국에서는 건강한 작업장을 이루기 위해 어떻게 진행하고 있는가? 회사 조직의 개입조치변화는 여러 가지 접근방법으로 성취된다(제11장 참조). 이 책의 Part Ⅲ에는 회사 조직을 개선하고 변화하는데 성공적인 접근으로 3가지 요소를 보여준다 :

1) 작업장에 대한 과학적 지식 ;
2) 협력활동의 원리에 의존−노동조합과 연구자와의 혁신적 협동은 노동조합 스스로 작업장의 문제점을 확인할 수 있도록 하고, 확인된 문제점을 고치기 위해 기존의 단체협약과정을 이용하거나 노동관리위원회를 사용하는 것 ;
3) 건강과 생산성을 동시에 향상시키기 위한 변화를 도입하는 것.

제13장과 제14장은 노동자들의 건강과 안전에 대한 관심과 근무조건을 변화시키고자 하는 노동조합에 의한 참여적 개선연구(PAR) 노력을 서술하고 있다.

연구원－노동자의 협동은 효과적일 수 있고 사회심리적인 스트레스 요인과 같은 눈에 보이지 않는 이슈를 드러낼 수 있게 만들고 그리고 연구조사 결과가 업무조직의 변화를 이루기 위한 노동조합의 노력과 함께 연구조사결과를 어떻게 결합할 수 있는지 설명할 수 있는지 보여준다. 작업장 건강과 안전을 개선하려는 노력은 개인적 차원을 넘어서 업무조직 차원으로까지 확장될 수 있다. 참여적 개선연구(PAR)는 작업장에서의 변화를 가져올 수 있는 과학적 지식을 생산하는 협력적 방법론에 흥미를 갖는 학술적 연구자들에게 통찰을 주는 열쇠를 제공한다(제12장 참조). 정비협동신용기금의 대표 가르시아(제15장)는 관리업무자의 자기이익을 청소노동자들의 작업조건개선을 위한 노력과 결합시킴으로써 작업장변화를 가져오는 강력하고 혁신적인 기술을 보여주었다. 이러한 개입전략은 기업과 노동조합이 공동으로 기금을 마련하도록 했다. 그 기금의 목적은 서명하지 않은 회사가 공정한 사업수행을 따르도록 함으로써 공정한 경쟁의 장을 마련하는 것이었다.

커다란 그림으로 볼 때 넓은 정책변화가 성취될 수 있는 전국적 또는 국제적 노동조합이나 또는 이해관계가 강력한 연합이 포함되는 것을 제외하고는, 성공적인 개입은 특히 미국에서 비교적 흔하지 않다. 그럼에도 불구하고, 강력한 법적인 규제와, 강한 집단의 목소리의 필요성은 아무리 강조해도 지나치지 않다.

변화는 사회적 배경에서 일어나고, 사회 내부에서 사회 계층과 그룹 사이의 상대적인 힘을 반영한다. 미국에서는, 회사와 노동자 사이의 힘의 커다란 불균형으로 변화는 어렵고 심지어 이미 있는 법조차 집행되지 않는다. 그와 비슷한 예를 들면 1970 OSHA 법이다. 부시행정부 하에 “자발적 수행”에 기초해서 집행되었다. 작업장 위험요인을 관리하는 새로운 법이 제정될 필요가 있지만 이미 있는 법의 강화는 노동자들의 건강을 보호하는데 아주 중요하다.

제10장에서 고돈이 지적하였듯이 노동자의 대부분과 사업주, 정치가, 공중보건전문가들은 오늘날의 세계화, 강도가 쎄진 직업세계에 있어서 노동자의 건

강을 증진시키고 유지하기 위하여 조직에서의 심각한 변화가 요구된다는 것을 알지 못하고 있다. 이외에도 그들은 또한 활동하지 않는 것으로 인한 다양한 비용과 지속적인 결과의 성취를 증명하는 여러형태의 개입조치에 대하여 잘 모르고 있다. 부가적으로, 기업은 그들 회사의 생산성과 이윤을 증가시키는 의도로 업무조직에서 변화를 일상적으로 수행한다. 불행하게도, 이러한 변화는 그들의 결과로 나타난 건강에 대한 지식이 없이 수행된다. 건강보험료의 증가비용과 질병을 앓고 있는 노동자로부터의 생산성 손실비용은 기업환경을 변화시키는 비용을 앞지른다. 사회적으로, 우리는 우리의 가족, 친구, 그리고 동료들의 건강과 복지에 해로운 영향을 주는 업무조직을 허가하거나 방관해서는 안된다. 서유럽에서는, 강한 노동운동과 노동자들이 관심을 나타내는 정치적 정당으로 인하여, 연구근거가 사회심리적 스트레스 요인 제한, 장시간의 근무, 그리고 확실한 유급휴가를 강화하는 등의 건강한 업무환경을 구축하는데 목표를 둔 국가정책으로 전환되고 있다. 미국의 정책결정자들은 이러한 선례를 따르는 것이 필요하다.

모든 이해당사자들이 일과 건강사이의 관련성을 좀 더 이해하는 것이 건강한 업무환경을 구축하기 위한 노력에 결정적으로 작용한다. 부가적으로, 더 건강한 사업장을 만들기 위해서는 기업가들과 우리 사회가 노동자들의 근무환경 개선을 위해 돈을 써야 한다. 투자된 돈은 장기적으로 노동자들의 건강유지와 높은 생산성, 그리고 건강관리 비용의 절감으로 돌아올 것이다.

무엇을 이룰 수 있는가?
21세기의 건강한 직장 성취를 위한 연구와 정책 우선순위

노동조건 개선을 위한 단계는 여러 가지 다른 면에서의 활동이 요구된다. 첫째, "유해한 일"을 포함하는 모든 작업조건을 변화시키게 하고—인간의 계획에 의한 결과로서(또는 그것에 관한 부족) 발생한 문제로 바뀔 수 있는 것—

"유해한 작업" 문제에 대하여 모든 이해당사자들에게 더욱 더 많은 이해와 인식을 시킬 필요가 있다. 이러한 인식은 더 나아가 노동자와 회사의 협력을 통해 건강하거나 건강하지 못한 근무조건을 구분짓고 특별히 강조하여 더 심화 연구를 통하여 성취될 수 있다. 연구 우선순위는 더 많은 이해에 대한 요구를 포함한다 :

- 건강한 그리고 건강하지 못한 직무의 특징들 ;
- 단체업무(Collective Work) 대 "린 생산(Lean Production)"의 생산성 평가 ;
- 작업장에서 개입조치의 효과성 ;
- 노동조건과 생산성을 어떻게 함께 가져갈 것인지와 이것이 충돌하여 질병이 어떻게 발생하는가에 대한 뚜렷한 이해 ;
- 특히 신체적 정신적 위험요인 노출에 관련되고 특별한 근무조건에 대하여 사회적 계층, 성, 인종간의 관련성에 대한 뚜렷한 이해 ;
- 기업과 사회 전반적으로 건강에 유해한 근무조건의 비용.

두번째로, 우리는 업무와 연관된 건강문제 범위를 좀 더 잘 알아야 할 필요가 있으며 이것은 작업장에서의 감시체계를 통하여 파악할 수 있다. 알려진 작업장의 노출(예 : 업무 긴장, 노력과 보상의 불균형, 감정노동 등)과 부정적인 건강결과는 작업장에서 감시되어져야 한다. 유럽, 일본, 그리고 미국의 사업장 건강전문가들은 1998년 "개개인의 작업환경 감시와 직무와 관련있는 스트레스의 범위와 건강문제를 알아내고 개선을 위한 노력을 평가하는데 기초를 제공하기 위한 전국적 또는 지역적 모니터링을 목적"으로 한 프로그램에 대하여 도쿄 선언서를 낭독하였다[41]. 그들은 "작업장 스트레스 요인과 노출로 인한 알려진 건강결과(예 : 고혈압)에 대하여 매년 평가할 것"을 추천하였다[42].

연구원들에 추가적으로, 회사와 정부는 또한 그들 각자 작업장과 작업의 내부적인 감독을 실천하고 근무조직과 건강과의 관련성을 문서화해야만 한다. 사업주는 업무수행에 의한 질병발생과 그에 따른 비용을 인지하고 근본원인을 개선해 나가는 단계를 밟아야 한다. 수많은 대기업들은 필요에 의해 매년 신체검사를 실시하고 관련된 많은 건강자료를 모으며, 그것은 비교적 간단한 작업을 통해 정보를 수집해두고 그것을 노동자 건강과 관련한 자료로서 사용한다. 노동자의 비밀을 보장하기 위한 적절한 사전대책을 준비해 두어야 한다〔43〕.

셋째로, 작업장 변화를 위하여 노동자, 연구원 그리고 경영진 사이에 총체적으로 수행되어야 할 좀 더 나은 노력을 해야 한다. 감시체계를 통해 알려진 직장은 소진, 우울증 또는 심혈관질환의 고위험에 놓여 있다고 알려진 작업장은 로스캄이 제12장에서 서술한 PAR(참여개선연구)접근을 사용한 개입조치의 표적이 될 수 있다. "일차 예방"에 대한 중재는 건강한 작업장을 창조하는데 초점이 맞추어져 있다. 예를 들어, 고긴장 작업(높은 요구도와 낮은 자율성)군은 노동자에게 의사결정 권한을 좀 더 부여하고 기술 결정권과 좀 더 현실적인 작업부하, 능력에 맞는, 그리고 노동자들이 특별한 직업을 수행할 수 있도록 업무부담 등을 조정할 수 있다. 작업장이 심혈관 질환을 포함한 많은 질병들의 위험요인의 "지렛대의 작용점"임으로 이를 고치기 위한 노력들은 질병 위험요인을 낮추는 부가적인 이득을 얻을 수 있다〔18〕. 작업장에서의 중재노력은 노동자들의 정신건강에 미치는 업무의 영향을 심각하게 여겨야 한다. 일차 예방에 초점을 맞추어 업무조직화하는 방법을 보정하도록 하기 위한 개입노력이 필요하다. 개인 내부에 해결책을 갖고 있는 단순한 이차적 예방으로서 스트레스관리 프로그램을 뛰어넘어야 한다. 일과 건강사이의 관계가 다양한 것처럼, 이를 변화시키기 위한 노력도 다양해야 한다. 이 책의 Part Ⅲ에서는 할 수 있는 다양한 통로와 가능성 있는 방향을 제시하는 업무조건에서의 변화에 대한 좋은 사례연구들을 보여주고 있다.

네번째로, 우리는 일부분 노동자들과 경영진간의 현재 힘의 불균형으로부터 건강하지 못한 작업장의 결과가 초래됐음을 인식하는 사회적 정책이 필요하다. 더 나은 힘의 균형을 성취하는 첫 번째 단계는 공평하고 공정한 방법으로 이미 "국법"에 있는 규정의 강행을 포함한다. 현재의 OSHA법을 실행하는 것도 포함한다. OSHA 인간공학기준은 2000년 통과 되었지만 2001년에 부시행정부가 철회했다. 이 법안은 근골격계 질환을 감소시키기 위한 전략으로서 직무스트레스 요인을 관리하는 가이드라인을 갖고 있었다. 현재 켈리포니아 인간공학규정은 "사업주는 공학적인 관리나 그리고 직무 순환, 직무 속도조절 또는 업무중 휴식과 같은 행정상의 관리를 고려해야 한다"고 기술하고 있다〔44〕. 만약 노동조합과 단체교섭이 정부단체인 국가노동위원회에서 현재 규정에 대한 해석과 강행을 통해서 진행된다면 그것은 또한 경영진과 노동자간의 힘의 균형을 위한 중요한 단계가 될 것이다. 예를 들어, 주로 사업주 편을 들어준 아주 오래된 역사를 가지고 있는 국가노동위원회는 2005년에 노동자들이 사업장내의 다른 노동자들과 연대하는 것을 반대하는 사업주를 지지했다. 이는 노동조합측에게는 조직할 권리를 침해하는 것으로 간주되었다〔45〕.

다섯번째로, 우리는 업무조직의 가장 좋지 않은 형태와 사회심리적인 스트레스 요인을 막아줄 새로운 규제가 필요하다. 일본과 많은 서유럽국가는 비합법적인 직무스트레스와 건강한 업무권한을 확실하게 법률로 제정하고 있다. 스웨덴의 노동환경법이 그 예이다〔46〕.

건강한 작업환경을 성취하기 위해 필요한 것 :

1. 작업자의 사회심리적인 위험과 건강 위험 감소를 법률로 제정 ;
2. 여성과 소수집단 평등성을 지원하는 기준과 법률을 제정 ;
3. 주당 법적 근무시간을 제한 ;
4. 반복되는 작업으로 인한 손상, 직무스트레스로 인한 정신건강 문제, 과로, 가족-일의 갈등, 그리고 사회심리적인 스트레스 요인에 노출과 관련된 고혈압과 같은 만성질환 등에 관하여 충분히 인정하고 보상하는 노동자

보상위원회 ;

5. 노동자 스스로 건강한 업무조건에 도달하기 위한 메커니즘을 준비한다.

이러한 규정은 순응하지 못하는 자들에 의한 희생과 최저임금과 최악의 근무조건으로 일하는 나라로 이동하여 비용을 절감하려는 경쟁적인 불이익으로부터 회사와 국가를 보호하기 위한 강화 기전을 갖는 범위의 국제화가 필요하다. 근본적으로, 미국에서 요구되는 것처럼 해외에서 똑같이 엄격한 보호를 적용하는 회사에 필요한 것으로 이를 효과적인 집행과 법규가 필요하다.

여섯번째로, 건강보험이 필요하기 때문에 또는 고용보장이 되지 않고 불만을 호소할 때 해고될 것이라는 걱정 때문에 위험한 일을 계속 해야 한다고 느끼지 않도록 사회적 안전망을 향상시키고 고용에 대한 불확실성을 감소시키는 법과 규정이 필요하다.

일곱번째로, 우리는 자율성을 장려하고 일과 사회 양쪽에 관계하는 것을 격려하는 법과 규정이 필요하며, 그것은 우리의 지역사회 생활에 보통시민들이 좀더 적극적으로 참여하도록 할 것이다. 사회 구성원들의 적극적인 참여를 장려하는데 많은 단계가 필요하나 특히 다음 세 가지가 가장 도움이 될 것으로 보인다 :

1. 노동조합에 참여하는데 현재의 방해물을 제거하는 법과 규정.
2. 사회참여를 높이기 위하여 주당 근무시간과 초과근무의 제한.
3. 정부 일에 사람들이 좀 더 쉽게 참여하도록 선거법 제정.
   (예 : 근무 없는 날에 선거 참여)

여덟번째로, 업무유용성을 증가시키고 업무로 인한 임금의 적절한 개선, 그리고 노동자들이 일과 개인적 또는 가족의 요구와 책임사이의 균형을 갖도록 도움을 주는 근무계획과 정책을 갖도록 할 필요가 있다[47].

건강한 직장과 그 너머

노동자들에게 "유해한 일"에 노출되는 위험을 감소시키는 것은 무엇보다도 업무조직이 변화될 수 있다는 것을 인지하는 것이다. 위에서 언급한 권고안들은 단지 업무관련성 질환에 대한 "초기대응"정도이다. 업무관련성 질환을 인정하고 알아내는 것은 정치적 경제적인 큰 노력이다. 업무와 관련된 육체적 그리고 정신적 질환과 업무조직에서의 사회심리적인 스트레스 요인의 관련을 짓는 것은 노동자와 경영진이 협력적 파트너십으로 발전시키고, 조사연구 및 학술적인 것 이상으로 진행시켜야 한다.

건강한 업무환경을 구축하는 것은 직접적인 모순이 통제되지 않은 경제시장이다. 자유로운 자본주의는 세계경제에서 경쟁할 수 밖에 없는 회사들에게 사회심리적인 스트레스 요인을 완화시키고 건강을 증진하고 또는 노동자들의 경제적인 안전을 확보할 수 있는 변화에 실제 투자하는 것은 거의 불가능하다. 이러한 넓은 경제적 전망은 업무조직의 변화가 광범위한 사회, 경제적인 변화와 동반되어야 한다고 권고한다. 규제되지 않은 세계화는 사회에 파괴적이며, 이러한 세계화의 압력에 직면하여 국제적으로 노동조합과의 연합이 필요하다는 것에 대한 기업과 정부의 인지가 필요하다. 후자는 이미 증가하고 있는 중이다[48].

몇몇 사업주와 경영진들은 건강한 노동자들을 고용하는데 주의를 기울이고 있는 반면에 이러한 관심이 건강한 작업장으로 확산되고 있지 않는 것은 명백하다. 많은 회사에서 건강한 작업장에 "투자"의 중요성을 아직 깨닫지 못하고 있는 것과 같이 업무조직은 아직 건강과 안전문제(제13장 참조)가 결합된 "안전망 선별장치"는 꺼져 있다. 그러나, 그들 자신의 경제적인 이기심에 반응하여 몇몇 사업주들은 "현장과 동일하게" 노동자들과 함께 일하고 있다. 예를 들자면 관리서비스산업의 회사는 정비협동신용기금 집단 대표가 없는(마치 노동조합과 같은)관리자의 경제적인 안정과 작업조건의 개선에 대한 정비협동신용기금의 노력을 지원하는데 경제적으로 기여하고 있다. "최저수준"이 영향을 받을 때, 기업은 더 민감하다. 사업주, 기업, 회사의 안전보건 근무자에게 업무조직의 변화를 통한 건강한 작업장을 조성하여 노동자의 건강에 초점을 맞추도록 독려하고 사업주에게 경제적인 이익이 있다는 것을 보여주도록 한다(제9장 참조).

건강한 직장조성을 위한 노력은 근로인구와 점점 커지는 미국사회를 성별, 인종, 민족에 의해 나누는 사회적, 그리고 임금의 불평등을 줄이려는 노력과 함께 가야만 한다. 마찬가지로, 노동을 조직화 하는 것을 포함한 국제적인 노력은 노동조직을 포함한, 경제적 전환기에 있거나 개발도상국들의 발전을 유지하도록 사회적 그리고 환경적인 정의운동과 함께 또는 그 일부로 지속되어야 할 필요가 있다. 이러한 운동이 성공적이기 위해서는, 또한 전세계 노동자들의 건강과 지구환경의 건강 양쪽 모두를 위해 미국은 현재 시행중인 국가정책과 법을 강화하고 국제법을 관찰하며 "좋은 사회"를 위한 발전적인 공약을 제시하는 새로운 법률을 제정하도록 다른 산업국가들과 함께 공존해야 한다.

우리는 불행하게도 이러한 단계를 그들 스스로가 인간의 존엄성, 독창성, 그리고 가치감각을 갖는 단순히 "유해한 일"을 제한하는 이상의 건강증진과 복지를 위한 업무환경을 위해 필요한 이러한 단계를 충분히 밟지 못했다는 것을 인지하고 있다〔49〕. 건강을 증진시키는 업무구성은 최소한 근무환경개선을 하는데 노동자들의 집단적인 참여를 유도하고, 첫 번째 단계로, "좋은 사회"의 원칙을 증진시키는 명료한 의사소통과 노동자와 경영진을 포함한 모든 이해당사자들간의 새로운 공약이 필요하다. 궁극적으로, 좀 더 평등한 "좋은" 사회는 사람들이 편안하다고 느끼고, 덜 불안하고, 복지에 대한 위협이 적고 인간의 충만한 잠재가능성을 충족시킬 수 있는 그런 건강한 사회이다. 에릭 프롬이 50년전에 "… 경제는 인간의 발전을 위해 봉사해야 한다. 자본은 노동자를 위해 쓰여져야 하고, 이 모든 것들은 삶을 위해 쓰여져야 한다

[50, p.8]"고 지적했던 것을 잊지 않아야 한다.

참고문헌

1. APA News Release, Stress a Major Health Problem in the U.S., Warns APA: New Poll Shows Stress on the Rise, Affecting Health, Relationships and Work Americans Say Housing Costs an Added Stressor in 2007, October 24, 2007.
2. Robertson-Blackmore E., S. A. Stansfeld, I. Weller, S. Munce, B. M. Zagorski, and D. E. Stewart, Major Depressive Episodes and Work Stress: Results from a National Population Survey, American Journal of Public Health, 97: 11, pp. 2088-2093, 2007.
3. Aboa-Eboule, C. E., Strain and Risk of Recurrent Coronary Events, Journal of the American Medical Association, 298: 14, pp. 1652-1660, 2007.
4. Orth-Gomer, K., Editorial: Job Strain and Risk of Recurrent Coronary Events, Journal of the American Medical Association, 298: 14, pp. 1693-1694, 2007.
5. Cho, E., Workforce Competitiveness in a Global Economy, in American and Finnish Chambers of Commerce in Finland, Helsinki, Finland, Helsinki, Finland, 2007.
6. U.S. Department of Labor, Bureau of the Labor Statistics. Productivity Change in the Manufacturing Sector, 1987-2006, 2007.
7. KILM, Hours of Work, International Labor Organization, Geneva, Switzerland, 2007.
8. Workers' Health International, Workers' Health International Newsletter (WHIN), January-June: 55, 1999.
9. Lee, S., D. Mc Cann, and J. C. Messenger, Working Time around the World: Trends in Working Hours, Laws, and Policies in a Global Comparative Perspective, Routledge and ILO, London and Geneva, 2007.
10. Robinson, J., Work to Live, Penguin Grove, New York, 2003.
11. Jacobs, J. A., K. Gerson, The Time Divide, Harvard University Press, Boston, MA, 2004.
12. Mishel, L. and J. Bernstein, The State of Working America, Economic Policy Institute, Washington, DC, 1998.
13. Dones, N. and N. Firestein, Labor's Participation in Work Family Issues: Successes and Obstacles, in Learning from the Past-Looking to the Future, Beem, C. and J. Heymann(eds.), The Work, Family and Democracy Project, Racine, WI, 2002.
14. National Institute for Occupational Safety and Health, Stress… At Work, NIOSH, Cincinnati, OH, 1999.
15. Ragland, D., M. A. Winkelby, J. Schwalbe, et al., Prevalence of Hypertension in Bus Drivers, International Journal of Epidemiology, 16, pp. 208-214, 1987.
16. Robins, T., M. Hugentobler, M. Kaminski, and S. Klitzman, Implementation of the Federal Hazard Communication Standard: Does Training Work?, Journal of Occupational Medicine, 32: 11, pp. 1133-1140, 1990.
17. Columbia University's Mailman School of Public Health, Largest Survey on Depression Suggests

Higher Prevalence in U.S. Science Daily: Retrieved November 19, 2007, from http://www.sciencedaily.com/releases/2005/10/051027084249.htm,2005.

18. Schnall, P., K. Belkic, P. A. Landsbergis, and D. Baker, The Workplace and Cardiovascular Disease, in Occupational Medicine: State-of-the-Art Reviews, Hanley and Belfus, Philadelphia, PA, 2000.
19. Ahola, K., T. Honkonen, M. Kivimaki, et al., Contribution of Burnout to the Association between Job Strain and Depression: The Health 2000 Study, Journal of Occupational and Environmental Medicine, 48: 10, pp. 1023-1030, 2006.
20. Landsbergis, P. A., P. Schnall, K. Warren, T. Pickering, and J. Schwartz, The Effect of Job Strain on Ambulatory Blood Pressure in Men: Does It Vary by Age, Hypertensive Status, Social Support or Socioeconomic Status?, in Psychosocial Factors at Work Conference 1998, Copenhagen, Denmark.
21. McKinlay, J., A Case for Refocusing Upstream: The Political Economy of Illness, in Patients, Physicians and Illness: A Sourcebook in Behavioral Science and Health, Gartley, J. (ed.), Free Press, New York, pp. 9-25, 1979.
22. Waldron, I., M. Nowatarski, M. Freimer, J. P. Henry, N. Post, and C. Witten, Cross-Cultural Variation in Blood Pressure: A Qualitative Analysis of the Relationship of Blood Pressure to Cultural Characteristics, Salt Consumption and Body Weight, Social Science and Medicine, 16, pp. 419-430, 1982.
23. Schnall, P. L. and R. Kern, Hypertension in American Society: An Introduction to Historical Materialist Epidemiology, in The Sociology of Health and Illness: Critical Perspectives, Conrad, P. and R. Kern (eds.), St. Martin's Press, New York, pp. 97-122, 1981.
24. Sterling, P., Principles of Allostasis: Optimal Design, Predictive Regulation, Pathophysiology, and Rational Therapeutic, Schulkin, J. (ed.), Cambridge University Press, Massachusetts, 2004.
25. McEwen, B. S., Protective and Damaging Effects of Stress Mediators, The New England Journal of Medicine, 338: 3, pp. 171-179, 1998.
26. Parker, M. and J. Slaughter, Working Smart, Labor Education and Research Project, Detroit, MI, 1994.
27. The Pew Research Center, Trends in Political Values and Core Attitudes: 1987-2007, Pew Institute, Washington, DC, 2007.
28. Taylor, F., The Principles of Scientific Management, Private Printing, Harper Bros., New York, 1911.
29. Braverman, H., Labor and Monopoly Capital: The Degradation of Work in the Twentieth Century, Monthly Review Press, New York, 1998.
30. Siegrist, J., Sociological Concepts in the Etiology of Chronic Disease: The Case of Ischemic Heart Disease, Social Science & Medicine, 22: 2, pp. 247-253, 1986.
31. Siegrist, J., D. Klein, and K. H. Voigt, Linking Sociological with Physiological Data: The Model of Effort-Reward Imbalance at Work, Acta Physiologica Scandinavica, 161, pp. 112-116, 1997.
32. U.S. Departments of Labor and Commerce, Fact Finding Report. Commission on the Future of Worker-Management Relations, US Departments of Labor and Commerce, Washington, DC, pp. 37, 50, 52, 1994.
33. Freeman, R. B. and J. Rogers, What Workers Want, ILR Press, Ithaca, NY, 2006.
34. Landsbergis, P. A. and J. Cahill, Labor Union Programs to Reduce or Prevent Occupational

Stress in the United States, International Journal of Health Services, 24, pp. 105-129, 1994.
35. Johnson, J. V., Collective Control: Strategies for Survival in the Workplace, International Journal of Health Services, 19:3, pp. 469-480, 1989.
36. Weinberg, D., A Brief Look at Postwar U.S. Income Inequality, U.S. Census Bureau, Current Population Reports, Washington, DC, 1996.
37. Wolff, E., Top Heavy: A Study of Wealth Inequality in America, Twentieth Century Fund Press, New York, 1995.
38. Davies, J. B., S. Sandstrom, and A. Shorrocks, The World Distribution of Household Wealth, Department of Economics University ofWestern Ontario, London, Canada, 2006.
39. Krugman, P., Conscience of a Liberal, W. W. Norton and Company, Inc., New York, January 2009.
40. Yates, M, More Unequal: Aspects of Class in the U.S., in Monthly Review, 59:6, New York, 2007.
41. Rosskam, E., Excess Baggage: Leveling the Load and Changing the Workplace, Baywood, Amityville, NY, 2007.
42. The Tokyo Declaration, Journal of the TokyoMedical University, 56:6, pp. 760-767, 1998.
43. Stokols, D., K. R. Pelletier, and J. E. Fielding, Integration of Medical Care and Worksite Health Promotion, Journal of the American Medical Association, 273:14, pp. 1136-1142, 1995. Available at: hr.blr.com.news.aspx?id=16351
44. California Government, California Code of Regulations, Title 8, Section 1510. Repetitive Motion Injuries, in 8, Section 1510, http://www.dir.ca.gov/title8/5110.html
45. Guardsmark LLC, 344 NLRB No. 97 (2005), National Labour Relations Board, 2005, available from: http://hr.blr.com/news.aspx?id=16351
46. Swedish Working Environment Act, Amending the Working Environment Act (No. 1160 of 1977), in 1160 of 1977 (Svensk författningssamling, 17 June 1991, No. 677, p. 115.) Sweden, 1991.
47. Polanyi, M., Employment and Working Conditions: A Response, in presentation given at The Social Determinants of Health Across the Life-Span Conference, Toronto, 2002.
48. Bronfenbrenner, K., Global Unions: Challenging Transnational Capital through Cross-Border Campaigns(Frank W. Pierce Memorial Lectureship and Conference Series), Cornell University, New York, 2007.
49. Schnall, P., K. Belkic, P. A. Landsbergis, and D. Baker, Why the Workplace and Cardiovascular Disease? Occupational Medicine: State of the Art Reviews, 15:1, pp. 1-5, 2000.
50. Fromm, E., Freedom in the Work Situation, in Labor in a Free Society, Harrington M. and P. Jacobs (eds.), University of California Press, Berkeley and Los Angeles, 1959.

일, 그 야누스적 얼굴 직무스트레스 올바르게 이해하기 값 19,000원

2010년 8월 25일 1판1쇄 인쇄
2010년 8월 30일 1판1쇄 발행

옮 김 : 한 국 직 무 스 트 레 스 학 회
발행인 : 주 영 일
발행처 : **계 축 문 화 사**

서울특별시 종로구 행촌동 209-41
우편번호 110-091
TEL : 735-2257 · 738-9746
FAX : 723-9025
1973. 10. 31 등록번호 제300-1973-8호
ISBN 978-89-5629-218-2 93510